Gerhard Schuler (Hrsg.)

Körperliche Aktivität und Krankheit

Körperliche Aktivität und Krankheit

Herausgegeben von
Gerhard Schuler

DE GRUYTER

Herausgeber
Prof. Dr. med. Gerhard Schuler
Herzzentrum Leipzig, Klinik für Innere Medizin/Kardiologie
Universitätsklinik Leipzig
Strümpellstraße 39, 04289 Leipzig
E-Mail: Gerhard.Schuler@medizin.uni-leipzig.de

Das Buch enthält 76 Abbildungen und 50 Tabellen.
ISBN 978-3-11-045619-6
e-ISBN (PDF) 978-3-11-045678-3
e-ISBN (EPUB) 978-3-11-045622-6

Library of Congress Cataloging-in-Publication Data
A CIP catalog record for this book has been applied for at the Library of Congress.

Bibliografische Information der Deutschen Nationalbibliothek
Die Deutsche Nationalbibliothek verzeichnet diese Publikation in der Deutschen
Nationalbibliografie; detaillierte bibliografische Daten sind im Internet über
http://dnb.dnb.de abrufbar.

© 2017 Walter de Gruyter GmbH, Berlin/Boston
Umschlaggestaltung: lzf/iStock/Thinkstock
Satz: le-tex publishing services GmbH, Leipzig
Druck und Bindung: CPI books GmbH, Leck
♾ Gedruckt auf säurefreiem Papier
Printed in Germany

www.degruyter.com

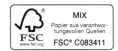

Traditionell war körperliche Aktivität beschränkt auf Personen mit intaktem kardiovaskulären System; Patienten mit Herzinsuffizienz wurde wochenlange strenge Bettruhe verordnet, Patienten mit symptomatischer koronarer Herzerkrankung durften allenfalls an krankengymnastischen Übungen teilnehmen, Herzvitien waren von jeglicher Aktivität ausgeschlossen. In den letzten Jahren hat sich diese Einstellung grundlegend gewandelt; insbesondere die Koronarsportgruppen haben zu diesem Erfolg beigetragen indem sie die Sicherheit dieser Behandlungsform unter Beweis stellten und gleichzeitig diese Gruppe von Patienten von der körperlichen Inaktivität befreiten.

Heute werden nur noch wenige Erkrankungen von regelmäßiger körperlichen Aktivität ausgenommen (Endokarditis, Rhythmusstörungen); für alle anderen wurden Behandlungsprotokolle entwickelt, die der speziellen Pathophysiologie gerecht werden und Gefahren vermeiden.

In diesem Buch sind die verschiedenen Aspekte der primären und sekundären Prävention zusammengefasst. Die neuesten wissenschaftliche Ergebnisse werden von Fachleuten auf diesem Gebiet dargestellt und mit eigenen Publikationen hinterlegt. Es ist nicht die Absicht dieses Buches, eine erschöpfende Darstellung dieses komplexen Kapitels zu präsentieren, aber alle wichtigen Krankheitsbilder werden in verständlicher Form diskutiert und beleuchtet.

Prof. Dr. Gerhard C. Schuler
Universität Leipzig – Herzzentrum GmbH

Inhalt

Teil I: Grundlagen des körperlichen Trainings bei Gesunden (primäre Prävention)

Volker Adams

Birna Bjarnason-Wehrens

Claudia Walther

Teil II: Körperliche Aktivität und sekundäre Prävention

Teil III: Gefahren durch körperliche Aktivität

PD Dr. Volker Adams
Herzzentrum Leipzig – Universitätsklinik
Klinik für Innere Medizin/Kardiologie
Strümpellstraße 39
04289 Leipzig
E-Mail: adav@medizin.uni-leipzig.de

PD Dr. Freerk Baumann
Deutsche Sporthochschule Köln
Institut für Kreislaufforschung und Sportmedizin
Am Sportpark Müngersdorf 6
50933 Köln
E-Mail: freerk.baumann@uk-koeln.de

Prof. Birna Bjarnason-Wehrens
Deutsche Sporthochschule Köln
Institut für Kreislaufforschung und Sportmedizin
Abteilung präventive und rehabilitative
Sportmedizin
Am Sportpark Müngersdorf 6
50933 Köln
E-Mail: bjarnason@dshs-koeln.de

Dr. Dr. Stephan Blazek
Herzzentrum Leipzig – Universität Leipzig
Klinik für Innere Medizin/Kardiologie
Strümpellstraße 39
04289 Leipzig
E-Mail: stephan.blazek@helios-kliniken.de

Prof. Andreas Bollmann
Herzzentrum Leipzig – Universitätsklinik
Klinik für Innere Medizin/Kardiologie
Abteilung Rhythmologie
Strümpellstraße 39
04289 Leipzig
E-Mail: andreas.bollmann@helios-kliniken.de

Dr. Tobias Böselt
Universitätsklinikum Marburg-Gießen
Klinik für Pneumologie
Baldingerstraße
35043 Marburg
E-Mail: tobias.boeselt@staff.uni-marburg.de

Nicole Ebner, M Sc
Universitätsmedizin Göttingen
Herzzentrum, Klinik für Kardiologie und
Pneumologie
Robert-Koch-Straße 40
37075 Göttingen
E-Mail: nicole.ebner@med.uni-goettingen.de

Dr. Katrin Esefeld
Klinikum rechts der Isar
Medizinische Fakultät, Präventive und
Rehabilitative Sportmedizin,
Georg-Brauchle-Ring 56 (Campus C)
0992 München
E-Mail: katrin.esefeld@tum.de

Prof. Stephan Gielen
Klinikum Lippe Detmold
Abteilung für Kardiologie, Angiologie und
Intensivmedizin
Röntgenstraße 18
32756 Detmold
E-Mail: stephan.gielen@klinikum-lippe.de

Dr. Helmut Gohlke
FESC, FACC
79282 Ballrechten-Dottingen
E-Mail: h-gohlke@t-online.de

Dr. Hilka Gunold
Herzzentrum Leipzig – Universitätsklinik
Klinik für Innere Medizin/Kardiologie
Strümpellstraße 39
04289 Leipzig
E-Mail: hilka.gunold@helios-kliniken.de

Prof. Martin Halle
Klinikum rechts der Isar
Medizinische Fakultät, Präventive und
Rehabilitative Sportmedizin,
Georg-Brauchle-Ring 56 (Campus C)
0992 München
E-Mail: halle@sport.med.tum.de

PD Dr. Dr. Stephan von Haehling
Universitätsmedizin Göttingen
Herzzentrum, Klinik für Kardiologie und
Pneumologie
Robert-Koch-Straße 40
37075 Göttingen
E-Mail: stephan.von.haehling@web.de

Prof. Rainer Hambrecht
Bremer Institut für Herz- und Kreislaufforschung
(BIHKF)
Klinikum Links der Weser
Abteilung Kardiologie und Angiologie
Senator-Weßling-Straße 1
28277 Bremen
E-Mail:
rainer.hambrecht@klinikum-bremen-ldw.de

Dr. Till Heine
Herzzentrum Leipzig – Universitätsklinik
Klinik für Innere Medizin/Kardiologie
Abteilung Rhythmologie
Strümpellstraße 39
04289 Leipzig
E-Mail: till.heine@herzzentrum-leipzig.de

Prof. Gerhard Hindricks
Herzzentrum Leipzig – Universitätsklinik
Klinik für Innere Medizin/Kardiologie
Abteilung Elektrophysiologie
Strümpellstraße 39
04289 Leipzig
E-Mail: hindg@medizin.uni-leipzig.de

PD Dr. Rembert A. Koczulla
Universitätsklinikum Marburg-Gießen
Klinik für Pneumologie
Baldingerstraße
35043 Marburg
E-Mail: koczulla@med.uni-marburg.de

Prof. Ulrich Laufs
Universitätsklinikum des Saarlandes
Klinik für Innere Medizin III – Kardiologie,
Angiologie und internistische Intensivmedizin
Kirrberger Straße
66841 Homburg
E-Mail: ulrich.laufs@uks.eu

Jakob Ledwoch
Universitätsklinikum Schleswig-Holstein
Medizinische Klinik II/Kardiologie, Angiologie,
Intensivmedizin
Ratzeburger Allee 160
23538 Lübeck
E-Mail: jakob.ledwoch@uksh.de

Prof. Herbert Löllgen
Praxis Prof. Löllgen
Daniel-Schürmann-Straße 14
42853 Remscheid
E-Mail: herbert.loellgen@gmx.de

Dr. Johannes Lucas
Herzzentrum Leipzig – Universitätsklinik
Klinik für Innere Medizin/Kardiologie
Abteilung Elektrophysiologie
Strümpellstraße 39
04289 Leipzig
E-Mail: johannes.lucas@medizin.uni-leipzig.de

Dr. Philipp Lurz, PhD
Herzzentrum Leipzig – Universitätsklinik
Klinik für Innere Medizin/Kardiologie
Abteilung Elektrophysiologie
Strümpellstraße 39
04289 Leipzig
E-Mail: philipp.lurz@helios-kliniken.de

Janika Meyer
Deutsche Sporthochschule Köln
Institut für Kreislaufforschung und Sportmedizin
Am Sportpark Müngersdorf 6
50933 Köln
E-Mail: j.meyer@dshs-koeln.de

Dr. Andreas Müssigbrodt
Herzzentrum Leipzig – Universitätsklinik
Klinik für Innere Medizin/Kardiologie
Abteilung Elektrophysiologie
Strümpellstraße 39
04289 Leipzig
E-Mail:
andreas.muessigbrodt@herzzentrum-leipzig.de

Prof. Dr. Dr. Josef Niebauer, MBA
Paracelsus Medizinische Privatuniversität
Salzburg
Universitätsinstitut für präventive und
rehabilitative Sportmedizin
Lindhofstraße 20
5020 Salzburg, Österreich
E-Mail: j.niebauer@salk.at

Dr. Sergio Richter
Herzzentrum Leipzig – Universitätsklinik
Klinik für Innere Medizin/Kardiologie
Abteilung Rhythmologie
Strümpellstraße 39
04289 Leipzig
E-Mail: sergio.richter@herzzentrum-leipzig.de

Prof. Gerhard Schuler
Herzzentrum Leipzig – Universitätsklinik
Klinik für Innere Medizin/Kardiologie
Abteilung Elektrophysiologie
Strümpellstraße 39
04289 Leipzig
E-Mail: langu@medizin.uni-leipzig.de

Dr. Marc Spielmanns
St. Remigius Krankenhaus Opladen
Innere Medizin
An St. Remigius 26
51379 Leverkusen
E-Mail: spielmanns@k-plus.de

Prof. Holger Thiele
Universitätsklinikum Schleswig-Holstein
Campus Lübeck
Medizinische Klinik II
Kardiologie, Angiologie und Intensivmedizin
Ratzeburger Allee 160
23538 Lübeck
E-Mail: holger.thiele@uksh.de

PD Dr. Christian Werner
Universitätsklinikum des Saarlandes
Klinik für Innere Medizin III – Kardiologie,
Angiologie und internistische Intensivmedizin
Kirrberger Straße
66841 Homburg
E-Mail: christian.werner@uks.eu

PD Dr. Claudia Walther
Kerckhoff-Klinik Bad Nauheim
Herz-, Lungen- und Rheumazentrum
Herzzentrum/Abteilung Kardiologie
Benekestraße 2–8
61231 Bad Nauheim
E-Mail: c.walther@kerckhoff-klinik.de

Prof. Harm Wienbergen
Bremer Institut für Herz- und Kreislaufforschung
(BIHKF)
Klinikum Links der Weser
Abteilung Kardiologie und Angiologie
Senator-Weßling-Straße 1
28277 Bremen
E-Mail:
harm.wienbergen@klinikum-bremen-ldw.de

Teil I: Grundlagen des körperlichen Trainings bei Gesunden (primäre Prävention)

Volker Adams

1 Physiologische und molekularbiologische Mechanismen

1.1 Einleitung

Körperliches Training wirkt über verschiedene molekulare Mechanismen, die schlussendlich zu einer Verlangsamung der Krankheitsprogression oder sogar zu einer Regression führen. Dabei werden die unterschiedlichsten Organsysteme wie z. B. Herzmuskel, periphere Skelettmuskulatur und das Gefäßendothel angesprochen [1–4]. In diesem Übersichtsartikel werden Trainings-induzierte molekulare Veränderungen, welche durch unterschiedliche Trainingsformen in den oben genannten Organsystemen hervorgerufen werden, genauer beschrieben. Der größte Teil der Resultate beruht auf experimentellen und humanen Studien an Patienten mit einer chronischen Herzinsuffizienz oder einer koronaren Herzerkrankung.

1.2 Molekulare Veränderungen, hervorgerufen durch körperliche Aktivität

1.2.1 Skelettmuskulatur

Eine funktionierende Skelettmuskulatur ist essenziell für uns Menschen, da es uns zur Bewegung, aber auch zur Atmung über das Zwerchfell (Diaphragma) befähigt. Ferner stellt die Skelettmuskulatur das größte Reservoir von Proteinen im Körper dar, und somit haben Veränderungen in der Proteinneusynthese oder im Proteinabbau Folgen für den gesamten Organismus. Dabei führt ein gesteigerter Proteinabbau zu einem Verlust an Muskelmasse, was somit direkt Auswirkungen auf die Leistungsfähigkeit hat, einem der stärksten Prädiktoren für Lebensqualität und sogar Mortalität [5, 6]. Neben einem gesteigerten Proteinabbau können auch sekundäre Proteinmodifikationen (Ubiquitinylierung, Carbonylierung) von kontraktilen Proteinen (Aktin, Myosin) zu einer Beeinflussung der Proteinfunktion führen [7]. Um den Verlust an Muskelmasse und einer damit verbundenen Reduktion von Kraft zu verhindern, wurden die unterschiedlichsten pharmakologischen oder ernährungswissenschaftlichen Strategien angewandt, jedoch mit eingeschränktem Erfolg [8]. Eine Alternative, und klinisch bewährte Intervention, ist eine gesteigerte körperliche Aktivität, welche über molekulare Veränderungen im Skelettmuskel zu einer Verbesserung der Muskelmasse und Funktionalität beiträgt. Im folgenden Kapitel werden molekulare Veränderungen, welche

DOI 10.1515/9783110456783-001

durch eine gesteigerte körperliche Aktivität hervorgerufen werden, im Detail beschrieben.

Muskelmassenzunahme und Muskelatrophie

Wie oben angedeutet, ist eine Balance zwischen anabolen und katabolen Faktoren kritisch, um die Muskelmasse konstant zu halten, und Veränderungen auf beiden Seiten der Waage bringen das System aus dem Gleichgewicht (Abbildung 1.1).

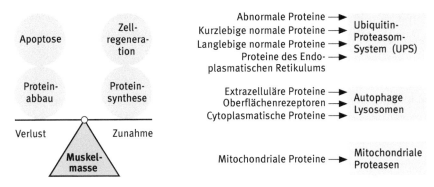

Abb. 1.1: Schematische Darstellung der intrazellulären Wege, die zu einem Proteinverlust führen können.

Proteinabbau – „Ubiquitin Proteasom System" (UPS)

Der Verlust an Muskelmasse, also der Proteinabbau in der Muskelzelle, wird hauptsächlich über drei unterschiedliche Wege bewerkstelligt – das „Ubiquitin Proteasom System" (UPS), lysosomale Abbauwege/„Autophagy" und über mitochondriale Proteasen [9–12]. In den letzten Jahren wurde verstärktes Augenmerk auf das UPS geworfen, was auch eines der Hauptabbauwege von Proteinen im Skelettmuskel darstellt [2, 13]. Für den Abbau von Proteinen über das UPS sind mehrere enzymatische Schritte notwendig, bevor das Protein durch das 26S-Proteasom abgebaut wird (Abbildung 1.2). Unter den wichtigsten enzymatischen Schritten in dieser Kaskade sind E3-Ubiquitin-Ligasen, welche abzubauende Proteine mit Poly-Ubiquitin markieren. Je nach Anzahl der verbundenen Ubiquitin-Moleküle unterscheidet man zwischen einer Mono-, Oligo-, Multi- und Poly-Ubiquitinierung [14]. Wenn mindestens fünf Ubiquitinmoleküle als Kette mit einem Zielprotein verbunden sind, spricht man von einer Poly-Ubiquitinierung. Sind bei dieser die Moleküle durch das Lysin [48] miteinander verknüpft, wird das Zielprotein dem Abbau hauptsächlich durch das Proteasom zugeführt [15]. Eine Verbindung durch Lysin [63] kann zum lysosomalen Abbau des Proteins führen [16]. Eine vergleichende Proteomanalyse von einem atrophierenden und nicht-atrophierenden Skelettmuskel identifizierte zwei Proteine – „muscle ring finger protein 1" (MuRF-1) und „muscle atrophy F-box" (MafBx) – welche in die Klasse der E3-Ubiquitinligase gehören und vorzugsweise im Herz- und Skelettmuskel exprimiert sind [17, 18]. Um die intrazelluläre Signalkaskade, welche zur Aktivierung von MuRF-1 und MafBx führt, zu identifizieren, wurden Zellkultur- und tierexperimentelle Studien durchgeführt [19–22]. Zahlreiche Stimulatoren wie z. B. inflammatorische Zytokine [20, 21], Dexamethason [23] und erhöhter oxidativer Stress [19, 24] regulieren die Expression von MuRF-1 durch die Aktivierung des „Mitogenactivated-protein-kinase"-Systems (MAPK) und Kontrolle der transkriptionellen Aktivität von FOXO3 [25, 26].

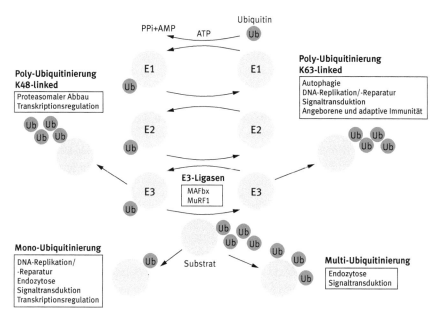

Abb. 1.2: Schematische Darstellung der enzymatischen Kaskade, welche zu der Modifizierung von Proteinen mit Ubiquitin-Resten führt. Je nach Modifikation der Zielproteine, Poly-Ubiquitinierung K48 oder K63, Multi-Ubiquitinierung oder Mono-Ubiquitinierung werden unterschiedliche zelluläre Systeme aktiviert.

Lässt sich die Expression dieser beiden wichtigen Proteine oder die Aktivität des 26S-Proteasoms durch eine gesteigerte körperliche Aktivität modifizieren? Basierend auf der aktuellen Literatur gibt es klare Hinweise, dass eine gesteigerte körperliche Aktivität das UPS-System beeinflusst. In einem Mausmodell der chronischen Herzinsuffizienz reduzierte ein moderates Ausdauertraining die mRNA-Expression von MuRF-1 und MafBx, es normalisierte die Konzentration an Ubiquitin-modifizierten Proteinen sowie die Proteasom-Aktivität [27]. In einer weiteren tierexperimentellen Studie untersuchten Souza und Mitarbeiter [28] den Einfluss von körperlichem Training (fünf Tage pro Woche, bis zu 22 min an Laktatschwelle) in Tieren, die sich im

Übergang von einer kardialen Dysfunktion zur Herzinsuffizienz befanden, auf die Expression von anabolen und katabolen Faktoren. Sie berichteten bei den trainierten Tieren im Vergleich zu den Kontrolltieren von einer Reduktion des Muskelschwunds und einer verminderten Expression von MuRF-1 und MafBx. Dieser Effekt von Training auf das UPS kann auch im Menschen nachgewiesen werden [27, 29, 30]. Bei Patienten mit einer chronischen Herzinsuffizienz im NYHA-Stadium II–III [29] oder NYHA-Stadium IIIb [30] führt ein 4- oder 12-wöchiges Training (aerobes Ausdauertraining bei 70% VO_{2peak}) zu einer Reduktion der MuRF-1-Expression um 37% [29] bis 40% [30] und zu einer verminderten Ubiquitinylierung von Proteinen [29]. Diese Reduktion in katabolen Proteinen erfolgt nur nach einer längeren Trainingsphase, denn eine einmalige, moderate oder intensive Belastung resultiert in einer gesteigerten MuRF-1-Expression drei Stunden nach Belastung [31].

Myostatin

Myostatin, auch bekannt unter dem Synonym „growth differentiation factor 8" (GDF-8), ist ein negativer Regulator des Muskelwachstums [32] und hauptsächlich im Skelettmuskel exprimiert. Tiere mit Mutationen in beiden Kopien des Myostatin-Gens [33, 34] oder Tiere, die mit einem Myostatin-Inhibitor behandelt wurden, [35, 36] weisen eine gesteigerte Muskelmasse auf. Ebenfalls zeigen Menschen, die eine Mutation im Myostatin-Gen aufweisen, eine größere Muskelmasse und eine verstärkte Kraftentwicklung [37]. Myostatin bindet an den Activin-Rezeptor des Myozyten, und über eine Phosphorylierung von Smad2 und Smad3 [38] wird AKT/TORC/p70S6K und das Muskelwachstum gehemmt [39]. Analysiert man Skelettmuskelgewebe von herzinsuffizienten Patienten [40] oder von Tiermodellen mit Herzinsuffizienz, [41] zeigt sich eine signifikant reduzierte Myostatin-Expression. Bezüglich des Einflusses von gesteigerter körperlicher Aktivität auf die Myostatin-Expression ist die Datenlage spärlicher [40–42]. Sowohl in tierexperimentellen Studien [41, 42] als auch in Analysen von humanen Skelettmuskelbiopsien [40] reduziert ein aerobes Ausdauertraining bei chronischer Herzinsuffizienz die Expression von Myostatin. Ferner zeigte sich in alten Ratten (12 Monate), dass die altersbedingte gesteigerte Myostatin-Expression durch ein aerobes Ausdauertraining (dreimal pro Woche, 60 min bei 60% der VO_{2max}) reversibel war [43].

„Insulin like growth factor" (IGF-1)

Neben einer gesteigerten Proteindegradation kann auch eine reduzierte Proteinneusynthese einen Einfluss auf die Muskelmasse und Funktion haben. Einer der wichtigsten anabolen Faktoren ist der „Insulin like growth factor -1" (IGF-1). Die Potenz von IGF-1, Muskelmasse zu regulieren, ist am eindrücklichsten in IGF-1 transgenen Tieren zu sehen, wo die lokale Überexpression von IGF-1 im Skelettmuskel zu einer massiven Zunahme an Muskelmasse führt [44]. Ferner konnte die Überexpression von IGF-1 im Skelettmuskel eine Herzinsuffizienz-induzierte Muskelatrophie verhindern [45]. Momentan gibt es nur wenige Studien, die den Einfluss von Training auf die Expression von IGF-1 im Skelettmuskel untersuchen. Entnimmt man Muskelbiopsien von Patienten mit stabiler koronarer Herzerkrankung (KHK) vor dem Trainingsbeginn und acht Wochen nach einem niedrigintensiven konzentrischen (CET) oder exzentrischen (EET) Ausdauertraining, zeigt sich, dass die mRNA-Expression von IGF-1 signifikant erhöht war [46]. Auch bei Patienten mit Herzinsuffizienz ist nach sechs Monaten körperlichen Ausdauertrainings eine Steigerung der IGF-1-Expression um 81% zu beobachten [47].

Modulation von kontraktilen Proteinen durch reaktive Sauerstoffspezies

Myofibrilläre Proteine sind sehr anfällig für eine Modifikation durch reaktive Sauerstoffspezies (ROS), und erste Hinweise in der Literatur zeigen, dass dies auch zu einer Beeinträchtigung der Proteinfunktion führt [7]. Eine Vielfalt von Modifikationen von sarkomerischen Proteinen ist beschrieben, wie z. B. die Carbonylierung von Lysin und Prolin-Resten, die Nitrierung von Tyrosin-Resten, die Thiol-Oxidation und Ausbildung von Schwefel-Brücken [48]. Mögliche Quellen für die gesteigerten ROS sind unter anderem die NAD(P)H-Oxidase, Xanthin-Oxidase und die Mitochondrien durch Entkopplung der Atmungskette [49]. In Skelettmuskelbiopsien von herzinsuffizienten Patienten [50] oder experimentellen Tiermodellen der Herzinsuffizienz [51, 52] konnte eine erhöhte Expression bzw. Aktivität der NAD(P)H-Oxidase und der Xanthin-Oxidase nachgewiesen werden. Hat körperliches Training einen modulierenden Einfluss auf Proteinmodifikationen, getriggert durch eine Reduktion von ROS? Analysiert man Muskelbiopsien von herzinsuffizienten Patienten, die randomisiert einer Trainingsgruppe (sechs Monate, 20 min pro Tag bei 70% der maximalen Sauerstoffaufnahme) oder einer Kontrollgruppe zugeordnet wurden, zeigte sich eine um 35% reduzierte Nitrierung von Proteinen in der Trainingsgruppe, einhergehend mit einer Reduktion der NAD(P)H-Oxidase-Aktivität [50]. Auch in Tiermodellen konnte eine durch Training reduzierte Carbonylierung von Proteinen nachgewiesen werden [27].

Modulation der mitochondrialen Energie-Bereitstellung

Die Regeneration von Phosphokreatin (PCR) durch mitochondriales ATP ist essenziell für eine lang anhaltende Muskelkontraktion [53]. Dies zeigt, dass die Kontrolle der mitochondrialen Funktion (Bereitstellung von Energie in Form von ATP) ausschlaggebend für die Funktionalität der Muskulatur ist. Etliche Belege in der Literatur existieren, die eine reduzierte mitochondriale Biogenese sowie eine verminderte mitochondriale ATP-Produktion bei Herzinsuffizienz oder KHK aufzeigen (zusammengefasst in [54, 55]). Mit Blick auf den Einfluss von Training auf die mitochondriale Funktion belegen mehrere experimentelle [56, 57] und humane Studien [58–62] eine positive Wirkung. So führt Training zu einer gesteigerten ATP-Produktion, was mit einer Steigerung der maximalen Belastungsfähigkeit korreliert [62], mit einem Anstieg des

mitochondrialen Volumens [58] und der Oberfläche [59] und einer verbesserten mitochondrialen Effizienz [56]. Neben dem direkten Effekt auf die Mitochondrien stimuliert körperliches Training die Konzentration von Stickstoffmonoxid (NO) via erhöhte
Expression der neuronalen Stickstoffmonoxid-Synthase im Skelettmuskel, wodurch
AMPK-vermittelt die mitochondriale Biogenese angekurbelt wird [63].

1.2.2 Endothel

Man sagt, dass man so alt sei wie seine Arterien, oder ein wenig abgewandelt, dass
man so alt sei wie das Endothel der Gefäße [64]. Mehrere Gründe können ins Feld
geführt werden, um zu belegen, weshalb die Erforschung der Endothelfunktion eine wichtige Rolle für das mechanistische Verständnis des positiven Effekts von körperlichem Training spielt. (1) Die endotheliale Dysfunktion wird als wichtiger Baustein in der Entstehung der Arteriosklerose angesehen, und deshalb ist die Prävention der endothelialen Dysfunktion durch körperliches Training auch eine Prävention
der Arteriosklerose-Entstehung. (2) Das Auftreten einer endothelialen Dysfunktion ist
ein starker Prädiktor für zukünftige kardiovaskuläre Ereignisse [65, 66] und wird deshalb auch oft als Surrogat-Endpunkt in klinischen Studien benutzt [67]. (3) Eine Vielzahl von Methoden steht zur Verfügung, um die Endothelfunktion im humanen System [68, 69] sowie im experimentellen Setup [70, 71] zu bestimmen. Der klinische Effekt von körperlicher Aktivität auf die koronare Endothelfunktion wurde erstmalig von
Hambrecht und Kollegen beschrieben [72]. Sie berichteten, dass ein vierwöchiges Ausdauertraining bei Patienten mit KHK effektiv war, um die paradoxe Vasokonstriktion,
ausgelöst durch Infusion von Acetylcholin, in epikardialen Leitungsgefäßen um 54%
zu reduzieren und die mittlere Blutfluss-Spitzengeschwindigkeit um 78% zu erhöhen.
Dieser Einfluss von körperlichem Training auf die Endothelfunktion konnte danach
durch zahlreiche Studien bei Patienten mit KHK [73–76] oder Diabetes [77] bestätigt
werden. Die kürzlich publizierte SAINTEX-CAD-Studie verglich bei KHK ein moderates Ausdauertraining (MCT) mit einem hochintensiven Intervalltraining (HIIT) auf die
Endothelfunktion [78]. In dieser Multicenterstudie zeigte sich, dass beide Trainings-
regime die Endothelfunktion verbesserten, aber es keinen Unterschied zwischen den
Trainingsformen gab. Dieses Resultat steht im Widerspruch zu der von Wisloff und
Kollegen veröffentlichten kleinen Monocenterstudie, in der ein Vorteil von HIIT gegenüber MCT dokumentiert wurde [79]. Ob es einen Unterschied zwischen MCT und
HIIT auf die Endothelfunktion bei Patienten mit Herzinsuffizienz gibt, wird momen-
tan in der noch nicht publizierten SmartEx-Studie untersucht [80]. Bezüglich der mo-
lekularen Mechanismen, die dem positiven Einfluss von körperlichem Training auf die
Endothelfunktion zugrunde liegen können, werden mehrere Mechanismen diskutiert
(Abbildung 1.3).

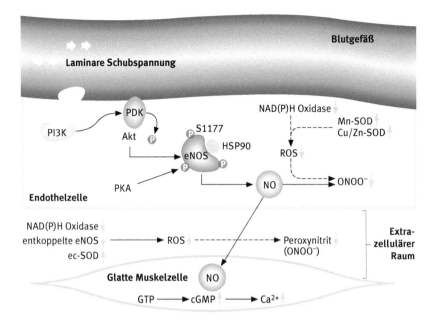

Abb. 1.3: Schematische Abbildung, wie gesteigerte Aktivität über eine gesteigerte Schubspannung und intrazelluläre Signalkaskaden zu einer gesteigerten NO-Bioverfügbarkeit und schlussendlich zu einer verbesserten Vasodilatation führt.

Aktivierung der endothelialen Stickstoffmonoxid-Synthase (eNOS)

Stickstoffmonoxid (NO), der zentrale Faktor, der die Vasodilatation reguliert, wird hauptsächlich durch die endotheliale Stickstoffmonoxid-Synthase (eNOS) gebildet. Die Aktivierung der eNOS ist dabei ein Prozess, der in mehreren Schritten abläuft. Der erste Schritt in dieser Kaskade ist von Kalzium abhängig. Der Einstrom von Kalzium in die Zelle und dessen Interaktion mit Calmodulin bewirkt das Loslösen der eNOS von der Plasmamembran, wo es in einer inaktiven Form an Caveolin-1 gebunden ist. In einem zweiten Schritt assoziiert eNOS mit dem Hitzeschockprotein Hsp-90, wodurch es vor Proteinabbau geschützt ist und sich zu Dimeren, der aktiven, NO produzierenden eNOS Form zusammenlagert [81–83]. Hsp-90 hilft zudem, weitere Kinasen und Phosphatasen zu rekrutieren, die für die zusätzliche Aktivierung der eNOS sorgen [84]. Nach Steigerung der laminaren Schubspannung durch körperliche Aktivität wird eine Signalkaskade durch die Aktivierung von Mechanorezeptoren wie dem „vascular endothelium growth factor 2" (VEGFR2) [85] oder dem platelet endothelial cell adhesion molecule 1 (PECAM1) [86] initiiert, gefolgt von der PI3K/Akt vermittelten Phosphorylierung der eNOS am Serin-1177-Rest. Durch diesen Phosphorylierungsschritt wird die Aktivität der eNOS gesteigert [87, 88]. Ein anderer Weg der schubspannungsvermittelten Aktivierung der eNOS erfolgt durch Integrine, welche die extrazelluläre Matrix mit dem intrazellulären Aktin-Netzwerk verbinden. Integrine interagieren mit verschiedenen Molekülen wie z. B. der „focal adhesion kinase" (FAK), Src Kinase, Fyn Kinase oder p130, die alle die eNOS modifizieren können [89]. Die wichtige Rolle von FAK für die NO-abhängige Vasodilatation belegen Experimente, bei denen phospho-spezifische FAK-Antikörper die Aktivierung der Akt und der eNOS durch Phosphorylierung verhinderten [90]. Zusätzlich zu diesen experimentellen Daten wurde die trainingsabhängige Modulation der Akt-Aktivität und der eNOS-Expression auch in Patienten mit KHK [75] und chronischer Herzinsuffizienz [91] untersucht, jedoch mit unterschiedlichen Resultaten. In der Studie von Ennezat konnte kein Anstieg der eNOS-Expression durch Training nachgewiesen werden [91], wohingegen Hambrecht und Kollegen einen zweifachen Anstieg der eNOS-Expression und einen vierfachen Anstieg der eNOS-Phosphorylierung berichteten [75]. Außerdem zeigte sich zwischen den Veränderungen der eNOS-Expression und der verbesserten Endothelfunktion eine lineare Korrelation [75].

Regulation von oxidativem Stress

Die Bioverfügbarkeit von NO ist nicht nur von der Aktivität der eNOS abhängig, sondern wird auch durch den Abbau von NO durch reaktive Sauerstoffspezies (ROS) reguliert. Dabei reagiert NO mit ROS, und es bildet sich schädliches Peroxynitrit [92], wodurch die Konzentration von NO vermindert wird. Appliziert man laminaren Fluss in intakten vaskulären Segmenten, so lässt sich kurzfristig eine erhöhte Konzentration von ROS nachweisen, welche hauptsächlich durch die NAD(P)H-Oxidase produziert werden [93]. Trainiert man aber über einen längeren Zeitraum (repetitive Erhöhung des laminaren Flusses), so kommt es zu einer reduzierten Expression von Hypoxanthin [94], NAD(P)H-Oxidase [95] und zu einer Aktivierung der ROS abbauenden Enzyme wie z. B. die Kupfer-Zink-Superoxiddismutase (SOD) [96], die extrazelluläre SOD [97] und die Glutathion-Peroxidase [98]. Ein weiteres Enzym, welches in der Lage ist, ROS zu produzieren, ist die eNOS (Entkoppeln der eNOS). Unter bestimmten Umständen ist die enzymatische Reduktion von molekularem Sauerstoff durch die eNOS nicht länger an die Oxidation von Arginin gekoppelt und es kommt zur Bildung von ROS [99–101]. Eine Entkopplung der eNOS konnte in unterschiedlichen Krankheitsbildern nachgewiesen werden, wie z. B. Arteriosklerose [102], Diabetes [103] und Herzinsuffizienz [104]. Ein Faktor, der kritisch ist für die Entkopplung der eNOS, ist die Bioverfügbarkeit von Tetrahydrobiopterin (BH4), ein Cofaktor in der enzymatischen Reaktion der eNOS [105]. Polymorphismen im GCH1-Gen, kodiert für die GTP-Cyclohydrolase I, dem Schrittmacherenzym der BH4-Biosynthese, führen zu einer signifikanten Reduktion an BH4 im Plasma sowie im vaskulären Gewebe. Dies geht mit einer Erhöhung der ROS-Konzentration und einer reduzierten Acetylcholin-vermittelten Vasorelaxation einher [106]. Außerdem belegen Zellkulturexperimente, dass ein erhöhter Blutfluss zu einer Steigerung an BH4 führt [107].

1.3 Körperliche Aktivität und molekulare Veränderungen im Myokard

Kardiomyozyten reagieren mit der Regulation unterschiedlicher Signalwege auf eine gesteigerte körperliche Aktivität. In zahlreichen Experimenten konnte gezeigt werden, dass durch die Aktivierung spezifischer Signalwege vor allem die Zellhypertrophie sowie Kontraktilität der Kardiomyozyten moduliert wird. In den beiden nachfolgenden Kapiteln soll kurz auf diese Mechanismen eingegangen werden.

Hypertrophie der Kardiomyozyten

Eine Trainings-induzierte zelluläre Hypertrophie wurde in zahlreichen experimentellen Studien beschrieben [108–111], wobei das Ausmaß an induzierter Hypertrophie von der Trainingsintensität abhing [112]. Die Induktion und das Erhalten der Hypertrophie während und nach dem körperlichen Training beinhaltet transkriptionelle sowie translationelle Regulation (Abbildung 1.4). Tierexperimentelle Untersuchungen an unterschiedlichen Knock-out-Modellen zeigten zusammenfassend, dass die Induktion des Phosphoinositol-3-Kinase- (PI3K)/Protein-Kinase-B- (Akt)/„mammalian target of rapamycin" (mTOR)-Signalweges ausschlaggebend für die Induktion der physiologischen Hypertrophie ist [113, 114]. Durch die Aktivierung dieses Signalweges kommt es zur Stimulation der p70S6-Kinase, welche wiederum den eukaryotischen Translations-Initiations-Faktor „4E-binding protein-1" (4E-BP1) phosphoryliert. Schlussendlich kommt es zu einer gesteigerten ribosomalen Biosynthese und einer vermehrten Translation und Proteinsynthese [115]. Zusätzlich stimulieren kurze Trainingszyklen in untrainierten Ratten den MAPK-Signalweg (p38MAPK, c-Jun N-terminal kinase) [116], wodurch der nukleäre Transkriptionsfaktor Mef-2 aktiviert wird, welcher die Transkription von Hypertrophie-Genen steigert [117]. Parallel zu den oben beschriebenen Wegen kommt es durch körperliches Training auch zu einer Steigerung des intrazellulären Kalziums (Ca2+), wodurch die Ca2+/Calmodulin-abhängige Kinase II (CaMKII) aktiviert wird [118]. Die Aktivierung der CaMKII resultiert, durch die Hemmung von Klasse-II-Histone-Deacetylasen (HDAC) [119], in einer Aktivierung von Mef-2 und einer gesteigerten Transkription von Hypertrophie-Genen.

Kontraktilität der Kardiomyozyten

Da intrazelluläres Ca2+ die Kontraktilität von Kardiomyozyten reguliert, ist es nicht verwunderlich, dass Trainings-induzierte Verbesserungen der Kontraktilität mit Veränderungen der intrazellulären Ca2+ Regulation einhergehen. Dabei führt körperliches Training dazu, dass Ca2+ schneller aus dem endoplasmatischen Retikulum freigesetzt wird, aber auch schneller wieder rückresorbiert wird [111, 112, 118]. Die moleku-

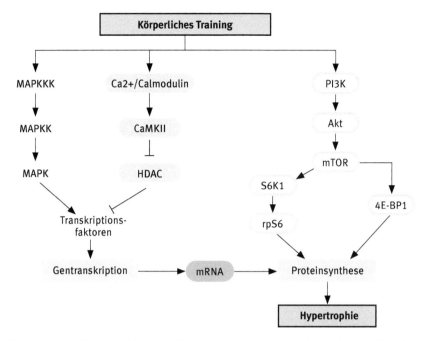

Abb. 1.4: Schematische Abbildung der Signalwege, welche die Trainings-induzierte Hypertrophie vermitteln. MAPKKK, „mitogen-activated protein kinase kinase kinase"; MAPKK, „mitogen-activated protein kinase kinase"; MAPK, „mitogen-activated protein kinase"; CaMKII, Ca2+/Calmodulin aktivierte Protein-Kinase II; HDAC, Histon Deacetylase; PI3K, Phosphoinositide 3-kinase, Akt, Protein Kinase B; mTOR, „mammalian Target of Rapamycin"; S6K1, ribosomale Protein S6-Kinase 1; rpS6, ribosomales Protein S6; 4E-BP1, 4E Bindungs-Protein 1.

lare Grundlage für diese physiologischen Beobachtungen ist die Trainings-induzierte Hochregulation der SERCA2a-Expression [118, 120] und die verminderte, CaMKII-vermittelte Hemmung durch Phospholamban [118, 121].

1.4 Zusammenfassung

Es lässt sich schlussfolgern, dass unterschiedliche molekulare Mechanismen in unterschiedlichen Organen zu Verbesserungen in den einzelnen Systemen führen (Abbildung 1.5). Dieses Zusammenspiel der einzelnen organspezifischen Veränderungen ist wahrscheinlich für die positiven Effekte von gesteigerter körperlicher Aktivität auf die Morbidität/Mortalität sowie die verbesserte Lebensqualität verantwortlich.

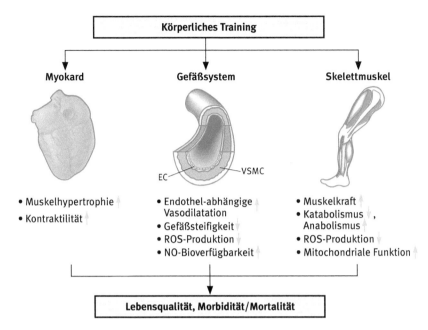

Abb. 1.5: Schematische Zusammenfassung, über welche organspezifischen Einflüsse eine gesteigerte körperliche Aktivität zu einer Veränderung der Lebensqualität sowie der Morbidität und Mortalität führen könnte.

Literatur

[1]   Adams V, Niebauer J. Reversing heart failure associated pathophysiology with exercise: what actually improves and by how much? Heart Fail Clin 2015, 11, 17–28.

[2]   Bowen TS, Schuler G, Adams V. Skeletal muscle wasting in cachexia and sarcopenia: molecular pathophysiology and impact of exercise training. J Cachexia Sarcopenia Muscle 2015, 6, 197–207.

[3]   Schuler G, Adams V, Goto Y. Role of exercise in the prevention of cardiovascular disease: results, mechanisms, and new perspectives. Eur Heart J 2013, 34, 1790–1799.

[4]   Wilson MG, Ellison GM, Cable NT. Basic science behind the cardiovascular benefits of exercise. Heart 2015, 101, 758–765.

[5]   Anker SD, Ponikowski P, Varney S et al. Wasting as independent risk factor for mortality in chronic heart failure. Lancet 1997, 349, 1050–1053.

[6]   Zhou X, Wang JL, Lu J et al. Reversal of cancer cachexia and muscle wasting by ActRIIB antagonism leads to prolonged survival. Cell 2010, 142, 531–543.

[7]   Coirault C, Guellich A, Barbry T, Samuel JL, Riou B, Lecarpentier Y. Oxidative stress of myosin contributes to skeletal muscle dysfunction in rats with chronic heart failure. Am J Physiol Heart Circ Physiol 2007, 292, H1009–H1017.

[8]   Evans WJ. Skeletal muscle loss: cachexia, sarcopenia, and inactivity. Am J Clin Nutr 2010, 91, 1123S–1127S.

[9]   Hasselgren PO, Fischer JE. Muscle cachexia: current concepts of intracellular mechanisms and molecular regulation. Ann Surg 2001, 233, 9–17.

[10] Mitch WE, Goldberg AL. Mechanisms of muscle wasting. The role of the ubiquitinproteasome pathway. N Engl J Med 1996, 335, 1897–1905.

[11] Glass DJ. Molecular mechanisms modulating muscle mass. Trends in Mol Med 2003, 9, 344–350.

[12] Glass DJ. Signaling pathways pertubing muscle mass. Curr Opin Clin Nutr Metab Care 2010, 13, 225–229.

[13] Sandri M. Protein breakdown in muscle wasting: role of autophagy-lysosome and ubiquitin-proteasome. Int J Biochem Cell Biol 2013, 45, 2121–2129.

[14] Mukhopadhyay D, Riezman H. Proteasome-independent functions of ubiquitin in endocytosis and signaling. Science 2007, 315, 201–205.

[15] Hershko A, Ciechanover A. The ubiquitin system for protein degradation. Ann Rev Biochem 1992, 61, 761–807.

[16] Barriere H, Nemes C, Du K, Lukacs GL. Plasticity of polyubiquitin recognition as lysosomal targeting signals by the endosomal sorting machinery. Mol Biol Cell 2007, 18, 3952–3965.

[17] Bodine SC, Latres E, Baumhueter S et al. Identification of ubiquitin ligases required for skeletal muscle atrophy. Science 2001, 294, 1704–1708.

[18] Kedar V, McDonough H, Arya R, Li HH, Rockman HA, Patterson C. Muscle-specific RING finger 1 is a bona fide ubiquitin ligase that degrades cardiac troponin I. Proc Natl Acad Sci USA 2004, 101, 18135–18140.

[19] Li YP, Chen Y, Li AS, Reid MB. Hydrogen peroxide stimulates ubiquitin-conjugating activity and expression of genes for specific E2 and E3 proteins in skeletal muscle myotubes. Am J Physiol Cell Physiol 2003, 285, C806–C812.

[20] Li YP, Chen Y, John J et al. TNF-alpha acts via p38 MAPK to stimulate expression of the ubiquitin ligase atrogin1/MAFbx in skeletal muscle. FASEB J 2005, 19, 362–370.

[21] Adams V, Linke A, Wisloff U et al. Myocardial expression of Murf-1 and MAFbx after induction of chronic heart failure: Effect on myocardial contractility. Cardiovasc Res 2007, 73, 120–129.

[22] Adams V, Mangner N, Gasch A et al. Induction of MuRF1 is essential for TNF-[alpha]-induced loss of muscle function in mice. J Mol Biol 2008, 384, 48–59.

[23] Macedo AG, Krug AL, Souza LM et al. Time-course changes of catabolic proteins following muscle atrophy induced by dexamethasone. Steroids 2016, 107, 30–36.

[24] Olaso-Gonzalez G, Ferrando B, Derbre F et al. P67 – Redox regulation of E3 ubiquitin ligases and their role in skeletal muscle atrophy. Free Radic Biol Med 2014, 75, S43–S44.

[25] Sandri M, Sandri C, Gilbert A et al. FOXO transcription factors induce the atrophy-related ubiquitin ligase atrogin-1 and cause skeletal muscle atrophy. Cell 2004, 117, 399–412.

[26] Skurk C, Izumiya Y, Maatz H et al. The FOXO3a transcription factor regulates cardiac myocyte size downstream of AKT signaling. J Biol Chem 2005, 280, 20814–20823.

[27] Cunha TF, Bacurau AVN, Moreira JBN et al. Exercise training prevents oxidative stress and ubiquitin-proteasome system overactivity and reverse skeletal muscle atrophy in heart failure. PLoS One 2012, 7, e41701.

[28] Souza RWA, Piedade WP, Soares LC et al. Aerobic exercise training prevents heart failure-induced skeletal muscle atrophy by anti-catabolic, but not anabolic actions. PLoS One 2014, 9, e110020.

[29] Gielen S, Sandri M, Kozarez I et al. Exercise training attenuates MuRF-1 expression in the skeletal muscle of patients with chronic heart failure independent of age: the randomized Leipzig exercise intervention in chronic heart failure and aging (LEICA) catabolism study. Circulation 2012, 125, 2716–2727.

[30] Höllriegel R, Beck EB, Linke A et al. Anabolic effects of exercise training in patients with advanced chronic heart failure (NYHA IIIb): Impact on ubiquitin protein ligases expression and skeletal muscle size. Int J Cardiol 2013, 167, 975–980.

[31] Pasiakos SM, McCling HL, McClung JP et al. Molecular responses to moderate endurance exercise in skeletal muscle. Int J Sport Nutr Exerc Metab 2010, 20, 282–290.

[32] McPherron AC, Lawler AM, Lee SJ. Regulation of skeletal muscle mass in mice by a new TGF-p superfamily member. Nature 1997, 387, 83–90.

[33] Crispo M, Mulet AP, Tesson L et al. Efficient generation of myostatin knock-out sheep using CRISPR/Cas9 technology and microinjection into zygotes. PLoS One 2015, 10, e0136690.

[34] McPherron AC, Lee SJ. Double muscling in cattle due to mutations in the myostatin gene. Proc Natl Acad Sci USA 1997, 94, 12457–12461.

[35] Whittemore LA, Song K, Li X et al. Inhibition of myostatin in adult mice increases skeletal muscle mass and strength. Biochem Biophys Res Commun 2003, 300, 965–971.

[36] Nakatani M, Takehara Y, Sugino H et al. Transgenic expression of a myostatin inhibitor derived from follistatin increases skeletal muscle mass and ameliorates dystrophic pathology in mdx mice. FASEB J 2008, 22, 477–487.

[37] Schuelke M, Wagner KR, Stolz LE et al. Myostatin mutation associated with gross muscle hypertrophy in a child. N Engl J Med 2004, 350, 2682–2688.

[38] Sartori R, Milan G, Patron M et al. Smad2 and 3 transcription factors control muscle mass in adulthood. A J Physiol Cell Physiol 2009, 296, C1248–C1257.

[39] Trendelenburg AU, Meyer A, Rohner D, Boyle J, Hatakeyama S, Glass DJ. Myostatin reduces Akt/TORC1/p70S6K signaling, inhibiting myoblast differentiation and myotube size. Am J Physiol Cell Physiol 2009, 296, C1258–C1270.

[40] Lenk K, Erbs S, Höllriegel R et al. Exercise training leads to a reduction of elevated myostatin levels in patients with chronic heart failure. Eur J Prev Cardiol 2012, 19, 404–411.

[41] Lenk K, Schur R, Linke A et al. Impact of exercise training on myostatin expression in the myocardium and skeletal muscle in a chronic heart failure model. Eur J Heart Fail 2009, 11, 342–348.

[42] Bacurau AVN, Jannig PR, de Moraes WMAM et al. Akt/mTOR pathway contributes to skeletal muscle anti-atrophic effect of aerobic exercise training in heart failure mice. Int J Cardiol 2016, 214, 137–147.

[43] Ziaaldini MM, Koltai E, Csende Z et al. Exercise training increases anabolic and attenuates catabolic and apoptotic processes in aged skeletal muscle of male rats. Exp Gerontol 2015, 67, 9–14.

[44] Musaro A, McCullagh K, Paul A et al. Localized Igf-1 transgene expression sustains hypertrophy and regeneration in senescent skeletal muscle. Nat Genet 2001, 27, 195–200.

[45] Schulze PC, Fang J, Kassik KA et al. Transgenic overexpression of locally acting insulin-like growth factor-1 inhibits ubiquitin-mediated muscle atrophy in chronic left ventricular dysfunction. Circ Res 2005, 97, 418–426.

[46] Zoll J, Steiner R, Meyer K, Vogt M, Hoppeler H, Flück M. Gene expression in skeletal muscle of coronary artery disease patients after concentric and eccentric endurance training. Eur J Appl Physiol 2005, 96, 413–422.

[47] Hambrecht R, Schulze PC, Gielen S et al. Effects of exercise training on insulin-like growth factor-I expression in the skeletal muscle of non-cachectic patients with chronic heart failure. Eur J Cardiovasc Prev Rehabil 2005, 12, 401–416.

[48] Snook JH, Li J, Helmke BP, Guilford WH. Peroxynitrite inhibits myofibrillar protein function in an in vitro assay of motility. Free Radic Biol Med 2008, 44, 14–23.

[49] Perevoshchikova IV, Quinlan CL, Orr AL, Gerencser AA, Brand MD. Sites of superoxide and hydrogen peroxide production during fatty acid oxidation in rat skeletal muscle mitochondria. Free Radic Biol Med 2013, 61, 298–309.

[50] Linke A, Adams V, Schulze PC et al. Antioxidative effects of exercise training in patients with chronic heart failure. Increase in radical scavenger enzyme activity in skeletal muscle. Circulation 2005, 111, 1763–1770.

[51] Bechara LRG, Moreira JBN, Jannig PR et al. NADPH oxidase hyperactivity induces plantaris atrophy in heart failure rats. Int J Cardiol 2014, 175, 499–507.

[52] Bowen TS, Mangner N, Werner S et al. Diaphragm muscle weakness in mice is early-onset post-myocardial infarction and associated with elevated protein oxidation. J Appl Physiol 2015, 118, 11–19.

[53] Bessman SP, Carpenter CL. The creatine–creatine phosphate energy shuttle. Ann Rev Biochem 1985, 54, 831–862.

[54] Rosca MG, Hoppel CL. Mitochondrial dysfunction in heart failure. Heart Fail Rev 2013, 18, 607–622.

[55] Ventura-Clapier R, Garnier A, Veksler V. Energy metabolism in heart failure. J Physiol 2004, 555, 1–13.

[56] Bowen TS, Rolim NPL, Fischer T et al. Heart failure with preserved ejection fraction induces molecular, mitochondrial, histological, and functional alterations in rat respiratory and limb skeletal muscle. Eur J Heart Fail 2015, 17, 263–272.

[57] Brunotte F, Thompson CH, Adamopoulos S et al. Rat skeletal muscle metabolism in experimental heart failure: effect of physical training. Acta Physiol Scand 1995, 154, 439–447.

[58] Belardinelli R, Georgiou D, Scocco V, Barstow T, Purcaro A. Low intensity exercise training in patients with chronic heart failure. J Am Coll Cardiol 1995, 26, 975–982.

[59] Hambrecht R, Fiehn E, Yu J et al. Effects of endurance training on mitochondrial ultrastructure and fiber type distribution in skeletal muscle of patients with stable chronic heart failure. J Am Coll Cardiol 1997, 29, 1067–1073.

[60] Santoro C, Cosmas A, Forman D et al. Exercise training alters skeletal muscle mitochondrial morphometry in heart failure patients. J Cardiovasc Risk 2002, 9, 377–381.

[61] Toth MJ, Miller MS, Ward KA, Ades PA. Skeletal muscle mitochondrial density, gene expression, and enzyme activities in human heart failure: minimal effects of the disease and resistance training. J Appl Physiol 2012, 112, 1864–1874.

[62] Williams AD, Carey MF, Selig S et al. Circuit resistance training in chronic heart failure improves skeletal muscle mitochondrial ATP production rate – randomized controlled trial. J Card Fail 2007, 13, 79–85.

[63] Scarpulla RC. Transcriptional paradigms in mammalian mitochondrial biogenesis and function. Physiol Rev 2008, 88, 611–638.

[64] Altschul R. Endothelium, its Development, Morphology, Function, and Pathology. New York, NY, Macimillian, 1954.

[65] Perticone F, Ceravolo R, Pujia A et al. Prognostic significance of endothelial dysfunction in hypertensive patients. Circulation 2001, 104, 191–196.

[66] Schächinger V, Britten MB, Zeiher A. Prognostic impact of coronary vasodilator dysfunction on adverse long-term outcome of coronary heart disease. Circulation 2000, 101, 1899–1906.

[67] Landmesser U, Drexler H. The clinical significance of endothelial dysfunction. Curr Opin Cardiol 2005, 20, 547–551.

[68] Higashi Y. Assessment of endothelial function. History, methodological aspects, and clinical perspectives. Int Heart J 2015, 56, 125–134.

[69] Vizzardi E, Gavazzoni M, la Pina P et al. Noninvasive assessment of endothelial function. J Investig Med 2015, 62, 856–864.

[70] Adams V, Alves M, Fischer T et al. High-intensity interval training attenuates endothelial dysfunction in a Dahl salt-sensitive rat model of heart failure with preserved ejection fraction. J Appl Physiol 2015, 119, 745–752.

[71] Bar A, Skorka T, Jasinski K, Chlopicki S. MRI-based assessment of endothelial function in mice in vivo. Pharmacol Rep 2015, 67, 765–770.

[72] Hambrecht R, Wolff A, Gielen S et al. Effect of exercise on coronary endothelial function in patients with coronary artery disease. N Engl J Med 2000, 342, 454–460.

[73] Allemann Y, Vetter C, Kartal N et al. Effect of mild endurance exercise training and pravastatin on peripheral vasodilatation of forearm resistance vessels in patients with coronary artery disease. Eur J Cardiovasc Prev Rehabil 2005, 12, 332–340.

[74] Beck EB, Erbs S, Möbius-Winkler S et al. Exercise training restores the endothelial response to vascular growth factors in patients with stable coronary artery disease. Eur J Prev Cardiol 2012, 19, 412–418.

[75] Hambrecht R, Adams V, Erbs S et al. Regular physical activity improves endothelial function in patients with coronary artery disease by increasing phosphorylation of endothelial nitric oxide synthase. Circulation 2003, 107, 3152–3158.

[76] Luk TH, Dai YL, Siu CW et al. Effect of exercise training on vascular endothelial function in patients with stable coronary artery disease: a randomized controlled trial. Eur J Prev Cardiol 2012, 19, 830–839.

[77] Sixt S, Rastan A, Desch S et al. Exercise training but not rosiglitazone improves endothelial function in prediabetic patients with coronary disease. Eur J Cardiovasc Prev Rehabil 2008, 15, 473–478.

[78] Van Craenenbroeck EM, Frederix G, Pattyn N et al. Effects of aerobic interval training and continuous training on cellular markers of endothelial integrity in coronary artery disease: a SAINTEX-CAD substudy. Am J Physiol Heart Circ Physiol 2015, 309, H1876–H1882.

[79] Wisloff U, Stoylen A, Loennechen JP et al. Superior cardiovascular effect of aerobic interval training versus moderate continuous training in heart failure patients. Circulation 2007, 115, 3086–3094.

[80] Stoylen A, Conraads V, Halle M, Linke A, Prescott E, Ellingsen O. Controlled study of myocardial recovery after interval training in heart failure: SMARTEX-HF-rationale and design. Eur J Prev Cardiol 2012, 19, 813–821.

[81] Balligand JL. Heat shock protein 90 in endothelial nitric oxide synthase signaling. Following the lead(er)? Circ Res 2002, 90, 838–841.

[82] Chen W, Xiao H, Rizzo AN, Zhang W, Mai Y, Ye M. Endothelial nitric oxide synthase dimerization is regulated by heat shock protein 90 rather than by phosphorylation. PLoS One 2014, 9, e105479.

[83] Fleming I, Busse R. Molecular mechanisms involved in the regulation of the endothelial nitric oxide synthase. Am J Physiol Regul Integr Comp Physiol 2003, 284, R1–R12.

[84] Fleming I, Busse R. Signal transduction of eNOS activation. Cardiovasc Res 1999, 43, 532–541.

[85] Jin ZG, Ueba H, Tanimoto T, Lungu AO, Frame MD, Berk BC. Ligand-independent activation of vascular endothelial growth factor receptor 2 by fluid shear stress regulates activation of endothelial nitric oxide synthase. Circ Res 2003, 93, 354–363.

[86] Fleming I, Fisslthaler B, Dixit M, Busse R. Role of PECAM-1 in the shear-stressinduced activation of Akt and the endothelial nitric oxide synthase (eNOS) in endothelial cells. J Cell Sci 2005, 118, 4103–4111.

[87] Dimmeler S, Fleming I, Fisslthaler B, Hermann C, Busse R, Zeiher AM. Activation of nitric oxide synthase in endothelial cells by Akt-dependent phosphorylation. Nature 1999, 399, 601–605.

[88] Fisslthaler B, Dimmeler S, Hermann C, Busse R, Fleming I. Phosphorylation and activation of the endothelial nitric oxide synthase by fluid shear stress. Acta Physiol Scand 2000, 168, 81–88.

[89]   Li S, Kim M, Hu YL et al. Fluid Shear Stress Activation of Focal Adhesion Kinase: Linking to mitogen-activated protein kinases. J Biol Chem 1997, 272, 30455–30462.

[90]   Koshida R, Rocic P, Saito S, Kiyooka T, Zhang C, Chilian WM. Role of focal adhesion kinase in flow-induced dilation of coronary arterioles. Arterioscler Thromb Vasc Biol 2005, 25, 2548–2553.

[91]   Ennezat PV, Malendowicz LS, Testa M et al. Physical training in patients with chronic heart failure enhances the expression of genes antioxidative enzymes. J Am Coll Cardiol 2001, 38, 194–198.

[92]   Szabo C, Ischiropoulos H, Radi R. Peroxynitrite: biochemistry, pathophysiology and development of therapeutics. Nat Rev Drug Discov 2007, 6, 662–680.

[93]   De Keulenaer GW, Chappell DC, Ishizaka N, Nerem RM, Alexander RW, Griendling KK. Oscillatory and steady laminar shear stress differentially affect human endothelial redox state. Role of a superoxide-producing NADH-Oxidase. Circ Res 1998, 82, 1094–1101.

[94]   Niebauer J, Clark AL, Webb-Peploe KM, Böger R, Coats AJS. Home-based exercise training modulates pro-oxidant substrates in patients with chronic heart failure. Eur J Heart Fail 2005, 7, 183–188.

[95]   Adams V, Linke A, Kränkel N et al. Impact of regular physical activity on the NAD(P)H oxidase and angiotensin receptor system in patients with coronary artery disease. Circulation 2005, 111, 555–562.

[96]   Inoue N, Ramasamy S, Fukai T, Nerem RM, Harrison DG. Shear stress modulates expression of Cu/Zn superoxide dismutase in human aortic endothelial cells. Circ Res 1996, 79, 32–37.

[97]   Fukai T, Siegfried MR, Ushio-Fukai M, Cheng Y, Kojda G, Harrison DG. Regulation of the vascular extracellular superoxide dismutase by nitric oxide and exercise training. J Clin Invest 2000, 105, 1631–1639.

[98]   Takeshita S, Inoue N, Ueyama T, Kawashima S, Yokoyama M. Shear stress enhances glutathione peroxidase expression in endothelial cells. Biochem Biophys Res Commun 2000, 273, 66–71.

[99]   Pou S, Pou WS, Bredt DS, Snyder SH, Rosen GM. Generation of superoxide by purified brain nitric oxide synthase. J Biol Chem 1992, 267, 24173–24176.

[100] Vasquez-Vivar J, Kalyanaraman B, Martasek P et al. Superoxide generation by endothelial nitric oxide synthase: the influence of cofactors. Proc Natl Acad Sci USA 1998, 95, 9220–9225.

[101] Xia Y, Tsai AL, Berka V, Zweier JL. Superoxide generation from endothelial nitricoxide synthase. A Ca2+/calmodulin-dependent and tetrahydrobiopterin regulatory process. J Biol Chem 1998, 273, 25804–25808.

[102] Hattori Y, Hattori S, Wang X, Satoh H, Nakanishi N, Kasai K. Oral administration of tetrahydrobiopterin slows the progression of atherosclerosis in apolipoprotein E-knockout mice. Arterioscler Thromb Vasc Biol 2007, 27, 865–870.

[103] Landmesser U, Dikalov S, Price SR et al. Oxidation of tetrahydrobiopterin leads to uncoupling of endothelial cell nitric oxide synthase in hypertension. J Clin Invest 2003, 111, 1201–1209.

[104] Yamamoto E, Kataoka K, Shintaku H et al. Novel mechanism and role of angiotensin II induced vascular endothelial injury in hypertensive diastolic heart failure. Arterioscler Thromb Vasc Biol 2007, 27, 2569–2575.

[105] Alkaitis M, Crabtree M. Recoupling the cardiac nitric oxide synthases: tetrahydrobiopterin synthesis and recycling. Curr Heart Fail Rep 2012, 9, 200–210.

[106] Antoniades C, Shirodaria C, Van Assche T et al. GCH1 haplotype determines vascular and plasma biopterin availability in coronary artery disease: effects on vascular superoxide production and endothelial function. J Am Coll Cardiol 2008, 52, 158–165.

[107] Lam CF, Peterson TE, Richardson DM et al. Increased blood flow causes coordinated upre-
gulation of arterial eNOS and biosynthesis of tetrahydrobiopterin. Am J Physiol Heart Circ
Physiol 2006, 290, H786–H793.

[108] Mokelke EA, Palmer BM, Cheung JY, Moore RL. Endurance training does not affect intrinsic
calcium current characteristics in rat myocardium. Am J Physiol Heart Circ Physiol 1997, 273,
H1193–H1197.

[109] Moore RL, Musch TI, Yelamarty RV et al. Chronic exercise alters contractility and morphology
of isolated rat cardiac myocytes. Am J Physiol Cell Physiol 1993, 264, C1180–C1189.

[110] Wisloff U, Helgerud J, Kemi J, Ellingsen O. Intensity-controlled treadmill running in rats:
VO(2max) and cardiac hypertrophy. Am J Physiol Heart Circ Physiol 2001, 280, H1301–H1310.

[111] Wisloff U, Loennechen JP, Falck G et al. Increased contractility and calcium sensitivity in cardiac myocytes isolated from endurance trained rats. Cardiovasc Res 2001, 50, 495–508.

[112] Kemi OJ, Haram PM, Loennechen JP et al. Moderate vs. high exercise intensity: Differential
effects on aerobic fitness, cardiomyocyte contractility, and endothelial function. Cardiovasc
Res 2005, 67, 161–172.

[113] McMullen JR, Shioi T, Zhang L et al. Phosphoinositide 3-kinase(p110alpha) plays a critical role
for the induction of physiological, but not pathological, cardiac hypertrophy. Proc Natl Acad
Sci USA 2003, 100, 12355–12360.

[114] Kemi OJ, Ceci M, Wisloff U et al. Activation or inactivation of cardiac Akt/mTOR signaling di-
verges physiological from pathological hypertrophy. J Cell Physiol 2008, 214, 316–321.

[115] Kemi OJ, Wisloff U. Mechanisms of exercise-induced improvements in the contractile appara-
tus of the mammalian myocardium. Acta Physiol 2010, 199, 425–439.

[116] Iemitsu M, Maeda S, Jesmin S, Otsuki T, Kasuya Y, Miyauchi T. Activation pattern of MAPK
signaling in the hearts of trained and untrained rats following a single bout of exercise. J Appl
Physiol 2006, 101, 151–163.

[117] Liang Q, Molkentin JD. Redefining the roles of p38 and JNK signaling in cardiac hypertrophy: dichotomy between cultured myocytes and animal models. J Mol Cell Cardiol 2003, 35,
1385–1394.

[118] Kemi OJ, Ellingsen O, Ceci M et al. Aerobic interval training enhances cardiomyocyte contractility and Ca2+ cycling by phosphorylation of CaMKII and Thr-17 of phospholamban. J Mol Cell
Cardiol 2007, 43, 354–361.

[119] Bossuyt J, Helmstadter K, Wu X et al. Ca2+/calmodulin-dependent protein kinase IIdelta and
protein kinase D overexpression reinforce the histone deacetylase 5 redistribution in heart
failure. Circ Res 2008, 102, 695–702.

[120] Kemi OJ, Ceci M, Condorelli G, Smith GL, Wisloff U. Myocardial sarcoplasmic reticulum Ca2+
ATPase function is increased by aerobic interval training. Eur J Cardiovasc Prev Rehabil 2008,
15, 145–148.

[121] Rose AJ, Frosig C, Kiens B, Wojtaszewski JF, Richter EA. Effect of endurance exercise training
on Ca2+ calmodulin-dependent protein kinase II expression and signalling in skeletal muscle
of humans. J Physiol 2007, 583, 785–795.

Birna Bjarnason-Wehrens

2 Körperliche Aktivität und Training in der Prävention bei Gesunden

2.1 Einleitung

Unzureichende körperliche Aktivität (Inaktivität) zählt zu den zehn wichtigsten Risikofaktoren für frühzeitiges Versterben (Gesamtmortalität) und ist weltweit verantwortlich für 3,2 Millionen Todesfälle jährlich [1, 2]. Im Jahre 2010 war unzureichende körperliche Aktivität weltweit für 69,3 Millionen DALYs („lost disease-adjusted life years") verantwortlich, was 2,8% des Gesamtvolumens entspricht [1]. Körperliche Inaktivität ist mit einer 20–30%igen Erhöhung des relativen Risikos für frühzeitiges Sterben (Gesamtmortalität) assoziiert [1, 2]. Weltweit ist körperliche Inaktivität schätzungsweise verantwortlich für 6% der Krankheitslast durch die koronare Herzerkrankung, 7% der Krankheitslast durch Diabetes mellitus Typ II und jeweils 10% der Krankheitslast durch Brust- und Darmkrebs [3, 4]. Eine ausreichende körperliche Aktivität und der damit einhergehende Energieverbrauch, spielen eine Schlüsselrolle in der Prävention von Übergewicht und Adipositas [3, 4].

Die Menschen der modernen Zivilisationsgesellschaften kommen bei ihren alltäglichen und beruflichen Aktivitäten weitestgehend ohne intensivere muskuläre Beanspruchungen und körperliche Aktivität aus. Wird dies nicht gezielt in den Alltag integriert, kommt es zu einer chronischen Unterschreitung der Reizschwelle, die zur Entwicklung und zum Erhalt einer durchschnittlichen funktionalen Kapazität und Leistungsfähigkeit notwendig ist [5]. Als körperlich inaktiv gilt eine Person, die über die Basisaktivitäten hinaus (tägliche Routinetätigkeiten wie z. B. Stehen, langsames Gehen, Tragen von geringen Lasten) nicht zusätzlich körperlich aktiv ist [6]. Laut Angaben der Weltgesundheitsorganisation (WHO) [1] liegt dann eine unzureichende körperliche Aktivität (Inaktivität) vor, wenn eine Person weniger als 150 min pro Woche, mit mindestens moderater Intensität, regelmäßig körperlich aktiv ist. Als körperliche Inaktivität wird in diesem Sinne ein Aktivitätslevel definiert, das nicht ausreichend ist, um die aktuellen (minimalen) Empfehlungen der WHO für körperliche Aktivität zu erfüllen (Tabelle 2.1).

Im Jahre 2010 erfüllten weltweit 20% der Männer und 27% der Frauen diese minimalen Empfehlungen für körperliche Aktivität nicht [1]. Mit zunehmendem Alter nimmt auch die Inaktivität zu. Die Prävalenz für körperliche Inaktivität ist am höchsten in Ländern mit hohem Einkommen und sozioökonomischen Status (33% vs. 17%) [1]. Nach Berechnungen amerikanischer Wissenschaftler [3] würde die Beseitigung von körperlicher Inaktivität die Lebenserwartung weltweit um 0,68 Jahre erhöhen. Dabei ist es nie zu spät, regelmäßige körperliche Aktivität aufzunehmen. Bei

DOI 10.1515/9783110456783-002

Tab. 2.1 Empfehlungen der WHO für präventiv wirksame körperliche Aktivität und Training für Gesunde [1].

	(Minimale) Aktivitätsempfehlungen WHO
Erwachsene (18–64 Jahre)	Sollten ≥ 2 h und 30 min pro Woche aerobe Ausdaueraktivitäten mit moderater Intensität **oder** ≥ 1 h und 15 min pro Woche aerobe Ausdaueraktivitäten mit hoher Intensität **oder** eine adäquate Kombination von aeroben Ausdaueraktivitäten mit moderater und hoher Intensität ausüben Die Ausdaueraktivitäten sollten jeweils ≥ 10 min dauern und am besten auf alle Tage der Woche verteilt werden Zusätzliche gesundheitliche Effekte werden erzielt, wenn der Umfang auf 5 h (300 min) pro Woche mit moderater aerober Ausdaueraktivität bzw. 2 h und 30 min pro Woche mit intensiver aerober Ausdaueraktivität erhöht wird Übungen zur Verbesserung der Muskelkraft aller wichtigen Muskelgruppen sollten an ≥ 2 Tagen pro Woche durchgeführt werden
Ältere Personen (65 Jahre und älter)	Sollten den Empfehlungen für Erwachsene folgen Sollte dies aus gesundheitlichen Gründen nicht möglich sein, sollten sie in dem Rahmen aktiv sein, wie dies ihre gesundheitliche Situation erlaubt. Körperliche Inaktivität ist zu vermeiden Im Sinne einer Sturzprävention und guter Alltagsbelastbarkeit sollten Übungen zur Aufrechterhaltung und/oder Verbesserung der Gleichgewichtsfähigkeit und der Flexibilität an ≥ 2 Tagen pro Woche durchgeführt werden

inaktiven Personen ist die Aufnahme von regelmäßiger körperlicher Aktivität nach einem Alter von 50 Jahren mit einem Gewinn von bis zu 1,2–3,7 Lebensjahre assoziiert [7]. Bei einer Befragung einer repräsentativen Gruppe erwachsener Personen in Deutschland (DEGS1) gaben 74,6% der Männer und 84,5% der Frauen an, weniger als 2,5 h (150 min) pro Woche körperlich aktiv zu sein [8]. Lediglich 25,4% der Männer und 15,5% der Frauen gaben an, mindestens 2,5 h pro Woche körperlich aktiv zu sein, mit einer Intensität, die sie ins Schwitzen und/oder außer Atem bringt. Diese Ergebnisse bestätigen, dass auch in Deutschland nur ein geringer Anteil der erwachsenen Bevölkerung die aktuellen Aktivitätsempfehlungen der WHO erfüllt [8]. Um diese zu erreichen, müssen körperliche Aktivitäten gezielt in die Freizeitgestaltung integriert werden. In Deutschland müssen verstärkt zielgruppenspezifische verhaltens- und verhältnispräventive Maßnahmen angeboten werden, um die Bevölkerung bei der Einbindung regelmäßiger körperlicher Aktivitäten in ihren Alltag zu unterstützen [8].

Zusammenfassend unterstreichen diese Zahlen die Bedeutung, die einer ausreichenden körperlichen Aktivität im Gesundheitssystem zukommt. Körperliche Inaktivität gilt heute unumstritten als einer der bedeutsamsten kardiovaskulären Risikofaktoren [1, 9, 10]. Um die damit assoziierten gesundheitlichen Risiken zu vermeiden, muss die Gesundheitspolitik diese aktiv durch präventive Maßnahmen und Bewegungsförderung bekämpfen [8].

2.2 Bedeutung regelmäßiger körperlicher Aktivität und der körperlichen Fitness in der Prävention kardiovaskulärer Erkrankung

2.2.1 Körperliche Aktivität

Körperliche Aktivität bezeichnet jegliche Körperbewegungen durch Muskelkontraktionen, die zu einem zusätzlichen Energieverbrauch über den Grundumsatz hinaus führen [11, 12]. Im Gegensatz dazu wird unter dem Begriff *körperliches Training* ein Teilbereich der körperlichen Aktivität verstanden, der geplant, strukturiert, wiederholt und zielgerichtet zur Verbesserung der *körperlichen Fitness* eingesetzt wird [11, 12].

Die Erfassung der körperlichen Aktivität über lange Zeiträume erfolgt in der Regel über anamnestische Angaben der Befragten (Selbstauskunft; standardisierte Fragebögen). Die quantitative Erfassung der körperlichen Aktivität über lange Zeiträume bei großen Kohorten ist wegen des hohen Aufwandes kaum durchführbar. Der positive Einfluss regelmäßiger körperlicher Aktivität auf die Gesamt- und die kardiovaskuläre Mortalität ist in mehreren großen Kohortenstudien untersucht und die Ergebnisse sind durch Metaanalysen bestätigt worden [13–18]. Die Ergebnisse dieser Metaanalysen belegen eindrucksvoll eine inverse Beziehung zwischen dem Umfang körperlicher Aktivität, dem Risiko, frühzeitig zu versterben und dem Risiko, an kardiovaskulären Erkrankungen bzw. der koronaren Herzerkrankung zu erkranken und/oder zu versterben [13, 14, 17, 18].

Eine Metaanalyse (33 Studien; $n = 883.372$; Beobachtungszeitraum 4–20 Jahre) konnte in der Gruppe mit dem höchsten Aktivitätslevel im Vergleich zu der Gruppe mit dem geringsten Aktivitätslevel eine Reduktion der kardiovaskulären Mortalität um 35% und der Gesamtmortalität um 33% nachweisen. Diese Ergebnisse wurden unabhängig für beide Geschlechter bestätigt, wobei der Effekt bei Frauen (−37% für kardiovaskuläre und Gesamtmortalität) etwas ausgeprägter war als bei den Männern (−35% für kardiovaskuläre und −30% für Gesamtmortalität) [13].

Die Ergebnisse einer aktuellen Metaanalyse (44 Studien $n = 1.337.224$), in der die primärpräventive Wirkung körperlicher Aktivität auf das relative Risiko, an einer KHK zu erkranken und/oder zu versterben, untersucht wurde, zeigen in den verschiedenen Kohorten in der aktivsten Gruppe im Vergleich zur inaktivsten Gruppe eine Senkung des relativen Risikos von 25% bis 35%, an einer KHK zu versterben. Bei Frauen ist ein hoher Aktivitätslevel mit einer Senkung des relativen Risikos, an einer KHK zu erkranken um 32% und zu versterben um 35%, bei Männern mit einer Senkung des relativen Risikos, an einer KHK zu erkranken um 23% und zu versterben um 25%, assoziiert [20].

Li et al. [18] untersuchten in ihrer Metaanalyse (23 Studien; $n = 790.000$; 22.000 Fälle) die primärpräventive Bedeutung unterschiedlicher Aktivitätsumfänge. Im Vergleich zu einem niedrigen Aktivitätsumfang war ein moderater Umfang mit einer 24%igen und ein hoher mit einer 34%igen Senkung des relativen Risikos, an einem kardiovaskulären Leiden zu erkranken bzw. zu versterben, assoziiert. Das relative

Risiko, an einer KHK zu erkranken bzw. zu versterben, war bei moderaten Umfängen um 28% und bei hohen Umfängen um 34% reduziert [18].

In einer weiteren Metaanalyse (18 prospektive Studien; $n = 459.833$; 19.249 Todes-fälle im Beobachtungszeitraum, 11,3 Jahre) wurde die primärpräventive Wirkung von „Walking" auf das kardiovaskuläre Risiko und die Gesamtmortalität analysiert [21]. Die Ergebnisse zeigen, dass ein hoher Aktivitätsumfang in Form von Gehen (im Mittel < 5,2 h pro Woche) mit einer Senkung des kardiovaskulären Risikos um 31% und der Gesamtmortalität um 32% assoziiert ist. Höhere Aktivitätsumfänge und/oder höhere Belastungsintensitäten führten zu einer größeren Risikoreduktion. Eine hohe Gehge-schwindigkeit ist dabei wichtiger als ein hoher Aktivitätsumfang. Interessanterwei-se konnten die Autoren auch zeigen, dass ein minimales Aktivitätslevel, wie es von der WHO empfohlen wird (< 2,5 h pro Woche), mit einer Senkung des kardio-vaskulä-ren Risikos um 16% und der Gesamtmortalität um 20% assoziiert ist [21]. Ergebnisse einer aktuelleren Metaanalyse [17] von 33 prospektiven Kohortenstudien bestätigen diese Beobachtung. Das relative Risiko, an einer KHK zu erkranken, war bei Perso-nen, die die WHO-Aktivitätsempfehlungen erfüllten (150 min/Woche körperliche Ak-tivität mit moderater Intensität), um 14% reduziert. Ein höheres Aktivitätsvolumen (300 min/Woche) ging mit einer größeren Risikoreduktion (−20%) einher [17]. Interes-sant sind in diesem Zusammenhang auch die Ergebnisse einer sehr großen prospek-tiven Studie ($n = 416.175$; 199.265 Männer, 216.910 Frauen; mittlerer Beobachtungs-zeitraum 8,05 Jahre), die den Einfluss des wöchentlichen Umfangs an körperlicher Aktivität u. a. auf die Gesamtmortalität, die kardiovaskuläre Mortalität und die KHK-Mortalität untersuchte [22]. Die Teilnehmer wurden fünf Aktivitätslevels zugeordnet (inaktiv, (< 3,75 MET-h), gering (3,75–7,49 MET-h), moderat (7,50–16,49 MET-h), hoch (16,50–25,49 MET-h), sehr hoch (25,50 MET-h)) und die relative Risikoreduktion sowie der Gewinn an Lebensjahren für jede Aktivitätsgruppe, verglichen mit der inaktiven Gruppe, berechnet. Die Ergebnisse demonstrieren, dass bereits ein geringer Aktivi-tätslevel, im Vergleich zur Inaktivität, mit einer Risikoreduktion assoziiert ist. Bereits eine mittlere Aktivität von 92 min pro Woche, entsprechend ca. 15 min pro Tag, war mit einer 14%-igen Senkung der Gesamtmortalität und einer Verlängerung der Lebenser-wartung um drei Jahre im Vergleich zu der inaktiven Gruppe assoziiert. Jede Verlänge-rung des täglichen Aktivitätsvolumens um 15 min führte zu einer weiteren Reduktion der Gesamtmortalität um 4%. Die Ergebnisse wurden für beide Geschlechter in allen Altersgruppen bestätigt, ebenfalls für Patienten mit hohem kardiovaskulärem Risiko. Darüber hinaus bestätigen diese Ergebnisse frühere Beobachtungen, dass höhere Ak-tivitätsumfänge mit einer größeren relativen Risikoreduktion assoziiert sind. Zudem demonstrieren die Ergebnisse eindrucksvoll, dass durch Aktivitäten mit höheren In-tensitäten eine vergleichbare Risikoreduktion bei geringerem Aktivitätsumfang erzielt werden kann. Höhere Intensitäten führen zu einer größeren Risikoreduktion. Im Ver-gleich zur Inaktivität ist körperliche Aktivität mit moderater Intensität mit einer rela-tiven Risikoreduktion der Gesamtmortalität um 14–32%, Aktivitäten mit hoher Inten-sität hingegen um 27–40% assoziiert. Vergleichbare Effekte wurden, bezogen auf die relative Risikoreduktion, für die kardiovaskuläre (18–44% vs. 30–46%) und die KHK-Mortalität (25–36% vs. 59–55%) nachgewiesen. Durch eine wöchentliche Aktivität von 2 h mit hoher Intensität kann eine vergleichbare Risikoreduktion erzielt werden, wie durch vierstündige wöchentliche Aktivität mit moderater Intensität [22].

Die präventiv wirksame Bedeutung höherer Belastungsintensitäten ist bereits länger bekannt und wurde in einer Metaanalyse von Löllgen et al. [15] eindrucksvoll demonstriert. Die Ergebnisse zeigen unabhängig von Alter und Geschlecht eine signifikante inverse Abhängigkeit zwischen der Intensität, mit der die körperliche Aktivität durchgeführt wird, und der Gesamtsterblichkeit. Im Vergleich zu der niedrigsten Intensitätsstufe war hohe Intensität mit einer relativen Risikosenkung um 22% für Männer und 31% für Frauen, moderate Intensität mit einer relativen Risikosenkung um 19% für Männer und 24% für Frauen assoziiert. Diese inverse Dosisabhängigkeit wurde ebenfalls für Ältere festgestellt.

Sofi et al. [14] untersuchten in einer Metaanalyse (26 Studien, $n = 513.472$, 20.666 KHK-Fälle im Beobachtungszeitraum 4–25 Jahre) die präventive Bedeutung körperlicher Aktivität auf das relative Risiko, an einer koronaren Herzerkrankung zu erkranken. Die körperliche Aktivität wurde in drei Intensitätskategorien, hoch, moderat und niedrig, eingeteilt. Im Vergleich zu der Gruppe der niedrigsten Kategorie war die Zugehörigkeit zu der höchsten Kategorie mit einer Reduktion des relativen Risikos, an einer KHK zu erkranken, um 27% und die zu der moderaten Kategorie mit einer Senkung um 18% assoziiert. Die Ergebnisse für Männer und Frauen waren vergleichbar [14].

2.2.2 Kardiorespiratorische Fitness

Die *körperliche Fitness* ergibt sich aus der Kombination der kardiorespiratorischen Fitness, der Muskelkraft, der Flexibilität und der Koordination [11, 12]. Die *kardiorespiratorische Fitness* ist somit ein Teilaspekt der körperlichen Fitness und wird durch die maximale kardiozirkulatorische Leistungsfähigkeit determiniert. Diese wird in der Regel durch Messung der maximalen Sauerstoffaufnahme (VO_{2peak}) während einer Fahrrad- oder Laufband-Spiroergometrie bestimmt [5, 12]. Als zusätzlicher Parameter zur Beurteilung der kardiorespiratorischen Fitness wird häufig auch das metabolische Äquivalent (MET, „metabolic equivalent of tasks") benutzt. Dies entspricht dem Quotienten aus dem Energieumsatz während körperlicher Aktivität und dem Energieumsatz in Ruhe. 1 MET entspricht dem Umsatz im Sitzen entsprechend einer Sauerstoffaufnahme (VO_2) von $3,5$ ml kg^{-1} min^{-1}. Die kardiorespiratorische Fitness wird anhand des höchsten Levels der berechneten metabolischen Äquivalenten (MET) bestimmt, die während einer Belastungsuntersuchung erreicht wurden [12, 23].

Der durch einen maximalen Belastungstest objektiv erfassten kardiorespiratorischen Fitness wird eine größere Validität und somit größere Aussagekraft als der Erfassung der körperlichen Aktivität über Selbstauskunft zugeschrieben. Zahlreiche Untersuchungen haben die primärpräventive Bedeutung der Höhe der kardiorespiratorischen Fitness gezeigt und eine inverse Assoziation zwischen ihrem Ausmaß und der Gesamtmortalität, der kardiovaskulären Mortalität sowie der Inzidenz nicht tödlich verlaufender kardiovaskulärer Erkrankungen belegt. Sie gilt als unabhängiger Risikomarker für Morbidität und Mortalität bei kardiovaskulären und metabolischen Erkrankungen [23–34]. Eine hohe kardiorespiratorische Fitness ist zudem assoziiert mit einer niedrigeren Prävalenz zahlreicher kardiovaskulärer Risikofaktoren, u. a. Hypertonie [35, 36] und Adipositas [37, 38], sowie einer niedrigeren Inzidenz des metabolischen Syndroms [39–44].

Kodama et al. [30] evaluierten in einer großen Metaanalyse (33 Studien; Gesamtmortalität, $n = 102.980$; 6.910 Fälle; KHK/kardiovaskuläre Erkrankungen $n = 84.323$; 4.485 Fälle; Beobachtungsdauer 1–26 Jahre) den Einfluss der Höhe der kardiorespiratorischen Fitness auf das relative Risiko eines frühzeitigen Todes (Gesamtmortalität) und koronarer/kardiovaskulärer Ereignisse bei gesunden Männern und Frauen. Die Ergebnisse zeigen eine inverse dosisabhängige Beziehung. Eine Erhöhung der maximalen kardiorespiratorischen Fitness um 1 MET war mit einer Senkung des relativen Risikos um 13% für Gesamtmortalität und um 15% für die KHK/kardiovaskuläre Mortalität assoziiert. Die Autoren teilten die Teilnehmer in drei Fitnessgruppen (niedrig = < 7,9 METs; moderat = 7,9–10,8 METs; hoch = ≥ 10,9 METs) ein. Die Zugehörigkeit zu der niedrigen Fitnessgruppe ging mit einem deutlich erhöhten relativen Risiko für frühzeitigen Tod im Vergleich zu hoher Fitness (1,70), aber auch im Vergleich zu moderater Fitness einher (1,40). Vergleichbare Ergebnisse wurden für das relative Risiko, an koronaren/kardiovaskulären Ereignissen zu versterben (1,56), im Vergleich von der niedrigen Fitnessgruppe zu den Gruppen mit hohem und moderatem Fitnesslevel (1,47) festgestellt [30].

In einer weiteren Metaanalyse (8 Studien; $n = 842.114$) wurde die Assoziation zwischen der kardiorespiratorischen Fitness und dem relativen Risiko, an einer KHK zu erkranken und/oder zu versterben, bei Personen initial ohne Symptome einer kardiovaskulären Erkrankung untersucht [20]. Die Ergebnisse zeigen, dass eine hohe kardiorespiratorische Fitness im Vergleich zu niedriger Fitness mit einer deutlichen Senkung (38–61%) des relativen Risikos, an einer KHK zu erkranken bzw. zu versterben, assoziiert ist. In der Gesamtkohorte war eine höhere kardiorespiratorische Fitness (VO$_{2peak}$) um 1 ml kg^{-1} min^{-1} mit einer Senkung des relativen Risikos um 13%, in der Gruppe der Männer um 16% assoziiert. Bei Frauen fand sich hingegen keine signifikante Assoziation [20].

Interessant sind in diesem Zusammenhang auch die Ergebnisse einer Metaanalyse, die die Dosis-Wirkungs-Beziehung zwischen körperlicher Aktivität und kardiorespiratorischer Fitness und deren Assoziation zu kardiovaskulären Erkrankungen untersuchte [27]. Die Ergebnisse bestätigen zwar eine lineare Beziehung zwischen dem Umfang der körperlichen Aktivität und kardiovaskulären Ereignissen, sie belegen jedoch auch eindrucksvoll die Überlegenheit der kardiorespiratorischen Fitness als Prädiktor für kardiovaskuläre Ereignisse. Sie zeigen deutlich die größte Reduktion des relativen Risikos beim zweitniedrigsten Fitnesslevel im Vergleich zu der niedrigsten

Gruppe. Dies zeigt, dass insbesondere bei Personen mit sehr niedriger Fitness eine Verbesserung notwendig ist und eine relativ geringe Zunahme präventiv wirksam sein kann [27].

Zusammengefasst bestätigen diese Ergebnisse eindrucksvoll die Bedeutung von regelmäßiger körperlicher Aktivität und einer ausgeprägten kardiorespiratorischen Fitness für die Primärprävention kardiovaskulärer Erkrankungen. Sie zeigen, dass durch die Umsetzung der minimalen Aktivitätsempfehlungen der WHO bereits primärpräventive Effekte erzielt werden können und dass sogar durch geringe Aktivitätsumfänge mit niedriger bis moderater Intensität ein primärpräventiver Effekt erzielt werden kann. Sie zeigen aber auch, dass durch höhere Aktivitätsumfänge und vor allem durch höhere Intensitäten der ausgeübten Aktivität deutlich bessere Effekte zu erzielen sind. Womöglich, weil hierdurch ein größerer Einfluss auf die Fitness erzielt werden kann. Die primärpräventive Bedeutung einer hohen kardiorespiratorischen Fitness macht deutlich, dass ein besonderer Fokus auf individuell angepasstes, effektives Training gelegt werden sollte, um eine reale Verbesserung der Fitness zu erreichen. Diese Effekte sind insbesondere durch aerobe Ausdaueraktivitäten zu erreichen.

Die Ergebnisse ermöglichen zudem eine differenzierte Beratung des „Sportlers" und die Berücksichtigung seiner individuellen Präferenzen und Fähigkeiten. Insbesondere bisher inaktive Personen können besser durch die Empfehlung, an möglichst vielen Tagen der Woche 15–30 min zu gehen, motiviert werden. Diese Form lässt sich in ihren Alltag leichter integrieren als intensive Sportempfehlungen. Eine bisher inaktive Person wird auch hierdurch eine Verbesserung ihrer Fitness erfahren. Personen, bei denen der Zeitfaktor eine Rolle spielt bzw. die das Ziel einer intensiveren Belastung verfolgen, können durch Empfehlungen zu höheren Intensitäten und kürzeren Belastungsphasen (ggf. nur zweimal wöchentlich) mit vergleichbaren und ggf. höheren primärpräventiven Effekten motiviert und belohnt werden.

Die Muskelkraft ist eine Grundlage jeder körperlichen Aktivität, und gezielte Übungen zur Verbesserung der Muskelkraft und -ausdauer sollten ein fester Bestandteil jedes Trainingsprogramms sein. Die prognostische Bedeutung einer gut ausgebildeten Muskelkraft ist weniger gut untersucht. In einer prospektiven Kohortenstudie ($n = 8.762$ Männer, 20–80 Jahre; Beobachtungszeitraum 18,9 Jahre) wurden die Teilnehmer nach ihrer Muskelkraft in drei Gruppen eingeteilt und die Ergebnisse der moderaten und hohen Muskelkraftgruppen mit der der niedrigsten Muskelkraft verglichen. Die Ergebnisse zeigen eine unabhängige Assoziation zwischen der Muskelkraft, der Gesamtmortalität (0,72 CI 0,58–0,90) und der Sterblichkeit durch kardiovaskuläre Erkrankungen (0,77 CI 0,62–0,96) und Krebserkrankungen (0,72 CI 0,51–1,00). Die Ergebnisse zeigen aber auch, dass die Kombination von hoher körperlicher Fitness und gut ausgebildeter Muskelkraft mit einer 60%igen Reduktion der Gesamtmortalität assoziiert ist, im Vergleich zu der Gruppe mit sowohl niedriger Fitness als auch niedriger Muskelkraft [45]. Eine Untersuchung von Zhao et al. [46] zeigt zudem, dass bei Personen, die unzureichend körperlich aktiv sind, ein zweimal wöchentlich durchgeführtes Krafttraining mit einer Senkung der Gesamtmortalität um 44% assoziiert ist [46]. Zudem beeinflusst eine größere Muskelkraft und Muskelmasse zahlreiche kardiovaskuläre Risikofaktoren [47] wie Adipositas [48, 49], Diabetes mellitus [50–52] und Hypertonie [45, 53]. Die Ergebnisse unterstreichen die Bedeutung kombinierter Trainingsprogramme, bei denen sowohl die Ausdauer als auch die Kraft ausreichend Berücksichtigung finden.

2.2.3 Grundlagen in der Beratung von körperlicher Aktivität und Training

Die Qualität einer Beratung zur vermehrten körperlichen Aktivität und angepasstem effektiven Training wird maßgeblich dadurch bestimmt, inwieweit der Berater in der Lage ist, auf die individuelle Leistungsfähigkeit sowie auf Fähigkeiten und Bedürfnisse der zu beratenden Person einzugehen und diese adäquat zu berücksichtigen. Die Beratung erfolgt am besten auf der Basis einer medizinischen Risikoevaluation inklusive Belastungsuntersuchung. Dies gilt insbesondere für Ältere und Personen mittleren Alters [54–57]. Wichtig ist neben der Messung der körperlichen Leistungsfähigkeit auch die Erfassung von Medikation, kardiovaskulären Risikofaktoren sowie belastungslimitierenden Begleiterkrankungen. Weiter sollten die Bewegungserfahrung, die Motivation und Neigung sowie die empfundenen Barrieren für die regelmäßige Durchführung körperlicher Aktivität erörtert werden. Diese Informationen können in einem persönlichen Einführungsgespräch bzw. durch eine standardisierte Befragung erfasst werden. Basierend auf den persönlichen Motiven und angestrebten Zielsetzungen sollten kurz- und langfristige Ziele mit dem Teilnehmer abgesprochen werden. Die Ziele können in mehrere Teilziele, die aufeinander aufbauen, differenziert und nach und nach erarbeitet werden. Das Erreichen von Teilzielen hat zur Folge, dass die Ziele und Trainingsmaßnahmen kontinuierlich verändert und angepasst werden müssen. Sorgfältiges Informieren und intensives Motivieren durch den behandelnden Arzt sind die effektivsten Mittel, um eine Verhaltensänderung zu erzielen [58]. Diese Maßnahmen sind besonders wichtig bei einer initial körperlich inaktiven Person. Für jede Person sollte ein individuell abgesprochener Trainingsplan erstellt werden. Dieser sollte individuell angepasste Angaben hinsichtlich Trainingsziel, Trainingsart, Trainingsform, Trainingsmethode, Trainingsintensität, Trainingsdauer und Trainingshäufigkeit beinhalten (Abbildung 2.1, Tabelle 2.6).

Das Trainingsprogramm sollte langfristig in drei aufeinander aufbauende Phasen angelegt sein. Dies ist insbesondere bei initial inaktiven Personen wichtig. Beginnend auf einem niedrigen Niveau in eine Anpassungsphase sollten Trainingsdauer, -häufigkeit und -intensität schrittweise gesteigert werden, um dabei den unterschiedlichen Anpassungsgeschwindigkeiten der Organsysteme (Herz/Kreislauf und Muskulatur [schnell], Knochen, Sehnen, Bänder und Gelenke [langsam]) gerecht zu werden und somit Überbelastungen zu vermeiden. In der Aufbauphase erfolgt eine allmähliche Steigerung von Belastungsdauer, -häufigkeit und -intensität auf das angestrebte

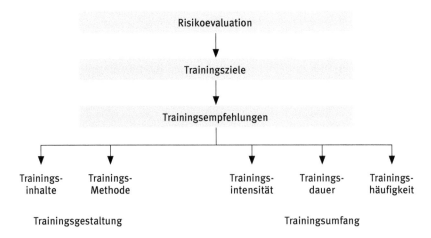

Abb. 2.1: Belastungsnormative, die bei der kurz-und langfristigen Trainingsplanung und -durchführrung Berücksichtigung finden müssen.

Trainingsniveau. In der nachfolgenden Stabilisationsphase gilt es, den erzielten Erfolg langfristig zu sichern und zu erweitern.

2.3 Ausdauertraining

Abbildung 2.2 zeigt ein Schema der verschiedenen Formen der Ausdauerleistungsfähigkeit.

Im Rahmen der Primärprävention wird insbesondere eine Verbesserung der lokalen und allgemeinen aeroben Ausdauerleistungsfähigkeit und somit der kardiorespiratorischen Fitness angestrebt. Regelmäßig durchgeführt, verbessert aerobes Ausdauertraining die körperliche Leistungsfähigkeit und kann einen positiven Einfluss auf kardiovaskuläre Risikofaktoren (Hypertonie, Fettstoffwechselstörungen, Diabetes mellitus, Übergewicht/Adipositas, metabolisches Syndrom) und deren Prognose haben [25, 32, 33, 54, 55, 59–62].

2.3.1 Ausdauertrainingsformen

Die gängigsten *Trainingsformen*, die zur Verbesserung der allgemeinen aeroben Ausdauerleistungsfähigkeit führen, sind Gehen, („Nordic"-) „Walking", Laufen (Jogging), Radfahren und Schwimmen sowie Ausdauertraining an Kardiofitnessgeräten wie Laufband, Fahrradergometer und Crosstrainer. Bei der Wahl und Empfehlung der Trainingsform sollten individuelle Motivation und Neigungen, Vorerfahrungen und empfundene Barrieren mitberücksichtigt werden. Die Möglichkeit zum Ausprobie-

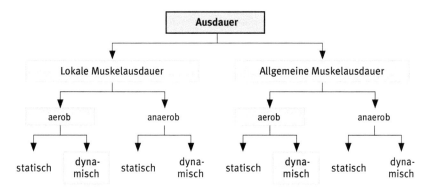

Je nach Größenumfang der eingesetzten Muskulatur wird zwischen *lokaler* (< 1/7–1/6) und *allgemeiner Muskelausdauer* (> 1/7–1/6 der gesamten Skelettmuskulatur) unterschieden.

Bei den Ausdauerbeanspruchungen wird zudem in Abhängigkeit von Arbeitsform, Arbeitsqualität und -quantität zwischen *dynamisch* und *statisch* bzw. nach der Art der Energiegewinnung in *aerob* und *anaerob* differenziert (5).

Bei *aeroben Ausdauerbelastungen* erfolgt die Energiebereitstellung weitestgehend unter Sauerstoffverbrauch, wobei Kohlenhydrate und Fette zur Energiegewinnung verbrannt werden. Aerobe Ausdauerbelastungen sind typischerweise körperliche Beanspruchungen, die unter Einsatz größerer Muskelgruppen mit relativ niedriger Intensität über einen längeren Zeitraum durchgeführt werden (z.B. Nordic Walking).

Bei *anaeroben Ausdauerbelastungen* erfolgt die Energiegewinnung hingegen anaerob, d.h. ohne Sauerstoffverbrauch (z.B. Sprint). Die Energiebereitstellung erfolgt über den Abbau von energiereichen Phosphaten (ATP-Kreatinphosphat-System – anaerob alaktazid ohne Laktatbildung) und/oder Kohlenhydraten (Glykolyse – anaerob laktazid mit Laktatbildung). Anaerobe Belastungen sind typischerweise Belastungen von kurzer Dauer, die frühzeitig zur Ermüdung führen (5).

Abb. 2.2: Schema der verschiedenen Formen der Ausdauerleistungsfähigkeit (nach [5]).

ren bzw. die Integration verschiedener ausdauerbetonter Aktivitäten wie z. B. Nordic Walking, Wandern oder Radfahren kann den angestrebten Alltagstransfer unterstützen. Das Training in Fitnesseinrichtungen bietet den Vorteil der Unabhängigkeit von Wind und Wetter sowie einer guten individuellen Beratung und Betreuung. Nachteilig sind die hiermit verbundenen Kosten. Wichtig ist, für jede Person die jeweils optimale Trainingsform zu finden, die regelmäßig in Alltag und Freizeit integriert werden kann.

Bereits ein Ausdauertraining in Form von *Gehen und/oder Walking* verbessert die körperliche Fitness und wirkt sich positiv auf zahlreiche kardiovaskuläre Risikofaktoren aus [63, 64]. Die Effekte können durch zunehmende Geh-/Walking-Geschwindigkeit und/oder Belastungsdauer erhöht werden [21, 22, 65–68]. Spazierengehen und Walking (zügiges Gehen mit verstärktem Armeinsatz) sind ideale Belastungsformen für einen sanften Einstieg in ein aerobes Ausdauertraining für körperlich inaktive und/oder ältere Personen [69]. Durch die geringe Stoßbelastung sind diese Sportarten bei Übergewicht und/oder orthopädischen Problemen besser geeignet als Laufen [70]. Ein weiterer Vorteil ist, dass diese Trainingsformen von Jedermann, überall, praktisch zu jedem Zeitpunkt und ohne besondere Ausrüstung durchgeführt werden können und somit ideal für den Alltagstransfer geeignet sind. Für den Einstieg sollten feste ebene Wegstrecken gewählt werden. Beim Training im Freien sollten Gelände und Bodenbeschaffenheit bekannt sein und feste ebene Wege bevorzugt werden. Auf geeignetes Schuhwerk mit rutschfester Sohle ist zu achten.

Durch *Gehen mit Stockeinsatz (Nordic-Walking)* kann aufgrund der Aktivierung größerer Muskelmassen die Intensität, gemessen an der Sauerstoffaufnahme und dem Energieumsatz, gesteigert werden [70]. Weitere Vorteile liegen vermutlich in der Reduzierung der Gelenkbelastung (insbesondere beim Bergabgehen) und der größeren Bewegungssicherheit [71, 72]. Um eine korrekte Durchführung zu gewährleisten, ist eine gute Einführung und Technikschulung notwendig. Diese Form des Ausdauertrainings erfreut sich in den letzten Jahren insbesondere bei Frauen und bei Personen mittleren Alters großer Beliebtheit.

Das *Laufen (Joggen)* ist die klassische und auch optimale Belastungsform zur Verbesserung der allgemeinen aeroben Ausdauer und hat einen positiven Einfluss auf kardiovaskuläre Risikofaktoren. Durch die in der Regel höhere Belastungsintensität können mit einem geringeren Zeitaufwand als beim Gehen/Walking/Nordic-Walking vergleichbare Anpassungserscheinungen erzielt werden.

Radfahren ist eine effektive Form des Ausdauertrainings [73] und zudem eine Aktivität, die sich sehr gut in den Alltag und die Freizeit integrieren lässt. Durchgeführt auf einer festen ebenen Wegstrecke ist es gelenkschonend und durch Entlastung von Körpergewicht auch für übergewichtige und ältere Personen gut geeignet. Während des Radfahrens auf festen, ebenen Wegstrecken kann die Belastung über die Geschwindigkeit gut abgestuft und dosiert werden. Das Berganfahren ist immer mit einer deutlich höheren Belastung verbunden. Hier kommt die Entlastung des Körpergewichts nicht mehr zum Tragen, und das Gewicht des Fahrrades gewinnt eine zusätzliche Bedeutung. Beim Fahrradkauf sollte dem Unerfahrenen zu einem guten Touring-Rad mit einer guten Gangschaltung sowie ausreichend vielen Gängen und guter Übersetzung, guter Federung, Rücktrittbremse und gutem Sattel geraten werden. Beim Radfahren ist grundsätzlich auf das Tragen eines Fahrradhelms zu achten.

Das *Wandern* ist eine ideale Bewegungsform für Jedermann und ideale Freizeit- und Urlaubssportart. Es eignet sich gut für einen sanften Einstieg ins aerobe Ausdauertraining, nicht zuletzt für körperlich inaktive und ältere Personen. Bei Wanderungen wie auch bei Radtouren sollten das Streckenprofil, die Bodenbeschaffenheit sowie Abkürzungsmöglichkeiten bekannt sein.

Bei all diesen Ausdauerbelastungsformen kann die Belastung gut über die Herzfrequenz, die Atmung („laufen ohne zu schnaufen") und die subjektive Belastungseinschätzung mithilfe der Borg-Skala (Abbildung 2.6) überprüft und gesteuert werden.

In Fitnesseinrichtungen wird in der Regel ein Ausdauertraining auf dem Fahrradergometer, dem Laufband, dem Crosstrainer und anderen sogenannten „Kardiofitnessgeräten" angeboten. Vorteile gegenüber Aktivitäten im Freien sind die exakte Dosier- und Reproduzierbarkeit der Belastung sowie die Unabhängigkeit vom Wetter. Auf dem Laufband kann das Training im Gehen oder Laufen durchgeführt werden. Vorteile gegenüber einem Training auf dem Fahrradergometer sind die natürlichere

Bewegungsform und der Einsatz größerer Muskelmassen. Die Belastung kann über die Einstellung der Bewegungsgeschwindigkeit exakt dosiert werden.

Ein Training auf dem *Fahrradergometer* (oder Heimrad) bietet den Vorteil der Entlastung von Körpergewicht, guter Abstufbarkeit, exakter Dosierbarkeit und Reproduzierbarkeit der Belastung. Da die meisten Geräte eine Einstellung der Leistung in Watt ermöglichen, können hier direkt die Ergebnisse einer Belastungsuntersuchung auf dem Fahrradergometer übertragen werden.

Der *Crosstrainer bzw. Ellipsentrainer*, der ein gelenkschonendes Gesamtkörpertraining ermöglicht, ist ebenfalls eine sehr gute Ausdauertrainingsform und insbesondere bei jüngeren Personen beliebt, da die zusätzlichen koordinativen Anforderungen und der Energieverbrauch aufgrund des Gesamtkörpertrainings nicht unerheblich sind.

Jede Trainingseinheit auf einem Kardio-Fitnessgerät sollte mit einer Aufwärmphase (mindestens 5 min) mit niedriger/moderater Intensität begonnen und die Belastung allmählich auf die angestrebte Trainingsintensität gesteigert werden. Am Ende der Trainingsphase sollte ein „cool down" mit niedriger Intensität (mindestens 3 min) erfolgen. Die Herzfrequenz kann ggf. mithilfe eines Herzfrequenzmessers kontinuierlich kontrolliert werden.

2.3.2 Ausdauertrainingsmethoden

Eine Verbesserung der aeroben Ausdauerleistungsfähigkeit kann durch das Training nach der Dauermethode oder Intervallmethode erzielt werden [60, 74]. Die primärpräventiven Effekte eines Trainings nach der *Dauermethode* (typischerweise bekannt als Dauerlauf oder Jogging) auf die kardiopulmonale Leistungsfähigkeit, die kardiovaskulären Risikofaktoren und deren Prognose [25, 32, 33] sind seit längerem wissenschaftlich gesichert, weshalb diese Methode in allen nationalen und internationalen Leitlinien empfohlen wird [10, 12, 54–56, 75, 76]. Wissenschaftlich bestätigt ist ebenfalls die größere Effektivität eines Trainings mit hoher Intensität, im Vergleich zum Training mit niedriger bzw. moderater Intensität [15, 17, 22], wodurch vergleichbare Effekte durch geringere Trainingsumfänge und kürzere Trainingszeiten erzielt werden. Diese Kenntnis spiegelt sich in allen (minimalen) Empfehlungen für aerobe Ausdauerbelastungen in der Primärprävention wider [1, 54–56], die für ein Training mit hoher Intensität geringere Trainingsumfänge als minimal notwendig erachten (Tabellen 2.1 und 2.6).

Seit einigen Jahren steht das Training nach der *Intervallmethode* wieder im Fokus der sportwissenschaftlichen und sportmedizinischen Forschung. Ein Training nach der Intervallmethode ist gekennzeichnet durch einen Wechsel von Belastungs- und Erholungsphasen. Diese Form des Trainings ermöglicht, in den Belastungsphasen wiederholt eine hohe Intensität mit einem seh r hohen Anteil der VO_{2peak} (90 % oder mehr) aufrechtzuerhalten [59, 77, 78]. Das Training nach der Intervallmethode hat seine

Anfänge in den ersten Jahrzehnten des 20. Jahrhunderts und wurde u. a. in Skandinavien als sogenanntes „fartlek" (schwedisch für Fahrtenspiel), als Training für Ausdauerathleten, eingeführt. In Deutschland wurde es in den späten 1930er-Jahren insbesondere durch Reindell eingeführt. Das umfangsorientierte kontinuierliche Ausdauertraining nach der Dauermethode hat sich erst Jahre später etabliert und das Intervalltraining aus dem Fokus verdrängt. Die Effektivität eines Trainings nach der Intervallmethode wurde in den 1960er- bis 1980er-Jahren insbesondere von skandinavischen und angloamerikanischen Wissenschaftlern untersucht [78–80]. Die Ergebnisse dieser Forschung wurden in den letzten beiden Jahrzehnten erneut aufgegriffen und unter Einbezug metabolischer un d genetischer Effekte weiter untersucht [81]. Im besonderen Fokus steht das hochintensive Intervalltraining, definiert als wiederholte kurze ($\leq$ 45 s) bis lange (2–4 min) Belastungsphasen mit sehr hoher, aber nicht maximaler Intensität ($\geq$ 90% VO_{2peak}), die wechselweise mit Erholungsphasen mit moderater bis niedriger Intensität durchgeführt werden [78]. Ein Protokoll mit langen Belastungsphasen, das häufig angewandt wird, ist das sogenannte 4 $\times$ 4 Protokoll (Abbildung 2.3, Tabelle 2.2). Nach einer kurzen Aufwärmphase mit moderater Intensität (60% HF_{max}) erfolgen vier vierminütige Belastungsintervalle (85–95% HF_{max}) im Wechsel mit jeweils dreiminütigen Erholungsphasen (60–70% HF_{max}).

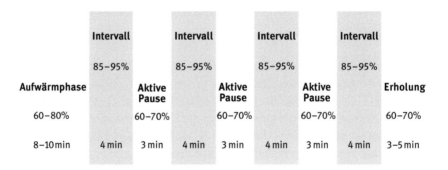

4x4min Ausdauer-Intervall-Trainingsmodell.
Intensität richtet sich nach der maximalen Herzfrequenz.

Abb. 2.3: Belastungsprotokoll für ein hochintensives Intervalltraining (nach [78, 81]).

Das sogenannte Sprint-Training (SIT) besteht hingegen aus 8–12 kurzen ($\geq$ 30–45 s) Belastungsphasen mit maximaler bis supramaximaler Belastung ($\leq$ 100% $Watt_{max}$) bis hin zu sogenannten „All-out"-Protokollen im Wechsel mit längeren Erholungsphasen (> 1,0) mit niedriger Intensität [78, 81, 82] (Abbildung 2.4, Tabelle 2.2).

Ein Training nach der Intervallmethode ist somit nicht eindeutig definiert und bietet viele Gestaltungsmöglichkeiten. Es kann über die Dauer und Intensität der Belastungs- und der Erholungsintervalle sowie das Verhältnis zwischen Belastung und Erholung (1:1, 1:2, 2:1) den individuellen Bedürfnissen angepasst werden.

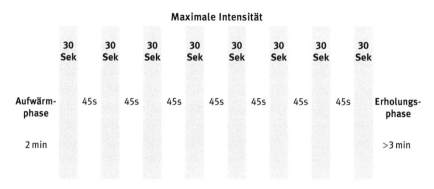

Maximale Intensität

Abb. 2.4: Belastungsprotokoll für ein Sprint- oder Kurz-Intervalltraining (nach [78, 81, 82]).

Tab. 2.2: Häufig genutzte Belastungsprotokolle für ein Intervalltraining in der Primärprävention Sprint- oder Kurz-Intervalltraining; hochintensives Intervalltraining. Darstellung einer Belastungseinheit.

Sprint-(Kurz)-Intervalltraining (SIT)*	Hochintensives-Intervalltraining (HIIT)**
Phase I (Aufwärmphase) > 2 min bei geringer Belastung	**Phase I** (Aufwärmphase) 8–10 min bei 60–80% der HF_{max}
Phase II (Belastungsphase) 8–12 kurze Belastungsphasen (30–45 s) bei 100–120% der $Watt_{max}$ im Wechsel mit längeren Erholungsphasen (> 1 min)	**Phase II** (Belastungsphase) 4 × 4 min Belastungsintervalle bei 85–95% der HF_{max} und 3 × 3 min Erholungsphase bei 60–70% der HF_{max}
Phase III (Erholungsphase) < 3 min bei geringer Belastung	**Phase III** (Erholungsphase) 3–5 min bei 60–70% der HF_{max}

* modifiziert nach [78, 81, 82].   ** [108]

Der primärpräventive Effekt eines Intervalltrainings steht derzeit im Fokus der Wissenschaft, und zahlreiche Untersuchungen haben bereits die Effektivität dieser Trainingsform zur Verbesserung der kardiopulmonalen Leistungsfähigkeit und zur positiven Beeinflussung zahlreicher Risikofaktoren, insbesondere bezogen auf die Gewichtsreduktion und/oder -stabilisierung und das Diabetes-Risiko, nachgewiesen [59–62, 73, 82]. Diese Ergebnisse werden in der sogenannten Laienpresse und von der Fitnessbranche „forsch" und oft durch nicht gerechtfertigte Alleinstellungsmerkmale interpretiert, und das Intervalltraining wird als die „alleinige" wirksame Trainingsmethode herausgestellt [83]. Interessant sind in diesem Zusammenhang die Ergebnisse einer Metaanalyse (28 Studien, $n = 723$ Personen, 18–45 Jahre), in der die Effektivität von aerobem Ausdauertraining nach der Dauermethode oder Intervallmethode alleine und jeweils im Vergleich zur Kontrollgruppe sowie im direkten Vergleich beider Trainingsmethoden zur Verbesserung der kardiopulmonalen Leistungsfähigkeit (VO_{2peak}) analysiert wurde [60]. Ein Training nach der Dauermethode mit moderater Intensität (60–85% HF_{max}) führte zu deutlichen Verbesserungen der VO_{2peak} ($4{,}9 \pm 1{,}4\,ml\,kg^{-1}\,min^{-1}$) im Vergleich zur Kontrollgruppe. Die größten Effekte wurden bei jüngeren Personen und bei Personen mit niedriger Fitness zu Beginn der Intervention erreicht. Trainingsprogramme von längerer Dauer waren effektiver. In den meisten hier analysierten Studien wurde ein 30–60-minütiges, moderates aerobes Ausdauertraining dreimal wöchentlich durchgeführt. Eine deutliche Steigerung der VO_{2peak} ($5{,}5 \pm 1{,}2\,ml\,kg^{-1}\,min^{-1}$) wurde ebenfalls durch ein hochintensives (90–100% HF_{max}) Intervalltraining im Vergleich zur Kontrollgruppe erzielt. Hier fanden sich ebenfalls die größten Effekte bei Personen mit niedriger Anfangsfitness und etwas größere Effekte durch längere Interventionsdauer und bei Protokollen mit längerer Dauer der Belastungsintervalle. Die Analyse der Ergebnisse von Studien, die die Effektivität beider Trainingsmethoden miteinander verglichen, ergab etwas größere Verbesserungen der VO_{2peak} ($1{,}2 \pm 0{,}9\,ml\,kg^{-1}\,min^{-1}$) durch die Intervallmethode im Vergleich zur Dauermethode. Zusammengefasst bestätigen die Ergebnisse dieser Metaanalyse die Effektivität beider Trainingsmethoden, wobei durch ein hochintensives Intervalltraining etwas bessere Ergebnisse erzielt werden können. Die Überlegenheit dieser Trainingsmethode war jedoch nicht so deutlich, wie dies aus Untersuchungen mit Patienten mit kardiologischen und metabolischen Erkrankungen berichtet wurde [59, 84–87]. Beide Trainingsmethoden führen zu den größten Änderungen bei untrainierten Personen mit niedriger Fitness. Trainingsinterventionen längerer Dauer hatten einen größeren Effekt. Beim Intervalltraining führen längere Belastungsphasen zu etwas besseren Ergebnissen, unklar bleibt jedoch, welches der derzeit angewandten Protokolle am effektivsten und inwieweit das Verhältnis zwischen Belastungs- und Erholungsphasen bedeutsam ist [60].

Weston et al. [82] untersuchten in einer Metaanalyse die Effektivität eines hochintensiven Sprinttrainings (30–60 s; maximale Belastung) auf die Verbesserung der VO_{2peak} bei gesunden Personen < 18 Jahre. Die Ergebnisse zeigen, dass sowohl aktive Nicht-Sportler als auch inaktive Personen beider Geschlechter von dem Training im Vergleich zu einer Kontrollgruppe profitieren. Die größten Veränderungen wurden bei inaktiven Frauen (7,3%) und Männern (10,0%) erzielt. Bei aktiven männlichen Nicht-Sportlern betrug die Veränderung 6,2% und bei Frauen der gleichen Kategorie 3,6%.

Beide Trainingsprotokolle sind somit wirksam zur Verbesserung der aeroben Ausdauerleistungsfähigkeit in der Primärprävention. Derzeit liegen jedoch keine Ergebnisse prospektiver Langzeitstudien vor, die die Nachhaltigkeit und die Langzeiteffekte eines hochintensiven Intervalltrainings belegen, wodurch vor allem die prognostische Bedeutung der hier erzielten Ergebnisse unklar bleibt. Das Intervalltraining sollte daher nicht als Alternative zum klassischen Ausdauertraining nach der Dauermethode betrachtet werden, sondern als eine effektive Erweiterung bzw. Ergänzung in der Primärprävention. Das Trainingsprinzip des Intervalltrainings kann bei allen angesprochenen Trainingsformen angewandt werden. Die Integration kurzer intensiver Belastungen beim Spazierengehen/Walking/Radfahren/Jogging könnte zu einer größeren Wirksamkeit des Trainings führen.

Voraussetzung für ein effektives und gefahrloses aerobes Ausdauertraining ist eine ausführliche Risikoevaluation inklusive Belastungsuntersuchung [54–57]. In Deutschland wird in der Regel hierfür eine Belastungsuntersuchung auf dem Fahrradergometer, selten auch als Spiroergometrie, durchgeführt. Für die Festlegung der individuellen Trainingsbelastung kann als Ergebnis der Fahrradergometrie die Leistung in Watt und die Herzfrequenz sowie nach spiroergometrischer Untersuchung die Sauerstoffaufnahme (VO_{2peak}) herangezogen werden.

Die Herzfrequenz (HF) ist ein objektiver, leicht zu ermittelnder Parameter zur Belastungssteuerung. Hierfür wird ein Prozentsatz der bei der Belastungsuntersuchung maximal erreichten Herzfrequenz (HF_{max}) bzw. der Herzfrequenzreserve (HFR) entsprechend der gewünschten Trainingsintensität bestimmt (Tabelle 2.3).

Rechenbeispiel: Angestrebte Trainingsintensität 60% der Herzfrequenzreserve

Ruheherzfrequenz	= 60 Schläge/min
Maximale Herzfrequenz (Belastungsuntersuchung)	= 180 Schläge/min
Trainingsherzfrequenz = **60 + (180 − 60) × 0,6**	= **132 Schläge/min**.

Liegen Ergebnisse einer spiroergometrischen Untersuchung vor, kann für die Ermittlung der Trainingsintensität die maximale Sauerstoffaufnahme (VO_{2peak}) herangezogen und die entsprechende Trainingsempfehlung als Prozentsatz der VO_{2peak} ausgesprochen werden (Tabelle 2.3). Mittels Spiroergometrie können zudem zwei ventilatorische Schwellen (VT), VT1 und VT2, bestimmt werden, die eine gezieltere Trainingssteuerung erlauben. Die Bestimmung der VT1 erlaubt eine objektive Einschätzung der aeroben Leistungsfähigkeit. Der Übergang zu vermehrter Laktatproduktion wird bei der Bestimmung der ventilatorischen Schwelle VT1 an der Zunahme der Kohlendioxid-Abgabe (VCO_2 l/min) in Relation zu der Sauerstoffaufnahme (VO_2 l/min) mit der sogenannten VSlope-Methode bestimmt [88–90]. Die VT2 ist hingegen gekennzeichnet durch eine erkennbare respiratorische Kompensation und einer im weiteren Verlauf der Belastung auftretenden metabolischen Azidose [90]. Intensitäten unterhalb der VT1 sind als sehr leicht (45–55% VO_{2peak}), an und etwas oberhalb der VT1 als leicht (55–70% VO_{2peak}), unterhalb der VT2 noch als moderat (70–80% VO_{2peak}) und oberhalb der VT2 als intensiv einzustufen (> 80% VO_{2peak}) (Abbildung 2.5).

Für die Belastungssteuerung und Belastungskontrolle kann zudem das subjektive Anstrengungsempfinden unter Hinzunahme der Borg-Skala [92] genutzt werden (Abbildung 2.6, Tabelle 2.3). Bei moderaten Ausdauerbelastungen kann die Belastungssteuerung und -kontrolle auch über die Atmung erfolgen und so gewählt werden, dass eine Belastung noch ohne Dyspnoe durchgeführt werden kann. Ein praktikables Maß ist es, sich unter Belastung gut unterhalten zu können, entsprechend der alten

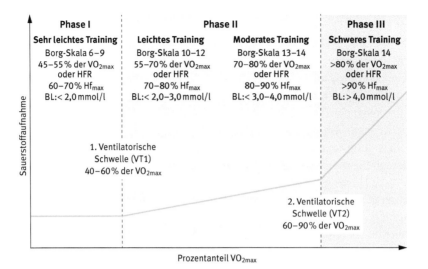

Abb. 2.5: Zusammenhang zwischen der Sauerstoffaufnahme, der Blutlaktatkonzentration (BL), den ventilatorischen Schwellen VT1 und VT2 und der Trainingsintensität. Das 3-Phasen-Modell nach Skinner et al. [91] (HFR = Herzfrequenz, VO$_{2peak}$ = maximale Sauerstoffaufnahme, Borg-Skala = subjektives Belastungsempfinden) (Modifiziert nach Binder et al. [90]).

Borg-Skala	
20	
19	sehr, sehr schwer
18	
17	sehr schwer
16	
15	schwer
14	
13	etwas stärker
12	
11	leicht
10	
9	sehr leicht
8	
7	sehr, sehr leicht
6	

Abb. 2.6: Borg-Skala [92].

Empfehlung „laufen ohne zu schnaufen", eine Regel, die immer noch ihre Gültigkeit hat [5, 12].

Für ein Training auf einem ergometrisch gesteuerten Fahrrad und anderen Kardio-Fitnessgeräten, die über Angaben in Watt gesteuert werden, kann die maximal erreichte Leistung (Watt) als eine zuverlässige und reproduzierbare Größe zur Trainingssteuerung angewandt werden. Für ein leichtes bis moderates Ausdauertraining

Tab. 2.3: Gängige Parameter für die Intensitätssteuerung beim Ausdauertraining und deren Bezug zu dem Grad der Anstrengung bzw. Intensität (modifiziert nach 54).

Intensität	METs	% VO$_{2peak}$	% HFR	%HF$_{max}$	Borg-Skala	Beispiel
Geringe Intensität, geringe Anstrengung	2–4	28–39	30–39	45–54	10–11	Langsames Gehen
Moderate Intensität, moderate Anstrengung	4–6	40–59	40–59	55–69	12–13	Zügiges Gehen
Hohe Intensität, starke Anstrengung	6–8	60–79	60–84	70–89	14–16	Jogging
Sehr hohe Intensität, sehr starke Anstrengung	8–10	> 80	> 84	> 89	17–19	Schnelles Laufen
Maximale Intensität, maximale Anstrengung	> 10	100	100	100	20	Maximales Sprinten

Hfmax = maximale Herzfrequenz, HFR = Herzfrequenzreserve, METs = metabolisches Äquivalent (1 MET = individueller Ruheumsatz im Sitzen bei Umsatz von $3{,}5\,ml\,kg^{-1}\,min^{-1}$ Sauerstoff oder $1\,kcal\,kg^{-1}\,h^{-1}$ der normalen Bevölkerung), Borg-Skala = subjektives Belastungsempfinden (Skala von 6–20).

wird eine Intensität von 40–60% der maximal erreichten Leistung im Watt empfohlen [12].

Trainingsdauer

Gesundheitlich positive Effekte können nur durch ein langfristig regelmäßig durchgeführtes aerobes Ausdauertraining erzielt und aufrechterhalten werden [54, 55]. Optimale Effekte für Leistungsfähigkeit und Prognose werden bei einem regelmäßigen aeroben Ausdauertraining nach der Dauermethode von ≥ 30 min pro Einheit an mindestens drei Tagen/Woche erzielt [54–56, 75, 76]. Bei Aufnahme eines Trainings können auch kürzere Belastungsphasen (5–10 min) gewählt und die Belastung allmählich auf mehr als 30 min gesteigert werden (Tabelle 3.1). Für die allmähliche Verlängerung der Belastungsdauer eignet sich auch ein extensives Intervalltraining (Wechsel zwischen moderaten Belastungen mit lohnender Pause), z. B. als Wechsel zwischen Laufen und schnellem Gehen bzw. zwischen zügigem Walking und langsameren Gehphasen.

Trainingshäufigkeit

Ein aerobes Ausdauertraining sollte an mindestens drei Tagen pro Woche, am besten jedoch täglich durchgeführt werden. Aktivitäten mit niedriger Intensität, wie z. B. Spazierengehen, sollten möglichst häufig (auch mehrmals täglich) integriert werden, zumal diese einen additiven gesundheitlichen Effekt ermöglichen und langfristig die körperliche Leistungsfähigkeit verbessern [54–56]. Ein hochintensives Intervalltraining sollte höchstens jeden zweiten Tag (2–3-mal die Woche) durchgeführt werden (Tabelle 2.6)

2.4 Krafttraining

Aus sportmedizinischer Sicht stellt die Muskelkraft die Fähigkeit eines Muskels dar, Kraft auszuüben und einen Widerstand zu überwinden [5]. Die Kraftausdauer bezeichnet die Fähigkeit eines Muskels oder einer Muskelgruppe, rhythmische, isotonische oder isometrische Kontraktionen gegen einen Widerstand möglichst lange durchzuhalten [5]. Durch ein Krafttraining wird die Erhöhung der Muskelkraft und -ausdauer durch statische oder dynamische Muskelkontraktion angestrebt. Bei statischer Muskelkontraktion entwickelt der Muskel Kraft gegen ruhende Massen oder Widerstände, wobei die Länge des Muskels sich nicht verändert (isometrische Muskelarbeit). Bei dynamischer Muskelkontraktion entwickelt der Muskel Kraft im Bewegungsablauf gegen eine sich bewegende Masse. Die Muskellänge ändert sich, der Muskeltonus bleibt weitestgehend gleich (isotonische Muskelarbeit) [5]. Die meisten Bewegungsformen beruhen auf sowohl statischen als auch dynamischen Kontraktionen und werden anhand der dominanteren Komponente der Muskelkontraktion charakterisiert. Die dynamische Belastungsform hat gegenüber der isometrischen Belastungsform den Vorteil der Schulung der Koordination und alltagsnaher Bewegungsformen. Während statische Belastungen zu einem deutlichen Blutdruckanstieg führen, gehen dynamische Kraftbelastungen niedriger bis moderater Intensität nur mit einer moderaten Veränderung des Blutdrucks einher, die mit dem Blutdruckverhalten während einer moderaten Ausdauerbelastung vergleichbar sind [55, 93]. Neben der Belastungsform (isometrische/isotonische Komponente) ist die aktuelle Blutdruckreaktion auf Kraftbelastungen abhängig von der Belastungsintensität, d. h. der Höhe der eingesetzten Kraft in Bezug auf die individuelle Maximalkraft, der Größe der eingesetzten Muskelmasse, der Bewegungsgeschwindigkeit, der Wiederholungszahl und der Belastungsdauer [55, 93]. Durch das Valsalva-Manöver (Pressatmung) wird der Blutdruckanstieg bei Kraftbelastungen erheblich verstärkt. Die mit dem Valsalva-Manöver verbundenen hämodynamischen Veränderungen können zu kardialen Problemen insbesondere bei vorbelasteten Personen führen. Die postpressorische Bradykardie kann Auslöser für Rhythmusstörungen sein, und der kurzfristige Druckabfall nach dem Pressvorgang kann nach maximaler Kraftbelastung auch bei Gesunden zur Synkope führen [93]. Bei der Durchführung von Krafttraining sollte daher auch bei Gesunden auf das Vermeiden einer Pressatmung geachtet werden.

Krafttraining wird aufgrund seiner positiven Einflüsse auf zahlreiche gesundheitlich relevante Faktoren als wichtiger Bestandteil eines umfassenden Fitnessprogramms für Personen jeder Altersgruppe empfohlen [54–56, 75, 76, 94] (Tabelle 2.4).

Krafttraining bewirkt eine Aktivierung des Muskelmetabolismus und eine Zunahme der Muskelmasse. Durch Erhöhung der Muskelmasse und/oder Verbesserung der

Tab. 2.4: Ziele und mögliche gesundheitliche Effekte von Krafttraining im Bereich der Primärprävention.

Ziele
- Steigerung der Muskelkraft und der Kraftausdauer durch Erhöhung der Muskelmasse und/oder Verbesserung der Koordination und der metabolischen Situation
- Verlust an Muskelmasse und Muskelkraft entgegenwirken, verursacht durch: Körperliche Inaktivität, hohes Lebensalter, Menopause
- Verlust an Knochendichte entgegenwirken (altersbedingt, postmenopausal)

Ein Anstieg der Muskelkraft und Kraftausdauer durch ein adäquates Krafttraining kann folgende positive Effekte bewirken:
- Steigerung der körperlichen Leistungsfähigkeit
- Verbesserung der Propriozeption (positive Auswirkungen auf die Koordination und das Gleichgewicht, Sturzprophylaxe*)
- Verbesserung der Alltagsbelastbarkeit*
- Reduktion von Bewegungs- und/oder Mobilitätseinschränkungen*
- Verbesserung der Mobilität und Aktivität*
- Erhaltung der Selbstständigkeit unterstützen*
- Selbstsicherheit und psychosoziales Wohlbefinden positiv beeinflussen
- Lebensqualität erhöhen
- kardiovaskuläre Risikofaktoren positiv beeinflussen: Gewichtsreduktion unterstützen, stabilisieren, Insulinsensitivität verbessern, Blutdruck senken

* insbesondere bei älteren Personen.

Koordination und der metabolischen Situation kann Krafttraining eine Steigerung der Muskelkraft und der Kraftausdauer bewirken [5, 93, 94].

Zwischen dem 30. und 70. Lebensjahr nehmen Muskelmasse und Muskelkraft um etwa 30% ab [5]. Ohne ein gezieltes Krafttraining nimmt ab dem 50. Lebensjahr die Muskelkraft um etwa 1–1,5% ab [95]. Um ein ausreichendes Maß an Muskelkraft zu erhalten, benötigen vor allem Ältere, aber auch Personen mittleren Alters ausreichende muskuläre Belastungsreize. Mit steigendem Lebensalter kommt es zu einem Verlust an Muskelfasern. Dieser negative Effekt betrifft vorwiegend die schnellen Muskelfasern, die besonders an der Kraftentwicklung beteiligt sind. Unklar ist, in welchem Ausmaß es sich hierbei um biologisch bedingte Alterungsprozesse oder um die Folgen eines ausgeprägten Bewegungsmangels handelt. Durch geeignetes Krafttraining kann auch in höherem Lebensalter ein Muskelzuwachs erzielt werden [96]. Von dieser trainingsbedingten Hypertrophie sind wiederum vorwiegend die schnellen Muskelfasern betroffen [97].

Eine gut ausgebildete Muskulatur verhindert die Entstehung von Arthrose und schwächt bei bestehenden Verschleißerscheinungen die hieraus resultierenden Beschwerden ab.

Gezieltes, regelmäßiges Krafttraining hat einen positiven Einfluss auf die Knochendichte und kann den alters- bzw. postmenopausal bedingten Verlust an Knochenmasse reduzieren bzw. aufhalten [98, 99]. Wirksam sind alle sportlichen Belastungen, die mit einer mechanischen Belastung des Knochens einhergehen, wie Druck-, Zug- und Scherkraft. Dies gilt in besonderem Maße für kräftigende Übungen, aber auch für Ausdauerbelastungen, bei denen das eigene Körpergewicht getragen wird, wie z. B. Gehen und Wandern. Trainingsarten wie Schwimmen und Radfahren, die nicht zu Belastungen des Skeletts führen, sind dagegen unwirksam. Adäquat durchgeführt kann ein Kraftausdauer- und Muskelaufbautraining günstige Effekte auf kardiovaskuläre Risikofaktoren haben [47], indem es die Gewichtsreduktion und -stabilisierung unterstützt [100, 101], die Insulinsensitivität verbessert [102] und den Blutdruck, insbesondere bei Prähypertonie senkt [103, 104].

2.4.1 Empfehlungen zum Krafttraining in der Primärprävention

Ein Krafttraining kann in Form von Übungen mit freien Gewichten, Therabändern, Gewichtsmanschetten oder dem Gewicht des eigenen Körpers und/oder durch Training an Krafttrainingsgeräten durchgeführt werden. Das Training an Krafttrainingsgeräten bietet den Vorteil einer exakteren Dosierung und besseren Einstellung sowie Führung der Bewegung und ist dadurch der ideale Einstieg für ungeübte Teilnehmer.

Ermittlung und Festlegung der Trainingsintensität

Voraussetzung für eine sichere und effektive Testung (und ein ebensolches Training) ist eine gute Einführung in die Handhabung und die Eigenschaften der verwendeten Geräte.

Zur Festlegung der *Trainingsintensität* für ein individuell dosiertes Krafttraining wird häufig die maximal entwickelte dynamisch-konzentrische Muskelkraft bei einer Einzelübung, das sogenannte „One-Repetition-Maximum" (1-RM) gemessen. Das 1-RM bezeichnet das höchste Gewicht, das nur ein einziges Mal bei einer dynamischen konzentrischen Kontraktion bewältigt werden kann. Die Trainingsintensität für dynamisches Krafttraining kann als ein Prozentsatz des bei einem standardisierten Test (Tabelle 2.5) erreichten Ergebnisses angegeben werden (% RM) [105]. Für die Bestimmung des 1-RM wird ein standardisiertes Test-Protokoll empfohlen [105].

Alternativ kann das höchste Gewicht, das für eine definierte Anzahl an Wiederholungen bewegt werden kann (3-RM; 5-RM, oder 10-RM-Tests), angewandt werden. Das hier ermittelte Gewicht und die Anzahl der Wiederholungen erlauben eine Berechnung des 1-RM [106]. Hierfür finden sich kostenfreie Kalkulatoren im Internet.

Die Krafttestung muss immer an dem Krafttrainingsgerät stattfinden, an dem später trainiert werden soll [105, 107], da auf dem Markt sehr verschiedene Trainingsgeräte angeboten werden, die u. a. mit unterschiedlichen Mechanismen der Kraftübertragung arbeiten. Dadurch können bei der Testung derselben Person an zwei verschiedenen Typen von Krafttrainingsgeräten stark voneinander abweichende Ergebnisse

Tab. 2.5: Bestimmung des One-Repetition-Maximums, Wiederholungsmaximum (1-RM), Standardprotokoll [105]

Testdurchführung optimalerweise an den späteren Trainingsgeräten. Vermeidung des Valsalva-Manövers

- Aufwärmen mit 5–10 Wiederholungen bei 40–60% des erwarteten 1RM
- Pause ≥ 1 min
- Durchführung von 3–5 Wiederholungen bei 60–80% des erwarteten 1RM
- Pause ≥ 2–3 min
- Kontinuierliche Steigerung des Gewichts
- Nach 3–5 Versuchen sollte das Gewicht, das mit einer Wiederholung überwunden werden kann, gefunden sein

Wichtig: Kommunikation zwischen der Testperson und dem Testleiter
Das 1-Wiederholungsmaximum (1RM) ist die maximale Last, die mit genau einer Wiederholung bewältigt werden kann

Spezielle Testanweisungen

- Um Verletzungen zu vermeiden und den Lerneffekt sicherzustellen, ist eine Gewöhnungsphase zum Kennenlernen der angewandten Geräte vor der Krafttestung notwendig
- Standardisierte Testprotokolle verwenden
- Die Testdurchführung sollte an den vorgesehenen Trainingsgeräten stattfinden
- Die Testergebnisse, die an einem bestimmten Gerätetyp erzielt wurden, können nicht 1:1 auf andere Typen Trainingsgeräte übertragen werden
- Bei älteren und schwachen Patienten werden Trainingsgeräte mit niedrigem Einstiegsgewicht und kleinen Abstufungen empfohlen
- Alle Wiederholungen sollten das volle Bewegungsausmaß ausschöpfen. Wird das Bewegungsausmaß durch muskulo-skeletale Probleme und/oder Übergewicht beeinträchtigt, erfolgt die Auswertung im Bereich des schmerzfreien Bewegungsausmaßes

---

entstehen. Die Trainingsintensität für ein dynamisches Krafttraining kann als % 1-RM festgelegt werden. Eine niedrige muskuläre Belastung entspricht 30–50% des 1-RM, eine moderate 50–75% des 1-RM und eine intensive 75% des 1-RM [93, 105] (Abbildung 2.7).

Die Intensität kann auch über eine stufenförmige Steigerung des Widerstandes im Training festgelegt werden. Beginnend mit einem sehr niedrigen Niveau wird dabei die Belastung während der ersten Trainingseinheiten allmählich an die gewünschte Intensität herangeführt, mit der die angestrebte Anzahl an Wiederholungen, ohne Ausweichbewegungen, beschwerdefrei und ohne Pressatmung bewältigt werden kann. Für die Kontrolle der Belastung können die Borg-Skala, die Atmung sowie die mühelose und korrekte Übungsausführung herangezogen werden.

Die *Wiederholungszahl* ergibt sich aus dem angestrebten Trainingsziel. Ein Training mit hoher Wiederholungszahl (> 15) und niedrigem Bewegungswiderstand/Intensität führt primär zu einer Verbesserung der Kraftausdauer. Wird hingegen mit niedriger Wiederholungszahl und hohen Widerständen/Intensität trainiert, führt dies primär zu einer Verbesserung der Muskelkraft und Steigerung der Muskelmasse.

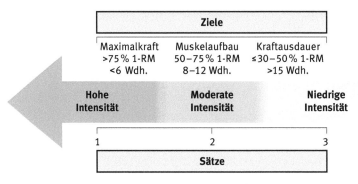

niedrige Wiederholungszahl mit hohen Gewichten ⇒ Muskelkraft
hohe Wiederholungszahl mit niedrigen Gewichten ⇒ Kraftausdauer
Gewichte, die 8 bis 15 Wiederholungen erlauben ⇒ Muskelkraft und Kraftausdauer

Abb. 2.7: Differenzierung der Intensitätsbereiche beim Krafttraining (modifiziert nach [93]).

Für ein gesundheitlich orientiertes Krafttraining wird ein moderates Kraftausdauer- und Muskelaufbautraining empfohlen. Hier sollten Widerstände/Intensitäten gewählt werden, die 8–15 Wiederholungen mühelos und ohne Pressatmung ermöglichen (Abbildung 2.7). Der Haupteffekt des Trainings wird im ersten Durchgang (Satz) erzielt [94]. Durch Hinzunahme eines 2. oder 3. Satzes werden zusätzliche Kraftgewinne erzielt. Zu Beginn des Trainings ist einem vielseitigen Training mit einem Satz den Vorzug zu geben. Mit verbessertem Trainingszustand und größerer Routine kann das Training um einen zweiten und dritten Durchgang erweitert werden.

Als *Trainingsmethode* wird ein Intervalltraining mit lohnenden Pausen (≥ 1 min) zwischen den einzelnen Übungen bzw. Übungssätzen empfohlen. Das Training sollte in Form eines Kreistrainings (Zirkeltrainings) mit Beanspruchung der wichtigsten Muskelgruppen (6–8 Übungen) durchgeführt werden.

Gute Effekte werden erzielt bei 2–3 Trainingseinheiten pro Woche. Diese sollten nicht an zwei aufeinanderfolgenden Tagen der Woche erfolgen. Nach jedem Trainingstag sollte ein Ruhetag eingelegt werden [93, 94].

Programmaufbau: Das Krafttraining sollte in drei Phasen aufgebaut und bewusst mit niedriger Intensität begonnen werden. Dies ist insbesondere bei Neueinsteigern und älteren Personen wichtig. Die erste Phase dient einer behutsamen Einführung in das Training, um die korrekte Übungsdurchführung und Atmung zu erlernen und einzuüben. Dieses Vortraining sollte mit sehr niedriger Intensität, geringer Wiederholungszahl und langsamem Bewegungstempo durchgeführt werden. Bei niedriger Fitness, geringer Erfahrung und/oder hohem Lebensalter sollte die Anfangsbelastung bei < 30% des 1-RM liegen, bei Fitteren/Jüngeren bis zu 50% des 1-RM. In der Regel sind für dieses Vortraining 1–3 Trainingseinheiten ausreichend. In der zweiten Phase wird ein Kraftausdauertraining mit niedrigen bis moderaten Intensitäten (30–60% 1-RM) und hoher Wiederholungszahl (8–15) angestrebt. Im Laufe der dritten Phase kann die Intensität bis auf 80% des 1-RM (6–8 Wiederholungen) gesteigert werden [12].

Flexibilität, Koordination und Gleichgewichtstraining

Übungen zur Verbesserung der Flexibilität (Beweglichkeit, Gewandtheit), der Koordination und der Gleichgewichtsfähigkeit sollten Bestandteil jedes Trainingsprogramms sein. Dies ist bedeutsam, um den Körper auf die kommende(n) Belastung(en) gut vorzubereiten, und kann wesentlich zur Vermeidung von Überbelastungen und muskulo-skelatalen Verletzungen beitragen. Eine gute Gleichgewichtsfähigkeit wird für zahlreiche Aktivitäten des täglichen Lebens und Aktivitäten in der Freizeit benötigt. Übungen zur Verbesserung des Gleichgewichts und anderer koordinativer Fähigkeiten können einen wichtigen Beitrag zur Sturzprävention leisten und sind somit insbesondere wichtig für Ältere, aber auch für untrainierte Personen, die nach längeren Inaktivitäten ein Trainingsprogramm starten.

2.5 Zusammenfassung

Regelmäßige körperliche Aktivität und Training sind ein unverzichtbarer Bestandteil in der Prävention kardiovaskulärer und metabolischer Erkrankungen. Besonders empfehlenswert sind aerobe Ausdaueraktivitäten (z. B. Walking, Wandern, Nordic Walking, Radfahren), die sowohl als gezieltes Training als auch zur Steigerung der körperlichen Aktivität im Alltag und in der Freizeit umgesetzt werden können. Höhere Trainingsumfänge und insbesondere höhere Trainingsintensitäten führen zu größeren Verbesserungen. Empfohlen werden ≥ 2 h und 30 min pro Woche aerobe Ausdaueraktivitäten mit moderater Intensität oder ≥ 1 h und 15 min pro Woche aerobe Ausdaueraktivitäten mit hoher Intensität oder eine adäquate Kombination von aeroben Ausdaueraktivitäten mit moderater und hoher Intensität, z. B. in Form eines Intervalltrainings. Zusätzliche gesundheitliche Effekte werden erzielt, wenn der Umfang auf 5 h (300 min) pro Woche mit moderater aerober Ausdaueraktivität bzw. 2 h und 30 min pro Woche mit intensiver aerober Ausdaueraktivität erhöht wird. Die Ausdaueraktivitäten sollten jeweils ≥ 10 min dauern und auf alle Tage der Woche verteilt werden. In Ergänzung zur Ausdauerbelastung sollen adäquate kräftigende Übungen bis hin zum gezielten Krafttraining an ≥ 2 Tagen pro Woche durchgeführt werden (Tabelle 2.6).

Tab. 2.6: Trainingsempfehlungen für aerobes Ausdauertraining und Krafttraining (modifiziert nach Vanhees et al. 54).

	Art der Belastung	Häufigkeit (Tag/Woche)	Dauer (min/Tag)	Intensität	Umfang
Erwachsene	Ausdauertraining	≥ 5	≥ 30	40–60% VO_{2max} oder 40–60% HFR oder 55–70% HF_{max} RPE 12–13	Energieaufwand ≥ 1.000 kcal/Woche
	Krafttraining	≥ 2 (Ruhetag dazwischen)	≥ 30	40–75% 1RM	1–3 Sätze, 8–12 Wdh., 8–10 Übungen
Ältere	Ausdauertraining	≥ 5	≥ 30	< 40–60% VO_{2max} oder < 50–60% HFR oder < 55–70% HF_{max} RPE < 12–13	Energieaufwand ≥ 1.000 kcal/Woche
	Krafttraining	≥ 2 (Ruhetag dazwischen)	≥ 30	30–50% 1RM	1–2 Sätze, > 15 Wdh., 8–10 Übungen
	Beweglichkeitstraining Gleichgewichtstraining	≥ 5	≥ 10	20–40% HFR	10–30 s statisches Dehnen, 3–4 Wdh.
Fortgeschrittene	Ausdauertraining	≥ 5	≥ 60	> 60–79% VO_{2max} oder 50–80% HFR oder 60–80% HF_{max} RPE < 14–16	Energieaufwand ≥ 1.500 kcal/Woche
	Krafttraining	2 oder 3 (Ruhetag dazwischen)	≥ 30	50–75% 1RM	Krafttrainingsgeräte oder freie Gewichte, 1–3 Sätze, 8–12 Wdh., 5–8 Übungen

Literatur

[1]   Global status report on noncommunicable diseases 2014. 1. Chronic Disease – prevention
        and control. 2. Chronic Disease – epidemiology. 3. Chronic Disease – mortality. 4. Cost of
        Illness. 5. Delivery of Health Care. I. World Health Organization. ISBN 978 92 4 156485 4.
        Geneva, WHO, 2014 (www.who.int).

[2]   Lim SS, Vos T, Flaxman AD et al. A comparative risk assessment of burden of disease and
        injury attributable to 67 risk factors and risk factor clusters in 21 regions, 1990–2010: a syste-
        matic analysis for the Global Burden of Disease Study 2010. Lancet 2012, 380, 2224–2260.

[3]   Lee IM, Shiroma EJ, Lobelo F et al. Impact of physical inactivity on the World's major non-com-
        municable diseases. Lancet 2012, 380, 219–229.

[4]   World Health Organization. Global recommendations on physical activity for health. Geneva,
        WHO, 2010.

[5]   Hollmann W, Strüder H. Sportmedizin. Grundlagen für körperliche Aktivität, Training und
        Präventivmedizin. 5. völlig neu bearbeitete und erweiterte Auflage. Stuttgart, Schattauer,
        2009.

[6]   Bachl N, Bauer R, Dorner TE et al. Österreichische Empfehlungen für gesundheitswirksame
        Bewegung. Bundesministerium für Gesundheit, Gesundheit Österreich GmbH und Geschäfts-
        bereich Fonds Gesundes Österreich (Hg), Wien, 2010.

[7]   Franco OH, de Laet C, Peeters A et al. Effects of physical activity on life expectancy with car-
        diovascular disease. Arch Intern Med 2005, 165, 2355–2360.

[8]   Krug S, Jordan S, Mensink GBM et al. Körperliche Aktivität. Ergebnisse der Studie zur Gesund-
        heit Erwachsener in Deutschland (DEGS1). Bundesgesundheitsbl 2013, 56, 765–771.

[9]   Warren TY, Barry V, Hooker SP et al. Sedentary behaviors increase risk of cardiovascular di-
        sease mortality in men. Med Sci Sports Exerc 2010, 42, 879–885.

[10]   Bairey Merz CN, Alberts MJ, Balady GJ et al. ACCF/AHA/ACP 2009 competence and training
        statement: a curriculum on prevention of cardiovascular disease: a report of the American
        College of Cardiology Foundation/American Heart Association/American College of Physi-
        cians Task Force on Competence and Training (Writing Committee to Develop a Competence
        and Training Statement on Prevention of Cardiovascular Disease). J Am Coll Cardiol 2009, 54,
        1336–1363.

[11]   US Department of Health and Human Services. Physical activity and health: a report of the
        surgeon general. Atlanta, GA, US Department of Health and Human Services, Centers for
        Disease Control and Prevention, National Center for Chronic Disease and Health Promotion,
        1996.

[12]   Bjarnason-Wehrens B, Schulz O, Gielen S et al. Leitlinie körperliche Aktivität zur Sekundär-
        prävention und Therapie kardiovaskulärer Erkrankungen. Clin Res Cardiol 2009, 4(Suppl 4),
        1–44.

[13]   Nocon M, Hiemann T, Muller-Riemenschneider F et al. Association of physical activity with all-
        cause and cardiovascular mortality: a systematic review and meta-analysis. Eur J Cardiovasc
        Prev Rehabil 2008, 15, 239–246.

[14]   Sofi F, Capalbo A, Cesari F et al. Physical activity during leisure time and primary prevention
        of coronary heart disease: an updated meta-analysis of cohort studies. Eur J Cardiovasc Prev
        Rehabil 2008, 15, 247–257.

[15]   Löllgen H, Böckenhoff A, Knapp G. Physical activity and all-cause mortality: An updated meta-
        analysis with different intensity categories. Int J Sports Med 2009, 30, 213–224.

[16]   Samitz G, Egger M, Zwahlen M. Domains of physical activity and all-cause mortality: syste-
        matic review and dose-response meta-analysis of cohort studies. Int J Epidemiol 2011, 40,
        1382–1400.

[17]   Sattelmair JR, Perman J, Ding EL et al. Dose-response between physical activity and risk of coronary heart disease: a meta-analysis. Circulation 2011, 124, 789–795.

[18]   Li J, Loerbroks A, Angerer P. Physical activity and risk of cardiovascular disease: what does the new epidemiological evidence show? Curr Opin Cardiol 2013, 28, 575–583.

[19]   Shiroma EJ, Lee IM. Physical Activity and Cardiovascular Health Lessons Learned From Epidemiological Studies Across Age, Gender, and Race/Ethnicity. Circulation 2010, 122, 743–752.

[20]   Bjarnason-Wehrens, Mai M, Knapp G. Koronare Herzkrankheit. In: Mooren/Knapp/Reimers Therapie und Prävention durch Sport, Band 4. Innere Medizin, Urban & Fischer, München, 169–255.

[21]   Hamer M, Chida Y. Walking and primary prevention: a meta-analysis of prospective cohort studies. Br J Sports Med 2008, 42, 238–243.

[22]   Wen CP, Wai JPM, Tsai MK et al. Minimum amount of physical activity for reduced mortality and extended life expectancy: a prospective cohort study. Lancet 2011, 378, 1244–1253.

[23]   Swift DL, Lavie CJ, Johannsen NM et al. Physical activity, cardiorespiratory fitness, and exercise training in primary and secondary coronary prevention. Circ J 2013, 77, 281–292.

[24]   Blair SN, Kohl HW, Paffenbarger RS et al. Physical fitness and all-cause mortality: a prospective study of healthy men and women. JAMA 1989, 262, 2395–2401.

[25]   Blair SN, Kohl HW, Barlow CE et al. Changes in physical fitness and all-cause mortality: a prospective study of healthy and unhealthy men. JAMA 1995, 273, 1093–1098.

[26]   Blair SN, Kampert JB, Kohl HW et al. Influences of cardiorespiratory fitness and other precursors on cardiovascular disease and all-cause mortality in men and women. JAMA 1996, 276, 205–210.

[27]   Williams PT. Physical fitness and activity as separate heart disease risk factors: a meta-analysis. Med Sci Sports Exerc 2001, 33, 754–761.

[28]   Myers J, Prakash M, Froehlicher V et al. Exercise capacity and mortality among men referred for exercise testing. N Engl J Med 2002, 346, 793–801.

[29]   Kokkinos P, Myers J, Kokkinos JP et al. Exercise capacity and mortality in black and white men. Circulation 2008, 117, 614–622.

[30]   Kodama S, Saito K, Tanaka S et al. Cardiorespiratory fitness as a quantitative predictor of all-cause mortality and cardiovascular events in healthy men and women; a meta-analysis. JAMA 2009, 301, 2024–2035.

[31]   Franklin BA, McCullough PA. Cardiorespiratory fitness: an independent and additive marker of risk stratification and health outcomes. Mayo Clin Proc 2009, 84, 776–779.

[32]   Lee DC, Sui X, Artero EG et al. Long-term effects of changes in cardiorespiratory fitness and body mass index on all cause and cardiovascular disease mortality in men: the aerobics center longitudinal study. Circulation 2011, 124, 2483–2490.

[33]   Lee DC, Sui X, Church TS et al. Changes in fitness and fatness on the development of cardiovascular disease risk factors, hypertension, metabolic syndrome, and hypercholesterolemia. J Am Coll Cardiol 2012, 59, 665–672.

[34]   Artero EG, Jackson AS, Sui X et al. Longitudinal algorithms to estimate cardiorespiratory fitness: associations with non-fatal cardiovascular disease and disease-specific mortality. J Am Coll Cardiol 2014, doi: 10.1016/j.jacc.2014.03.008.

[35]   Barlow CE, LaMonte MJ, FitzGerald SJ et al. Cardiorespiratory fitness is an independent predictor of hypertension incidence among initially normotensive healthy women. Am J Epidemiol 2006, 163, 142–150.

[36]   Rankinen T, Church TS, Rice T et al. Cardiorespiratory fitness, BMI, and risk of hypertension: The HYPGENE study. Med Sci Sports Exerc 2007, 39, 1687–1692.

[37]   Ross R, Katzmarzyk PT. Cardiorespiratory fitness is associated with diminished total and abdominal obesity independent of body mass index. Int J Obes Relat Metab Disord 2003, 27, 20437.

[38]   Wong SL, Katzmarzyk PT, Nichaman MZ et al. Cardiorespiratory fitness is associated with lower abdominal fat independent of body mass index. Med Sci Sports Exerc 2004, 36, 286–291.

[39]   Laaksonen DE, Lakka HM, Salonen JT et al. Low levels of leisure-time physical activity and cardiorespiratory fitness predict development of the metabolic syndrome. Diabetes Care 2002, 25, 1612–1618.

[40]   LaMonte MJ, Barlow CE, Jurca R et al. Cardiorespiratory fitness is inversely associated with the incidence of metabolic syndrome: A prospective study of men and women. Circulation 2005, 112, 505–512.

[41]   Shuval K, Finley CE, Chartier KG et al. Cardiorespiratory fitness, alcohol intake, and metabolic syndrome incidence in men. Med Sci Sports Exerc 2012, 44, 2125–2131.

[42]   Lynch J, Helmrich SP, Lakka TA et al. Moderately intense physical activities and high levels of cardiorespiratory fitness reduce the risk of non-insulin-dependent diabetes mellitus in middle-aged men. Arch Intern Med 1996, 156, 1307–1314.

[43]   Sawada SS, Lee IM, Muto T et al. Cardiorespiratory fitness and the incidence of type 2 diabetes. Diabetes Care 2003, 26, 2918–2922.

[44]   Sieverdes JC, Sui X, Lee DC et al. Physical activity, cardiorespiratory fitness and the incidence of type 2 diabetes in a prospective study of men. Br J Sports Med 2010, 44, 238–244.

[45]   Ruiz JR, Sui X, Lobelo F et al. Association between muscular strength and mortalityin men: prospective cohort study. BMJ 2008, 337, 439.

[46]   Zhao G, Li C, Ford ES et al. Leisure-time aerobic physical activity, muscle-strengthening activity and mortality risks among US adults: the NHANES linked mortality study. Br J Sports Med 2014, 48, 244–249.

[47]   Artero EG, Lee DC, Lavie CJ et al. Effects of muscular strength on cardiovascular risk factors and prognosis. J Cardiopulm Rehabil Prev 2012, 32, 351–358.

[48]   Jackson AW, Lee DC, Sui X et al. Muscular strength is inversely related to prevalence and incidence of obesity in adult men. Obesity (Silver Spring) 2010, 18, 1988–1995.

[49]   Trudelle-Jackson E, Jackson AW, Morrow JR Jr. Relations of meeting national public health recommendations for muscular strengthening activities with strength, body composition, and obesity: the Women's Injury Study. Am J Public Health 2011, 101, 1930–1935.

[50]   Cheng YJ, Gregg EW, De RN et al. Muscle-strengthening activity and its association with insulin sensitivity. Diabetes Care 2007, 30, 2264–2270.

[51]   Churilla JR, Magyari PM, Ford ES et al. Muscular strengthening activity patterns and metabolic health risk among US adults. J Diabetes 2012, 4, 77–84.

[52]   Jurca R, Lamonte MJ, Barlow CE et al. Association of muscular strength with incidence of metabolic syndrome in men. Med Sci Sports Exerc 2005, 37, 1849–1855.

[53]   Artero EG, Lee DC, Ruiz JR et al. A prospective study of muscular strength and all-cause mortality in men with hypertension. J Am Coll Cardiol 2011, 57, 1831–1837.

[54]   Vanhees L, De Sutter J, Gelada SN et al. Importance of characteristics and modalities of physical activity and exercise in defining the benefits to cardiovascular health within the general population: recommendations from the EACPR (Part I). Eur J Prev Cardiol 2012, 19, 670–686.

[55]   Vanhees L, Geladas N, Hansen D et al. Importance of characteristics and modalities of physical activity and exercise in the management of cardiovascular health in individuals with cardiovascular risk factors: recommendations from the EACPR (Part II). Eur J Prev Cardiol 2012a, 19, 1005–1033.

[56]   Perk J, De Backer G, Gohlke H et al. for The Fifth Joint Task Force of the European Society of Cardiology and Other Societies on Cardiovascular Disease Prevention in Clinical Practice. European Guidelines on cardiovascular disease prevention in clinical practice (version 2012). Eur Heart J 2012, 33, 1635–1701.

[57]   Borjesson M, Urhausen A, Kouidi E et al. Cardiovascular evaluation of middle-aged/senior individuals engaged in leisure-time sport activities: position stand from the sections of exercise physiology and sports cardiology of the European Association of Cardiovascular Prevention and Rehabilitation. Eur J Cardiovasc Prev Rehabil 2011, 18(3), 446–458.

[58]   Eden KB, Orleans CT, Mulrow CD et al. Does counselling by clinicians improve physical activity? A summary of the evidence for the U.S. Preventive Services Task Force. Ann Intern Med 2002, 137(3), 208–215.

[59]   Weston KS, Wisløff U, Coombes JS. High-intensity interval training in patients with life-style-induced cardiometabolic disease: a systematic review and meta-analysis. Br J Sports Med 2014, 48, 1227–1234.

[60]   Milanović Z, Sporiš G, Weston M. Effectiveness of high-intensity interval training (HIT) and continuous endurance training for VO_{2max} improvements: a systematic review and meta-analysis of controlled trials. Sports Med 2015, 45, 1469–1481.

[61]   Jelleyman C, Yates T, O'Donovan G et al. The effects of high-intensity interval training on glucose regulation and insulin resistance: a meta-analysis. Obes Rev 2015, 16, 942–961.

[62]   Ramos JS, Dalleck LC, Tjonna AE et al. The impact of high-intensity interval training versus moderate-intensity continuous training on vascular function: a systematic review and meta-analysis. Sports Med 2015, 45, 679–692.

[63]   Kelley GA, Kelley KS, Tran ZV. Walking and Non- HDL-C in adults: a meta-analysis of randomized controlled trials. Prev Cardiol 2005, 8, 102–107.

[64]   Murphy MH, Nevill AM, Murtagh EM et al. The effect of walking on fitness, fatness and resting blood pressure: a meta-analysis of randomised, controlled trials. Prev Med 2007, 44, 377–385.

[65]   LaCroix AZ, Leveille SG, Hecht JA et al. Does walking decrease the risk of cardiovascular disease hospitalizations and death in older adults? J Am Geriatr Soc 1996, 44, 113–120.

[66]   Hakim AA, Curb JD, Petrovitch H et al. Effects of walking on coronary heart disease in elderly men: the Honolulu Heart Program. Circulation 1999, 100, 9–13.

[67]   Manson JE, Greenland P, LaCroix AZ et al. Walking compared with vigorous exercise for the prevention of cardiovascular events in women. N Engl J Med 2002, 347, 716–725.

[68]   Tanasescu M, Leitzmann MF, Rimm EB et al. Exercise type and intensity in relation to coronary heart disease in men. JAMA 2002, 288, 1994–2000.

[69]   Morris JN, Hardman AE. Walking to health. Sports Med 1997, 23, 306–332.

[70]   Church TS, Earnest CP, Morss GM. Field testing of physiological responses associated with nordic walking. Res Q Exerc Sport 2002, 73, 296–300.

[71]   Willson J, Torry MR, Decker MJ, Kernozek T, Steadman JR. Effects of walking poles on lower extremity gait mechanics. Med Sci Sports Exerc 2001, 33, 142–147.

[72]   Schwameder H, Roithner R, Muller E, Niessen W, Raschner C. Knee joint forces during downhill walking with hiking poles. J Sports Sci 1999, 17, 969–978.

[73]   Oja P, Titze S, Bauman A et al. Health benefits of cycling: a systematic review. Scand J Med Sci Sports 2011, 21(4), 496–509.

[74]   Hottenrott K, Ludyga S, Schulze S. Effects of high intensity training and continuous endurance training on aerobic capacity and body composition in recreationally active runners. J Sports Sci Med 2012, 11, 483–488.

[75]   Thompson PD, Buchner D, Pina IL et al. Exercise and physical activity in the prevention and treatment of atherosclerotic cardiovascular disease: a statement from the Council on Clinical

Cardiology (Subcommittee on Exercise, Rehabilitation, and Prevention) and the Council on Nutrition, Physical Activity, and Metabolism (Subcommittee on Physical Activity). Circulation 2003, 107, 3109–3116.

[76] Haskell WL, Lee IM, Pate RR et al. Physical activity and public health: updated recommendation for adults from the American College of Sports Medicine and the American Heart Association. Circulation 2007, 116(9), 1081–1093.

[77] Gibala MJ, McGee SL. Metabolic adaptations to short term high-intensity interval training: a little pain for a lot of gain? Exerc Sport Sci Rev 2008, 36, 58–63.

[78] Buchheit M, Laursen PB High-intensity interval training, solutions to the programming puzzle: Part I: cardiopulmonary emphasis. Sports Med 2013, 43, 313–338.

[79] Buchheit M, Laursen PB. High-intensity interval training, solutions to the programming puzzle. Part II: anaerobic energy, neuromuscular load and practical applications. Sports Med 2013, 43, 927–954.

[80] Saltin B, Essen B, Pedersen P. Intermittent exercise: its physiology and some practical applications. In: Joekle E, Anand R, Stoboy H (eds). Advances in Exercise Physiology: Medicine Sport Series. Basel, Karger Publishers, 1976, 23–51.

[81] Wahl P, Hägele M, Zinner C et al. High Intensity Training (HIT) für die Verbesserung der Ausdauerleistungsfähigkeit von Normalpersonen und im Präventions- & Rehabilitationsbereich. Wien Med Wochenschr 2010, 160, 627–636.

[82] Weston M, Taylor KL, Batterham AM et al. Effects of low-volume high-intensity interval training (HIT) on fitness in adults: a meta-analysis of controlled and non-controlled trials. Sports Med 2014, 44, 1005–1017.

[83] Zuhl M, Kravitz L. Hiit vs. continuous endurance training: battle of the aerobic titans. IDEA Fit J 2012, 9(2), 35–40.

[84] Smart NA, Dieberg G, Giallauria F. Intermittent versus continous exercise training in chronic heart failure: a meta-analysis. Int J Cardiol 2013, 186, 352–358.

[85] Haykowsky MJ, Timmons MP, Kruger C et al. Meta-analysis of aerobic interval training on exercise capacity and systolic function in patients with heart failure and reduced ejection fractions. Am J Cardiol 2013, 111, 1466–1469.

[86] Pattyn N, Coeckelberghs E, Buys R et al. Aerobic interval training vs. moderate continous training in coronary artery disease patients: a systematic review and meta-analysis. Sports Med 2014, 44, 687–700.

[87] Elliott AD, Rajopadhyaya K, Bentley DJ et al. Interval Training Versus Continuous Exercise in Patients with Coronary Artery Disease A Meta-Analysis. Heart, Lung and Circulation 2015, 24, 149–157.

[88] Wonisch M, Fruhwald FM, Hofmann P et al. Spiroergometrie in der Kardiologie – Grundlagen der Physiologie und Terminologie. J Kardiol 2003, 10, 383–390.

[89] Kroidl RF, Schwarz S, Lehnigk B. Kursbuch Spiroergometrie. Technik und Befundung verständlich gemacht. Stuttgart, Thieme, 2007.

[90] Binder RK, Wonisch M, Corra U et al. Methodological approach to the first and second lactate threshold in incremental cardiopulmonary exercise testing. Eur J Cardiovasc Prev Rehabil 2008, 15, 726–734.

[91] Skinner JS, McLellan TH. The transition from aerobic to anaerobic metabolism. Res Q Exerc Sport 1980, 51, 234–248.

[92] Borg G. Anstrengungsempfinden und körperliche Aktivität. Dtsch Ärztebl 2004, 101, A-1016.

[93] Williams MA, Haskell WL, Ades PA et al. Resistance exercise in individuals with and without cardiovascular disease: 2007 update. A scientific statement from the American Heart Association, Association Council on Clinical Cardiology and Council on Nutrition, Physical Activity, and Metabolism. Circulation 2007, 116, 572–584.

[94] Kraemer WJ, Ratamess NA, French DN. Resistance training for health and performance. Curr Sports Med Rep 2002, 1, 165–171.

[95] Doherty TJ. Invited review: Aging and sarcopenia. J Appl Physiol 2003, 95, 1717–1727.

[96] Latham N, Anderson C, Bennett D et al. Progressive resistance strength training for physical disability in older people. Cochrane Database Syst Rev 2003, (2), CD002759.

[97] Hollmann W, Strüder HK, Tagarakis CV et al. Physical activity and the elderly. Eur J Cardiovasc Prev Rehabil 2007, 14, 730–739.

[98] Shea B, Bonaiuti D, Iovine R et al. Cochrane Review on exercise for preventing and treating osteoporosis in postmenopausal women. Eura Medicophys 2004, 40, 199–209.

[99] Kelley GA, Kelley KS, Tran ZV. Resistance training and bone mineral density in women: a meta-analysis of controlled trials. Am J Phys Med Rehabil 2001, 80, 65–77.

[100] Mason C, Brien SE, Craig CL et al. Musculoskeletal fitness and weight gain in Canada. Med Sci Sports Exerc 2007, 39, 38–43.

[101] Jackson AW, Lee DC, Sui X et al. Muscular strength is inversely related to prevalence and incidence of obesity in adult men. Obesity (Silver Spring) 2010, 18, 1988–1995.

[102] Castaneda C, Layne JE, Munoz-Orians L et al. A randomized controlled trial of resistance exercise training to improve glycemic control in older adults with type 2 diabetes. Diabetes Care 2002, 25, 2335–2341.

[103] Cornelissen VA, Smart NA. Exercise training for blood pressure: a systematic review and meta-analysis. J Am Heart Assoc 2013, 2, e004473.

[104] Maslow AL, Sui X, Colabianchi N et al. Muscular strength and incident hypertension in normotensive and prehypertensive men. Med Sci Sports Exerc 2010, 42, 288–295.

[105] Kraemer WJ, Ratamess NA, Fry AC et al. Strength testing: development and evaluation of methodology. In: Maud PJ, Foster C, eds. Physiological assessment of human fitness. 2nd edn. Champaign, IL, Human Kinetics, 2006, 19–150.

[106] Brzycki M, Strength testing-Prediction a one-rep max from reps-to-fatique. JOPERD 1993, 68, 88–90.

[107] Levinger I, Goodman C, Hare DL et al. The reliability of the 1RM strength test for untrained middle-aged individuals. J Sci Med Sport 2009, 12, 310–316.

[108] Mezzani A, Hamm LF, Jones AM et al. Aerobic exercise intensity assessment and prescription in cardiac rehabilitation: a joint position statement of the European Association for Cardiovascular Prevention and Rehabilitation, the American Association of Cardiovascular and Pulmonary Rehabilitation and the Canadian Association of Cardiac Rehabilitation. Eur J Prev Cardiol. 2013, 20, 442–467.

Claudia Walther

3 Besonderheiten bei Kindern und Jugendlichen

3.1 Einleitung

Von Natur aus sind Kinder mit einem sogenannten „natürlichen Bewegungsdrang" ausgestattet, der durch ein Überwiegen zentralnervöser Erregungsprozesse hervorgerufen wird [1]. Für Kinder und Jugendliche ist körperliche Aktivität eine wesentliche Voraussetzung für ein gesundes Aufwachsen. Neben positiven Effekten auf die organische und motorische Entwicklung ist auf die Bedeutung für das psychosoziale Wohlbefinden, die Persönlichkeitsentwicklung und das Erlernen sozialer Kompetenzen zu verweisen [2]. Vermutlich werden bereits in jungen Jahren die Weichen für einen aktiven Lebensstil und die Gesundheitschancen im weiteren Lebenslauf gestellt [3]. In zahlreichen Studien werden positive Zusammenhänge zwischen der körperlichen Aktivität im Kindes- und im Erwachsenenalter berichtet [4, 5].

Die körperliche Inaktivität gilt als einer der Schlüsselfaktoren für die Entwicklung der meisten weitverbreiteten, nicht übertragbaren Erkrankungen im Erwachsenenalter, laut der Weltgesundheitsorganisation (WHO) ist körperliche Inaktivität der viertwichtigste Risikofaktor für die globale Mortalität [6]. Weltweit ist eine Zunahme der körperlichen Inaktivität zu beobachten, mit entsprechenden Folgen für die generelle Gesundheit der Bevölkerung. Körperliche Inaktivität ist hauptverantwortlich für 21–25% der Tumorerkrankungen von Brust und Dickdarm, für 27% des Auftretens von Diabetes mellitus und für etwa 30% der koronaren Herzerkrankung [7]. Auch bei Kindern und Jugendlichen ist weltweit eine erschreckende Zunahme der Prävalenz (bis zu 25%) von Übergewichtigkeit und Adipositas zu beobachten, für welche die körperliche Inaktivität hauptsächlich genannt wird.

Im folgenden Kapitel wird zunächst ein Überblick über die Effekte und Auswirkungen der körperlichen Aktivität bei Kindern und Jugendlichen gegeben. Im Weiteren werden der aktuelle Stand des Bewegungsverhaltens der Kinder und Jugendlichen sowie die Einflussfaktoren zusammengefasst, gefolgt von einem Überblick über die gegenwärtigen primärpräventiven Maßnahmen in Deutschland zur Förderung körperlicher Aktivität. Danach werden die Empfehlungen der entsprechenden Fachgesellschaften vorgestellt, und abschließend wird ein Ausblick gegeben.

DOI 10.1515/9783110456783-003

3.2 Effekte der körperlichen Aktivität bei Kindern und Jugendlichen

Unter körperlicher Aktivität versteht man definitionsgemäß sämtliche durch muskuläre Beanspruchung erzeugten Bewegungen des menschlichen Körpers, die zu einer Erhöhung des Energieumsatzes führen [8]. Wenn man von körperlicher Aktivität spricht, muss man verschiedene Aspekte betrachten: Dazu gehören zum einen die Dauer, die Häufigkeit und die Intensität, zum anderen aber auch die Art der körperlichen Aktivität (z. B. Alltagsbewegung, Freizeitbeschäftigungen, Art der Fortbewegung und Sport) [9]. Die positiven Auswirkungen und der protektive Effekt von körperlicher Aktivität und Fitness bei Erwachsenen ist durch große Kohortenstudien sehr gut belegt, und die zugrundeliegenden Mechanismen sind teilweise aufgeklärt. Bei Kindern und Jugendlichen ist die Datenlage diesbezüglich zwar geringer, dennoch haben wissenschaftliche Untersuchungen zu diesem Thema in den letzten Jahren deutlich zugenommen. Inzwischen konnte gezeigt werden, dass körperliche Aktivität im Kindes- und Jugendalter mit vielen gesundheitlichen Aspekten verknüpft ist (Abbildung 3.1).

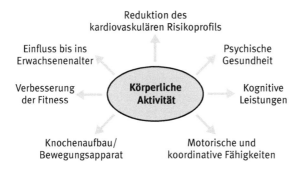

Abb. 3.1: Auswirkungen körperlicher Aktivität.

1. Die körperliche Aktivität geht mit einer besseren körperlichen Fitness bzw. kardiopulmonalen Leistungsfähigkeit einher. In zahlreichen Studien und Reviews bei Kindern und Jugendlichen konnte nachgewiesen werden, dass eine Steigerung der körperlichen Aktivität auch eine Verbesserung der Fitness nach sich zog [10–12]. Zu den vielen positiven gesundheitlichen Aspekten der körperlichen Fitness gehören die Optimierung der Erholungsfähigkeit, eine Minimierung von Verletzungen, eine Steigerung der psychischen Belastbarkeit, konstant hohe Reaktions- und Handlungsschnelligkeit, Verringerung technischer Fehlleistungen und stabilere Gesundheit durch eine verbesserte Immunabwehr und ein vermindertes Risiko von Herz-Kreislauf-Erkrankungen [13].
2. Körperliche Aktivität und Fitness sind eng mit dem kardiovaskulären Risikoprofil assoziiert. Aus verschiedenen Publikationen der „European Youth Heart Stu-

dy" wissen wir, dass bereits im Kindes- und Jugendalter das Ausmaß der körperlichen Aktivität (gemessen anhand eines Akzelerometers) und der körperlichen Fitness (Ergometertest) eng mit dem Auftreten von mehreren kardiovaskulären Risikofaktoren (systolischer Blutdruck, Triglyceridspiegel, Cholesterin/HDL Ratio, Insulinresistenz, Summe von vier Hauptfaltendicken) verknüpft ist. Bei den 9- bis 15-jährigen Jungen und Mädchen wurde in der unfittesten Gruppe ein 13-fach erhöhtes Risiko für das Auftreten von mehreren kardiovaskulären Risikofaktoren beobachtet. Aber auch die Gruppe mit der geringsten körperlichen Aktivität zeigte ein erhöhtes Risiko für das „clustering" von kardiovaskulären Risikofaktoren [14]. Parallele Beobachtungen finden sich in vielen weiteren internationalen Studien [15, 16]. Fast erwartungsgemäß wird der größte gesundheitliche Nutzen durch körperliche Aktivität mit anstrengender Intensität erreicht, wobei hier die aeroben Ausdauersportarten mit dem größten Benefit einhergehen. Jedoch kann bereits moderate körperliche Aktivität bei Hochrisiko-Jugendlichen (z. B. mit Adipositas) auch schon einen positiven Effekt erzielen [17, 18]. In Querschnittsstudien konnte auch eine Reduktion des sytolischen und diastolischen Blutdrucks bei leicht hypertensiven Jugendlichen durch körperliches Training dokumentiert werden.

3. Ein weiterer Vorteil körperlicher Aktivität ist der beobachtete positive Effekt auf das Skelettsystem, der insbesondere bei Aktivitäten, die mit Krafttraining oder Gewichtstraining einhergehen oder bei denen eine große Kraftanstrengung und Muskelanspannung notwendig ist (z. B. Ballett oder Gymnastik), auftritt. Dieser Zusammenhang ist in einer Vielzahl von Studien belegt: Einzelne Fallberichte, Korrelationsstudien, retrospektive Analysen im Hinblick auf Knochenbeschaffenheit im Erwachsenenalter und körperliche Aktivität in der Kindheit, Vergleichsstudien zwischen aktiven und inaktiven Kindern und auch Leistungssportlern und normal aktiven Kindern und Jugendlichen. Positive Effekte wurden sowohl in Bezug auf den Knochenmineralgehalt als auch auf die Knochendichte nachgewiesen. Prospektive Studien belegen diesen Zusammenhang sowohl bei präpubertären Jungen und Mädchen als auch in der Pubertät. In diesem Zusammenhang ist von Bedeutung, dass der größte Knochenumsatz bzw. -aufbau während der Pubertät stattfindet. So wird etwa ein Viertel (26%) des Knochenmineralgehaltes des Erwachsenen in dieser Wachstumsphase über einen Zeitraum von zwei Jahren aufgebaut. Diese Daten belegen, wie wichtig körperliche Aktivität in diesem Alter ist, um ein Maximum an Knochenmasse aufzubauen und in späteren Jahren ein gesundes Knochensystem zu haben [17, 19, 20].

4. In den letzten Jahren hat man die Bedeutung von motorischen und koordinativen Fähigkeiten für die gesundheitliche Entwicklung im Kindes- bis hin ins Erwachsenenalter erfasst. Viele Querschnittsstudien bescheinigen einen direkten Zusammenhang zwischen der Bewegungsaktivität und der motorischen Entwicklung bzw. Leistungsfähigkeit. Aktive Kinder sind motorisch und koordinativ geschickter im Vergleich zu inaktiven Kindern und Jugendlichen [21]. Bisher unklar

ist jedoch, welche Art der körperlichen Aktivität besonders positive Effekte auf die motorischen Fähigkeiten ausübt. Aus dem Motorik-Modul der Studie zur Gesundheit von Kindern und Jugendlichen in Deutschland (KiGGS) wissen wir, dass körperliche Aktivität ein unabhängiger Einflussfaktor für das Niveau der motorischen Leistungsfähigkeit ist. Die hochaktiven Kinder und Jugendlichen erzielen insbesondere bei den grobmotorischen Fähigkeiten (Kraft, Ausdauer, Gesamtkörperkoordination) deutlich bessere Ergebnisse im Vergleich zu den weniger aktiven Kindern. Je nach motorischem Teilaspekt variieren die Leistungsunterschiede zwischen 10% und 21% [22].

5. Weiterhin konnte nachgewiesen werden, dass körperliche Bewegung und psychische Gesundheit eng miteinander verbunden sind. Vor allem Themen wie Selbstachtung und Selbstkonzeption, wie Auftreten von Depressionen oder Angstzuständen und soziales Verhalten wurden in diesem Zusammenhang hauptsächlich untersucht. In einer niederländischen Langzeitstudie wurden die Daten von mehr als 7.000 niederländischen Schülern im Alter zwischen 11 und 16 Jahren ausgewertet. Dabei wurden neben gesundheitlichen Fakten auch die mentale Verfassung sowie soziale Parameter erfasst [23]. Jugendliche, die körperlich inaktiv waren oder ihren Körper entweder als „zu dick" oder „zu dünn" wahrgenommen hatten, zeigten ein höheres Risiko für sowohl internalisierende Probleme (z. B. Depression, Angst) als auch externalisierende Konflikte (z. B. Aggression, suchtabhängiges Verhalten). Jugendliche, die regelmäßig am organisierten Sport teilnahmen, hatten dagegen ein niedrigeres Risiko für psychische Probleme. Bewegung führt über den Umweg der körperlichen Fitness zu positiven Reaktionen durch Gleichaltrige, was wiederum das Selbstbild stärkt. Und Sport ist, wo er im Team wie in Schulen oder Vereinen betrieben wird, auch eine soziale Übung. Auch das festigt die psychische Gesundheit. Reviews, welche sich mit dem psychischen Wohlbefinden bei Kindern und Jugendlichen beschäftigt haben, berichteten einen moderaten inversen Zusammenhang zwischen körperlicher Aktivität und dem Auftreten von Depressionen und einen direkten Zusammenhang zwischen Selbstbewusstsein und sozialem Verhalten [17].

6. Körperliche und sportliche Aktivitäten führen in den meisten Studien zu einer Verbesserung der kognitiven und akademischen Leistungen. Die kognitiven Fähigkeiten umfassen Fähigkeiten wie Aufmerksamkeit, Erkennen, Urteilen, Entscheiden, Planen, Problemlösen, Informationsverarbeitung, Interpretation und vieles mehr [24]. In zwei großen Reviews konnte gezeigt werden, dass viele Faktoren der kognitiven Funktionen durch körperliche Aktivität gesteigert werden konnten, unabhängig vom Studiendesign (chronische Aktivität, akute Aktivität und Korrelationsstudien) und der Art der körperlichen Aktivität [25, 26]. In weiteren Arbeiten, welche Messungen der Reaktionszeiten oder die Elektroenzephalografie (EEG) als objektive Messparameter einsetzten, konnte auch hier eine Verbesserung einzelner Teilbereiche der kognitiven Leistung (Verarbeitungsgeschwindigkeit, Aufmerksamkeit, Reaktionsgeschwindigkeiten und Arbeitsge-

dächtnis) durch körperliche Aktivität nachgewiesen werden. Bei Kindern waren die Effekte von körperlicher Aktivität auf die kognitiven Funktionen bei den 11- bis 13-Jährigen am größten, gefolgt von den 4- bis 7-Jährigen. Diese Studien unterstützen die These, dass körperliche Aktivität zu einer höheren kognitiven Gesundheit bei Kindern und Jugendlichen führt. Die schulischen und akademischen Leistungen korrelieren – laut der aktuellen Datenlage – gut mit dem Ausmaß der körperlichen Aktivität und Fitness [27, 28]. Das Vorurteil, dass Sport und körperliche Aktivität aufgrund des Zeitmangels und aufgrund erhöhter Unkonzentriertheit zu einer Verschlechterung schulischer Leistungen führen, kann hiermit dementiert werden. Als möglicher Wirkmechanismus für die positiven Effekte körperlicher Aktivität auf kognitive Fähigkeiten wird, basierend auf Studien an Gesunden, diskutiert, dass körperliche Aktivität die Dopamin- und Noradrenalin-Konzentration steigert und es zu einem Anstieg von Neurotrophinen, wie dem „brain-derived neurotrophic factor" (BDNF), im Hippocampus kommt. BDNF unterstützt Funktion, Wachstum und Differenzierung von Neuronen und Synapsen und spielt daher eine integrale Rolle in der Neurogenese und der Formbarkeit des Nervensystems [29].

7. Neben kurzfristigen Effekten gilt es auch, langfristige Effekte zu berücksichtigen, die sich aus der körperlichen Aktivität im Kindes- und Jugendalter ergeben. Körperliche Aktivität in der Jugend hat Auswirkungen auf kardiovaskuläre Risikofaktoren und Erkrankungen im Erwachsenenalter. Kinder, die aufgrund ihres inaktiven Lebensstils kardiovaskuläre Risikofaktoren entwickeln, werden diese auch mit einer höheren Wahrscheinlichkeit im Erwachsenenalter präsentieren. Insofern ist es umso wichtiger, sich bereits in jungen Jahren einen gesunden Lebensstil anzueignen und diesen dann beizubehalten [30]. Langzeituntersuchungen zeigen, dass sich ein in jungen Jahren etablierter aktiver Lebensstil häufig auch im Erwachsenenalter fortsetzt und damit das Risiko für die Entstehung von Krankheiten und Beschwerden verringert, die im Zusammenhang mit körperlicher Inaktivität stehen [3]. Dabei werden drei mögliche Interaktionen diskutiert: Körperliche Aktivität in Kindheit und Jugend beeinflusst die körperliche Aktivität im Erwachsenenalter, die sich wiederum mit hoher Evidenz positiv auf die Gesundheit auswirkt. Körperliche Aktivität von Kindern und Jugendlichen beeinflusst ihre Gesundheit direkt, was ein wesentlicher Prädiktor für die Gesundheit im Erwachsenenalter ist. Und zuletzt besteht die Möglichkeit, dass sich körperliche Aktivität in der Kindheit direkt auf die adulte Gesundheit auswirkt.

3.3 Aktuelle Situation des körperlichen Aktivitätsniveaus bei Kindern und Jugendlichen

Das Bewegungsverhalten, insbesondere von jüngeren Kindern, ist durch sprunghafte und schnell wechselnde Aktivitäten gekennzeichnet [31]. Deshalb stellt die exakte Erfassung des Bewegungsverhaltens von Kindern (und teilweise auch von Jugendlichen) eine große Herausforderung dar [32]. Neben der Beurteilung der Intensität der körperlichen Aktivität ist ein weiterer wichtiger Aspekt die Erfassung der verschiedenen Lebensbereiche/Settings, in denen körperliche Aktivität bzw. Sport ausgeübt wird. Dazu zählen schulische Aktivitäten (Sportunterricht, Pausenaktivitäten), Aktivitäten im Kindergarten, in Vereinen, Freizeitaktivitäten oder auch aktives Zurücklegen von Wegstrecken (z. B. Schulweg zu Fuß oder mit dem Fahrrad absolvieren etc.). Die bevorzugten Bewegungsvarianten verändern sich oft mit dem Alter. So machen 5- bis 9-Jährige typischerweise weniger sportassoziierte Bewegungen als ältere Kinder. Ab zehn Jahren beginnen sich Kinder für ähnliche wie die von Erwachsenen ausgeübten Sportarten zu interessieren.

Für die Bewertung und Erfassung der körperlichen Aktivität werden bei Kindern und Jugendlichen verschiedene Verfahren eingesetzt: Dazu zählen insbesondere Fragebögen sowie Interviews und Tagebücher als indirekte subjektive Messmethoden. Weiterhin werden direkte objektive Messungen mittels Herzfrequenzerfassung, Schrittzähler, Akzelerometer und/oder Multisensorgeräte eingesetzt. Zusätzliche validierte motorische Testverfahren können eine Aussage über die Geschicklichkeit und die motorischen und koordinativen Fähigkeiten liefern. Körperliche Fitness, welche eng mit körperlicher Aktivität korreliert, wird über unterschiedliche Belastungstests (Fahrradergometer, Laufbandtest oder „Shuttle-run"-Test) evaluiert.

Mit dem Bewusstsein der Bedeutung von körperlicher Aktivität bzw. Inaktivität als einer der Schlüsselfaktoren für die Entstehung von Adipositas und Übergewichtigkeit sowie anderen erworbenen Krankheiten existieren inzwischen sehr viele nationale und internationale Querschnittsstudien und Surveys zum aktuellen Bewegungsstatus der Kinder und Jugendlichen. Aufgrund der umfangreichen Datenlage sind hier beispielhaft einige Ergebnisse dargestellt, welche sich in den meisten Industrienationen weltweit ähnlich darstellen dürften.

Aktuelle Daten zur körperlichen Aktivität von Kindern und Jugendlichen in Deutschland liefert die bundesweite KiGGS-Studie. Dort wurde für die 3- bis 17-jährigen Kinder und Jugendlichen anhand eines Fragebogens (der bei den Kindern durch die Eltern beantwortet wurde) die Dauer und Intensität der körperlichen Aktivität sowie die Qualität und Art der körperlichen Aktivität sowie die Ausübung innerhalb oder außerhalb eines Sportvereins erfasst. Um eine differenzierte Beschreibung der körperlich-sportlichen Aktivität zu ermöglichen, wurden die Analysen nach Alter, Geschlecht, sozialem Status, Migrationshintergrund und Wohnregion getrennt durchgeführt. Laut KiGGS-Ergebnissen [33] ist ein Großteil der Kinder im Alter von 3–10 Jahren regelmäßig sportlich aktiv: 76,7% der Jungen im Alter von 3–10 Jahren und 74,9% der Mädchen im Alter von 3–10 Jahren sind mindestens einmal pro Woche sportlich aktiv, mehr als ein Drittel sogar dreimal oder häufiger in der Woche. Kinder, die nicht regelmäßig Sport treiben, kommen überproportional häufig aus Familien mit niedrigem Sozialstatus, mit Migrationshintergrund oder aus den neuen Bundesländern. Auch für das Jugendalter lässt sich feststellen, dass Sport und Bewegung verbreitet sind. Bei den Jugendlichen (Alter 11–17 Jahre) betätigen sich 89,9% der Jungen und 78,5% der Mädchen gleichen Alters mindestens einmal pro Woche körperlich. Aber nur etwas mehr als ein Viertel der Kinder und Jugendlichen im Alter von 3–17 Jahren sind täglich mindestens 60 min aktiv und erfüllen damit die WHO-Empfehlung. Dabei ist der Anteil der Jungen, die körperlich aktiv sind, signifikant größer. Im jugendlichen Alter sind Mädchen im Vergleich zu Jungen zu einem größeren Prozentsatz inaktiv (14,8% versus 4,0%). Der Anteil der körperlich aktiven Jugendlichen nimmt mit zunehmendem Alter kontinuierlich ab [34]. In der MoMo-Subgruppe der KiGGS-Studie (zusätzliche Erfassung verschiedener motorischer Parameter sowie des Fitnesslevels) erfüllten nur 17% der Jungen und 13% der Mädchen die Aktivitätsempfehlungen der WHO von täglich mindestens 60 min körperlicher Aktivität. Der höchste Abfall an körperlicher Aktivität war mit dem Übertritt von der Grundschule in eine weiterführende Schule zu beobachten gewesen (Durchschnittsalter 10–11 Jahre). Es konnte des Weiteren gezeigt werden, dass Normgewichtigkeit, sportliche Vereinsaktivität, Freizeitaktivität und aktives Zurücklegen von Wegstrecken eng mit der kardiopulmonalen Fitness korrelierten und dass insbesondere Aktivität in Sportvereinen eine bessere gesundheitsbezogene Lebensqualität mit sich bringt [35].

In der internationalen „Health-behaviour-in-school-aged-children" (HBSC)-Studie [36], an der 32 Länder teilnahmen, wurden ähnliche Ergebnisse wie in der KiGGS-Studie beobachtet: Die körperliche Aktivität nimmt mit zunehmendem Alter ab, Jungen bewegen sich häufiger mit einer moderaten Intensität als Mädchen und der sozioökonomische Status hat Einfluss auf das Aktivitätsniveau (je höher der sozioökonomische Status, desto höher das körperliche Aktivitätsniveau). In einer aktuellen Kohorte und Befragung des US-amerikanischen „National health and nutrition examination survey" (NHANES) wurde in den Jahren 2003–2004 mittels eines Akzelerometers (also einer relativ objektiven Methode zur Erfassung der körperlichen Aktivität) das Aktivitätsniveau von über 11.000 Kindern (6–11 Jahre), Jugendlichen (12–19 Jahre) und Erwachsenen (> 20 Jahre) erfasst. Ähnliche Ergebnisse wie bereits beschrieben konnten auch hier objektiviert werden: Männliche Kinder und Jugendliche sind aktiver im Vergleich zu weiblichen, das körperliche Aktivitätsniveau nimmt von der Kindheit bis in die Adoleszenz dramatisch ab und sinkt mit zunehmendem Alter. 42% der Kinder im Alter von 6–11 Jahren bewegen sich entsprechend der Empfehlungen (60 min täglich), und nur 8% der Jugendlichen erreichen dieses Ziel. Bei Erwachsenen wird das Ziel von 30 min täglicher körperlicher Aktivität nur noch von 5% erreicht. In einem Review über 26 Studien (hauptsächlich aus den USA) wurde eine durchschnittliche Abnahme der körperlichen Aktivität um 7% pro Jahr in der

Adoleszenz beschrieben [37]. Zusammenfassend kann man sagen, dass weltweit das Aktivitätsniveau der Kinder und Jugendlichen unter dem der aktuellen Empfehlungen liegt, dass Mädchen häufiger betroffen zu sein scheinen als Jungen und dass insbesondere die Adoleszenz ein vulnerables Alter darstellt.

3.4 Einflussfaktoren der körperlichen Aktivität

Körperliche Aktivität unterliegt multidimensionalen Einflüssen. Neben individuellen Faktoren (Alter, Geschlecht), dem sozialen Umfeld wie Familie, Freunde und Schule üben auch der technische Fortschritt, der Medienkonsum und die Urbanisierung der Lebensräume einen großen Einfluss auf das Aktivitätsverhalten der Kinder und Jugendlichen aus. Sogar ein möglicher erblicher Einfluss auf das Bewegungsverhalten wurde kürzlich nachgewiesen [38]. Um diese Zusammenhänge besser verstehen zu können, wurden sozioökologische Modelle entwickelt, beispielhaft in Abbildung 3.2 dargestellt [39]. Diese Modelle helfen, die vielen verschiedenen Einflussfaktoren, welche das Bewegungsverhalten und das Aktivitätsniveau der Kinder bestimmen, genauer zu definieren bzw. zu erfassen. Man geht inzwischen davon aus, dass Ansätze zur Steigerung der körperlichen Aktivität an mehreren Ebenen des Modells ansetzen müssen. Mittelpunkt zukünftiger Untersuchungen muss weiterhin sein, Interventionen oder Projekte zu entwickeln und zu identifizieren, welche besonders effektiv sind. Dazu zählt beispielsweise die Entwicklung von Projekten für spezielle Settings (z. B.

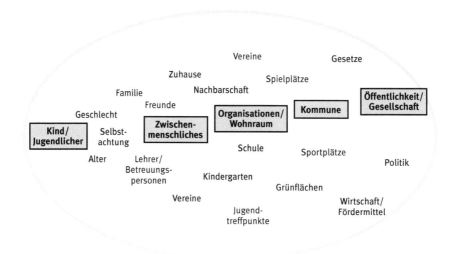

Abb. 3.2: Sozioökologisches Modell nach Mehtälä M. et al. [39]. Dargestellt sind die einzelnen Ebenen und Variablen, welche einen Einfluss auf das Bewegungsverhalten im Kindes- und Jugendalter ausüben.

Schule/Kindergarten) oder ein umfassender Ansatz mit Einbeziehung von Individuum, Familie und Schule etc.

3.5 Empfehlungen

Das Aktivitätsverhalten von Kindern und Jugendlichen variiert erheblich, sowohl in Abhängigkeit vom Alter als auch hinsichtlich der verschiedenen Bewegungsformen und des Settings. Körperliche Aktivität beginnt im Kleinkindalter mit dem Abstützen der Arme, dem Drehen und Krabbeln und den ersten Schritten. Mit der Entwicklung der neuromuskulären Fähigkeiten werden auch die Bewegungsformen und Aktivitäten komplexer. Grundlegende Bewegungsmuster und -fähigkeiten entwickeln sich im Vorschulalter und bilden die Grundlage für die körperliche Aktivität und die sportlichen Fähigkeiten in den darauffolgenden Jahren. Mit dem Wachstum, dem Heranreifen des Körpers und der gesammelten Erfahrung werden die bereits vorhandenen Basisbewegungen in mehr spezialisierte und komplexe Bewegungen inkorporiert, sei es beim Spielen im Freien oder bei sportlichen oder anderen Aktivitäten im Schulalltag. Angeleitete Bewegung und Training durch Sportlehrer oder Trainer helfen dabei, bestimmte spezielle Fähigkeiten zu erlernen und zu entwickeln. Kinder im Alter von 6–9 Jahren bewegen sich in ihrer Freizeit hauptsächlich im anaeroben Bereich. Die dabei erworbenen Fähigkeiten werden im jugendlichen Alter dazu benutzt, spezielle und organisierte Sportarten zu erlernen (Abbildung 3.3) [10].

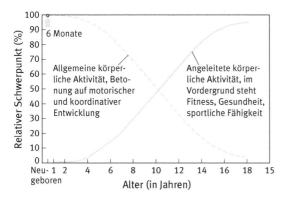

Abb. 3.3: Schematische Darstellung der Verlagerung des Schwerpunkts der körperlichen Aktivität/ Erlernen von Sportarten im Jugendalter (abgeändert nach Strong WB et al. [10]).

Die Empfehlungen zur körperlichen Aktivität im Kindes- und Jugendalter dienen zur Orientierung, wie viel körperliche Aktivität mit welcher Intensität notwendig ist, um einen gesundheitlichen Nutzen zu bewirken. Körperliche Aktivitäten werden entsprechend der MET-Einheiten (MET = metabolisches Äquivalent, entspricht dem Energieumsatz in Ruhe) in diejenigen mit leichter, moderater und anstrengender Intensität klassifiziert (Abbildung 3.4). Die existierenden MET-Tabellen für die unterschiedlichen Aktivitätsarten beziehen sich auf Messwerte von Erwachsenen. Bei Kindern und Jugendlichen ist der Energieverbrauch bezogen auf die Körpermasse während körperlicher Aktivität deutlich höher, sodass diese Tabellen nicht uneingeschränkt übertragbar sind. Dennoch entspricht ein MET-Verbrauch von 3–6 Einheiten einer moderaten körperlichen Aktivität, und anstrengende Aktivitäten erfordern einen MET-Verbrauch größer als sechs Einheiten, welche notwendig sind, um einen größtmöglichen gesundheitlichen Benefit zu erzielen [10]. Schnelles Gehen, Fahrradfahren und aktives „Outdoor"-Spielen erfüllen dieses Kriterium.

Sitzende Tätigkeit	Leichte körperliche Tätigkeit	Mäßige körperliche Tätigkeit	Anstrengende körperliche Tätigkeit
0–1,5 MET	1,5–3 MET	3–6 MET	>6 MET
Beispiele: Fernsehen, Computerspiele, Lesen etc.	Spazierengehen, Zimmer Aufräumen, Einkaufen Gehen	Wandern, Fahrradfahren, Verstecken Spielen, Laufen, Ausdauersportarten im Verein: Tennis, Schwimmen, Leichtathletik, Ballsportarten	

Abb. 3.4: Einteilung der körperlichen Aktivität entsprechend der unterschiedlichen Intensitäten [52]. MET = metabolisches Äquivalent, entspricht dem Energieumsatz in Ruhe. In dem Update von Ainsworth et al. [52] finden sich die den Sportarten und Aktivitäten zugeteilten MET-Einheiten.

Entsprechende Institutionen und Fachgesellschaften in den USA, in Kanada, England und Australien empfehlen für das Babyalter bis zu 12 Monaten eine Animation zur körperlichen Bewegung und für das Kleinkindalter von 12 Monaten bis zu 4–5 Jahren eine tägliche körperliche Aktivität von 180 min [40–43]. Diese Aktivitäten sollten

Tab. 3.1: Empfehlungen der WHO [45] zur körperlichen Aktivität bei Kindern und Jugendlichen im Alter von 5–17 Jahren.

- Körperliche Aktivität umfasst Freizeitaktivitäten, Spielen, Sport und Zurücklegen von Transportwegen
- Die Dauer der körperlichen Aktivität sollte täglich mindestens 60 min betragen, dies kann auch über mehrere Einzelbelastungen (mindestens 15 min Dauer) akkumuliert werden
- Die Intensität der körperlichen Aktivität sollte moderat bis sehr anstrengend sein
- Länger dauernde körperliche Aktivität (> 60 min) bringt zusätzlichen gesundheitlichen Benefit
- Der größte Teil der täglichen körperlichen Aktivität sollte aerobe Aktivitäten beinhalten
- Sehr anstrengende Tätigkeiten, auch solche, die die Muskelkraft sowie die Knochenstärke beeinflussen, werden mindestens dreimal pro Woche empfohlen

Tab. 3.2: Vorschläge zur Förderung der körperlichen Aktivität bei Kindern und Jugendlichen in Deutschland durch einen Expertenkonsens [46]. Ein besonderer Fokus wurde auf die verschiedenen Ebenen der Verhaltensprävention und der Verhältnisprävention im Kontext der verschiedenen Lebensstilfaktoren gesetzt.

Verhaltensprävention

- Besonderheiten (Neigungen, Bedürfnisse, Barrieren) der jeweiligen Zielgruppe sollen berücksichtigt werden (z. B. Alter, Geschlecht, soziokulturelle Faktoren)
- Die Förderung der motorischen Leistungsfähigkeit soll alters- und geschlechtsangepasst erfolgen
- Gezieltes Training sollte den Entwicklungsstand berücksichtigen (z. B. beim Kraft- oder Ausdauertraining)
- Täglich mindestens 90 min körperliche Aktivität sollten erreicht werden (auch als 15-minütige Intervallbelastungen möglich)
- Täglich sollte eine Schrittzahl von mindestens 12.000 Schritten erreicht werden
- Alltagsaktivitäten, z. B. aktiver Schulweg, sollten gefördert werden

Verhältnisprävention

- Eltern und Betreuungspersonen von Kindertagesstätten, Schulen und Vereinen haben Vorbildfunktion und sollten entsprechend handeln
- Sie sollten so früh wie möglich und wann immer es geht in jedem dieser „Settings" auf den Nutzen körperlicher Aktivität verweisen und ihn vorleben
- Das Grundlagenwissen über Bewegungsförderung sollte in den Ausbildungsgängen verankert werden
- Eine Zusammenarbeit und Vernetzung aller Akteure und der verschiedenen Sektionen ist erforderlich
- Institutionen, z. B. Kindertageseinrichtungen und Schulen, sollen strukturierte und unstrukturierte zusätzliche Bewegungszeiten im Umfang von 150 min pro Woche, z. B. fünfmal 30 min, anbieten
- Politik und Gesellschaft muss sich ihrer gestaltenden Rolle bewusst werden

Berücksichtigung von Lebensstilfaktoren

- Bedeutung von zusätzlichen Lebensstilfaktoren bewusst machen: Ernährung, Schlaf, Medienkonsum
- Fernseher im Kinderzimmer sollte vermieden werden
- Sitzende Tätigkeit in der Freizeit – im Wesentlichen durch eine Limitierung des Medienkonsums – soll auf eine altersangemessene Dauer begrenzt werden:
  - unter 3 Jahre 0 min
  - bis 6 Jahre maximal 30 min
  - bis 11 Jahre maximal 60 min
  - ab 12 Jahre maximal 120 min

in unterschiedlichen Umgebungen stattfinden und Aktivitäten, die zur Entwicklung motorischer Fähigkeiten beitragen, beinhalten. Die wohl am weitesten verbreiteten internationalen Empfehlungen zur körperlichen Aktivität bei Kindern und Jugendlichen werden durch die WHO vorgegeben [44]. Sie folgen den aktuellen Ergebnissen umfassender Reviews und gelten speziell für Kinder und Jugendliche im Alter von 5–17 Jahren (Tabelle 3.1).

Die Empfehlungen der WHO sind relativ allgemein gehalten und differenzieren z. B. nicht zwischen der Kindheit und dem Eintritt ins jugendliche Alter, auch geschlechtsspezifische Besonderheiten bleiben unberücksichtigt. Nationale und regionale Besonderheiten, spezielle Lebenssituationen finden ebenfalls keine besondere Betonung in diesen Leitlinien. Vor diesem Hintergrund wurden für Deutschland durch eine Expertengruppe Vorschläge zur Förderung der körperlichen Aktivität im Bereich der Verhältnis- und der Verhaltensprävention unter Berücksichtigung vorhandener Lebensstilfaktoren [45] (Tabelle 3.2) entwickelt. Im Unterschied zu den WHO-Empfehlungen wird in dem vorgestellten Konsens eine tägliche körperliche Aktivität von mindestens 90-minütiger Dauer empfohlen. Zur besseren Veranschaulichung und für den Gebrauch im Alltag wurde von der Arbeitsgruppe um Graf et al. [46] die Kinder-Bewegungspyramide entwickelt, die als Orientierungshilfe dafür dienen soll, wie ein bewegungsarmes und/oder übergewichtiges Kind aktiv sein sollte. Die einzelnen Bewegungseinheiten im Bereich der moderaten bis anstrengenden Intensität sollten mindesten 15 min andauern und können pro Tag akkumuliert werden. Zusammen mit den Alltagsaktivitäten sollte eine tägliche Bewegungsdauer von 90 min bis zwei Stunden (oder mehr) erreicht werden. Je nach Alter sollte der Medienkonsum von null auf bis zu ein bis zwei Stunden pro Tag beschränkt werden (Tabelle 3.3).

Tab. 3.3: Einteilungen und Empfehlungen der Kinder-Bewegungs-Pyramide nach Graf et al. [47].

	Dauer (in min) täglich	Intensität	Modifizierte Borg-Skala	Beispiele
Intensive Aktivitäten	2 × 15 min → 30 min insgesamt	schwitzen oder hecheln	≥ 6 anstrengend	Schulsport, Vereinsaktivität, Freizeitaktivität mit der Familie oder mit Freunden spielen, z. B. Verstecken, Inline-Skaten, Fahrradtour
Moderate Aktivitäten	4 × 15 min → 1 h insgesamt	nicht schwitzen, nicht hecheln	3–5 → etwas anstrengend	
Alltags-aktivitäten	6 × 5–10 min mindestens			Wegstrecken, z. B. zur Schule gehen oder mit dem Fahrrad oder Roller fahren; Hausarbeit, z. B. Laub kehren, staubsaugen, Zimmer aufräumen
Inaktivität	< 2 Jahre → kein Fernsehen etc. 6–12 Jahre → max. 4 × 15 min; > 12 Jahre → max. 4 × 30 min			Fernsehen, Computer, Playstation

3.6 Primärpräventionsprojekte zur Steigerung der körperlichen Aktivität

Die steigende Prävalenz der mit körperlicher Inaktivität und sitzender Tätigkeit assoziierten Erkrankungen im Kindes- und Jugendalter führte in den letzten Jahren zu einem exponentiellen Anstieg von Therapiestrategien und -studien sowie von Primärpräventionsprogrammen, um dieser Entwicklung entgegenzuwirken. Viele Programme haben meistens einen multifaktoriellen Ansatz und variieren hinsichtlich ihres Inhaltes, ihrer Dauer (von Monaten bis zu Jahren) und ihrer Zielgruppen. Die Mehrheit der vorhandenen Interventionsprogramme fand bzw. findet in Schulen oder Kindergärten statt, da in diesen Settings die vorhandene Infrastruktur viele Vorteile bietet und relativ einfach eine große Anzahl von Kindern und Jugendlichen erreicht werden kann, unabhängig von ihrem sozioökonomischen Status und evtl. bestehendem Migrationshintergrund. In der Schule können gesundheitsfördernde Maßnahmen flächendeckend und langfristig in das Curriculum integriert werden. Kinder und Jugendliche verbringen einen Großteil ihrer Zeit in der Schule, in welcher ein großer Einfluss auf soziale, emotionale und kognitive Entwicklungen ausgeübt werden kann und somit die Persönlichkeit beeinflusst wird. Insofern kann hier auch der Grundstein für eine lebenslange sportliche Aktivität bzw. für Spaß an Bewegung gelegt werden.

Die Ergebnisse der vorhandenen Studien sind teils widersprüchlich, jedoch fällt auf, dass ein Effekt auf die körperliche Aktivität insbesondere dann erzielt werden konnte, wenn die Intervention ausreichend intensiv war. Beispielhaft sollen hier zwei Studien aufgeführt werden, die durch ein schulisches Interventionsprogramm einen positiven Effekt auf körperliche Aktivität und Fitness erzielen konnten. In der KISS-Studie [47] wurde der Effekt eines schulbasierten Sportprogramms auf die körperliche Aktivität und Fitness sowie die Adipositas von 502 Schulkindern untersucht. Schulkinder der 1. und 5. Jahrgangsstufe der Interventionsgruppe ($n = 297$) erhielten zusätzlich zu den bereits vorhandenen drei Schulsportstunden pro Woche noch zwei zusätzliche Sportstunden, welche durch einen speziellen Sportlehrer abgehalten wurden, sowie mehrere 5-minütige Bewegungspausen während des Schulunterrichts und zusätzlich 10-minütige Hausaufgaben zur körperlichen Aktivität. Nach einem Schuljahr zusätzlichen Sportunterrichts war bei den Kindern der Interventionsgruppe eine signifikante Verringerung der Hautfaltendicke (als Marker für Übergewichtigkeit) sowie ein signifikanter Anstieg der aeroben Fitness zu beobachten gewesen. Auch einzelne Parameter der körperlichen Aktivität waren bei den Schülern der Interventionsgruppe im Vergleich zur Kontrollgruppe gesteigert. Einen ähnlichen Effekt konnte man in einer Substudie des Leipziger Schulprojekts [11] beobachten. Bei 182 Schülern im durchschnittlichen Alter von 11 Jahren wurde der Effekt eines täglichen Schulsportunterrichts auf die körperliche Fitness (gemessen mittels Spiroergometrie) sowie auf einen Surrogatparameter des kardiovaskulären Risikos (endotheliale Progenitorzellen) untersucht. Bei den 109 Schülern der Interventionsgruppe konnte eine signifikante

Verbesserung der körperlichen Fitness im Vergleich zu Schülern der Kontrollgruppe beobachtet werden. Auch bzgl. des Surrogatparameters für das kardiovaskuläre Risiko – die endothelialen Progenitorzellen – konnte ein signifikanter positiver Effekt in der Interventionsgruppe verzeichnet werden. Der BMI-SDS sowie die BMI-Perzentile wurden durch den täglichen Sportunterricht nach einem Jahr nicht signifikant verändert, jedoch zeigte sich eine Tendenz zu niedrigerer Prävalenz von Übergewichtigkeit und Adipositas in der Interventionsgruppe nach einem Jahr (von 12,8% auf 7,3%).

In einem aktuellen Update aus dem Jahr 2013 der Cochrane-Datenbank wurde die Effektivität von schulbasierten Interventionsprogrammen zur Steigerung der körperlichen Aktivität und Fitness von Kindern und Jugendlichen im Alter von 6 bis 18 Jahren untersucht [48]. Insgesamt wurden die Daten von 36.593 Studienteilnehmern aus 44 Studien aus Australien, Südamerika, Europa, China und Nordamerika analysiert. Die Interventionsdauer reichte von zwölf Wochen bis zu sechs Jahren, bezeichnenderweise hatten nicht zwei der eingeschlossenen Studien die gleiche Kombination von Interventionen. In dem Review konnte gezeigt werden, dass schulbasierte Interventionsprogramme zu einer Steigerung der körperlichen Aktivität führen (von 5 bis zu 45 min täglich), dass Kinder dreimal häufiger eine körperliche Aktivität mit mäßiger bis anstrengender Intensität ausüben und dass der Fernsehkonsum reduziert werden konnte (um 5 bis zu 60 min täglich). Außerdem waren die Kinder in Interventionsprogrammen deutlich fitter als die der Kontrollgruppen. Allerdings wurde das Aktivitätsniveau der jugendlichen Teilnehmer durch die schulbasierten Interventionsprogramme nicht beeinflusst, auch hinsichtlich der kardiovaskulären Risikofaktoren wie systolischer und diastolischer Blutdruck, Blutlipide, BMI sowie Herzfrequenz ließen sich keine Effekte beobachten. In einer weiteren Metaanalyse [49] mit über 14.000 Schülern wurde ein vernachlässigbarer bis allenfalls leichter Effekt diverser schulbasierter Interventionsprogramme auf die Steigerung der körperlichen Aktivität (sowohl leichte als auch mäßige bis anstrengende) bei den teilnehmenden Kindern und Jugendlichen beobachtet. Im Hinblick auf Subgruppenanalysen wie den BMI, die Gruppe der übergewichtigen bzw. adipösen Kinder und Dauer der Intervention (größer oder kleiner als 6 Monate) wurde kein signifikanter Effekt gesehen.

Auch eher familienbasierte Interventionsprogramme haben einen – wenn auch nur geringen – Effekt auf die Steigerung der körperlichen Aktivität [50]. Dies konnte in einem weiteren Review über 47 Studien bei Kindern und Jugendlichen verzeichnet werden. Die einzelnen familienbezogenen Interventionsprogramme waren vor allem dann wirksam, wenn sie auf die entsprechende Familiensituation abgestimmt waren, d. h. Ethnizität, zugrunde liegende Motivation bzw. Einstellung der jeweiligen Familie zu Sport und körperlicher Aktivität sowie zeitliche Abläufe/Organisation der Familien wurden berücksichtigt. Die Entwicklung von Interventionsstudien zur Verbesserung der motorischen Fähigkeiten ist relativ jung, dennoch gibt es bereits eine interessante Übersichtsarbeit zu diesem Thema. In dem Review von Morgan et al. [51] konnte an 19 Studien gezeigt werden, dass durch bestimmte Interventionsstudien (die in ihrem Studiendesign sehr heterogen waren) eine Verbesserung von mindestens einer fundamentalen motorischen Fähigkeit erreicht werden kann. Diese Studien wurden bis auf eine nur an Grundschulen durchgeführt, da die Entwicklung der motorischen Fähigkeiten in diesem Alter am besten ausgeprägt ist.

Zum aktuellen Zeitpunkt ist es somit gerechtfertigt, zu behaupten, dass Interventionsstudien, seien sie schul- oder familienbasiert oder eine Kombination aus beidem, einen – wenn auch teilweise nur geringen – positiven Effekt auf die Steigerung der körperlichen Aktivität bei Kindern und Jugendlichen haben. Des Weiteren konnte in der Mehrzahl der Studien auch eine Verbesserung der körperlichen Fitness beobachtet werden. Es ist jedoch nicht belegt, dass die bisherigen Projekte und Interventionen einen eindeutigen Effekt auf eine Verbesserung der kardiovaskulären Risikofaktoren wie Adipositas, Blutlipidwerte, arterielle Hypertonie, Diabetes mellitus haben. Umso wichtiger ist es, die Primärpräventionsprojekte weiterzuentwickeln, wissenschaftlich weiter zu evaluieren und Subgruppen zu identifizieren, die speziell gefördert werden müssen.

3.7 Fazit/Ausblick

Die entsprechenden Fachgesellschaften und auch das öffentliche Gesundheitswesen sind sich inzwischen einig, dass es bestimmter Interventionsprogramme bedarf, um der allgemeinen mangelnden körperlichen Aktivität und den damit einhergehenden Folgen wie mangelnde körperliche Fitness, Zunahme von Übergewichtigkeit und Adipositas sowie Zunahme der Prävalenz kardiovaskulärer Risikofaktoren entgegenzuwirken. Zum jetzigen Zeitpunkt unumstritten ist, dass diese Programme eine Steigerung der körperlichen Aktivität beinhalten sollten, dass das optimale Setting schulische Einrichtungen bzw. Kindergärten sind und dass das familiäre bzw. soziale Umfeld miteinbezogen werden sollte – in welchem Ausmaß und in welcher Modalität ist sicher noch zu evaluieren. Nicht ganz eindeutig sind die notwendige Dauer der Interventionsprogramme sowie welche Gruppen der Kinder und Jugendlichen speziell angesprochen werden sollten. Unklarheiten bestehen weiterhin bezüglich der Kosten-Nutzen-Effektivität. Die bisher durchgeführten Programme/Studien hatten sich kaum mit den anfallenden bzw. gesparten Kosten durch solche Interventionen beschäftigt, dieser Aspekt wird in Zukunft sicherlich auch noch eine große Rolle spielen und mehr in den Mittelpunkt zukünftiger Analysen treten. Ein wesentlicher Bestandteil der Interventionsprogramme sollte die Erfassung von Langzeitdaten, wenn möglich sogar bis in das Erwachsenenalter hinein, sein. Nur dann kann eigentlich wirklich der Einfluss solcher Programme auf die gesundheitliche Entwicklung der Bevölkerung beurteilt werden. Um das Wissen zu diesem kompakten Thema weiter vertiefen und um realistische Konsequenzen für die allgemeine Gesundheitsentwicklung der Bevölkerung ziehen zu können, muss das Thema „Förderung der körperlichen Aktivität" eine sehr hohe Priorität in unserer Gesellschaft bekommen. Vor allem auf politischer Ebene müssen die Weichen gestellt und entsprechenden finanziellen Mittel bereitgestellt werden, um Interventionsprogramme mit oben genannten Inhalten und Ansprüchen durchführen zu können, um dann die Langzeiteffekte erzielen und beobachten zu können. Dadurch werden die heutigen Kinder und Jugendlichen bis weit in ihr Erwachsenenalter hinein erheblich profitieren.

Literatur

[1] Dordel S: Bewegungsförderung in der Schule. 4. Auflage. Dortmund, Verlag Modernes Lernen, 2003.

[2] Tortelero SR, Taylor WC, Murray NG. Physical activity, physical fitness, and social, psychological and emotional health. In: Armstrong N, van Mechelen W (eds). Pediatric Exercise Science and Medicine. Oxford, Oxford University Press, 2000, 273–293.

[3] Telama R. Tracking of physical activity from childhood to adulthood: a review. J Obes Facts 2009, 3, 187–195.

[4] Friedman S, Martin L, Tucker J, Criqui M, Kern M, Reynolds C. Stability of physical activity across the lifespan. J Health Psychol 2008, 13, 1092.

[5] Malina R. Tracking of physical activity across the lifespan. President's Council on Physical Fitness and Sports Research Digest 2001, 3, Nr. 14.

[6] World Health Organization (WHO). Global recommendations on physical activity for health. Geneva, WHO, 2010 (www.who.int/dietphysicalactivity/factsheet_recommendations/en/index.html).

[7] Global health risks: mortality and burden of disease attributable to selected major risks. Geneva, WHO, 2009.

[8] Caspersen CJ, Powell KE, Christenson GM. Physical activity, exercise, and physical fitness: definitions and distinctions for health-related research. Public Health Rep 1985, 100, 126–131.

[9] Butte NF, Ekelund U, Westerterp KR. Assessing physical activity using wearable monitors: measures of physical activity. Med Sci Sports Exerc 2012, 44(Suppl 1), S5–S12.

[10] Strong WB, Malina RM, Blimkie CJ et al. J Pediatr 2005, 146, 732–737.

[11] Walther C, Gaede L, Adams V et al. Effect of increased exercise in school children on physical fitness and endothelial progenitor cells: a prospective randomized trial. Circulation 2009, 120, 2251–2259.

[12] Meyer U, Schindler C, Zahner L et al. Long-term effect of a school-based physical activity program (KISS) on fitness and adiposity in children: a cluster-randomized controlled trial. PLoS One 2014, 9, e87929.

[13] Weineck J. Optimales Training: Leistungsphysiologische Trainingslehre unter besonderer Berücksichtigung des Kinder- und Jugendtrainings. 15. Auflage. Balingen, Spitta Verlag, 2007.

[14] Andersen LB, Harro M, Sardinha LB et al. Physical activity and clustered cardiovascular risk in children: a cross-sectional study (The European Youth Heart Study). Lancet 2006, 368(9532), 299–304.

[15] Jiménez-Pavón D, Konstabel K, Bergman P et al. Physical activity and clustered cardiovascular disease risk factors in young children: a cross-sectional study (the IDEFICS study). BMC Med 2013, 11, 172.

[16] Andersen LB, Riddoch C, Kriemler S, Hills AP. Physical activity and cardiovascular risk factors in children. Br J Sports Med 2011, 45(11), 871–876.

[17] Janssen I, Leblanc AG. Systematic review of the health benefits of physical activity and fitness in school-aged children and youth. Int J Behav Nutr Phys Act 2010, 7, 40.

[18] Dobbins M, Husson H, DeCorby K, LaRocca RL. School-based physical activity programs for promoting physical activity and fitness in children and adolescents aged 6 to 18. Cochrane Database Syst Rev 2013, (2), CD007651.

[19] Boreham C, Riddoch C. The physical activity, fitness and health of children. J Sports Sci 2001, 19, 915–929.

[20] Boot AM, Deridder MaJ, Pols HaP, Krenning EP, Keizer-Schrama SMPFD. Bone mineral density in children and adolescents: Relation to puberty, calcium intake, and physical activity. J Clin Endocrinol Metab 1997, 82, 57–62.

[21] Wydra G, Scheuer C, Winchenbach H, Schwarz M. Sportunterricht 2005, 54, 111–116.

[22] Bös K, Worth A, Opper E et al. Motorik-Modul. Eine Studie zur motorischen Leistngsfähigkeit und körperlich-sportlichen Aktivität von Kindern und Jugendlichen in Deutschland. Baden-Baden, Nomos, 2009.

[23] Monshouwer K, ten Have M, van Poppel M, Kemper H, Vollebergh W. Possible mechanisms explaining the association between physical activity and mental health: findings from the 2001 Dutch Health Behaviour in School-Aged Children Survey. Clinical Psychological Science 2013, I(1), 67–74.

[24] Kaminski G, Neisser U. Dorsch Psychologisches Wörterbuch. Bern, Hans Huber. © Online Lexikon für Psychologie und Pädagogik, 1994, 387 (http://lexikon.stangl.eu/240/kognition/).

[25] Tomporowski PD, Davis CL, Miller PH, Naglieri JA. Exercise and children's intelligence, cognition, and academic achievement. Educational Psychological Review 2008, 20, 111–131.

[26] Centers for Disease Control and Prevention. The association between school based physical activity, including physical education, and academic performance. Atlanta, GA, U.S. Department of Health and Human Services, 2010.

[27] Dwyer T, Sallis JF, Blizzard L, Lazarus R, Dean K. Relation of academic performance to physical activity and fitness in children. Pediatric Exercise Science 2001, 13, 225–237.

[28] Tremblay MS, Inman JW, Willms JD. The relationship between physical activity, self-esteem, and academic achievement. Pediatric Exercise Science 2000, 12, 312–323.

[29] Wigal SB, Emmerson N, Gehricke JG, Galassetti PJ. Exercise: applications to childhood ADHD. J Atten Disord 2013, 17(4), 279–290.

[30] Daniels SR, Pratt CA, Hayman LL. Reduction of Risk for Cardiovascular Disease in Children and Adolescents. Circulation 2011, 124, 1673–1686.

[31] Beneke R, Leithäuser RM. Körperliche Aktivität im Kindesalter – Messverfahren. Dtsch Z Sportmed 2008, 59, 215–222.

[32] Trost SG. State of the art reviews: measurement of physical activity in children and adolescents. Am J Lifestyle Med 2007, 1, 299.

[33] Lampert T, Mensink GBM, Romahn N, Woll A. Körperlich-sportliche Aktivität von Kindern und Jugendlichen in Deutschland. Bundesgesundheitsbl 2007, 50, 634–642.

[34] Lampert T, Sygusch R, Schlack R. Nutzung elektronischer Medien im Jugendalter. Bundesgesundheitsbl 2007, 50, 643–652.

[35] Wagner M, Bös K, Jekauc D et al. Cohort profile: the Motorik-Modul longitudinal study: physical fitness and physical activity as determinants of health development in German children and adolescents. Int J Epidemiol 2014, 43, 1410–1416.

[36] Borraccino A, Lemma P, Iannotti RJ et al. Socioeconomic effects on meeting physical activity guidelines: comparisons among 32 countries. Med Sci Sports Exerc 2009, 41, 749–756.

[37] Dumith SC, Gigante DP, Domingues MR, Kohl HW. Physical activity change during adolescence: a systematic review and a pooled analysis. Int J Epidemiol 2011, 40(3), 685–698.

[38] Simonen RL, Levälahti E, Kaprio J, Videman T, Battie MC. Multivariate genetic analysis of lifetime exercise and environmental factors. Med Sci Sports Exerc 2004, 36, 1559–1566.

[39] Mehtälä M, Sääkslahti A, Inkinen M, Poskiparta M. A socio-ecological approach to physical activity interventions in childcare: a systematic review. Int J Behav Nutr Phys Act 2014, 11, 22.

[40] Active Start: A Statement of Physical Activity Guidelines for Children from Birth to Age 5, 2nd edn. 2009 (www.shapeamerica.org/standards/guidelines/activestart.cfm).

[41] Tremblay MS, Leblanc AG, Carson V et al. Canadian Physical Activity Guidelines for the Early Years (aged 0–4 years). Appl Physiol Nutr Metab 2012, 37(2), 345–369.

[42] Department of Health, Physical Activity, Health Improvement and Protection. Start Active Stay Active: A report on physical activity for health from the four home countries, 2011 (www.sportengland.org/media/388152/dh_128210.pdf).

[43] Australian Government, Department of Health. Move and Play Every Day, 2010 (www.health. gov.au/internet/main/publishing.nsf/Content/healthpubhlth-strateg-phys-act-guidelines# npa05).

[44] World Health Organization. Global recommendations on physical activity for health. WHO Library Cataloguing-in-Publication Data, 2010.

[45] Graf C, Beneke R, Bloch W et al. Vorschläge zur Förderung der körperlichen Aktivität von Kindern und Jugendlichen in Deutschland. Ein Expertenkonsens. Monatsschr Kinderheilkd 2013, 161, 439–446.

[46] Graf C, Dordel S, Koch B, Predel H-G. Bewegungsmangel und Übergewicht bei Kindern und Jugendlichen. Dtsch Z Sportmed 2006, 57(9), 220–225.

[47] Kriemler S, Zahner L, Schindler C et al. Effect of school based physical activity programme (KISS) on fitness and adiposity in primary schoolchildren: cluster randomised controlled trial. BMJ 2010, 340, 785.

[48] Dobbins M, Husson H, DeCorby K, LaRocca RL. School-based physical activity programs for promoting physical activity and fitness in children and adolescents aged 6 to 18 (Review). Cochrane Database Syst Rev 2013, (2), (www.cochranelibrary.com).

[49] Metcalf B, Henley W, Wilkin T. Effectiveness of intervention on physical activity of children: systematic review and metaanalysis of controlled trials with objectively measured outcomes (Early Bird 54). BMJ 2012, 345, 5888.

[50] Brown HE, Atkin AJ, Panter J, Wong G, Chinapaw MJ, van Sluijs E. Prevention Family-based interventions to increase physical activity in children: a systematic review, meta-analysis and realist synthesis. Obes Rev 2016, 17, 345–360.

[51] Morgan P, Barnett L, Cliff D et al. Fundamental movement skill interventions in youth: a systematic review and meta-analysis. Pediatrics 2013, 132(5), 1361–1383.

[52] Ainsworth BE, Haskell WL, Whitt MC et al. Compendium of Physical Activities: an update of activity codes and MET intensities. In: Medicine & Science in Sports & Exercise (copyright by the International Life Sciences Institute) 2000, 498–516.

Teil II: Körperliche Aktivität und sekundäre Prävention

Harm Wienbergen und Rainer Hambrecht

4 Effekte körperlicher Aktivität bei Patienten mit koronarer Herzkrankheit

4.1 Einleitung

Die koronare Herzkrankheit (KHK) ist weltweit die häufigste singuläre Todesursache; jeder sechste Mann und jede siebte Frau stirbt in Europa an einem Herzinfarkt [1]. Nach Angaben des Statistischen Bundesamtes starben in Deutschland im Jahr 2014 121.166 Personen an den Folgen einer koronaren Herzkrankheit und 48.181 an einem akuten Herzinfarkt [2].

Körperliche Aktivität hat umfassende positive Effekte in der Prävention und Therapie der „Volkskrankheit" KHK.

Bereits 1992 zeigten Schuler et al. in der Heidelberger Regressionsstudie, dass körperliches Training als Interventionsprogramm zusammen mit einer fettarmen Diät bei stabilen Patienten mit KHK zu einer Zunahme der körperlichen Leistungsfähigkeit (Zunahme des Druck-Frequenz-Produktes in der Ergometrie) und zu einer Abnahme Belastungs-induzierter Ischämien (Reduktion des Ischämieareals in der Szintigrafie) führt (Abbildung 4.1) [3, 4]. In der Interventionsgruppe konnten signifikante metabolische Veränderungen (Abnahme Körpergewicht, Gesamtcholesterin, Triglyzeride) nachgewiesen werden. Koronarangiografisch zeigte sich nach 12 Monaten insgesamt keine Regression der atherosklerotischen Läsionen in der Interventionsgruppe, es wurde allerdings eine verringerte Progression der KHK im Vergleich zur Kontrollgruppe beobachtet.

Eine Schlussfolgerung der Studie war somit, dass nicht eine Regression von atherosklerotischen Läsionen, sondern andere pathophysiologische Mechanismen für die deutliche Reduktion von Ischämien durch körperliches Training verantwortlich sein müssen.

In den folgenden Abschnitten werden die verschiedenen pathophysiologischen Mechanismen erläutert, durch die körperliche Aktivität den Verlauf einer KHK positiv beeinflussen kann (Abbildung 4.2); einige dieser Mechanismen sind allgemein akzeptiert, wie die Korrektur der Endothelfunktion, andere sind noch Gegenstand der aktuellen Forschung.

Anschließend werden die klinischen Studien dargestellt, die die Wirksamkeit körperlichen Trainings bei Patienten mit KHK belegen, abschließend wird auf praktische Aspekte zu körperlicher Aktivität bei KHK eingegangen.

DOI 10.1515/9783110456783-004

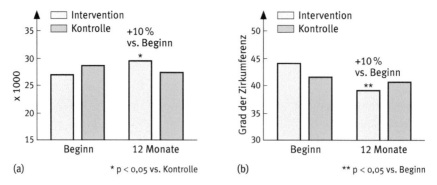

Abb. 4.1: Effekte von körperlichem Training auf Leistungsfähigkeit und Belastungs-induzierte Ischämien bei Patienten mit stabiler KHK (Heidelberger Regressionsstudie): (a) Maximales Druck-Frequenz-Produkt (Ergometrie), (b) Belastungs-induziertes Ischämieareal (Thallium-Szintigrafie). Körperliches Training (im Rahmen eines Interventionsprogramms mit fettarmer Diät) führt bei stabilen Patienten mit KHK in der Ergometrie zu einer signifikanten Zunahme des Druck-Frequenz-Produktes und in der Szintigrafie zu einer signifikanten Abnahme Belastungs-induzierter Ischämieareale. Modifiziert nach Schuler et al. [3].

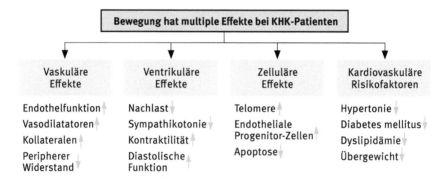

Abb. 4.2: Übersicht der pathophysiologischen Effekte von körperlicher Aktivität bei Patienten mit KHK. Körperliche Aktivität bewirkt bei Patienten mit KHK eine Vielzahl von positiven vaskulären, ventrikulären und zellulären Effekten. Zudem bewirkt Training eine Reduktion der kardiovaskulären Risikofaktoren wie arterielle Hypertonie und Diabetes mellitus.

4.2 Pathophysiologische Mechanismen

4.2.1 Korrektur einer Endotheldysfunktion

Eine Dysfunktion des Endothels hat sich als Conditio sine qua non für die Entstehung einer Atherosklerose herausgestellt [5, 6].

Entscheidend für die Funktion des Endothels ist die Bioverfügbarkeit von Stickstoffmonoxid (NO).

In der intakten Endothelzelle entsteht NO durch die endotheliale Isoform der Stickstoffmonoxid-Synthase (eNOS) aus L-Arginin. L-Arginin wird endogen gebildet oder über einen Transportmechanismus in die Endothelzelle eingeschleust. Das endogen generierte NO diffundiert in den extrazellulären Raum und kann dabei durch reaktive Sauerstoffspezies („reactive oxygen species" – ROS) vorzeitig inaktiviert werden. Verbleibendes NO, das die glatte Gefäßmuskulatur erreicht, stimuliert die intrazelluläre Produktion von cGMP, das über eine Aktivierung cGMP-abhängiger Proteinkinasen eine Vasorelaxation bewirkt [6–8].

Körperliches Training verbessert durch verschiedene Mechanismen die Bioverfügbarkeit von NO und damit die endotheliale Funktion (Abbildung 4.3, Tabelle 4.1):

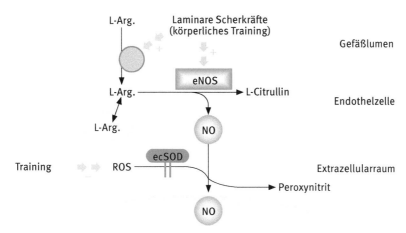

Abb. 4.3: Körperliches Training verbessert die Bioverfügbarkeit von NO und die endotheliale Funktion. Die Bioverfügbarkeit von NO ist wesentlich von der Aktivität der eNOS, der Verfügbarkeit des Substrates L-Arginin und der NO-Inaktivierung durch ROS abhängig. Diese Mechanismen werden durch körperliches Training so beeinflusst, dass es zu einer besseren Bioverfügbarkeit von NO und konsekutiv zu einer Abschwächung einer Endotheldysfunktion kommt. L-Arg. = L-Arginin; eNOS = endotheliale Isoform der Stickstoffmonoxid-Synthase; NO = Stickstoffmonoxid; ecSOD = extrazelluläre Superoxiddismutase; ROS = hochreaktive Sauerstoffspezies („reactive oxygen species").

Tab. 4.1: Effekte körperlicher Aktivität in der Pathophysiologie der endothelialen Dysfunktion.

1.	Steigerung der Aktivität der eNOS
2.	Bessere Verfügbarkeit des Substrates und der Kofaktoren der eNOS; Verminderte Verfügbarkeit des L-Arginin-Antagonisten ADMA
3.	Verminderter Abbau von NO durch ROS

Aktivität der eNOS

Eine zentrale Komponente der endothelialen Funktion kommt dem Enzym eNOS zu. Laminare Scherkräfte sind ein wichtiger physiologischer Aktivator der eNOS. In endothelialen Zellkulturen, die Scherkräften ausgesetzt wurden, wurde eine Hochregulation von eNOS-mRNA und -Protein nachgewiesen [8]. Die Umsetzung physikalischer Kräfte in biochemische Signale erfolgt durch Mechanotransduktoren des Zellgerüstes der Endothelzellen. Durch eine Phosphorylierung von Kinasen, wie der Phosphatidyl-Inositol-3-Kinase und der Akt-Kinase kommt es konsekutiv zu einer Phosphorylierung und Aktivierung der eNOS [6, 8, 9].

In einer klinischen Studie von 35 Patienten, die für eine aortokoronare Bypass-Operation vorgesehen waren und die randomisiert einer Trainingsgruppe und einer Kontrollgruppe zugeteilt wurden, ist während der Bypassoperation Gewebe der Arteria mammaria interna asserviert und untersucht worden. Es zeigte sich eine zweifach höhere eNOS-Expression und eine vierfach erhöhte eNOS-Phosphorylierung in der Gruppe mit körperlichem Training [9].

Verfügbarkeit des Substrates und der Kofaktoren der eNOS

Es konnte gezeigt werden, dass laminare Scherkräfte die Aufnahme des eNOS-Substrates L-Arginin durch das Transportsystem der Endothelzellen beschleunigen [8].

Zudem steigert körperliches Training die Spiegel des essenziellen eNOS-Kofaktors (6R)-5,6,7,8-Tetrahydro-L-Biopterin (BH4) und senkt die Spiegel des L-Arginin-Antagonisten asymmetrisches Dimethyl-Arginin (ADMA) [10–12]. Widder et al. wiesen experimentell nach, dass humane Endothelzellen, die laminaren Scherkräften ausgesetzt sind, vermehrt BH4 exprimieren [10]. Richter et al. beobachteten bereits durch 12 Wochen körperlichen Trainings bei Patienten mit KHK oder hohem kardiovaskulärem Risikoprofil eine signifikante Reduktion von ADMA [11].

Somit führt körperliche Aktivität durch verschiedene Mechanismen zu einer Steigerung der zellulären Synthese von NO durch eNOS.

Abbau von NO durch ROS

Die Bioverfügbarkeit von NO hängt wesentlich von der NO-Inaktivierung durch ROS ab. ROS werden zu einem wesentlichen Anteil durch die Nikotinamid-Adenin-Dinukleotid-Phosphat-Oxidase (NAD(p)H-Oxidase) generiert. Radikal-Scavenger-Enzyme, in erster Linie die Superoxiddismutase (SOD), können wiederum ROS abbauen und die Zellen vor oxidativem Stress schützen.

Körperliches Training führt zu einer verminderten Expression der NAD(P)H-Oxidase und damit zu einer Abnahme der Bildung von ROS [7]. Zudem steigert körperliches Training die Expression antioxidativer Enzyme, wie der SOD, und führt somit zu einem antioxidativen Effekt [13, 14].

4.2.2 Weitere vasoregulative Faktoren

In zahlreichen Studien wurde durch körperliche Aktivität eine Veränderung des Verhältnisses von vasodilatierenden und vasokonstriktiven Gewebskomponenten zugunsten vasodilatierender Substanzen beschrieben [15–17].

Hansen et al. zeigten in Muskeldialysaten bei Patienten unter körperlichem Training eine Abnahme der Spiegel von Thromboxan A(2) und eine Zunahme von Prostacyclin [15]. De Beer et al. beobachteten eine reduzierte Endothelin-Produktion und Endothelin-vermittelte Vasokonstriktion koronarer Gefäße bei trainierten Patienten [16]. Eine Reduktion von Endothelin-Spiegeln im Plasma sowie im Skelettmuskel bei trainierten Patienten wurde von Nyberg et al. nachgewiesen [17].

4.2.3 Ausbildung von Kollateralen

Die Bedeutung eines Trainings-induzierten Wachstums von Kollateralen bei Patienten mit KHK wird seit Jahren kontrovers diskutiert. In der aktuellen randomisierten EXCITE-Studie wurde bei 60 Patienten mit signifikanter KHK nachgewiesen, dass ein körperliches Training hoher oder moderater Intensität für vier Wochen zu einer signifikanten Zunahme der Ausbildung von Kollateralen führt, was kathetertechnisch anhand eines signifikant gestiegenen „coronary collateral flow index" gemessen wurde [18].

4.2.4 Ökonomisierung der mechanischen Herzarbeit

Aerobes Ausdauertraining führt zu einer Ökonomisierung der Herzarbeit. Durch körperliche Aktivität sinken Blutdruck und peripherer Widerstand; es kommt zu einer Abnahme der kardialen Nachlast. Zudem bewirkt körperliches Training eine verminderte sympathische Aktivierung und eine gesteigerte parasympathische Aktivität [6, 19, 20].

In einer klinischen Studie von 73 Patienten mit eingeschränkter systolischer linksventrikulärer Funktion führte körperliches Training über sechs Monate zu signifikanten Verbesserungen der linksventrikulären Ejektionsfunktion und des Schlagvolumens sowie zu einer signifikanten Reduktion des linksventrikulären Diameters [19].

Auch auf die diastolische Funktion des Herzens hat körperliche Aktivität positive Effekte; in der LEICA-Studie war Training mit einer signifikanten Verbesserung der diastolischen Funktion assoziiert, beurteilt anhand echokardiografischer Parameter sowie anhand des Laborwertes NT-proBNP [21].

4.2.5 Reduktion kardiovaskulärer Risikofaktoren

Körperliche Bewegung führt zu einer Reduktion wichtiger kardiovaskulärer Risikofaktoren wie der arteriellen Hypertonie, dem Diabetes mellitus und der Dyslipidämie [20, 22, 23].

In einer Metaanalyse aus dem Jahr 2013, die 105 Studiengruppen und 4.000 Patienten einschloss, war körperliches Training mit einer Senkung des systolischen Blutdrucks von im Mittel 4 mmHg und des diastolischen Blutdrucks von im Mittel 3 mmHg verbunden, bei den Patienten mit arterieller Hypertonie wurde eine noch deutlichere Blutdruck-Senkung um 8 mmHg systolisch bzw. 5 mmHg diastolisch dokumentiert [22].

Zahlreiche Studien wiesen eine Verbesserung der Insulinsensitivität, eine Senkung der Inzidenz von Diabetes Typ II und eine bessere Blutzuckerkontrolle bei manifestem Diabetes durch körperliche Aktivität nach [20, 24, 25].

Bezüglich des Lipidstoffwechsels führt körperliche Bewegung insbesondere zu einer Reduktion von erhöhten Triglyzerid-Spiegeln sowie zu einer Erhöhung des HDL-Cholesterins [20, 23].

Neben einer Gewichtsreduktion führt körperliche Aktivität also zu multiplen metabolischen Verbesserungen, die nachgewiesenermaßen einen protektiven Effekt bei koronarer Herzkrankheit haben.

Insbesondere die Kombination der Effekte kann die Langzeitprognose der Erkrankung deutlich verbessern.

4.2.6 Zelluläre „anti-aging" Effekte, Telomere

Ein interessanter Effekt körperlicher Aktivität, zu dem sich eine zunehmende Zahl von Studien findet, ist die Verstärkung zellulärer „anti-aging"-Effekte.

Telomere sind zentrale Regulatoren zellulärer Alterungsprozesse, sie befinden sich an den Enden der Chromosomen und schützen das Genom vor Degradation. Das Enzym Telomerase ist ein wesentlicher Bestandteil des Telomer-Komplexes und wirkt der Verkürzung der Telomere im Rahmen von Zellteilungen entgegen.

Werner et al. wiesen nach, dass körperliche Aktivität eine Zunahme der Telomerase-Aktivität und der Telomer-stabilisierenden Proteine bewirkt. Zudem zeigte sich, dass körperliches Training zu einer Verringerung der Apoptose endothelialer Zellen führt, dieser Effekt war im Experiment abhängig von der Funktion der Telomere [26].

In einer aktuellen randomisierten kontrollierten Studie von 124 Patienten wurde nachgewiesen, dass körperliches Training zelluläre Mediatoren des „anti-agings" erhöht, wobei die Aktivität der Telomerase nur durch Ausdauer- und Intervalltraining, nicht jedoch durch Krafttraining erhöht wurde [27].

4.2.7 Endotheliale Progenitorzellen

Zirkulierende endotheliale Progenitorzellen (EPCs oder CPCs) sind eine Subpopulation zirkulierender Knochenmarkstammzellen, die insbesondere in ischämischen Gefäßarealen nachweisbar sind und das Potenzial zur Gefäßregeneration und Neubildung haben. Verschiedene Studien konnten zeigen, dass körperliche Aktivität die Anzahl und Funktion der EPCs steigern kann; die klinische Bedeutung dieser Befunde ist aber noch unklar [28–30].

4.3 Klinische Studien zur Wirksamkeit körperlichen Trainings

Körperliches Training wurde in einer randomisierten klinischen Studie mit der perkutanen Koronarintervention (PCI) bei optimal medikamentös therapierten stabilen KHK-Patienten verglichen. Es wurden 101 männliche Patienten, die eine signifikante Koronarstenose aufwiesen, entweder einem 12-monatigen körperlichen Ausdauertraining oder einer PCI zugeführt. Nach einem Jahr wiesen die Patienten der Trainingsgruppe ein höheres ereignisfreies Überleben (88%) auf als die Patienten der PCI-Gruppe (70%, $p < 0,05$). In der Trainingsgruppe dauerte es zwar länger, um die Angina-pectoris-Schwelle zu reduzieren, es musste aber kein Patient aufgrund intraktabler Angina-pectoris-Beschwerden revaskularisiert werden. Die maximale Sauerstoffaufnahme (VO_{2max}) nahm in der Trainingsgruppe im Gegensatz zur PCI-Gruppe um 16% zu [31].

Den Nutzen regelmäßiger körperlicher Aktivität nach erfolgter PCI zeigte die ETICA-Studie: In einem Beobachtungszeitraum von drei Jahren wurde eine Reduktion von Rehospitalisierungen (19% vs. 46%) und kardialen Ereignissen bei Patienten mit einem regelmäßigen körperlichen Training im Vergleich zu inaktiven Patienten nachgewiesen [32].

In einer aktuellen Cochrane-Metaanalyse von 63 Studien mit insgesamt 14.486 KHK-Patienten und einem mittleren Follow-up von 12 Monaten wurde der Nachweis erbracht, dass eine trainingsbasierte kardiologische Rehabilitation (CR) im Vergleich zu Patienten ohne Training die Prognose verbessert. CR war mit einer signifikanten Reduktion der kardiovaskulären Mortalität (relative Risikoreduktion 0,74; 95% Konfidenzintervall 0,64–0,86) sowie der Krankenhausaufnahmen (relative Risikoreduktion 0,82; 95% Konfidenzintervall 0,70–0,96) assoziiert [33].

Insgesamt besteht somit eine gute Evidenz dafür, dass körperliches Training substanzielle klinische Verbesserungen von Symptomatik und Prognose bei KHK bewirkt und in der Therapie und Sekundärprävention der Erkrankung eingesetzt werden sollte.

4.4 Praktische Aspekte – wie viel körperliches Training? Wie motivieren?

Die Leitlinien der „European Society of Cardiology" empfehlen, dass stabile Patienten mit KHK ≥ dreimal/Woche für mindestens 30 Minuten Sport in moderater bis anstrengender Intensität betreiben sollten, wobei Intensität und Dauer des Trainings individuell und zunächst unter ärztlicher Kontrolle angepasst werden müssen [34].

Zu Beginn des Trainings sollte eine symptomlimitierte Ergo(spiro)metrie zur Bestimmung der Leistungsfähigkeit erfolgen.

Ein „Warming-up" über einen Zeitraum von ca. zwei Minuten, indem die Belastung langsam gesteigert wird, sowie eine graduelle Reduktion der Belastung im Rahmen eines „Cooling-downs" am Ende der Trainingseinheit haben sich als günstig erwiesen.

Für KHK-Patienten wird in Leitlinien eine Trainingsintensität von 40–60% der Herzfrequenzreserve (= Differenz zwischen Ruhe- und Maximalpuls) empfohlen. Alternativ kann auch das subjektive Anstrengungsempfinden mittels der Borg-Skala abgeschätzt werden, es wird im Allgemeinen ein Training bei 11–14 Punkten der Borg-Skala empfohlen [20, 35].

Es wird kontrovers diskutiert, ob eine Steigerung des Trainingsvolumens bei sehr intensivem Training (gemessen mittels MET-h/Woche, Aktivitäts-Scores oder Trainingseinheiten/Woche) wieder zu einer Abschwächung der positiven prognostischen Effekte führt [36–39]. So beobachteten Mons et al. in einer Studie von 1.038 Patienten mit KHK eine höhere Mortalität bei täglichem Training im Vergleich zu einer Trainingsfrequenz von 2–4 Einheiten pro Woche [36]. Ähnliche Ergebnisse beschrieben Williams et al. in einer Studie, in der das Trainingsvolumen der Patienten anhand MET-h/Woche erfasst wurde [37]. Hingegen fanden Moholdt et al. bei 3.504 KHK-Patienten keine Abschwächung des prognostischen Benefits in der Gruppe mit der höchsten Trainingsintensität [38].

Aufgrund der methodischen Limitationen dieser Studien sollten zukünftige große Interventionsstudien exakter evaluieren, welche Subgruppen von KHK-Patienten symptomatisch oder prognostisch von einer hohen Intensität körperlichen Trainings profitieren.

Die Effekte körperlicher Aktivität sind von einer langfristigen Durchführung des Trainings abhängig. Für das dauerhafte häusliche Training werden von vielen Autoren Heimergometer empfohlen. Als Motivationshilfe hat sich zudem Gruppentraining bewährt, z. B. im Rahmen einer ambulanten Herzsportgruppe oder eines langfristigen Präventionsprogrammes [20, 40]. Auch Schrittzähler, Apps und Telemedizin können KHK-Patienten dauerhaft zu körperlicher Bewegung motivieren. Derzeit werden die Effekte eines intensiven Langzeit-Präventionsprogrammes, das engmaschige Fortbildungsveranstaltungen, Telefonvisiten, Telemedizin und klinische Kontrollen der Risikofaktoren beinhaltet, in einer multizentrischen randomisierten Studie (IPP Trial –

„Intensive **P**revention **P**rogram") geprüft [41]. Die Studie wird zeigen, welche Maß-nahmen effektiv sind, um KHK-Patienten langfristig zu motivieren, sich ausreichend körperlich aktiv zu verhalten.

4.5 Zusammenfassung

Körperliche Aktivität bewirkt multiple positive Effekte bei Patienten mit koronarer Herzkrankheit und wird mittlerweile gezielt in der Prävention und Therapie der Er-krankung eingesetzt.

Ein wesentlicher pathophysiologischer Mechanismus ist die (teilweise) Korrektur der endothelialen Dysfunktion, die auf einer Verbesserung der Bioverfügbarkeit von Stickstoffmonoxid beruht. Des Weiteren bewirkt körperliches Training eine Zunah-me der Kollateralen-Bildung, eine Ökonomisierung der mechanischen Herzarbeit und eine Reduktion wichtiger kardiovaskulärer Risikofaktoren wie der arteriellen Hyper-tonie und der Dyslipidämie. Einige Effekte körperlicher Aktivität, wie die Steigerung zellulärer „anti-aging"-Prozesse, sind in ihrer Bedeutung wissenschaftlich noch nicht abschließend geklärt.

Eine Vielzahl klinischer Studien wies nach, dass körperliches Training mit einer Reduktion der kardiovaskulären Mortalität sowie der Symptomatik assoziiert ist. Kör-perliches Training ist somit eine evidenzbasierte therapeutische Option bei KHK, die in den internationalen Leitlinien mit einer Klasse-IA-Empfehlung favorisiert wird.

Als Hilfe zur Motivation der Patienten wird insbesondere Gruppentraining, z. B. im Rahmen von Herzsportgruppen, empfohlen, aber auch moderne Hilfsmittel wie Schrittzähler, Apps und Telemedizin werden zunehmend eingesetzt.

Insgesamt kann regelmäßiges, individuell angepasstes körperliches Training so-mit ein wichtiger Baustein in der Therapie von Patienten mit KHK sein.

Literatur

[1]   Steg PG, James SK, Atar D et al. ESC Guidelines for the management of acute myocardial infarc-tion in patients presenting with ST-segment elevation. Eur Heart J 2012, 33(20), 2569–2619.

[2]   Statistisches Bundesamt. Todesursachen in Deutschland – Fachserie 12, 2014, Reihe 4 (www. destatis.de).

[3]   Schuler G, Hambrecht R, Schlierf G et al. Regular physical exercise and low-fat diet. Effects on progression of coronary artery disease. Circulation 1992, 86(1), 1–11.

[4]   Hambrecht R, Niebauer J, Marburger C et al. Various intensities of leisure time physical activity in patients with coronary artery disease: effects on cardiorespiratory fitness and progression of coronary atherosclerotic lesions. J Am Coll Cardiol 1993, 22(2), 468–477.

[5]   Ross R, Faggiotto A, Bowen-Pope D, Raines E. The role of endothelial injury and platelet and macrophage interactions in atherosclerosis. Circulation 1984, 70(5 Pt 2), III77–82.

[6]   Gielen S, Schuler G, Adams V. Cardiovascular effects of exercise training: molecular mechanis-ms. Circulation 2010, 122(12), 1221–1238.

[7] Adams V, Linke A, Krankel N et al. Impact of regular physical activity on the NAD(P)H oxidase and angiotensin receptor system in patients with coronary artery disease. Circulation 2005, 111(5), 555–562.

[8] Gielen S, Schuler G, Hambrecht R. Exercise training in coronary artery disease and coronary vasomotion. Circulation 2001, 103(1), E1–6.

[9] Hambrecht R, Adams V, Erbs S et al. Regular physical activity improves endothelial function in patients with coronary artery disease by increasing phosphorylation of endothelial nitric oxide synthase. Circulation 2003, 107(25), 3152–3158.

[10] Widder JD, Chen W, Li L et al. Regulation of tetrahydrobiopterin biosynthesis by shear stress. Circ Res 2007, 101(8), 830–838.

[11] Richter B, Niessner A, Penka M et al. Endurance training reduces circulating asymmetric dime-thylarginine and myeloperoxidase levels in persons at risk of coronary events. Thromb Hae-most 2005, 94(6), 1306–1311.

[12] Foerstermann U, Muenzel T. Endothelial nitric oxide synthase in vascular disease: from marvel to menace. Circulation 2006, 113(13), 1708–1714.

[13] Durrant JR, Seals DR, Connell ML et al. Voluntary wheel running restores endothelial function in conduit arteries of old mice: direct evidence for reduced oxidative stress, increased super-oxide dismutase activity and down-regulation of NADPH oxidase. J Physiol 2009, 587(Pt 13), 3271–3285.

[14] Linke A, Adams V, Schulze PC et al. Antioxidative effects of exercise training in patients with chronic heart failure: increase in radical scavenger enzyme activity in skeletal muscle. Circula-tion 2005, 111(14), 1763–1770.

[15] Hansen AH, Nyberg M, Bangsbo J, Saltin B, Hellsten Y. Exercise training alters the balance bet-ween vasoactive compounds in skeletal muscle of individuals with essential hypertension. Hypertension 2011, 58(5), 943–949.

[16] de Beer VJ, Bender SB, Taverne YJ et al. Exercise limits the production of endothelin in the coronary vasculature. Am J Physiol Heart Circ Physiol 2011, 300(5), H1950–H1959.

[17] Nyberg M, Mortensen SP, Hellsten Y. Physical activity opposes the age-related increase in skel-etal muscle and plasma endothelin-1 levels and normalizes plasma endothelin-1 levels in indi-viduals with essential hypertension. Acta Physiol 2013, 207(3), 524–535.

[18] Moebius-Winkler S, Uhlemann M, Adams V et al. Coronary Collateral Growth Induced by Physi-cal Exercise: Results of the Impact of Intensive Exercise Training on Coronary Collateral Circu-lation in Patients With Stable Coronary Artery Disease (EXCITE) Trial. Circulation 2016, 133(15), 1438–1448.

[19] Hambrecht R, Gielen S, Linke A et al. Effects of exercise training on left ventricular function and peripheral resistance in patients with chronic heart failure: A randomized trial. JAMA 2000, 283(23), 3095–3101.

[20] Bjarnason-Wehrens B, Schulz O, Gielen S et al. Leitlinie körperliche Aktivität zur Sekundärprä-vention und Therapie kardiovaskulärer Erkrankungen. Clin Res Cardiol 2009, 4(Suppl), 1–44.

[21] Sandri M, Kozarez I, Adams V et al. Age-related effects of exercise training on diastolic func-tion in heart failure with reduced ejection fraction: the Leipzig exercise intervention in chro-nic heart failure and aging (LEICA) diastolic dysfunction study. Eur Heart J 2012, 33(14), 1758–1768.

[22] Cornelissen VA, Smart NA. Exercise training for blood pressure: a systematic review and meta-analysis. J Am Heart Assoc 2013, 2(1), e004473.

[23] Cornelissen VA, Arnout J, Holvoet P, Fagard RH. Influence of exercise at lower and higher inten-sity on blood pressure and cardiovascular risk factors at older age. J Hypertens 2009, 27(4), 753–762.

[24] Boule NG, Haddad E, Kenny GP, Wells GA, Sigal RJ. Effects of exercise on glycemic control and body mass in type 2 diabetes mellitus: a meta-analysis of controlled clinical trials. JAMA 2001, 286(10), 1218–1227.

[25] DiPietro L, Dziura J, Yeckel CW, Neufer PD. Exercise and improved insulin sensitivity in older women: evidence of the enduring benefits of higher intensity training. J Appl Physiol (1985) 2006, 100(1), 142–149.

[26] Werner C, Furster T, Widmann T et al. Physical exercise prevents cellular senescence in circulating leukocytes and in the vessel wall. Circulation 2009, 120(24), 2438–2447.

[27] Werner C, Hecksteden A, Zundler J, Böhm M, Meyer T, Laufs U. Inducible NO synthase mediates differential effects of aerobic endurance, interval and resistance training on telomerase. Clin Res Cardiol 2016, 105(Suppl), V922.

[28] Sandri M, Adams V, Gielen S et al. Effects of exercise and ischemia on mobilization and functional activation of blood-derived progenitor cells in patients with ischemic syndromes: results of 3 randomized studies. Circulation 2005, 111(25), 3391–3399.

[29] Steiner S, Niessner A, Ziegler S et al. Endurance training increases the number of endothelial progenitor cells in patients with cardiovascular risk and coronary artery disease. Atherosclerosis 2005, 181(2), 305–310.

[30] Wienbergen H, Hambrecht R. Physical exercise and its effects on coronary artery disease. Curr Opin Pharmacol 2013, 13, 218–225.

[31] Hambrecht R, Walther C, Mobius-Winkler S et al. Percutaneous coronary angioplasty compared with exercise training in patients with stable coronary artery disease: a randomized trial. Circulation 2004, 109(11), 1371–1378.

[32] Belardinelli R, Paolini I, Cianci G, Piva R, Georgiou D, Purcaro A. Exercise training intervention after coronary angioplasty: the ETICA trial. J Am Coll Cardiol 2001, 37(7), 1891–1900.

[33] Anderson L, Oldridge N, Thompson DR et al. Exercise-based cardiac rehabilitation for coronary heart disease: Cochrane systematic review and meta-analysis. J Am Coll Cardiol 2016, 67(1), 1–12.

[34] Perk J, De Backer G, Gohlke H et al. European Guidelines on cardiovascular disease prevention in clinical practice (version 2012). The Fifth Joint Task Force of the European Society of Cardiology and Other Societies on Cardiovascular Disease Prevention in Clinical Practice (constituted by representatives of nine societies and by invited experts). Eur Heart J 2012, 33(13), 1635–1701.

[35] Piepoli MF, Corra U, Adamopoulos S et al. Secondary prevention in the clinical management of patients with cardiovascular diseases. Core components, standards and outcome measures for referral and delivery: a policy statement from the cardiac rehabilitation section of the European Association for Cardiovascular Prevention & Rehabilitation. Eur J Prev Cardiol 2014, 21(6), 664–681.

[36] Mons U, Hahmann H, Brenner H. A reverse J-shaped association of leisure time physical activity with prognosis in patients with stable coronary heart disease: evidence from a large cohort with repeated measurements. Heart 2014, 100(13), 1043–1049.

[37] Williams PT, Thompson PD. Increased cardiovascular disease mortality associated with excessive exercise in heart attack survivors. Mayo Clin Proc 2014, 89(9), 1187–1194.

[38] Moholdt T, Wisloff U, Nilsen TI, Slordahl SA. Physical activity and mortality in men and women with coronary heart disease: a prospective population-based cohort study in Norway (the HUNT study). Eur J Cardiovasc Prev Rehabil 2008, 15(6), 639–645.

[39] Eijsvogels TMH, Molossi S, Lee DC, Emery MS, Thompson PD. Exercise at the extremes: the amount of exercise to reduce cardiovascular events. J Am Coll Cardiol 2016, 67(3), 316–329.

[40] Buchwalsky G, Buchwalsky R, Held K. Long-term effects of rehabilitation of an outpatient „heart group". A case control study. Z Kardiol 2002, 91(2), 139–146.

[41] Wienbergen H, Stehmeier J, Backhaus T et al. Erfassung und Kontrolle körperlicher Aktivität mit Schrittzählern und Online-Dokumentation in der Sekundärprävention nach Myokardinfarkt. Erste Ergebnisse der IPP-Studie. Clin Res Cardiol 2016, 105(Suppl), V919.

Abkürzungen

ADMA	asymmetrisches Dimethyl-Arginin
BH4	(6R)-5,6,7,8-Tetrahydro-L-Biopterin
CR	trainings-basierte kardiologische Rehabilitation („exercise-based cardiac rehabilitation")
eNOS	endotheliale Isoform der Stickstoffmonoxid-Synthase
EPCs	endotheliale Progenitor-Zellen
KHK	koronare Herzkrankheit
MET-h	metabolische Äquivalenzeinheiten – Stunden („metabolic equivalent of task")
NAD(P)H Oxidase	Nikotinamid-Adenin-Dinukleotid-Phosphat-Oxidase
NO	Stickstoffmonoxid
PCI	perkutane Koronarintervention („percutaneous coronary intervention")
ROS	reaktive Sauerstoffspezies („reactive oxygen species")
SOD	Superoxiddismutase
VO_{2max}	maximale Sauerstoffaufnahme

Herbert Löllgen

5 Arterieller Hochdruck

5.1 Definition und Einteilung

Ein erhöhter Blutdruck wird diagnostiziert, wenn bei wiederholter Messung und standardisierten Messbedingungen ein Blutdruck über den Sollwerten gemessen wird.

Die Einteilung des Blutdruckes und der erhöhten Blutdruckwerte war Gegenstand von Leitlinien verschiedener Fachgesellschaften [1–4]. Die aufgeführte Einteilung und Klassifizierung hat sich aber weitgehend etabliert und auch erhalten, strittig sind nach neueren Studien die Zielwerte zur Senkung eines erhöhten Blutdruckwertes [5]. Die Einteilung der normalen und erhöhten Blutdruckwerte zeigt Tabelle 5.1. Diese Empfehlungen variieren aber in den neueren Hochdruckleitlinien [1–4]. Referenzwerte nach Perzentilen für Kinder und Jugendliche sind kürzlich publiziert worden [6].

Die Bestimmung des Blutdruckes folgt der Funktionsgleichung:

Blutdruck (Pa) = Herzminutenvolumen (Q) × peripheren Gefäßwiderstand (R)

(Pa = Q × R) oder RR = HZV × TPR (mit RR als Blutdruck, HZV als Herzminutenvolumen und TPR als peripherem Widerstand).

5.2 Pathophysiologie

Von Bedeutung ist die Einteilung der Hypertension nach primärem und sekundärem Bluthochdruck. Der primäre Bluthochdruck ist der essenzielle Hochdruck, dessen Ursache auch nach eingehender Untersuchung nicht sicher bekannt ist. Dem sekundären Hochdruck liegen verschiedene Ursachen zugrunde, die immer nach den standardisierten Kriterien und Leitlinien abgeklärt werden müssen.

Der essenzielle Hochdruck hat mehrere mögliche Ursachen. Eine Störung des Baroreflexverhaltens kann zu einem Hochdruck führen. Der Baroreflex ist für die

Tab. 5.1: Definition und Klassifizierung des arteriellen Blutdruckes.

Kategorie	Systolisch	Diastolisch
Optimal	< 120	< 80
Normal	< 120–130	80–84
Hochnormal	130–139	85–89
Hochdruck Grad I	140–159	90–99
Grad II	160–179	100–109
Grad III	> 180	> 110
Isolierter syst. Hochdruck	> 140	

DOI 10.1515/9783110456783-005

kurzfristige Regulation des Blutdruckes verantwortlich [7]. Nach neueren experimentellen Studien wird aber auch eine langfristige Beeinflussung des Blutdrucks durch Barorezeptoren bewirkt [7]. Barorezeptoren sind im Aortenbogen und Carotissinus lokalisiert. Weiterhin stabilisieren Dehnungsrezeptoren in Vorhof, Ventrikel und in der Umgebung der Koronargefäße über vagale Afferenzen den Blutdruck.

Einen weiteren Regulationsmechanismus stellt das neurohumorale System dar. Es beinhaltet das Renin-Angiotensin-System (RAS), Vasopressin, die natriuretischen Peptide ANP und proBNP (NT-proBNP). Die Wirkung der Peptide läuft über das zyklische GMP-System. ANP wird im Vorhof, BNP im Ventrikelmyokard freigesetzt [7]. Beide Substanzen erhöhten die renale Natriumausscheidung und entfalten zudem eine Vasodilatation. ANP wird bei körperlicher Aktivität vermehrt freigesetzt [8]. Einen weiteren Faktor für den Hochdruck stellt die vermehrte Kochsalzaufnahme (Natrium) im Körper dar, dies ist individuell unterschiedlich.

Die übrigen Faktoren des RAS reagieren vornehmlich auf Änderungen im Flüssigkeitshaushalt. In Körperruhe und teilweise unter Belastung wird der Blutdruck auch über die sympathische Stimulation bestimmt. Unter Belastung tragen ferner die Chemorezeptoren sowie Muskelrezeptoren zur Regulation als auch das Adrenalin zur Blutdrucksteigerung bei.

Aus hämodynamischer Sicht wird der Blutdruck durch Zunahme des Herzminutenvolumens bei gleichzeitiger Abnahme des peripheren Widerstandes gesteigert. Bei Bluthochdruck-Erkrankung ist in der Regel diese Widerstandsabnahme vermindert, ein geringeres Herzzeitvolumen kann bei gleichbleibendem Widerstand auch eine Erhöhung des Blutdruckes bewirken [9, 10].

5.3 Epidemiologie

Zahlreiche Studien belegen die blutdrucksenkende Wirkung von regelmäßiger körperlicher Aktivität. Mehrere Metaanalysen ergeben bei Personen ohne medikamentöse Therapie, je nach Trainingsintensität und -umfang, eine systolische Blutdrucksenkung um 3–4 mmHg (3,84 +/- 4,97–2,72 CI, 11, 12), 6,9 mmHg [13] und bis 11/5 mmHg (+/-) [14]. Diese Werte liegen im Bereich auch anderer Lebensstilveränderungen. Bei Patienten mit einem Bluthochdruck sind die Effekte, nämlich die Blutdrucksenkung, deutlicher ausgeprägt als bei Normotonikern [13, 15].

Erstmalig konnten Rossi et al. [13] auch eine Senkung der Gesamtmortalität zwischen 20–57% und der kardiovaskulären Mortalität je nach Trainingsintensität um 20–57% durch regelmäßige körperliche Aktivität belegen als Hinweis auf harte Endpunkte im Vergleich zum „Surrogat-Endpunkt" *verminderter Blutdruck*. Damit besteht der *Evidenzgrad IA* nach den üblichen Kriterien prospektiver Kohortenstudien. Patienten mit erhöhtem Blutdruck hatten dabei den größten Nutzen durch körperliche Aktivität. Bemerkenswert auch die aktuelle Studie zum Krafttraining: Auch hier konnte durch ein „resistives" Training, also Krafttraining, der Blutdruck gesenkt werden [11].

Für die Praxis bedeutet dies, dass ein kombiniertes Kraft-Ausdauertraining auch für Hochdruckpatienten empfohlen werden kann. Schließlich konnte gezeigt werden, dass auch niedrigintensives Training wie Wandern, also zügiges bis schnelles Gehen, zur Blutdrucksenkung beiträgt [16].

5.4 Risikofaktoren

Die für Herz-Kreislauf-Erkrankung bekannten Risikofaktoren gelten in gleicher Weise für die Entwicklung eines Bluthochdrucks (* gehören zum metabolischen Syndrom):

Bewegungsmangel, sitzende Lebensweise, Übergewicht* (BMI > 30 kg/m^2), (Bauchumfang, Taillen-/Hüft-Umfang, BMI), Nikotinmissbrauch, Fehlernährung, metabolisches Syndrom*, Fettstoffwechselstörung* (erhöhtes Cholesterin und LDL), Diabetes mellitus*, Alter: Männer > 55 J., Frauen > 65 J., glomeruläre Filtrationsrate < 60 ml/min pro 1,73 m^2, Microalbuminurie, familiäre Belastung (vorzeitige kardiovaskuläre Erkrankung < 55 J. Männer oder < 65 J. Frauen), vorzeitiger Tod (< 40 J.) ungeklärter Genese.

Angaben zur Risikoabschätzung je nach Blutdruckwert über die kommenden zehn Jahre finden sich bei Karmali et al. [17]. Eine niedrige Fitness, ermittelt durch die maximale Ergometerleistung, weist zuverlässig auf einen Bluthochdruck im späteren Erwachsenenalter hin [18, 19]. Bei einer hohen Fitness, bestimmt als maximale Sauerstoffaufnahme, finden sich deutlich niedrigere Blutdruckwerte bei submaximaler Belastung als bei geringer Fitness [20]. Als weiterer Risikoindikator gilt die 24-Stunden-Pulswellenanalyse als Kenngröße der Gefäßsteifigkeit und als Messgröße des „zentralen" Blutdruckes [2].

5.5 Diagnostische Hinweise

Das diagnostische Vorgehen bei Bluthochdruck im Hinblick auf ein körperliches Training beinhaltet das Programm gemäß den aktuellen Leitlinien zur Abklärung des Bluthochdruckes – primär oder essenziell und sekundär. Auch hier spielt die Langzeitblutdruckmessung eine Rolle, sie kann auch während körperlicher Aktivität eingesetzt werden [21]. Die maximale Sauerstoffaufnahme oder maximale Leistungsfähigkeit weist stets auf eine günstige Prognose bei niedrigeren Blutdruckwerten hin.

Für den Sporttreibenden ist vor allem die Abklärung möglicher Endorganschäden – Niere, Gefäße, Herz, Gehirngefäße – bedeutend. Eine Echokardiografie (Tabelle 5.2) ist eine der zentralen Untersuchungsverfahren zur Beurteilung der Herzfunktion mit Abklären einer Hypertrophie des linken Ventrikels sowie der Aortenweite im herznahen (Ektasie, Aneurysma) und im abdominellen Bereich, ggf. im thorakalen

Tab. 5.2: Suchtests (Screening) auf eine sekundäre Hochdruckursache.

Erkrankung	Diagnostik
Chronische Nierenerkrankung	Reduzierte glomeruläre Filtrationsrate
Aortenkoarktation	Echokardiografie, CT-Thorax
Cushing-Syndrom, chronische Steroidtherapie	Dexamethason Suppressionstest
Medikamenten-induzierter Hochdruck	Medikamenten-Anamnese, Nachweis
Phäochromozytom	24-h-Urinmessung auf Metanephrine Normetanephrine, evtl. Katecholamine
Primärer Aldosteronismus oder andere gesteigerte Mineralokortikoidbildung	24-h-Urin auf Aldosteronspiegel Spezifische Tests auf Mineralokortikoide

Bereich mit CT. Der Arm-Knöchel-Index ist ebenfalls obligater Teil der Abklärung (Tabelle 5.2).

Zur Betreuung des Hochdruckpatienten und für Trainingsempfehlungen sind Eigenmessungen des Blutdruckes mit „Buchführung" notwendig sowie gelegentliche Langzeitblutdruckmessungen nach den Empfehlungen der Fachgesellschaften. Eine hochauflösende Blutdruckmessung ist zur Verlaufskontrolle hilfreich, also eine Schlag-zu-Schlag-Messung über fünf Minuten mit ca. 300 Messwerten. Dies erlaubt eine ähnliche Aussage wie die ambulante Blutdruckmessung [22]. Eine Schulung des Patienten zur Blutdruckbehandlung ist zu empfehlen.

5.6 Belastungsblutdruck

Es war lange Zeit etwas umstritten, ob der Blutdruck unter Belastung zuverlässig gemessen werden kann. Mit den modernen Geräten zur Blutdruckmessung kann bei entsprechender Technik (Arm ruhig nach unten halten) der Blutdruck ausreichend zuverlässig gemessen werden. Normalwerte sind in Abbildung 5.1 aufgeführt [23]. Häufig wird ein Blutdruck von über 250/120 mmHg als Abbruchkriterium empfohlen, doch ist diese Grenze empirisch ermittelt worden, prospektive Studien hierzu liegen nicht vor. Leichte Überschreitungen sind zulässig. Bei Normalpersonen und Untrainierten wird man sich an diese Grenzwerte halten. Bei Leistungssportlern können diese Werte aber überschritten werden. Bei diesen kann der systolische Blutdruck bei hohen Ergometerbelastungen (300–500 W) durchaus auf physiologische Werte um 300 mmHg ansteigen, da nur so eine ausreichende Durchblutung der arbeitenden Muskulatur (Beine) gewährleistet wird.

Generell gilt heute, dass ein erhöhter Blutdruck unter Belastung kontroll- und therapiebedürftig ist, da er häufig einem späteren Bluthochdruck vorausgeht [19, 24].

5.7 Allgemeine Therapiehinweise

Die Hochdrucktherapie umfasst die klassische Kombination aus Lebensstiländerung und medikamentöser Therapie bei einem essenziellen Hochdruck und die mögliche kausale Behandlung bei sekundärem Hochdruck.

Tab. 5.3: Empfehlung zur Therapie des Bluthochdruckes (JSC8).

Alter/Erkrankung	Empfohlener Blutdruck
< 60 Jahre	> 140/90 mmHg
> 60 Jahre	150/90 mmHg
Bei chronischer Nierenerkrankung oder Diabetes mellitus	> 140/90 mmHg

5.7.1 Medikamentöse Behandlung

Für die medikamentöse Hochdrucktherapie gelten die allgemeinen Regeln gemäß den Leitlinien. Die Therapie ist je nach Ausmaß des Hochdruckes und Ansprechen auf die Medikamente einzustellen. Hier sollte der Blutdruck mindestens unter 140/90 mmHg liegen.

Für ein Training bedeutsam sind die Nebenwirkungen der Medikamente. Bei Ausdauersportlern wie Läufer, Schwimmer oder Radfahrer können Beta-Rezeptoren-Blocker die Muskelfunktion erheblich beeinträchtigen, Diuretika sind meist sehr hinderlich. Bei Kalziumantagonisten können Ödeme auftreten, mitunter auch gesteigerte Herzfrequenzwerte unter Belastung.

Bewährt und gut verträglich für das körperliche Training wie auch für Sporttreibende sind ACE-Hemmer oder besser Angiotensin-II-Rezeptor-Blocker (Sartane), die Medikamente sollten möglichst mit Langzeitwirkung ausgewählt werden.

5.7.2 Nicht-medikamentöse Behandlung

Die nicht-medikamentöse Behandlung umfasst Gewichtsabnahme, mediterrane Kost (z. B. DASH-Diät [25]), Kochsalzreduktion und die körperliche Aktivität. Alkohol ist, falls überhaupt, nur in geringem Maße erlaubt.

Zur nicht-medikamentösen Behandlung gehören Maßnahmen zur Stressreduktion und Entspannung:

- Autogenes Training
- Biofeedback
- Tai-Chi, Qigong
- Yoga
- Meditation
- Progressive Muskelentspannung (nach Jacobson)

5.8 Körperliche Aktivität als Therapie

Mehrere Studien und Metaanalysen haben gezeigt, dass sowohl Ausdauertraining, dynamisches Krafttraining als auch statisches Krafttraining den arteriellen Blutdruck senken. Die Kombination der Trainingsformen senkt nach neueren Studien mehr den diastolischen Blutdruck, wobei allerdings nur wenige Studien hierzu vorliegen [11, 12].

Körperliche Aktivität wirkt nach verschiedenen Analysen wie eine medikamentöse Therapie. Es bestehen evidenzbasierte Indikationen [26], es liegt eine klare Dosis-Wirkungsbeziehung vor, die allerdings nicht-linear verläuft [28–30] (Abbildung 5.1). Die klinischen Beobachtungen (Surrogatparameter) ergeben eindeutige und nachweisbare somatische und psychosomatische Wirkungen [26]. Diese sind so vielfältig, dass man auch von *pleiotropen* Wirkungen wie in der Pharmakologie spricht, denn eine Therapieform hat positive Wirkungen auf verschiedene Organe und Organsysteme [26].

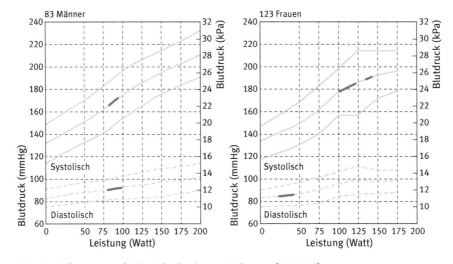

Abb. 5.1: Referenzwerte für den Blutdruck unter Belastung [9, 10, 23].

Tab. 5.4: Trainingsempfehlungen zu Prävention und Therapie (aus Zupet et al., www.Efsma-scientific.eu © EFSMA 2015). Allgemeine Empfehlungen: Aufwärmen 3–5 min, Abkühlen 3–5 min.

	Frequenz/ Woche	Intensität	Dauer (Zeit) Einheit = Trainingseinheit (w = Woche)	Art des Trainings	Art des Sports: Ausdauertraining	Art des Sports: Krafttraining
Allgemeine Prävention ©EFSMA	Niedrige Intensität: 5 Hohe Intensität 3/w	Niedrige Intensität: 40–65% HR_{max} RPE 10–13 Hohe Intensität: 65–85% HR_{max} RPE > 13–16	Niedrige Intensität: > 30 min/Einheit oder 150 min/w Hohe Intensität: > 25 min/Einheit oder 75 min/w	Ausdauer, Kraft	Laufen, Walking, Radfahren, Schwimmen, Inline skaten, Skilanglauf	70% of 1 RM > 2–3/w, 10–15 reps 1–3-mal
Arterieller Hochdruck (Häufige ambulante Blutdruckkontrollen) ©EFSMA	3–5 [7] 2–3 [4]	Moderate Intensität 40–60% VO_{2max}, RPE: 11–13 Hohe Intensität: 60–80% VO_{2max} RPE: 9–15	30–45 min/Einheit 20–30 min/Einheit	Ausdauer, Flexibilität, sensomotor. Training, muskuläre Ausdauer	Joggen, (Nordic) Walking, Schwimmen, Inline skaten, Aerobiktanz, Tanzen, Radfahren	60–75% of 1RM, 2–5/w, 8–12 reps, 2–3-mal, RPE 13–15

Trainingshinweise

Die Trainingsempfehlungen richten sich meist nach den „FITT"-Empfehlungen („**F**requency **i**ntensity, **d**uration, **t**ype of sports") [14, 27, 31–33]. Die deutsche Trainingsempfehlung wird entsprechend mit FIDA abgekürzt: **F**requenz (Häufigkeit pro Woche), **I**ntensität (moderat, intensiv), **D**auer pro Trainingseinheit (in Minuten), **A**rt der Aktivität (Ausdauer, Kraft, Flexibilität). Dazu kommt noch die Art der Betätigung (Laufen, Schwimmen, Radfahren etc.) und die Progression, also die Anpassung des Trainings im Verlauf.

Die *allgemeine Trainingsempfehlung* von mehreren Gesellschaften* (AHA, EFSMA, ACSM) und Organisationen (WHO, HEPA) lautet:

Moderates Ausdauertraining mindestens 150 min/Woche verteilt auf drei bis vier Einheiten bzw. Tage oder intensives („vigorous") Training über 75 min/Woche an drei Tagen [32]. Auch „Walking", also schnelles Spazierengehen, senkt den Blutdruck nachweisbar [16]. Aufgrund der Dosis-Wirkungsbeziehung führt ein höher- bis hochintensives Training nicht zu einer bedeutsamen Steigerung der Wirkung auf Funktion und harte Endpunkte wie allgemeine oder kardiovaskuläre Mortalität [28–31]. Dies betrifft die gesundheitsorientierte körperliche Aktivität. Für Leistungs- und Hochleistungssport gelten andere Empfehlungen. Tabelle 5.4 zeigt die Empfehlungen der EFSMA [32] in Anlehnung an die Empfehlungen der Fachgesellschaften [31–33].

Allgemein wird zusätzlich ein Krafttraining, dynamisch und/oder statisch, zweimal/Woche empfohlen. Daneben sollte ein Flexibilitäts- oder Beweglichkeitstraining, vergleichbar der früheren Gymnastik, ebenfalls mehrmals pro Woche erfolgen, nach Möglichkeit auch täglich [27, 31, 32]. Optimal ist ein Krafttraining mit 8–10 Muskelgruppen mit jeweils zwei Wiederholungen zweimal pro Woche [27].

Die eingehenden Trainingsempfehlungen sind in verschiedenen Publikationen dargestellt [14, 27, 31–34]. Die Wirkungen eines regelmäßigen Trainings lassen sich auch in der Langzeit-Blutdruckmessung objektivieren [35].

Tab. 5.5: Anstrengungsempfinden nach Borg [9, 10]. RPE = „Ratings of Perceived Exertion".

RPE Skala	6–20
Leichte Belastung	6–11
Moderate Belastung	11–13
Schwere Belastung	14 und mehr

5.9 Hochdruck bei Sporttreibenden und Athleten

Bei Leistungssportlern gelten die gleichen Regeln beim Training, sie können, nach entsprechender Blutdruckeinstellung ihre Sportart weiterbetreiben. Die medikamentöse Behandlung muss die leistungssportliche Komponente beachten (s. o.), insbesondere die Wahl des Medikamentes. Zu beachten ist, dass eine Pressatmung möglichst vermieden wird (z. B. Kegeln u. a.), da hier die Blutdruckwerte besonders ansteigen. Hier sollte die akute Kraftanstrengung immer in Exspiration erfolgen.

5.10 Kontraindikationen

Alle akuten Erkrankungen stellen zunächst einmal eine Kontraindikation für ein körperliches Training dar, wobei je nach Ausmaß die Aktivitäten des täglichen Lebens beibehalten werden können. Nach Abklingen der akuten Krankheitssymptome und Befunde kann nach etwa zwei Wochen wieder mit dem Training begonnen werden.

Bei einem grippalen Effekt kann das Training etwa drei bis vier Tage nach Ende der Symptome aufgenommen werden, bei fieberhaften Infektionen etwa eine Woche nach Fieberende. Stets sollte man sich im Einzelfall nach dem Schweregrad der Symptome richten. Gelegentlich wird bei intensiv trainierenden Ausdauersportlern ein paroxysmales Vorhofflimmern beobachtet. Therapie der ersten Wahl ist in diesem Fall die Ablation der Pulmonalvenen.

5.11 Komplikationen

Komplikationen eines körperlichen Trainings sind naturgemäß gelegentliche Verletzungen des Knochen-, Bänder- und Sehnenapparates. Zur Vermeidung ist bei entsprechenden Veränderungen (Fehlstellungen etc.) eine orthopädische Voruntersuchung erforderlich, dies gilt besonders bei älteren Menschen vor Trainingsbeginn. Gelegentlich ist eine vorherige Physiotherapie sinnvoll, Einlagen werden vermutlich zu selten verordnet.

Die wichtigste Maßnahme zur Vermeidung von Verletzungen und kardiovaskulären Komplikationen ist ein allmählicher Beginn des Trainings (Häufigkeit, moderate Intensität und kürzere Dauer) sowie ein ausreichendes Warmmachen (Laufen, Gymnastik) vor dem bzw. zu Beginn des Trainings. Stretching verhindert Verletzungen nicht, *nach* dem Training wird es von einigen Experten empfohlen.

Je älter man ist, umso moderater sollte mit dem Training begonnen werden, z. B. mit schnellem Spaziergehen, (Nordic) Walking, Radfahren, Schwimmen). Es gilt die Regel: „Start low, go slow". Am besten für den Ungeübten ist eine Anleitung durch einen erfahrenen Trainer oder Übungsleiter, auch eine Teilnahme an Sportgruppen ist sinnvoll.

Diese Regeln gelten auch zur Vermeidung einer kardiovaskulären Komplikation. Mehrere Studien haben gezeigt, dass nach längerer Trainingspause (Monate, Jahre) ein zu intensiver Beginn zu kardialen Komplikationen führen kann, insbesondere bei Vorliegen von mehr als einem Risikofaktor.

Warnzeichen und Symptome eines möglichen Risikos, auch während des Trainings sind:
- Dyspnoe,
- Brustschmerz,
- Palpitationen,
- Schwindel und
- Synkope (kurz dauernde Bewusstlosigkeit).

Vor allem, wenn diese neu auftreten, dann ist eine ärztliche Abklärung immer erforderlich.

5.12 Lebensqualität und Lebenserwartung

Zahlreiche Studien der letzten Jahre haben eine lebensverlängernde Wirkung von regelmäßigem Sport gezeigt [29, 36]. Im Mittel liegt die Zunahme der Lebenserwartung durch regelmäßiges körperliches Training zwischen drei und acht Jahren. Dies gilt für Leistungssportler ebenso wie Freizeitsportler.

Angeblich negative Auswirkungen bei Hochleistungssport unterliegen methodischen Fehlern und sind sehr widersprüchlich [36]. Um negative Auswirkungen zu vermeiden, sollten Normalpersonen und Leistungssportler immer eine sportärztliche Untersuchung bekommen, auch im Verlauf nach zwei bis drei Jahren. Ältere Menschen sollten in jedem Fall alle zwei bis drei Jahre präventiv sportärztlich untersucht werden.

Die Lebensqualität wird wegen des größeren Aufwandes seltener in prospektiven Studien untersucht, doch zeigen die Ergebnisse, dass regelmäßige körperliche Aktivität die Lebensqualität verbessert, bei Älteren vor allem die Selbstbestimmung und Autonomie deutlich verbessert und in höhere Altersbereiche verschiebt.

Zusammenfassend sollte die Empfehlung und Motivation zu regelmäßiger körperlicher Aktivität obligater Teil der Hochdruckbehandlung darstellen (Tabelle 5.6). Das Fehlen dieser Empfehlung, wie meist im Entlassungsbrief, muss als Behandlungsfehler angesehen werden.

Tab. 5.6: Muster eines Krankenhaus-Entlassungsberichtes. „Soll-Vorschlag" für körperliche Aktivität bei einem Patienten mit KHK und Bluthochdruck *neben der medikamentösen Therapie.*

Empfehlung zur körperlichen Aktivität	
Frequenz	3–4-mal pro Woche
Intensität	Moderate Borg-Skala 11–13 oder Herzfrequenz 105–140/min
Dauer	40–50 min/Einheit
Art der Aktivität	Z. B.: Schnelles Gehen (Walking, Nordic Walking), Radfahren, Schwimmen, Tanzen, Ergometer-Training, Crosstrainer, Laufband, Krafttraining: 2-mal pro Woche
Steigern	Umfang nach 2–3 Monaten

Literatur

[1]   James PA et al. Evidence-based guideline for the management of high blood pressure in adults (JNC8). JAMA 2014, doi: 10.1001/jama2013.284427.

[2]   Mancia G, Fagard R, Narkiewicz K et al. ESH/ESC guidelines for the management of arterial hypertension. Eur Heart J 2013, 34, 2159–2219.

[3]   Weber MA, Schiffrin EL, White WB et al. Clinical practice guidelines for the management of hypertension in the community. J Clin Hypertension 2014, 16, 14–26.

[4]   Baucher H, Fontanarosa PB, Golub RM. Updated guideliness for management of high blood pressure. JAMA 2014, 311, 477–478.

[5]   The Sprint Research Group. A randomized trial of intensive versus standard blood-pressure control. N Engl J Med 2015, 373, 2103–2116.

[6]   Xi B, Zong X, Kelishadi R et al. Establishing international blood pressure references among normoweight children and adolescents aged 6–17 years. Circulation 2016, 133, 398–408.

[7]   Jordan J. Pathophysiologie der Hypertonie. Internist 2015, (56), 219–223.

[8]   Moro C, Crampes F, Sengenes C et al. Atrial natriuretic peptide contributes to physiological control of lipid mobilization in humans. FASEB J 2004, 18, 908–910.

[9]   Löllgen H. Kardiopulmonale Funktionsdiagnostik. 4. Auflage. Nürnberg, Novartis, 2005.

[10] Löllgen H, Gitt A, Erdmann E. Ergometrie. 3. Auflage, 2010 Berlin, Heidelberg, Springer.

[11] Cornelissen VA, Smart NA. Exercise training for blood pressure: A systematic review and meta-analysis. JAHA 2013, e004473, doi: 10.1161/jaha.112.004473.

[12] Fagard RH. Exercise therapy in hypertensive cardiovascular disease. Progr Cardiovasc Dis 2911, 53, 404–411.

[13] Rossi A, Dikareva A, Bacon SL, Daskalopoulou SS. The impact of physical activity on mortality in patients with high blood pressure: a systematic review. J Hypertension 2012, 30, 1277–1288.

[14] Börjesson M, Onerup A, Lundquist S, Dahlöf B. Physical activity and exercise lower blood pressure in individuals with hypertension: narrative review of 27 RCTs. Brit J Sports 2016, doi: 10.1136/bjsports-2015-095786.

[15] Cornelissen VA, Fagard RH. Effects of endurance training on blood pressure, blood pressure – regulating mechanisms, and cardiovascular risk factors. Hypertension 2005, 46, 667–675.

[16] Williams PT, Thompson PD. Walking versus running for hypertension, cholesterol and diabetes mellitus risk reduction. Arterioscler Thromb Vasc Biol 2013, 33, 1085–1091.

[17] Karmali KN, Goff DC Jr, Ning H, Lloyd-Jones DM. A systematic examination of the 2013 ACC/AHA pooled cohort risk assessment tool for atherosclerotic cardiovascular disease. J Am Coll Cardiol 2014, 60, 959–968.

[18] Liu J, Sui X, Lavie CJ et al. Effects of cardiorespiratory fitness on blood pressure trajectory with aging in a cohort of healthy men. J Am Coll Cardiuol 2014, 64, 1245–1253.

[19] Crump C, Sundquist J, Winkleby MA, Sundquist K. Interactive effects of physical fitness and body mass index opn the risk of hypertension. JAMA Int Med 2016, 176, 201–216.

[20] Prahad VJ, Drenowatz C, Hand GA et al. Association between cardiorespiratory fitness and submaximal systolic blood pressure among young adult men: a reversed J-curve pattern relationship. J Hypertension 2015, 33, 2239–2244.

[21] O'Brien E, Parati G, Stergiou G. Ambulatory blood pressure measurement. Hypertension 2013, 62, 988–994.

[22] Löllgen H, Westerbeck M. Short time high resolution compared to ambulatory blood pressure measurement in hypertension. Am. Heart Ass, Congress, Dallas, 2013 (abstract in Circulation, e-pub) und Inauguraldissertation Univ. Mainz, 2013 (M. W.).

[23] Gleichmann U. In: Anlauf M, Bock KE (Hrsg.) Blutdruck unter körperlicher Belastung. Darmstadt, Steinkopf, 1984, 62–64 (modifiziert nach 9, 10).

[24] Schultz MG, Otahal P, Cleland VJ, Blizzard L, Marwick TH. Exercise-induced hypertension, cardiovascular events and mortality in patients undergoing exercise stress testing: A systematic review and meta-. analysis. Am J Hypertension 2012, doi: 10.1093/ajh/hps053.

[25] Sacks FM, Svetkey LP, Vollmer WM et al. (for the DASH–Sodium Collaborative Research Group). Effects on Blood Pressure of Reduced Dietary Sodium and the Dietary Approaches to Stop Hypertension (DASH) Diet. N Engl J Med 2001, 344, 3–10.

[26] Löllgen H. Bedeutung und Evidenz der körperlichen Aktivität zur Prävention und Therapie von Erkrankungen (Importance and evidence of regular physical activity for evention and treatment of diseases). Dtsch Med Wochenschr 2013, 138, 2253–2259.

[27] Wonisch M, Marko C, Niebauer J, Pokan R, Schmid P, Wiesinger E. Bedeutung des 26. Krafttrainings zur Prävention und Rehabilitaition internistischer Erkrankungen. Wien Klin Wschr 2012, 124, 326–333.

[28] Löllgen H, Böckenhoff A, Knapp G. Primary prevention by physical activity: An updated meta-analysis with different intensity categories. Int J Sports Med 2009, 30, 213–224.

[29] Moore SC, Patel AV, Matthews CE et al. Leisure Time Physical Activity of Moderate to Vigorous Intensity and Mortality: A Large Pooled Cohort Analysis. PLoS One 2012, 9, e1001335.

[30] Shiroma EJ, Sesso HD, Moorthy MV, Buring JE, Lee I-Min. Do moderate-intensity and vigorous intensity physical activities reduce mortality rates to the same extent? J Am Heart Ass 2014, 3, e000802, doi: 10.1161/jaha.114.000802.

[31] Pescatello LS (ed). ACSM's Guidelines for exercise testing and prescription. 9th edn. Baltimore, Wolters Kluwer, 2014.

[32] Zupet P, Löllgen H, Debruyne A, Bachl N, Cummiskey J. Exercise prescription for health Training recommendations. 2015 (www.Efsma-scientific).

[33] Swedish National Institute of Public Health. Physical activity in the prevention and treatment of disease. Professional Associations for physical activity. Stockholm, Sweden, 2010 (www.fyss.se).

[34] Löllgen H, Leyk D, Löllgen D. Evidenzbasierte Empfehlungen für die Trainingsberatung im Breitensport. Münch med Wschr 2011, 153, 29–33.

[35] Kokkinos P, Pittaras A, Manolis A et al. Exercise capacity and 24-h blood pressure in prehypertensive man and women. Am J Hypertension 2006, 19, 251–258.

[36] Sanchis-Gomar F, Perez LM, Joyne MJ, Löllgen H, Lucia A. Endurance Exercise and the Heart: Friend or Foe? Sports Med 2015, doi: 10.1007/s40279-015-0434-4.

Katrin Esefeld und Martin Halle

6 Diabetes Typ II

6.1 Einleitung

Muskuläre Aktivität verbraucht Energie und hat somit entscheidenden Einfluss auf den Glukose- und Fettstoffwechsel. Während beim metabolischen Syndrom, gestörter Glukosetoleranz (IGT) und Diabetes mellitus Typ II körperliche Aktivität die pathophysiologisch gestörte Insulinsensitivität verbessern und somit als kausale Therapiestrategie bei diesen Erkrankungen angesehen werden kann, ist die fehlende Insulinsekretion beim Diabetes Typ I keine Störung, die durch körperliches Training beeinflusst werden kann. Bei dieser Erkrankung steht vielmehr die Vermeidung von Hypoglykämien, induziert durch körperliche Belastungen, und die optimierte Abstimmung zwischen Nahrungsaufnahme, Insulinsubstitution und körperlicher Aktivität im Vordergrund.

Aufgrund der vielfältigen wissenschaftlichen Grundlagen zur Bedeutung von körperlichem Training in der Prävention und Therapie der eingeschränkten Insulinsensitivität („impaired glucose tolerance", IGT) und des Diabetes mellitus Typ II (T2D) soll in diesem Kapitel dieses Thema primär behandelt und dazu sollen Ausführungen aus früheren Publikationen berücksichtigt werden [1–3].

6.2 Pathophysiologie der Insulinresistenz und Bedeutung von körperlicher Aktivität

Bei Menschen mit IGT und T2D liegt pathophysiologisch eine periphere Insulinresistenz zugrunde. Diese entwickelt sich besonders bei Menschen, die genetisch vorbelastet sind, über viele Jahre übergewichtig oder adipös und gleichzeitig kaum körperlich aktiv sind. Gerade die Inaktivität spielt eine zentrale Rolle, da auch epidemiologische Daten wie Erfahrungen aus der Praxis zeigen, dass adipöse Menschen mit umfänglicher körperlicher Aktivität meistens nur eine geringe oder gar keine Insulinresistenz aufweisen [4]. Ursachen der Insulinresistenz sind (1) unzureichende physikalische Reize der peripheren Muskelfasern sowie (2) Zunahme der Adipozytengröße durch hyperkalorische Ernährung und abdominelle Adipositas. Ersteres führt zu einem verminderten Glukosetransport vom Blut in die Muskelfasern aufgrund von einer reduzierten Anzahl von membranständigen Glukosetransportern, letzteres zu einer vermehrten Sekretion von Entzündungsmediatoren, die wiederum die Interaktion zwischen Insulin und Insulinrezeptor stören. Beide Mechanismen ergänzen sich zu einer gestörten Insulinsensitivität.

DOI 10.1515/9783110456783-006

Jede physikalische Muskelarbeit verbessert diese Insulinresistenz durch Stimulation der Translokation von GLUT-4-Transportproteinen vom endoplasmatischen Retikulum an die Zellmembran (Abbildung 6.1) und wirkt somit der Pathophysiologie der Insulinresistenz entgegen [2]. Durch die vermehrte Anzahl von membranösen GLUT-4-Transporten können mehr Glukosemoleküle die Membran pro Zeiteinheit passieren, ein Vorgang, der vom Insulinrezeptor unabhängig ist und somit ergänzend zur Insulinrezeptor-abhängigen Glukoseaufnahme in die Zelle fungiert. Gleichzeitig wird die Anzahl der Insulinrezeptoren durch muskuläre Belastung erhöht, was den Insulin-abhängigen Glukosetransport unterstützt. Ergänzend führt eine bewegungs- und ernährungsbedingte Gewichtsreduktion zur Reduktion der Adipozytengröße und Normalisierung des Adipozytenstoffwechsels mit geringerer Sekretion von Entzündungsfaktoren wie Interleukin 6 oder Tumor-Nekrose-Faktor-α, was wiederum die Aktivität der Insulinrezeptoren verbessert. Die Kombination aus (1) Verbesserung des GLUT-4-vermittelten Glukosetransports (Insulinrezeptor-**un**abhängig) und (2) Verbesserung der Anzahl und Aktivität der Insulinrezeptoren fördert die Insulinempfindlichkeit entscheidend. So kann durch Lebensstilmaßnahmen, gerade wenn frühzeitig initiiert, die Insulinresistenz behoben und der Diabetes mellitus „geheilt" werden. Die frühzeitige Intervention ist entscheidend, weil zelluläre Kapazitäten der β-Zellen im Pankreas noch erhalten und Veränderungen der Mikro- und Makrozirkulation noch reversibel sind. Letzteres ist besonders deshalb zu beobachten, weil neben der Glukoseeinstellung ebenso die anderen kardiovaskulären Risikofaktoren wie Dyslipoproteinämie und arterielle Hypertonie positiv beeinflusst werden.

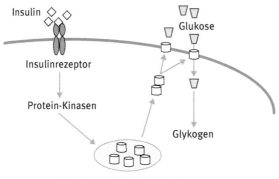

Abb. 6.1: Transmembranöser Glukosetransport über Vermittlung durch Insulinrezeptor und Glukosetransporter GLUT-4 (modifiziert) [2].

6.3 Körperliche Aktivität in der Prävention
des Diabetes mellitus Typ II

Patienten mit pathologischer Glukosetoleranz (IGT) und metabolischem Syndrom profitieren von körperlicher Aktivität in Kombination mit einer Kalorienreduktion und können darüber die Konversion zum Diabetes mellitus Typ II verzögern oder sogar ganz verhindern sowie die erhöhte kardiovaskuläre Mortalität zu senken [5]. Dies belegen prospektiv-randomisierte europäische und amerikanische Interventionsstudien („Diabetes Prevention Study", DPS; „Diabetes Prevention Program", DPP), die übereinstimmend eine relative Reduktion der Diabetesinzidenz um fast 60% nach drei Jahren aufzeigen können [6, 7]. Die intensivierte Lebensstiländerung (ILS) in der DPS zielte auf eine Gewichtsreduktion von $\geq 5\%$ ab. Die Ernährungsumstellung beinhaltete eine Reduktion der Fettaufnahme von $< 30\%$ besonderes durch Reduktion des Anteils gesättigter Fettsäuren ($< 10\%$) und eine Erhöhung des Ballaststoffanteils in der Nahrung von $> 15\%$. Die körperliche Aktivität zielte auf ein Ausdauer- und Krafttraining moderater Intensität über mindestens 30 min/d ab. Das DPP verglich zusätzlich bei Patienten mit gestörter Glukosetoleranz eine Lebensstilintervention mit einer Metformin-Therapie. Dabei zeigte die Lebensstilgruppe nach vier Jahren eine doppelt so hohe Gewichtsreduktion (-4 kg vs. $-1,8$ kg) auf. Die kumulative Inzidenz des Diabetes mellitus Typ II lag um 17% niedriger als bei medikamentöser Intervention des Diabetes.

6.4 Körperliche Aktivität in der Therapie
des Diabetes mellitus Typ II

Auch bei bereits manifestem Diabetes mellitus Typ II spielt körperliche Aktivität eine zentrale Rolle. Eine Metaanalyse von 47 kontrollierten Studien ergab eine signifikante HbA_{1c}-Reduktion durch strukturiertes Ausdauer-, Kraft- oder kombiniertes Ausdauer- und Krafttraining, wobei ein strukturiertes Training von mehr als 150 min/Woche deutlich bessere Effekte auf die HbA_{1c}-Reduktion erzielte ($-0,9\%$ vs. $-0,4\%$) [8].

Endpunktstudien für Diabetespatienten sind bisher nur in zwei großen Interventionsstudien durchgeführt worden. Der STENO-2-Trial zeigte eine 50%ige Reduktion der Mortalität bei Typ II-Diabetikern nach acht Jahren, sofern alle Maßnahmen wie Patientenschulung, Intensivierung der medikamentösen Therapie, Ernährungsumstellung und Bewegungssteigerung durchgeführt wurden [9]. Der „Look AHEAD Trial" [10, 11], eine multizentrische Langzeitstudie, die über 11,5 Jahre an über 5.000 Diabetes-mellitus-Typ II-Patienten den Effekt einer intensiven Lebensstilintervention (Ziel: Regelmäßiges Spazierengehen > 3 h/Woche in Verbindung mit einer Gewichtsreduktion $> 7\%$) untersuchte, wurde vorzeitig beendet, da trotz einer signifikanten Verbesserung der körperlichen Fitness sowie sämtlicher kardio-metabolischer Risikofaktoren (Bauchumfang, Blutzucker-, Lipidprofil, arterielle Hypertonie) kein Nutzen auf kardio- und zerebrovaskuläre Ereignisse und Mortalität nachgewiesen werden konnte [10, 11]. Allerdings verbesserte sich die renale Komplikationsrate entscheidend [10]. Dies bedeutet, dass körperliches Training eher mikrovaskuläre Komplikationen beim Diabetes mellitus Typ II verbessert als makrovaskuläre Ereignisse. Allerdings verdeutlicht es auch, dass der Effekt einer optimalen medikamentösen Therapie das Risiko bereits substanziell reduziert und der Effekt einer Lebensstilintervention in diesen Fällen nur noch einen spezifischen Teil besonders auf mikrovaskuläre Komplikationen einnimmt.

Eine weitere mikrovaskuläre Komplikation ist eine Beeinträchtigung der Myokardfunktion, insbesondere wenn neben der metabolischen Stoffwechselstörung auch eine arterielle Hypertonie vorliegt. Dann ist das Risiko für die Entwicklung einer diastolischen Myokardfunktionsstörung besonders hoch, und 30–70% der asymptomatischen Diabetiker zeigen diese eingeschränkte Compliance- und Relaxationsstörung des linken Ventrikels bei erhaltener systolischer Funktion. Diese diastolische Herzinsuffizienz wird auch als „Herzinsuffizienz mit erhaltener Pumpfunktion" („Heart Failure with preserved Ejection Fraction", HFpEF) bezeichnet, die charakterisiert ist durch eine atriale Dysfunktion, häufiges Auftreten von Vorhofflimmern, eine chronotrope Inkompetenz unter körperlicher Belastung und auch eine vermehrte vaskuläre Steifigkeit und renale Funktionsstörung [12]. Letztere wird primär für die schlechte klinische Prognose verantwortlich gemacht. Neben der Verbesserung der Insulinresistenz und arteriellen Hypertonie kann durch körperliches Training diese diastolische Funktionsstörung verbessert werden. So zeigt sich bereits nach drei Monaten eine Verbesserung der diastolischen Funktionsstörung des Myokards und Verbesserung der zentralen und peripheren Endothelfunktion [13, 14]. Letzteres scheint auch für die Verbesserung der erektilen Dysfunktion bei diesen metabolisch gestörten Patienten von Bedeutung zu sein.

6.5 Körperliche Aktivität bei diabetischen Spätschäden

Bei der nicht-proliferativen diabetischen Retinopathie kann sportliche Belastung ohne größere Einschränkungen durchgeführt werden, während diese bei der proliferativen Form nur bei optimaler Einstellung des Blutdrucks v. a. auch unter Belastung (Belastungs-RRsys < 180–200 mmHg und RRdia < 100 mmHg) zu empfehlen ist. Aufgrund der Blutdruckspitzen beim Krafttraining oder bei Kampfsportarten sollten diese nicht durchgeführt werden. Nach einer Netzhautlaserung oder einer Augenoperation sollte innerhalb der nachfolgenden sechs Wochen nur ein ganz moderates körperliches Training durchgeführt werden.

Bei Vorliegen einer peripheren Neuropathie bestehen aufgrund der gleichzeitigen Dystrophie Risiken für ein diabetisches Fuß-Syndrom, die durch körperliche Belastung noch gesteigert werden kann, wenn diese unsachgemäß durchgeführt wird. Aufgrund eines gestörten Schmerzempfindens kann eine körperliche Belastung häufig bei neuem oder unpassendem Schuhwerk zu Hautdefekten mit all seinen Komplikationen führen. Deshalb ist die gründliche Inspektion der Füße vor und nach körperlicher Betätigung, insbesondere hinsichtlich Schwellungen und Rötungen, essenziell.

Die Neuropathie des autonomen Nervensystems beeinträchtigt die vaso-vagale Reaktion wie bei Lageänderung des Körpers oder bei körperlicher Aktivität. Folgen der Störung der Blutdruck- und Herzfrequenz-Anpassung sind (Prä-)Synkopen durch fehlende Vasokonstriktion und chronotrope Inkompetenz mit Einschränkung der Belastbarkeit und schnellerer Ermüdung. Bewegungsaktivitäten im Wasser eignen sich besonders bei fortgeschrittener autonomer Neuropathie mit Orthostaseneigung.

6.6 Praktische Empfehlungen für ein Bewegungsprogramm beim Diabetes mellitus Typ II

Da bei Erstdiagnose eines Diabetes mellitus Typ II bereits bei 50% der Patienten eine koronare Herzerkrankung vorliegt und weitere sekundäre Manifestationen wie Polyneuropathie, Retinopathie oder Nephropathie bestehen können, müssen diese vor Beginn einer Bewegungstherapie unbedingt abgeklärt und beim Trainingsprogramm entsprechend berücksichtigt werden.

Das primäre Ziel beim Diabetes mellitus Typ II ist die Steigerung der Alltagsaktivität in Kombination mit einem gezielten Training, welches mindestens dreimal pro Woche durchgeführt werden sollte. Da Alltagsaktivität meistens mit niedriger bis moderater Intensität durchgeführt wird, sollte das Bewegungsprogramm mindestens eine moderate Belastungsintensität aufweisen. Sowohl Ausdauer- wie auch Krafttraining sind effektiv, so sie große Muskelgruppen beanspruchen, und wirken optimal in der Kombination. Das Ausdauertraining muss allerdings aufgrund seiner multifaktoriellen Effekte immer als Basisaktivität gewählt werden. Dies sind Sportarten wie beispielsweise zügiges Spazierengehen, Nordic Walking, ggf. Bergwandern, Schwimmen oder Radfahren bzw. Ergometertraining.

Das Trainingsprogramm aus Ausdauer-, Kraft- und Koordinationstraining muss für Diabetes-mellitus-Typ II-Patienten immer individuell zusammengestellt werden. Es orientiert sich an den kardiovaskulären, orthopädischen und neurologischen Voraussetzungen, der Belastbarkeit und den persönlichen Vorlieben der Patienten. Die Intensität für ein individuelles Trainingsprogramm wird anhand einer maximalen Ergometrie möglichst mit Spirometrie oder Laktatdiagnostik ermittelt. So kann zwischen aerober und anaerober Belastungsintensität differenziert werden. Das Krafttraining orientiert sich eher an den Wiederholungen, die innerhalb einer Minute oder als 12 Wiederholungen mit moderater subjektiver Belastungsintensität durchgeführt werden können. Dieses Krafttraining ist für die Optimierung des Stoffwechsels, aber besonders auch für eine positive „Körperwahrnehmung" und damit positiven Einfluss auf die Compliance der Patienten von zentraler Bedeutung.

Wichtige allgemeine Prinzipien für einen Trainingsplan sind folgende:

1. Grundsätzlich muss mit niedriger Intensität und Dauer (zunächst maximal 5–10 Minuten pro Trainingseinheit) begonnen werden. Training bei moderater Intensität im aeroben Bereich sollte eingehalten werden („start low – go slow").

2. Zunächst muss in den ersten 4–6 Wochen der Umfang, dann die Intensität gesteigert werden. Der Umfang sollte mit dem Ziel eines 30-minütigen Trainings sukzessive ausgedehnt werden.

3. Trainingseinheiten sollten zunächst jeden Tag auf dem Programm stehen („train the brain"), weil sich Patienten dadurch an die Regelmäßigkeit gewöhnen. Diese Trainingseinheiten können auch nur fünf Minuten lang sein. Hierbei geht es primär um das Erlernen der Regelmäßigkeit und weniger um spezifische Trainingseffekte.

4. Positive kardio-metabolische Effekte sind bereits nach 2–3 Wochen zu beobachten und zeigen nach sechs Wochen bereits 75% der maximalen Veränderungen.

5. Intervalltraining hat sich als besonders effektiv gezeigt [15] und kann nach einigen Wochen eingeführt werden. Dies bedeutet, dass Einheiten mit einem Wechsel aus Gehen, zügigem Gehen und sogenanntem „Tripp-Trapp"-Laufen (sehr langsames Laufen primär auf den Fußballen) im Minutenwechsel alternierend durchgeführt werden. Sobald sich die Patienten an die Regelmäßigkeit dieser kurzen Einheiten gewöhnt haben, können Schritt für Schritt über mehrere Wochen Trainingsumfang und -intensität gesteigert werden.

6. Die Trainingsintensitäten sollten von den behandelnden Ärzten vorgegeben und von Patienten selbst bei jedem Training z. B. mittels Pulsuhr kontrolliert werden.

7. Auf spezifische Anforderungen bei diabetischen Spätkomplikationen muss bei der Erstellung des Trainings geachtet werden.

	Mo	Di	Mi	Do	Fr	Sa	So	
Woche 1	≥1'	≥1'	≥1'	≥1'	≥1'	≥1'	≥1'	„Train the brain" (kurze Einheiten von ca. 5 min)
Woche 2–3	5–10 min	5–10 min	5–10 min	5–10 min	5–10 min	5–10 min	5–10 min	Kontinuierliches moderat-intensives Ausdauertraining (50–60 % VO_{2max})
Woche 3–6	10–20 min	10–20 min	10–20 min	P	10–20 min	10–20 min	10–20 min	Steigerung des Umfangs des Ausdauertrainings (50–60 % VO_{2max})
Woche 6–12	20–30 min	IT 20 min	P	20–30 min	IT 20 min	P	20–30 min	Intervalltraining (IT) (60–80 % VO_{2max}); nachfolgend 1 Tag Pause (P)

Abb. 6.2: Prinzipien eines Trainingsplans für untrainierte Patienten wie übergewichtige Typ II-Diabetiker (modifiziert) [2].

6.7 Fazit

Körperliche Aktivität ist eine entscheidende Therapiestrategie bei Diabetes Typ II und sollte unbedingt neben der pharmakologischen Therapie umgesetzt werden. Die Initiative und Vermittlung sollte primär durch den behandelnden Arzt erfolgen, der spezifisch auf die additiven Effekte von medikamentöser Therapie und Lebensstilintervention hinweist. Die Empfehlungen zur Steigerung der körperlichen Aktivität sollten strukturiert erfolgen und abgestimmt sein auf die pharmakologische Intervention. Diese muss im Verlauf der Zunahme der körperlichen Aktivität hinsichtlich der Dosis angepasst werden, um Hypoglykämien zu verhindern. Die anti-diabetische Therapie gerade mit neueren Substanzen wie DPP-4-Hemmern, Inkretinen oder SGLT-2-Inhibitoren ist in der Kombination mit körperlichem Training unproblematisch, jedoch sollten regelmäßige Blutzuckerkontrollen gerade vor und nach körperlichen Belastungen durchgeführt werden. Ergänzend muss auf eine optimale Einstellung der Blutdruck- und LDL-Cholesterinwerte geachtet werden, um das hohe kardiovaskuläre Risiko zu reduzieren. Die Kombination aus nicht-pharmakologischer und pharmakologischer Therapie stellt hierfür die optimale Strategie dar.

Literatur

[1] Esefeld K, Zimmer P, Stumvoll M, Halle M. Diabetes, Bewegung und Sport. Diabetologie 2014, 10(Suppl 2), S199–S204.

[2] Esefeld K, Halle M. Körperliche Aktivität und Sport bei Typ II Diabetes – Auswirkungen bezüglich Prävention und Therapie. Diabetologe 2015, 11, 618–628.

[3] Esefeld K, Zimmer P, Stumvoll M, Halle M. Praxisleitlinie 2016: Diabetes, Sport und Bewegung. Diabetologe 2016, 11(Suppl 2), 177–181.

[4] Sui X, Hooker SP, Lee IM et al. A prospective study of cardiorespiratory fitness and risk of type 2 diabetes in women. Diabetes Care 2008, 31, 550–555.

[5] Petrella RJ, Lattanzio CN, Demeray A, Varallo V, Blore R. Can adoption of regular exercise later in life prevent metabolic risk for cardiovascular disease? Diabetes Care 2005, 28, 694–701.

[6] Lindstrom J, Louheranta A, Mannelin M et al. The Finnish Diabetes Prevention Study (DPS): Lifestyle intervention and 3-year results on diet and physical activity. Diabetes Care 2003, 26, 3230–3236.

[7] Tuomilehto J, Lindstrom J, Eriksson JG et al. Prevention of type 2 diabetes mellitus by changes in lifestyle among subjects with impaired glucose tolerance. N Engl J Med 2001, 344, 1343–1350.

[8] Umpierre D, Ribeiro PA, Kramer CK et al. Physical activity advice only or structured exercise training and association with HbA1c levels in type 2 diabetes: a systematic review and meta-analysis. JAMA 2011, 305, 1790–1799.

[9] Gaede P, Lund-Andersen H, Parving HH, Pedersen O. Effect of a multifactorial intervention on mortality in type 2 diabetes. N Engl J Med 2008, 358, 580–591.

[10] Anonymous. Effect of a long-term behavioural weight loss intervention on nephropathy in overweight or obese adults with type 2 diabetes: a secondary analysis of the Look AHEAD randomised clinical trial. The lancet Diabetes & endocrinology 2014, 2, 801–809.

[11] Wing RR, Bolin P, Brancati FL et al. Cardiovascular effects of intensive lifestyle intervention in type 2 diabetes. N Engl J Med 2013, 369, 145–154.

[12] Borlaug BA, Paulus WJ. Heart failure with preserved ejection fraction: pathophysiology, diagnosis, and treatment. Eur Heart J 2011, 32, 670–679.

[13] Edelmann F, Gelbrich G, Dungen HD et al. Exercise training improves exercise capacity and diastolic function in patients with heart failure with preserved ejection fraction: results of the Ex-DHF (Exercise training in Diastolic Heart Failure) pilot study. J Am Coll Cardiol 2011, 58, 1780–1791.

[14] Edelmann F, Grabs V, Halle M. [Exercise training in heart failure]. Internist (Berl) 2014, 55, 669–675.

[15] Karstoft K, Winding K, Knudsen SH et al. The effects of free-living interval-walking training on glycemic control, body composition, and physical fitness in type 2 diabetic patients: a randomized, controlled trial. Diabetes Care 2013, 36, 228–236.

Rembert A. Koczulla, Marc Spielmanns, Tobias Böselt

7 Asthma

7.1 Definition

Asthma ist eine heterogene Erkrankung, typischerweise charakterisiert durch eine chronische Entzündung der Atemwege. Asthma ist definiert durch die Symptome bzw. die Historie der Symptome Giemen, Dyspnoe, Brustenge und Husten, die über die Zeit variieren und unterschiedliche Intensität aufweisen können. Des Weiteren kann eine variable Atemwegsobstruktion vorliegen [1].

7.2 Epidemiologie

Asthma ist eine häufige Erkrankung. Die Prävalenz des Asthmas hat im 20. Jahrhundert deutlich zugenommen und liegt in Europa bei ca. 5–10%, geschätzt sind weltweit ca. 334 Millionen Menschen betroffen [2–5].

7.3 Einteilung

Asthma ist sowohl in Bezug auf die Manifestationsart als auch in Bezug auf das Ansprechen auf eine Therapie durch eine starke Heterogenität gekennzeichnet, was auch in der GINA-Definition bereits deutlich wird.

Francis M. Rackemann schlug 1928 vor, das Asthma in ein allergisches Asthma, was den Nachweis einer allergischen Sensibilisierung implizierte, und ein nicht-allergisches Asthma ohne Nachweis einer allergischen Sensibilisierung einzuteilen [6].

7.3.1 Phänotyp und Endotyp

Nach aktuellem Asthma-Verständnis wird diese Einteilung abgelöst durch eine Einteilung nach Phänotypen, die sich durch demografische, klinische und pathophysiologische Charakteristika auszeichnen.

Gängige Phänotypen sind:
–   **Allergisches Asthma:** Dies ist der am leichtesten zu erkennende Phänotyp des Asthmas und wird häufig bereits in der Kindheit diagnostiziert. Das Krankheitsbild ist assoziiert mit abgeklungenen oder in der Familienanamnese auftretenden allergischen Erkrankungen wie Ekzeme oder eine allergische Rhinitis. Sputumun-

DOI 10.1515/9783110456783-007

tersuchungen vor einer medikamentösen Behandlung zeigen häufig eine eosinophile Atemwegsentzündung. Patienten dieses Phänotyps sprechen häufig auf die Behandlung mit inhalativen Kortikosteroiden (ICS) an.

– **Nicht-allergisches Asthma:** Einige erwachsene Patienten haben ein Asthma ohne eine allergische Komponente. Die Zellstruktur der Sputumproben zeigt neutrophile, eosinophile oder auch wenige Bestandteile inflammatorischer Zellen. Patienten mit einem nicht-allergischen Asthma sprechen häufig weniger gut auf die Behandlung mit ICS an.

– **Late-onset-Asthma:** Einige Menschen, besonders Frauen, prägen das Asthma erstmals im Erwachsenenalter aus. In diesen Fällen handelt es sich meist um ein nicht-allergisches Asthma. Häufig benötigen diese Patienten höhere Dosen einer ICS-Therapie oder sprechen darauf nur erschwert an.

– **Asthma mit einer festen Atemwegslimitation:** Einige Patienten mit einem jahrelangen Asthma entwickeln, bedingt durch Remodeling-Prozesse der Atemwege, eine dauerhafte Atemwegslimitation.

– **Asthma mit Fettleibigkeit:** Einige Patienten mit Asthma haben ausgeprägte respiratorische Symptome und Anzeichen für eine eosinophile Atemwegsentzündung.

Weitergehend ist dann der Endotyp definiert worden. Hierbei handelt es sich um einen spezifischen biologischen Signalweg und ggf. Biomarker, der die klinischen Charakteristika des Phänotyps erklärt. Bislang gibt es aber weder für die Phänotypen noch für die Endotypen eine allgemein anerkannte Zuordnung und Einteilung.

Es kommt zu Überlappungen und Überschneidungen in verschiedenen Merkmalen und Ausprägungen, die zum Teil noch diskutiert werden [7].

7.3.2 Schweregradeinteilung

Die lungenfunktionell geprägte Schweregradeinteilung des Asthmas wurde weitestgehend verlassen. Aktuell wird das Asthma nach dem Grad der Asthmakontrolle eingeteilt. Hilfreich kann hierbei die Durchführung des Asthma-Kontrolltests sein (Abbildung 7.1).

7.4 Diagnostik

Obwohl Asthma vor allem eine klinische Diagnose ist, sollte bei Verdacht auf eine vorliegende Erkrankung eine Lungenfunktionsprüfung zur Sicherung der Diagnose erfolgen. Hier wird eine Spirometrie und ggf. auch Bodyplethysmografie durchgeführt. Zur Darstellung der Atemwegsobstruktion wird ein Reversibilitätstest mit einem kurz

1. Wie oft hat ihr Asthma sie in den letzten Wochen daran gehindert, Ihrer üblichen Arbeit nachzugehen?

Immer	Meistens	Manchmal	Selten	Nie
1	2	3	4	5

2. Wie oft haben sie in den letzten 4 Wochen an Kurzatmigkeit gelitten?

Mehr als einmal am Tag	Einmal am Tag	3–6 Mal die Woche	Ein- oder zweimal die Woche	Nie
1	2	3	4	5

3. Wie oft sind sie in den letzten 4 Wochen infolge typischer Asthmasymptome (Kurzatmigkeit, Husten, pfeifendes Atemgeräusch oder Schmerzen in der Brust) nachts wach geworden oder morgens früher aufgewacht als sonst?

4 oder mehr Nächte/ Woche	2 oder 3 Nächte/ Woche	Einmal pro Woche	Ein- oder zwei- mal/4 Wo- chen	Nie
1	2	3	4	5

4. Wie oft haben sie in den letzten 4 Wochen ihr Notfallmedikament eingesetzt?

3 Mal pro Tag oder öfter	1 oder 2 Mal pro Tag	2 oder 3 Mal die Woche	Einmal pro Woche oder weniger	Nie
1	2	3	4	5

5. Wie gut hatten sie in den letzten 4 Wochen ihr Asthma unter Kontrolle?

Überhaupt nicht	Schlecht	Einigermaßen	Gut	Völlig
1	2	3	4	5

Gesamtpunktzahl: /25 Punkten

Abb. 7.1: Deutsche Version des Asthma-Kontrolltests (ACT). Der validierte ACT ermöglicht Patienten und Ärzten die Einschätzung, inwieweit das Asthma kontrolliert ist.

wirksamen β2-Sympathomimetikum durchgeführt. Bei klinisch begründetem Verdacht ist auch der direkte Behandlungsversuch möglich (Abbildung 7.2).

Bei unauffälliger Lungenfunktionsprüfung mit jedoch klinischem Verdacht auf ein vorliegendes Asthma kann die bronchiale Hyperreagibilität mit einer Provokationstestung gesichert werden. Hierzu wird zum Beispiel Metacholin als bronchokonstriktorischer Stimuli inhaliert.

Die Diagnose Asthma gilt als gesichert bei einer Obstruktion mit einer FEV1/VK < 70% und bei einer Zunahme der FEV1 um mindestens 200 ml (> 15% in Deutschland) bei der Reversibilitätstestung. Bei der Provokationstestung gilt ein Abfall der FEV1 $\geq$ 20% als diagnosesicherndes Messergebnis [8].

Zudem sollte bei Verdacht auf ein allergisches Asthma eine allergologische Stufendiagnostik, bestehend aus einer ausführlichen Allergieanamnese und dem Nachweis einer allergenspezifischen, IgE-vermittelten Sensibilisierung, erfolgen. Hierzu

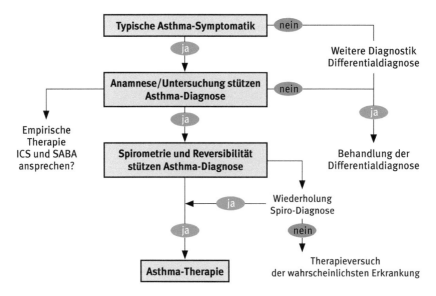

Abb. 7.2: Workflow-Chart Asthma-Diagnose und Therapieeinleitung nach den Vorgaben der „Global Initiative for Asthma" [1].

kann ein Prick-Hauttest oder die Bestimmung des spezifischen IgEs durchgeführt werden [9–11].

Differenzialdiagnose: Tabelle 7.1 gibt eine Übersicht von Differenzialdiagnosen [1].

7.5 Therapie

Die Behandlung von Asthma besteht aus allgemeinen nicht-medikamentösen Maßnahmen und der Pharmakotherapie.

Zu den nicht-medikamentösen Maßnahmen zählen Patientenschulung, moderates körperliches Training (z. B. unter Peak-Flow-Kontrolle), Atemphysiotherapie, Nikotinentwöhnung, Kontrolle des Körpergewichts und auch die Berücksichtigung psychosozialer Aspekte.

Bei der Pharmakotherapie wird zwischen einer Bedarfsmedikation, sogenannten „Relievern", und Langzeittherapeutika, den „Controllern", unterschieden.

Zu der Bedarfsmedikation werden in erster Linie die inhalativen rasch wirkenden Beta-2-Sympathomimetika (RABA) wie Fenoterol, Salbutamol und Terbutalin gezählt.

Zu den Langzeittherapeutika zählen die inhalativen Kortikosteroide (ICS) und die inhalativen lang wirksamen Beta-2-Sympathomimetika (LABA) wie Formoterol und Salmeterol. Leukotrienrezeptor-Antagonisten, wie zum Beispiel Montelukast, können alternativ bei erwachsenen Patienten mit mildem persistierendem Asthma eingesetzt werden [12].

Einen Überblick gibt die Abbildung 7.3.

Tab. 7.1: Asthma, Alter und Symptome.

Alter	Bedingung	Symptome
6–11 Jahre	Chronisches Husten der oberen Atemwege	Niesen, Juckreiz, verstopfte Nase, Räuspern
	Fremdkörperaspiration	Plötzlich eintretende Symptome, einseitiges Keuchen
	Bronchiektasen	Wiederkehrende Infektionen, produktiver Husten
	Primäre Ziliardyskinesie	Wiederkehrende Infektionen, produktiver Husten, Stirnhöhlenentzündung
	Angeborene Herzerkrankung	Herzgeräusche
	Bronchopulmonale Dyplasie	Frühgeburt, Symptome seit der Geburt
	Zystische Fibrose	Übermäßiger Husten und Schleimproduktion, Gastrointestinale Symptome
12–39 Jahre	Chronisches Husten der oberen Atemwege	Niesen, Juckreiz, verstopfte Nase, Räuspern
	Funktionsstörung Stimmband	Dyspnoe, inspiratorisches „wheezing" (Stridor)
	Hyperventilation	Benommenheit, Parästhesien, Seufzen
	Bronchiektasen	Wiederkehrende Infektionen, produktiver Husten
	Zystische Fibrose	Übermäßiger Husten und Schleimproduktion
	Angeborene Herzerkrankung	Herzgeräusche
	Alpha-1-Antitrypsin Mangel	Dyspnoe, frühes Emphysem in der Familiengeschichte
	Fremdkörperaspiration	Plötzlich eintretende Symptome
40+ Jahre	Funktionsstörung Stimmband	Dyspnoe, inspiratorisches „wheezing" (Stridor)
	Hyperventilation	Benommenheit, Parästhesien, Seufzen
	COPD	Husten, Sputum, Belastungsdyspnoe, Nikotinkonsum
	Bronchiektasen	Wiederkehrende Infektionen, produktiver Husten
	Herzversagen	Belastungsdyspnoe, nächtliche Symptome
	Medikamenten-induziertes Husten	Behandlung mit ACE-Hemmern
	Parenchymale Lungenerkrankung	Belastungsdyspnoe, nicht-produktiver Husten, Trommelschlegelfinger
	Pulmonale Embolie	Plötzlich einsetzende Dyspnoe, Brustschmerz
	Zentrale Atemwegsobstruktion	Dyspnoe, kein Ansprechen auf Bronchodilatation

Step down ◄		**Asthma-Leitlinie 2016: Therapie**		Step up ►
Stufe I	Stufe I	Stufe I	Stufe I	Stufe I
	ICS	ICS/LABA	ICS/LABA und Tiotropium	Additive Therapie Anti-IgE Anti-IL-5
Niedrige ICS-Dosierung erwägen	LTRA	Mittlere/hohe ICS-Dosis ICS+LTRA	Hohe ICS Dosis ±LABA ±Tiotropium ±LTRA	Niedrigste effektive Dosierung oraler Steroide
Kurzwirksamer b-Agonist bei Bedarf (SABA)		SABA oder ICS/Formoterol bei Bedarf		

Abb. 7.3: Asthma-Therapie nach Stufen in Anlehnung an die GINA-Leitlinie.

Kortikosteroide werden heute als die effektivste antiinflammatorische Medikation zur Behandlung des persistierenden Asthmas angesehen. Ihre Wirkung wird hauptsächlich auf eine Modulation des TH2-gerichteten Immunprozesses zurückgeführt [19]. Eine inhalative Applikation sollte wenn möglich immer einer systemischen Therapie vorgezogen werden [13, 14]. Die sogenannten „Biologicals", Anti-IgE und Anti-IL-5, greifen gezielt in die Pathophysiologie des Erkrankungsprozesses ein und finden sich im Stufenkonzept an 5. Stelle wieder. Hier muss gezielt geprüft werden, ob die Patienten von einer solchen Therapie profitieren. Diese Entscheidungen sollten in die Hände des Lungenfacharztes gelegt werden. Langzeiterfahrungen fehlen hier zum Teil noch. Der Markt der „Biologicals" wird in Zukunft wahrscheinlich um einige ebenfalls spezifisch in die Asthma-Pathologie eingreifende Substanzen wie z. B. Anti-Il-4 und Anti-Il-13 erweitert werden.

7.6 Belastungs-induzierte Bronchokonstriktion (EIB), Belastungs-induziertes Asthma (EIA)

7.6.1 Definition

Bei der Belastungs-induzierten Bronchokonstriktion („exercise-induced bronchoconstriction", EIB) treten die Symptome typischerweise in Verbindung mit sportlicher Betätigung auf. Hierbei können die Symptome auch auftreten, wenn kein Asthma bronchiale vorbekannt ist. Die Beschwerden können sich sehr unterschiedlich von Husten, Kurzatmigkeit und Giemen bis hin zu Luftnot präsentieren. Oft wird das Auftreten durch kalte trockene Luft zusätzlich verstärkt. Typischerweise zeigen sich diese Symptome während der ersten zehn Minuten einer Übungseinheit und verschwinden 30 bis 45 Minuten nach Belastungsende [15].

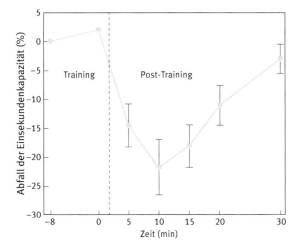

Abb. 7.4: FEV1-Einbruch zehn Minuten nach Belastung [16].

Es werden unterschiedliche Begriffe für die genannten Symptome verwendet. Als Phänotyp eines Asthmas wird dies im Sinne eines Belastungs-induzierten Asthmas T_H2-vermittelt angesehen. Typische T_H2-vermittelte Aspekte wie Mastzellaktivierung und eosinophiles Sputum sowie vermehrtes Auftreten bei vorliegender Atopie, ähnlich dem allergischen Asthma, liegen demnach auch diesem Phänotyp zugrunde [17].

Da jedoch diese Belastungs-induzierten Symptome auch ohne das Vorliegen eines Asthmas auftreten können, wird im weiterführenden Verlauf daher von einer Belastungs-induzierten Bronchokonstriktion (EIB) gesprochen. Diese wird weder durch Asthma hervorgerufen noch kann ein bestehendes Asthma diese verstärken.

7.6.2 Pathogenese

Derzeit ist noch nicht gänzlich belegt, über welchen Pathomechanismus eine Belastungs-induzierte Bronchokonstriktion hervorgerufen wird. In verschiedenen Studien konnten Einzelparameter nachgewiesen werden, die darauf hindeuten, dass das Epithel der Atemwege eine entscheidende Rolle einnimmt. Es wird davon ausgegangen, dass durch osmotische Änderungen Entzündungsmediatoren getriggert werden. Hierbei spielen Hyperventilation und Kälteexposition eine entscheidende Rolle [18, 19].

7.6.3 Epidemiologie

Zur Prävalenz von Belastungs-induzierten Symptomen im Sinne einer EIB gibt es in der Literatur in Abhängigkeit von den durchgeführten Studien sehr unterschiedliche Angaben. Die Prävalenz wird in der Allgemeinbevölkerung mit bis 20% angegeben. Unter Leistungssportlern zeigen sich Werte zwischen 30–70% [20].

7.6.4 Diagnostik

Nach den Leitlinien der „American Thoracic Society" (ATS) beruht die Diagnose einer EIB auf einer Änderung der Lungenfunktionsparameter und nicht auf dem Auftreten der Symptome. Da die Messung der FEV1 eine bessere Zuverlässigkeit als die Peak-Flow-Messung aufweist, wird diese der Diagnosestellung zugrunde gelegt [15].

Eine vorliegende Obstruktion in der initialen Lungenfunktion mit folgender positiver Bronchospasmolyse ohne vorherige Belastung unterstützt die Diagnose einer EIB. Bei initial normwertiger Lungenfunktion wird eine Provokationstestung durchgeführt. Als primäres Protokoll wird hierbei eine körperliche Belastung aufgeführt. Mögliche Alternativen zu diesem Protokoll sind in der Tabelle 7.2 dargestellt.

Bei einem Abfall der FEV1 um mehr als 10% des Ausgangswertes innerhalb der ersten 30 Minuten nach einer körperlichen Belastung liegt eine EIB vor.

Nach einer Belastungssequenz werden hierfür nach 5, 10, 15 und 30 Minuten jeweils zwei reproduzierbare FEV1-Manöver durchgeführt. Für die Diagnose wird ein Abfall von 10% der FEV1 vom Ausgangswert zu zwei unterschiedlichen Messzeiten gefordert. Eine Eingruppierung kann anhand des Abfalles der FEV1 in milde (Abfall 10% bis < 25%), moderate (25% bis < 50%) und schwere (≥ 50%) EIB erfolgen.

7.6.5 Therapie

Die Therapie der Belastungs-induzierten Bronchokonstriktion sollte von Spezialisten erfolgen, da einige der Medikamente, die zur Therapie eingesetzt werden, in Zusammenhang mit Doping gebracht werden können.

Die klassische medikamentöse Asthmatherapie stützt sich, wie auch oben schon beschrieben, auf zwei Säulen: Die sogenannten „Controller" und „Reliever". Hierbei entfaltet der „Controller" seine Wirkung langsamer und ist zur Dauertherapie vorgesehen. Die „Reliever" sind zur Therapie eines Asthmaanfalles geeignet und entfalten ihre Wirkung rasch.

Bei vorliegender EIB sollte 15 Minuten vor der Belastung ein kurz wirksamer β2-Agonist (SABA) in niedriger Dosierung inhaliert werden. Bei täglicher Einnahme eines SABAs oder fortbestehenden Beschwerden sollte ein Controller hinzugefügt wer-

Tab. 7.2: Diagnosemöglichkeiten: Adaption an die Guidelines der „World Antidoping Associaton"
(WADA) [21].

Test	Bedingung	Grenz-/Richtwerte
Körperliche Belastung	Belastung mit Ziel HF 80–90% der Ausbelastung, Inhalation trockener Luft, 4–6 min FEV1-Messung nach 10 min	Abfall FEV1 $\geq$ 10%
Mannitol	Inhalation 635 mg Mannitol	Abfall FEV $\geq$ 15%
Hypertone Kochsalzlösung	Inhalation hypertoner 22,5 ml 4,5% Kochsalzlösung	Abfall FEV $\geq$ 15%
Eukapnischer absichtlicher Hyperpnoetest	6 min Hyperventilation mind. > 21 ×FEV1 oder 85% der max. Ventilationsrate sofern bekannt	Abfall FEV1 $\geq$ 10%
Metacholin	Provokation mit Metacholin in aufsteigender Dosierung; Unterschiedliche Literaturlage, von IOC 2008 akzeptiert [22]	Abfall der FEV1 $\geq$ 20% Konzentration $\leq$ 4 mg/ml bzw. kum. Dosis $\leq$ 200 µg bzw. prov. Dosis $\leq$ 400 µg

den. Hierbei können je nach Ausgangslage unterschiedliche Controller hinzugezogen werden (s. auch Abbildung 7.3).

Bewährt hat sich der Einsatz eines inhalierbaren Kortikosteroides (ICS) oder eines Leukotrien-Modulators. Tägliche alleinige Einnahme eines lang wirksamen β-Agonisten (LABA) wird aufgrund möglicher Nebenwirkungen nicht empfohlen. ICS entfalten ihre Wirkung nicht sofort, sodass erst nach zwei bis vier Wochen regelmäßiger Anwendung mit einem Effekt zu rechnen ist. Leukotrienrezeptor-Antagonisten können täglich bzw. zwei Stunden vor der Belastung eingenommen werden.

Ebenso stehen Mastzellstabilisatoren und anticholinerge Substanzen zur Verfügung (Tabelle 7.3). Der Erfolg dieser beiden Substanzklassen ist bei der EIB gering einzuschätzen, wobei die Datenlage bezüglich anticholinerger Substanzen unklar ist, es aber zumindest bei allergischer Rhinitis und dem allergischen Asthma bronchiale gute Daten gibt [15, 23].

Als nicht-medikamentöse Therapie wird ein kombiniertes Aufwärmprogramm vor der eigentlichen Belastung empfohlen. Es wurde beobachtet, dass nach Provokation einer leichten EIB für zwei bis vier Stunden die Belastung gut toleriert wird. Es wird angenommen, dass durch die Ausschüttung dilatatorischer Botenstoffe nach dem ersten Belastungsreiz die Konstriktion der Bronchien gelöst wird und somit im Verlauf der Belastung die Beschwerden abnehmen. Zu beachten ist jedoch, dass diese Refraktärzeit nicht bei allen Sportlern mit EIB auftritt.

Diätetische Ansätze zur Minderung der Symptome stehen additiv zur Verfügung. Hierbei zeigten eine salzarme Ernährung, Fischöl- und Vitamin-C-Zusätze eine positive Beeinflussung der Symptome, wobei die Datenlage hierzu spärlich ist [15].

Tab. 7.3: Übersicht der unterschiedlichen Substanzgruppen (Stand Januar 2016).

Gruppe	Substanz	Anwendung	Besonderes
Kurz wirksame β2-Agonisten „short-acting beta-agonists" SABA	Formoterol	abgegebene Dosis höchstens 54 µg über 24 h	Ein Salbutamolwert im Urin von mehr als 1.000 ng/ml oder ein Formoterolwert im Urin von mehr als 40 ng/ml wird nicht als beabsichtigte therapeutische Anwendung der Substanz angesehen und gilt als ein von der Norm abweichendes Analyseergebnis (AAF), es sei denn, der Athlet weist anhand einer kontrollierten pharmakokinetischen Studie nach, dass dieses abnorme Ergebnis die Folge der Anwendung einer therapeutischen inhalierten Dosis bis zu dem oben genannten Höchstwert war.
	Salbutamol	höchstens 1.600 µg über 24 h	
Lang wirksame β2-Agonisten „long-acting beta agonists" LABA	Formoterol	max. Dosis 54 µg pro 24 h	Alle anderen Beta-2-Agonisten sind zunächst jederzeit verboten. Hierzu gehören z. B. die Substanzen Terbutalin, Fenoterol oder Reproterol. Je nach Testpool-Zugehörigkeit bzw. Inlands- oder Auslandsstart muss ein Antrag auf medizinische Ausnahmegenehmigung („therapeutic use exemption") mit einer vollständigen Krankenakte oder ein Attest vorliegen. Die WADA verlangt dazu klar definierte Befunde und medizinische Unterlagen.
	Salmeterol		
Inhalierbare Kortikosteroide	Budesonid Beclometason Fluticason	Langfristige tägliche Einnahme	Nicht-systemische Anwendungen wie auch Injektionen in große Gelenke, an Sehnen oder Muskelansätze sowie auch die inhalative Anwendung von Glukokortikoiden müssen nicht mehr im Vorfeld über eine „Erklärung zum Gebrauch" („declaration of use") bei der NADA angezeigt werden. Ihr Einsatz muss aber auf dem Doping-Kontrollformular erwähnt werden.
Leukotrienrezeptor-Antagonisten	Montelukast	Langfristige tägliche Einnahme oder 2 h vor Wettkampf	Rezeptpflichtig
Mastzell-stabilisatoren	Cromoglicinsäure	15–60 min vor Belastung	TUE („therapeutic use exemption")
Inhalierbare Anticholinergika	Tiotropiumbromid	Schnelle Wirkungsentfaltung	Rezeptpflichtig

7.7 Doping/Asthma

Die inhalativen β-Agonisten Salbutamol, Salmeterol und Formoterol der Liste der „World Anti-Doping Agency" (WADA) [24] sind mit Ausnahmegenehmigungen versehen. Auf dem Doping- Kontrollformular ist jedoch der Einsatz der Präparate anzugeben, und die maximalen Tagesdosierungen für die Präparate sind zu beachten. Erhöhte Urindosierungen der Medikamente werden als inadäquater Gebrauch gewertet. Andere β-Agonisten benötigen je nach Testpoolzugehörigkeit eine Ausnahmegenehmigung (TUE = „Therapeutic Use Exemption") [25].

Der Gebrauch inhalativer Kortikosteroide musste lange Zeit im Vorfeld angezeigt werden. Aktuell muss der Gebrauch inhalativer Steroide im Doping-Kontrollformular angegeben werden. Die systemische Gabe von Steroiden ist verboten, bei erforderlicher kontinuierlicher Behandlung ist je nach Testpool eine TUE erforderlich. Jede intravenöse Gabe von Steroiden (z. B. im Rahmen einer Notfallbehandlung eines akuten Asthmaanfalls) muss der Nationalen Anti-Doping Agentur Deutschland (NADA) angezeigt werden. Leukotrienrezeptor-Antagonisten (wie Montelukast), Mastzellstabilisatoren wie *Cromoglicinsäure* und *Nedocromilnatrium* und inhalative anticholinerge Substanzen müssen nicht deklariert werden.

Genauere Auflistungen der einzelnen unterschiedlichen Antragsverfahren je nach Testpool-Zugehörigkeit sowie Verbots- und Zulassungslisten können direkt auf den Internetseiten der NADA und der WADA eingesehen werden (NADA Medikamenten-Datenbank [26]). Eine kurze Übersicht bietet Tabelle 7.3.

Literatur

[1] Global strategy for asthma management and prevention [cited 2016].
[2] Sears MR. Trends in the prevalence of asthma. Chest 2014, 145(2), 219–225.
[3] Reddel H et al. Differences between asthma exacerbations and poor asthma control. Lancet 1999, 353(9150), 364–369.
[4] Masoli M et al. The global burden of asthma: executive summary of the GINA Dissemination Committee report. Allergy 2004, 59(5), 469–478.
[5] Beasley R, Semprini A, Mitchell EA. Risk factors for asthma: is prevention possible? Lancet 2015, 386(9998), 1075–1085.
[6] Rackemann FM. Studies in Asthma: IX. The Incidence and Severity of Asthma According to the Season of the Year. Trans Am Climatol Clin Assoc 1928, 44, 158–164.
[7] Lotvall J et al. Asthma endotypes: a new approach to classification of disease entities within the asthma syndrome. J Allergy Clin Immunol 2011, 127(2), 355–360.
[8] Nationale Versorgungsleitlinie Asthma, Version 1.3 [cited Juli 2011].
[9] Global strategy for asthma management and prevention [cited 2012].
[10] Kerstjens HA et al. Influence of treatment on peak expiratory flow and its relation to airway hyperresponsiveness and symptoms. The Dutch CNSLD Study Group. Thorax 1994, 49(11), 1109–1115.
[11] Anderson SD. Indirect challenge tests: Airway hyperresponsiveness in asthma: its measurement and clinical significance. Chest 2010, 138(Suppl 2), 25S–30S.

[12] Lipworth BJ. Leukotriene-receptor antagonists. Lancet 1999, 353(9146), 57–62.

[13] Juniper EF et al. Effect of long-term treatment with an inhaled corticosteroid (budesonide) on airway hyperresponsiveness and clinical asthma in nonsteroid-dependent asthmatics. Am Rev Respir Dis 1990, 142(4), 832–836.

[14] Suissa S et al. Low-dose inhaled corticosteroids and the prevention of death from asthma. N Engl J Med 2000, 343(5), 332–336.

[15] Parsons JP et al. An official American Thoracic Society clinical practice guideline: exercise-induced bronchoconstriction. Am J Respir Crit Care Med 2013, 187(9), 1016–1027.

[16] Bussotti M, Di Marco S, Marchese G. Respiratory disorders in endurance athletes – how much do they really have to endure? Open Access J Sports Med 2014, 5, 47–63.

[17] Wenzel SE. Asthma phenotypes: the evolution from clinical to molecular approaches. Nat Med 2012, 18(5), 716–725.

[18] Anderson SD, Kippelen P. Assessment and prevention of exercise-induced bronchoconstriction. Br J Sports Med 2012, 46(6), 391–396.

[19] Ansley L, Rae G, Hull JH. Practical approach to exercise-induced bronchoconstriction in athletes. Prim Care Respir J 2013, 22(1), 122–125.

[20] Boulet LP, O'Byrne PM. Asthma and exercise-induced bronchoconstriction in athletes. N Engl J Med 2015, 372(7), 641–648.

[21] WADA. THE PHYSICIAN GUIDELINES – Medical Information to Support the Decisions of THE Committees, 2015. © WADA – World Anti-Doping Program Version 5.1, 1 August 2015.

[22] IOC. International Olympic Committee: Beta2 adrenoceptor agonists and the Olympic Games in Beijing, h.w.o.o.D.R.E.e.r.p., Zugang 01.07.2013.

[23] Spooner CH, Spooner GR, Rowe BH. Mast-cell stabilising agents to prevent exercise-induced bronchoconstriction. Cochrane Database Syst Rev 2003, (4), CD002307.

[24] WADA (World Anti Doping Agengy). Prohibited List, h.w.w.-a.o.D.W.A.-D.P.W.-P.-l.W.-P.-L.-.-E.p., Zugang 01.07.2013.

[25] NADA (Nationale Anti Doping Agentur Deutschland). TUE – Antragsverfahren in Abhängigkeit vom Testpool, h.w.n.-b.d.f.u.u.n.M.T.C.p., Zugang 01.07.2013.

[26] NADA (Nationale Anti Doping Agentur Deutschland). N.M.-D., www.nada-bonn.de/de/medizin/nadamed/-.UdRu9m3W6ih, Zugang 01.07.2013.

Rembert A. Koczulla, Marc Spielmanns, Tobias Böselt

8 COPD

8.1 Definition

Nach der "Global Initiative For Chronic Obstructive Lung Disease"(GOLD) wird die COPD als eine vermeidbare, typischerweise progredient verlaufende und behandelbare Erkrankung definiert, die durch inhalative Noxen ausgelöst persistierende respiratorische Symptome aufweist, eine Atemflusslimitation und/oder alveoläre Abnormalitäten aufweist [1]. Weitere Charakteristika sind Exazerbationen und Komorbiditäten, die für den individuellen Patienten von wesentlicher Bedeutung sein können.

8.2 Pathogenese

Die Pathogenese der Erkrankung ist multifaktoriell. Der bei weitem bedeutendste exogene Faktor in entwickelten Ländern und damit auch in Deutschland ist das inhalative Zigarettenrauchen [2]. Weitere Risikofaktoren sind Expositionen gegen Stäube, Verbrennung von Biomasse in geschlossenen Räumen, Frühgeburtlichkeit, frühkindliche Infekte sowie familiäre Disposition und der Alpha-1-Antitrypsinmangel [3–5].

8.3 Epidemiologie

Auf dem Boden der BOLD-Studie beträgt die COPD-Prävalenz in Deutschland ca. 13%, wobei die Dunkelziffer höher sein dürfte. Noch ist die geschlechtliche Verteilung so, dass die COPD bei Männern mit 18% häufiger diagnostiziert wird als bei Frauen mit 9% [1].

8.4 Klinik

Patienten mit einer COPD leiden typischerweise unter Dyspnoe, in Initialstadien nur bei Anstrengung, in fortgeschrittenen Fällen auch in Ruhe. Darüber hinaus können Symptome im Sinne einer chronischen Bronchitis (Husten und Auswurf) vorliegen [6]. Seltener werden als Erstmanifestation ein Geräusch beim Atmen („wheezing") oder Thoraxschmerzen angegeben. Die Ausprägung der Symptomatik kann variabel, mit tageszeitlichen und wöchentlichen Schwankungen auftreten. Einen Überblick über die prozentuale Verteilung und die Ausprägung der unterschiedlichen Symptome gibt Abbildung 8.1.

DOI 10.1515/9783110456783-008

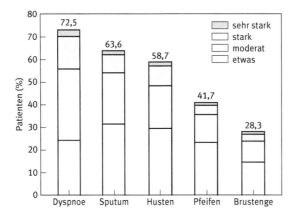

Abb. 8.1: Übersicht der unterschiedlich stark ausgeprägten Symptome von COPD-Patienten aus der Studie von Kessler et al. (2011) [7].

Neben der pulmonalen Manifestation treten überzufällig häufig weitere Erkrankungsbilder auf. Diese werden im Allgemeinen als Komorbiditäten bezeichnet, auch wenn nicht klar ist, ob die COPD wirklich die Indexerkrankung darstellt und die anderen Diagnosen durch die COPD bedingt sind. Sogenannte Komorbiditäten finden sich bei über 90% der COPD-Patienten, wobei ca. 50% sogar bis zu vier gleichzeitig aufweisen können [8]. Häufige assoziierte Erkrankungen sind die arterielle Hypertonie, die koronare Herzerkrankung, die Herzinsuffizienz, das metabolische Syndrom, das Lungenkarzinom, Depressionen und die Osteoporose. Abbildung 8.2 zeigt einen Überblick

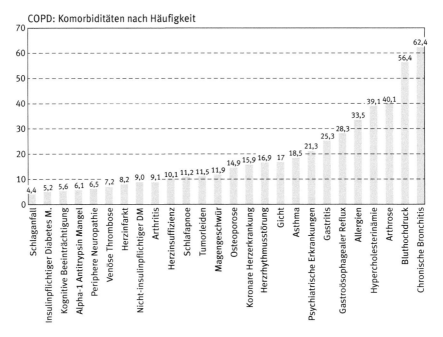

Abb. 8.2: COPD-Komorbiditäten nach Häufigkeiten [9].

über die Komorbiditäten basierend auf einem großen Register für COPD-Patienten in Deutschland (COSYCONET) [9].

Psychische Auswirkungen in Form von Fatigue und Depressionen sind ebenfalls mit der Erkrankung assoziiert [10]. Sie finden sich bei ca. 20–25% der COPD-Patienten [11].

Aktuelle Studiendaten zeigen erstmals strukturelle Defekte der grauen Hirnsubstanz im MRT bei COPD-Patienten und einen korrelativen Zusammenhang mit der Angst vor Bewegung (Aktivität). Hier bleibt abzuwarten, ob weitere Studien diese Daten bestätigen können [12].

8.5 Diagnostik

Die Durchführung einer Spirometrie ist essenziell für die Diagnose der COPD [13]. Es ist bedauerlich, dass zahlreiche Patienten auf der Basis einer COPD behandelt werden, obwohl nie eine Lungenfunktion durchgeführt wurde [14]. Aktuell wird eine obstrukti-

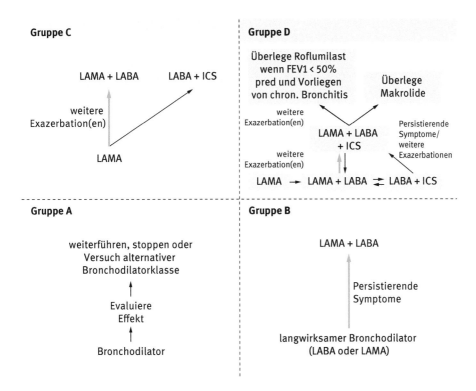

Abb. 8.3: Die vier Risikogruppen nach GOLD, definiert mit zusätzlicher Medikation. (SAMA/LAMA = „short/long acting muscarinergic antagonist"; SABA/LABA = „short/long beta-Agonist", LABA = "langwirksame β-Mimetika", LAMA = "langwirksame Anticholinerhgika", ICS = "inhalative Kortikosteroide") ICS, PDE-4.

ve Ventilationsstörung als Reduktion des Tiffeneau–Indexes (Ratio von der forcierten Einsekundenkapazität (FEV1) und der Vitalkapazität) unter 0,7 definiert.

Zur Bemessung der klinischen Symptome und zur Bewertung des zukünftigen Risikos für Exazerbationen empfiehlt die GOLD-Initiative die Durchführung von validierten Symptom-Bewertungstests [13]. In der klinischen Praxis haben sich der „COPD Assessment Test" (CAT) und der „modified medical research council Questionnaire" (mMRC) etabliert. Mit den Informationen der Spirometrie, der ermittelten Symptomausprägung und des Risikos für zukünftige Ereignisse (Exazerbationen) werden vier Risikogruppen nach GOLD definiert (Abbildung 8.3) [13].

Abbildung 8.3 gibt eine Übersicht über die Medikation der COPD basierend auf den GOLD-Empfehlungen [1]. Neben der nicht-medikamentösen Therapie ist die medikamentöse Therapie ein zentraler Baustein der Behandlung der COPD. Sie soll aber nicht Gegenstand dieses Artikels sein und wird deshalb nur in Form einer tabellarischen, stadiengerechten Substanzklassenübersicht dargestellt [1].

8.6 Exazerbation

8.6.1 Definition

Bei der COPD-Exazerbation kommt es zu einer akuten Verschlechterung der typischen respiratorischen Symptome (Dyspnoe, Husten, Auswurf, Purulenz des Auswurfs), welche über die normalen Tagesschwankungen hinausgeht und zumeist einer Änderung der Medikation bedarf [1]. Im Rahmen der Exazerbation kann es zu einer Verschlechterung der Lungenfunktion und Abnahme der Lebensqualität kommen. Sie geht mit einer erhöhten Mortalität einher und ist immer mit vermehrten Kosten verbunden [15].

In etwa 78% sind die Exazerbationen auf virale oder bakterielle Infekte des Respirationstraktes zurückzuführen. In knapp 22% der Fälle lassen sich keine Erreger finden, wohingegen nicht mikrobielle Ursachen wie beispielsweise Umwelttoxine wie Feinstaub, Ozon und berufsbezogene Belastungen als Auslöser in Betracht zu ziehen sind [16].

8.6.2 Medikamentöse Therapie der Exazerbation

Trotz der Abwesenheit kontrollierter Studien werden kurz wirksame β-2-Mimetika mit oder ohne kurz wirksame Anticholinergika in der Therapie der Exazerbation bevorzugt eingesetzt. Für lang wirksame Anticholinergika und lang wirksame β-2-Mimetika in der Exazerbation fehlt bislang jedoch die Evidenz.

Systemische Steroide verkürzen die Erholungszeit, Lungenfunktion, Krankenhausaufenthaltsdauer und verbessern die Hypoxämie [1]. Eine Therapie mit 20–40 mg Tagesdosis über fünf Tage ist dabei ausreichend [1, 17].

Antibiotika sollten nur bei purulentem Sputum zur Anwendung kommen. Wegen des Erregerspektrums der Exazerbationen sollten β-Laktam-Antibiotika wie z. B. Aminopeniciline eingesetzt werden [1].

8.6.3 COPD und Rehabilitation

Primär als Erkrankung der Lunge und der Atemwege bewirkt die COPD im Sinne einer Systemerkrankung pathologische Veränderungen im Bereich der Muskeln und des Herzkreislaufsystems. Auswirkungen der COPD auf den Körper führen typischerweise zu einer Verschlechterung der körperlichen Leistungsfähigkeit und psychischen Affektionen, welche sekundär in einer sozialen Isolation enden und sogar in eine Depression übergehen können. Durch eine pneumologische Rehabilitation, und im Besonderen durch das körperliche Training, kann auf viele dieser Veränderungen Einfluss genommen werden [1].

Die im Jahre 2013 aktualisierte Definition einer pneumologischen Rehabilitation (PR) impliziert eine individualisierte Patienten-bezogene komplexe therapeutische Maßnahme. Im Wesentlichen hat sie zum Ziel, die physischen, psychischen und sozialen Folgen der zugrunde liegenden Erkrankungen zu lindern. Sie umfasst vor allem Training, Ausbildung, Erziehung und unterstützende Maßnahmen zur Veränderung des Lebenswandels, um die physische und psychische Situation von Patienten mit chronisch respiratorischen Erkrankungen zu optimieren. Idealerweise sollten die in der PR erreichten Ziele durch Erhaltungsprogramme langfristig stabilisiert und ausgebaut werden.

Nicht selten haben die Patienten Einschränkungen in der körperlichen Leistungsfähigkeit. Ursächlich hierfür können Limitationen der Ventilation, des Gasaustauschs oder muskuläre Defizite sein. Komorbiditäten kardiovaskulärer Genese, aber auch Depression und Angst können zudem weitere Beschränkungen eines körperlichen Trainings darstellen [18].

Es konnte in Metaanalysen gezeigt werden, dass PR die Mortalität (Odds Ratio: 0,29) über 34 Wochen reduziert. Weiterhin wurde auch eine verringerte Hospitalisierungsrate (Odds Ratio: 0,13) nach PR über einen Zeitraum von 107 Wochen beobachtet. Nach einer PR benötigten COPD-Patienten weniger hausärztliche Konsultation und hatten, wenn sie einer stationären Aufnahme bedurften, einen kürzeren Aufenthalt [19, 20].

Sehr gute Cochrane-Daten gibt es von der Arbeitsgruppe um Puhan et al. (2011) für die Rehabilitation nach COPD-Exazerbationen [21]. Hier sind nur vier Patienten („number needed to treat" = NNT) notwendig, um eine weitere COPD-Hospitalisation zu verhindern. Ob in der Exazerbation im Rahmen der Hospitalisierung schon mit

Bewegung begonnen werden sollte oder erst nach dem Abklingen der Akutphase, ist bislang nicht hinreichend geklärt. Erste Daten zeigen, dass das Training in der Exazerbation sicher und machbar zu sein scheint [21, 22].

Eine stationär begonnene Therapie sollte ambulant in der häuslichen Umgebung, in Form einer organisierten Lungensportgruppe oder im Rahmen von Tele-Rehabilitationsmaßnahmen weitergeführt werden [23–26].

8.7 Training

PR und hierbei im Wesentlichen körperliches Training werden nach dem GOLD-Positionsmanuskript für alle COPD-Patienten empfohlen [1]. Idealerweise besteht ein strukturiertes Training aus einer Kombination aus Kraft- und Ausdauertraining. Tabellen 8.1 und 8.2 geben eine Empfehlung für das Training einer chronisch pulmonalen Erkrankung, basierend auf der Leitlinie nach Spruit et al. (2013) [18]. In Fällen von z. B. nur einer Trainingseinheit pro Woche scheint das individualisierte Training gegenüber dem Gruppentraining Vorteile zu bieten. Sowohl die Gehstrecke (+32 m) als auch der Muskelquerschnitt (+0,57 cm^2) des M. rectus femoris waren in der Gruppe, die individualisiert an den Geräten trainierte, nach drei Monaten gegenüber der Kontrollgruppe erhöht [27].

8.7.1 Krafttraining

Krafttraining dient dem Aufbau bzw. dem Erhalt spezifischer Muskelpartien. Da bei COPD-Patienten häufig eine ausgeprägte Muskelatrophie der Extremitäten und der Atemmuskulatur vorliegt, kann dieser spezifisch entgegengewirkt werden. Typischerweise verliert der COPD-Patient nicht nur Muskelmasse, es kommt ebenfalls zur Veränderung der Muskelarchitektur im Sinne einer Muskelfaseränderung. Besonders im Bereich der Muskelfasern der Extremitätenmuskulatur zeigt sich ein Wechsel von langsamen, myoglobinreichen und damit ausdauerfähigen Typ-I-Muskelfasern („slow-twitch") zu schneller kontrahierenden, myoglobinärmeren und daher weißen Typ II-Fasern („fast twitch"). In der Arbeit von Vogiatzis et al. (2005) konnte gezeigt werden, dass ein 10-wöchiges Training von COPD-Patienten mit 60 % der Maximalleistung die Muskelfasern, sowohl Typ-I- als auch Typ II-Fasern, günstig beeinflusst und die krankheitsbedingten Veränderungen der Muskulatur qualitativ und quantitativ verbessern wird [28].

Krafttraining wird ergänzend zum Ausdauertraining durchgeführt. Üblicherweise werden ein bis drei Zyklen mit jeweils 8 bis 12 Wiederholungen der Übungsbewegung mit 60 bis 70 % der Maximalkraft an zwei bis drei Tagen pro Woche durchgeführt [5, 21]. Tabelle 8.1 gibt einen Überblick über die Empfehlungen zum Krafttraining.

Tab. 8.1: Trainingsempfehlungen für ein Krafttraining [18].

Wie oft?	2- bis 3-mal pro Woche
Wie intensiv?	60–70% der Maximalausbelastung
Wie lange?	1 bis 3 Sets, 8 bis 12 Wiederholungen
Wann steigern?	Wenn 1 bis 2 Wiederholungen an 2 aufeinanderfolgenden Einheiten ausgeübt werden

8.7.2 Ausdauertraining

Ziel des Ausdauertrainings (AT) ist eine Verbesserung der kardiorespiratorischen Leistungsfähigkeit und jenes stellt eine häufig praktizierte Trainingsform bei COPD-Patienten dar [29].

Laut Leitlinie sollte es in Kombination mit einem Krafttraining durchgeführt werden [18]. Üblicherweise wird ein ein- bis fünfmal wöchentliches Fahrradergometer-, Wasser- oder Gehtraining empfohlen (Tabelle 8.2) [18, 30, 31].

Ein regelmäßiges AT führt unter anderem zu einer Verbesserung der Ventilationsfähigkeit [32]. Hierbei stellt ein rascher Rückgang der Herzfrequenz nach Belastungsende einen Surrogatmarker für einen besseren Trainingszustand [33] dar. In der Folge lässt sich zudem eine gesteigerte Lebensqualität beobachten [34].

Es konnte gezeigt werden, dass ein hochintensives Training bessere physiologische Vorteile erwarten lässt als ein niedrigintensives Training [35].

Tab. 8.2: Trainingsempfehlungen für ein Ausdauertraining [18].

Wie oft?	3- bis 5-mal pro Woche
Wie intensiv?	60% der Maximalausbelastung
Wie lange?	20 bis 60 min
Was wird empfohlen?	Laufen, Radfahren
Trainingssteuerung?	Borg-Dyspnoe (4 bis 6)

Häufig führen die Symptome der COPD-Patienten zum vorzeitigen Abbruch der Ausdauerbelastung. In diesen Fällen empfiehlt sich der Einsatz eines Intervalltrainings. Durch den Belastungswechsel kann ein neuer Trainingsreiz gesetzt und somit die Leistungsfähigkeit weiter gesteigert werden [36].

8.7.3 Intervalltraining

Das Intervalltraining ist eine Sonderform des Ausdauertrainings und dadurch gekennzeichnet, dass die kontinuierliche Belastung von Phasen ohne oder mit lediglich reduzierter Belastung unterbrochen wird. Die Pausen werden im Intervalltraining so ge-

Tab. 8.3: Empfehlungen für den Einsatz eines Intervalltrainings bei COPD [29].

Bei schwerer Atemwegsobstruktion (FEV$_1$, 40% pred.)
Bei niedriger Leistungsfähigkeit (< 60% pred.)
Bei niedriger O$_2$-Sättigung (≤ 85%)
Bei starker Dyspnoe
Bei kurzer Belastbarkeit (< 10 min)

wählt, dass sie nicht zur vollständigen Erholung führen. Die nächste Belastung erfolgt dann, wenn der Patient sich eine gleiche Belastung gerade eben wieder zutraut. Man nennt solche Pausen „lohnende Pausen". Die Namensgebung rührt daher, dass der Körper zu dem genannten Zeitpunkt den wesentlichen Anteil der Erholung nach der vorangegangenen Belastung hatte. Daher eignet sich das Intervalltraining (s. Tabelle 8.3) besonders für Patienten, die eine kontinuierliche Belastung nicht oder noch nicht erbringen können. Untersuchungen und Metaanalysen zum Intervalltraining belegen im Vergleich zu einem kontinuierlichen Training ähnlich gute Trainingseffekte. In vielen Studien zeigt sich vielmehr, dass der Wechsel der Trainingsmethoden die besten Trainingsfortschritte erzielt hat [36]. So haben COPD-Patienten, die ein Intervalltraining machen, weniger Symptome, weniger ungewollte Pausen, längere Trainingszeiten, weniger dynamische Überblähung und weniger metabolischen und ventilatorischen Stress im Vergleich zu einem Training nach der kontinuierlichen AT [29].

Auch bei Patienten mit Herzinsuffizienz, die als typische Komorbidität bei COPD-Patienten auftreten kann, scheint ein Intervalltraining Vorteile zu haben [37].

Tab. 8.4: Überblick über die Vorteile für COPD-Patienten durch die Teilnahme an einem pneumologischen Rehabilitationsprogramm. Gleichzeitig wird in dieser Tabelle das aktuelle Evidenzniveau wiedergegeben.

Verbessert die Belastungsfähigkeit (Evidenz A)
Reduziert die empfundene Intensität der Atemlosigkeit (Evidenz A)
Verbessert die gesundheitsbezogene Lebensqualität (Evidenz A)
Reduziert die Zahl der stationären Patienten und Tage im Krankenhaus (Evidenz A)
Reduziert Angst und Depression im Zusammenhang mit COPD (Evidenz A)
Kraft- und Ausdauertraining der oberen Extremitäten verbessert die Armfunktion (Evidenz B)
Vorteile bestehen über die Trainingsperiode hinweg (Evidenz B)
Verbessert das Überleben (Evidenz B)
Atemmuskeltraining kann von Vorteil sein, besonders in der Kombination mit einem Ganzkörpertraining (Evidenz C)
Verbessert die Erholung nach einer Exazerbation mit Krankenhausaufenthalt (Evidenz A)
Steigert den Effekt von lang wirksamen Bronchodilatatoren (Evidenz B)

8.7.4 Ambulantes Training

Zur Realisierung einer PR stehen in Deutschland unterschiedliche Rahmenbedingungen zur Verfügung. Aktuell wird im deutschsprachigen Raum die stationäre PR eindeutig bevorzugt. Empfehlungen zu Inhalten einer PR existieren [18]. Die ambulante PR kann anstelle einer stationären Maßnahme als eigenständiges interdisziplinäres Konzept in Betracht kommen. Dabei handelt es sich beim ambulanten Verfahren ebenso wie bei der stationären PR um einen komplexen Prozess, bei dem über einen längeren Zeitraum verschiedene, wissenschaftlich fundierte diagnostische und therapeutische Verfahren genutzt werden, um für den einzelnen Patient mit einer chronischen Erkrankung der Atmungsorgane und daraus resultierenden Funktionseinschränkungen und Behinderungen die bestmögliche Lungenfunktion und Lebensqualität zu erreichen. Zentrales Therapieelement stellt auch bei der ambulanten PR das körperliche Training dar. Im Vergleich zur stationären Rehabilitation fällt lediglich der „Hotelaspekt" weg [38]. Die Teilnehmer einer ambulanten PR kommen aus der Region der Rehabilitationseinrichtung. Dieser Umstand bietet einige Vorteile. Durch die guten Kenntnisse der lokalen Gegebenheiten (Kontakt zu Fachärzten, Lungensportgruppen, Selbsthilfegruppen usw.) kann sich der PR-Anbieter sehr gewinnbringend in die Nachsorge des Patienten einbringen. Auch unter wissenschaftlichen Gesichtspunkten ist die ambulante PR interessant, ermöglicht sie z. B. unter dem Aspekt der Nachhaltigkeit zusätzlich die Nachuntersuchung von Teilnehmern des Programms. Die Effektivität der ambulanten Rehabilitation ist bei gegebener Qualität äquivalent zur stationären Maßnahme und wird nicht wesentlich durch die Rahmenbedingungen (ambulantes oder stationäres Setting) beeinflusst.

8.7.5 Sondertrainingsformen

Training ohne Infrastruktur

Auch wenn keine Trainingsmöglichkeiten in Form von örtlichen Lungensportgruppen oder Fitness-Studios vorhanden sind, ist Training bei schwer und sehr schwer erkrankten COPD-Patienten möglich. Die spanische Gruppe um Marc Miravitlles zeigte, dass das Einzeichnen von täglich zu gehenden Wegstrecken auf Stadtplänen eine einfache und günstige Strategie ist, COPD-Patienten für mehr als 30 min in die tägliche Bewegung zu bringen [39]. Diese Erfolge waren auch nach neun Monaten noch nachweisbar. Auch hier sind individuelle Ausgestaltungen möglich. Eine weitere Gruppe aus Barcelona untersuchte verschiedene Parcours in unterschiedlichen Schwierigkeitsgraden (Strand, Stadt und Park). Sie konnten zeigen, dass mit steigender Intensität der Parcours auch die maximale Sauerstoffaufnahme (VO_{2max}) gesteigert wurde [40].

Das Training während einer COPD-Exazerbation wird bislang aufgrund geringer Evidenz nicht generell empfohlen. Die Immobilisierung der Patienten im Rahmen einer AECOPD aggraviert die negativen Auswirkungen der COPD auf die Muskulatur. Erste Daten für akut hospitalisierte COPD-Patienten zeigen, dass das körperliche Training einen günstigen Einfluss auf Muskelkraft, Gehstrecke, Lebensqualität, Entzündungsmarker und auch Muskelaktivierungsmarker haben kann [41].

Die Gruppe von Gosselink und Troosters konnte unter Krafttraining in der akuten Exazerbation bei hospitalisierten COPD-Patienten in der Trainingsgruppe eine Zunahme der M.-quadriceps-Kraft von fast 10% zeigen. Dabei wurde ein tägliches Krafttraining für sieben Tage mit 70% der Maximalkraft durchgeführt. Der Kraftzuwachs konnte auch einen Monat nach Entlassung noch nachgewiesen werden. Auch die Sechs-Minuten-Gehstrecke der trainierten Patienten verbesserte sich im Median um 34 m [42].

In einer Studie aus der Marburger Arbeitsgruppe um Koczulla et al. wurden hospitalisierte COPD-Patienten während des Hospitalisierungszeitraums im Krankenhaus mit konventioneller Physiotherapie behandelt [41]. Ein Teil der hospitalisierten Patienten wurde nach Randomisierung für sechs Minuten am Tag mit einer Ganzkörper-Vibrationstherapie (s. entsprechendes Kapitel) trainiert (3×2 min). In der TG zeigte sich nach acht Tagen eine deutliche Zunahme der Gehstrecke von ca. 100 m und eine Verbesserung der Lebensqualität ($-6,4$ Punkte im „St.-George-Respiratory-Questionnaire") im Vergleich zur KG.

In der Zusammenschau zeigen diese ersten Daten, dass Krafttraining und auch Ganzkörper-Vibrationstraining in der Exazerbation keine nachteiligen Effekte auf den exazerbierten COPD-Patienten haben.

Es gibt einige wenige Daten zu einem Training mit intensivpflichtigen Patienten. In den im Folgenden angeführten Studien sind Intensivpatienten eingeschlossen, wenngleich es sich bei der beobachteten Kohorte hierbei nicht ausschließlich um COPD-Patienten handelt. In einer 2007 publizierten Arbeit von Bailey und Mitarbeitern ist gezeigt worden, dass frühzeitige Mobilisation (Mobilisation Sitzen, Stehen, Laufen) auf Intensivstationen sicher ist. Das gilt auch für beatmete Patienten. Hierbei wurden 1.449 Trainingsaktivierungen an 103 Patienten untersucht. Die therapiebedingten unerwünschten Nebenwirkungen (AE) lagen bei $< 1\%$ und wurden beschrieben als O_2-Entsättigungen und RR-Anstiege. Es kam nicht zu einer Extubation [43], selbst Herzrhythmusstörungen waren sehr selten (0,1%) [44].

Wählt man die Bewältigung des Alltags als Zielkriterium bei Patienten nach einem Intensivaufenthalt, so ist in der Arbeit von Schweikert et al. erstmalig gezeigt worden, wie wichtig eine frühzeitige Physiotherapie ist [45]. Tägliche Sedations-Stopps stellten in dieser randomisierten Arbeit die Grundlage für die Physiotherapie dar. Die thera-

Tab. 8.5: Empfehlung für ein Inspirationsmuskeltraining [29].

Wie oft?	5- bis 7-mal pro Woche
Wie intensiv?	Initial ≥ 30 $P_{i\,max}$, steigern
Wie lange?	7×2 min, bei einer Minute Pause
Modus?	Reizschwellenwiderstand

pierten Patienten konnten zu 59% im Vergleich zur Kontrollgruppe (35%) die Anforderungen des Alltags (Duschen, Essen, Aufstehen aus dem Bett etc.) im Anschluss besser bewältigen ($p = 0{,}02$). Patienten in der Interventionsgruppe hatten weiterhin ein zeitlich kürzeres Delir (2,0 vs. 4 Tage; $p = 0{,}02$) und mehr beatmungsfreie Tage (23,5 vs. 21,1 Tage; $p = 0{,}05$). Es trat in der Interventionsgruppe bei 498 Therapiesessions ein unerwünschtes Ereignis in Form einer O_2-Entsättigung von < 80% auf.

Auch neuromuskuläre Stimulation (NMS) und Ganzkörper-Vibrationstraining (WBV) werden zurzeit in Form von Studien bei Intensivpatienten angewendet [46].

Auch bei intensivpflichtigen COPD-Patienten gibt es in der Zusammenschau erste Hinweise, dass individualisierte Bewegungskonzepte in die Therapie integriert werden sollten [47].

Inspirationsmuskeltraining

COPD-Patienten weisen ebenfalls strukturelle und molekularbiologische Veränderungen des Zwerchfellmuskels und der Interkostalmuskulatur auf. Nach bisherigem Wissen kann es zur Deletion von Zwerchfellsarkomeren kommen. Auch hier ist eine Strukturänderung der Muskelfaser zu finden. Das bedeutet, dass auch hier die Muskelarchitektur restrukturiert wird. Es lässt sich typischerweise ein großer Anteil von „Slow-twitch-Fasern" im Zwerchfell nachweisen [48].

Es konnte gezeigt werden, dass Inspirationsmuskeltraining die Inspirationsmuskelkraft und die Ausdauer günstig beeinflusst und somit Dypnoe reduziert. Eine Respirationsmuskelinsuffizienz wird bei einem maximalen Inspirationsdruck ($P_{i\,max}$) < 60 cm H2O angenommen. Dem soll mit Inspirationsmuskeltraining entgegengewirkt werden. Inspirationsmuskeltraining wird über Atemmanöver gegen Widerstände durchgeführt. Hier gibt es eine Vielzahl kommerzieller Geräte. Es wird empfohlen, 5–7 Tage/Woche zu trainieren. Die Intensität sollte beispielsweise mit 30% der Maximalinspirationskraft begonnen und im Folgenden individuell gesteigert werden. Ein Vorschlag zur Dauer: Zwei Minuten IMT-Training gefolgt von einer Minute Pause. Ein Trainingszyklus kann mit 20 min angesetzt werden. Ziel wären $5-7 \times 2$ min/Tag.

Die Studiendaten zeigen, dass die Hinzunahme von Inspirationsmuskeltraining zu einem generellen Kraft-Ausdauer-Trainingskonzept, zu einer verbesserten Inspirationskraft und letztendlich damit zu besseren Trainingsergebnissen führen kann [29, 49] (Tabelle 8.5).

Ganzkörper-Vibrationstraining

Beim Ganzkörper-Vibrationstraining (WBV) stehen die Trainierenden auf einer Platte, die sinusoidale Oszillationen produziert. Darüber werden Muskelspindeln angesprochen und es kommt über den Dehnungsverkürzungszyklus zur Muskelkontraktion. Es gibt unterschiedliche Hersteller, die bspw. Unterschiede im Hauptvektor der Bewegung der Platte aufweisen können. Die meisten Daten gibt es zur seitenalternierenden Bewegung.

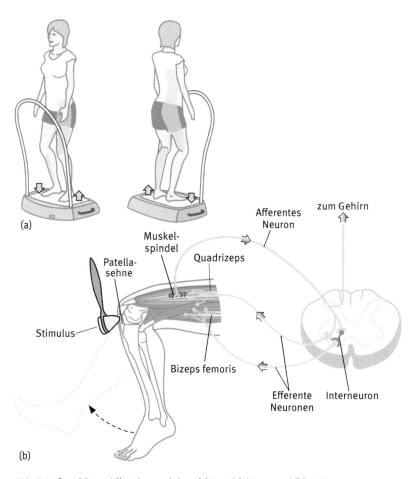

Abb. 8.4: Ganzkörper-Vibrationstraining. (a) Durchführung und (b) Wirkung.

Die Frequenz und die Amplitude haben Einfluss auf das Trainingsziel. Die Frequenz wird über das Gerät eingestellt, die Amplitude über die Fuß-Stellung geregelt. Je weiter die Fuß-Stellung, desto größer die Amplitude. Niedrige Frequenzen (< 10 Hz) dienen der Muskellockerung, mittlere Frequenzen 10–18 Hz) dem Gleichgewichtstraining

Tab. 8.6: Praktische Empfehlung für das Ganzkörper-Vibrationstraining [50]

Häufigkeit	Drei Tage pro Woche
Ziel	Kräftigung und neuromuskuläre Aktivierung der unteren Extremitäten
Modus	Seitenalternierende (SP) oder vertikal (VP) vibrierende Plattformen; Amplitude (Fußstellung) 1–3 mm („peak to peak displacement" max. 6 mm)
Intensität	Hohe Intensitäten
	SP: > 20 Hz
	VP: < 35 Hz
	Intensitätserhöhung durch Hinzunahme von Hanteln oder Gewichtsgurten
Dauer	2 bis 4 Sätze mit je 30 bis 120 s pro Satz

(Propriozeption) und hohe Frequenzen (18–30 Hz) dem Muskelaufbau- bzw. Muskelerhaltungstraining. Tabelle 8.6 gibt basierend auf den aktuell vorhandenen Daten eine Einstiegsempfehlung.

In einer spanischen Arbeit konnte gezeigt werden, dass Patienten mit schwerer COPD (FEV1 34 % pred.), die über sechs Wochen 3-mal/Woche ein Ganzkörper-Vibrationstraining durchführten, im Vergleich zur Kontrollgruppe nach sechs Wochen im Sechs-Minuten-Gehtest 81,2 m mehr liefen [31].

Erste Daten zeigen bei COPD-Patienten im Gold-Stadium III und IV, dass das Ganzkörper-Vibrationstraining mit 24–26 Hz 3-mal/Woche zusätzlich zu einer dreiwöchigen Rehabilitation, die bereits Kraft- und Ausdauertraining einschließt, eine Verbesserung der Sechs-Minuten-Gehstrecke bewirkt. So laufen die COPD-Patienten, die zusätzlich eine Ganzkörper-Vibrationstherapie erhielten, 27 m mehr in der Sechs-Minuten-Gehstrecke. Auch im Aufstehtest zeigte sich eine Verbesserung in der Ganzkörper-Vibrationsgruppe. Das fünfmalige Stehen und Setzen erfolgte 1,9 s schneller [50].

Bei 62 COPD-Patienten, die alle ein 15-minütiges Aufwärmtraining erhielten, wurde eine Randomisierung zum herkömmlichen Krafttraining und WBV durchgeführt. In der WBV-Gruppe zeigt sich zwar Zuwachs von 35 m im Sechs-Minuten-Gehtest, allerdings erreichte die Vergleichsgruppe mit konventionellem Krafttraining einen Gehstreckenzuwachs von 60 m [51].

Neuromuskuläre Stimulation

Bei neuromuskulärer Stimulation (NMS) werden Muskeln über an der Haut angebrachten Elektroden elektronisch stimuliert. Die metabolische Antwort bei einem NMS-Trainingszyklus bei COPD-Patienten fällt, verglichen mit einem herkömmlichen Krafttraining, signifikant niedriger aus [26]. Möglicherweise findet man allerdings bei besonders stark dekonditionierten oder bettlägerigen COPD-Patienten mittels NMS einen Trainingszugang. Es konnte gezeigt werden, dass schwer erkrankte COPD-Patienten (FEV1 33 % pred.) mit ausgeprägter Dypnoe, die mittels hochfrequentem NMS-Training (75 Hz) über einen Zeitraum von acht Wochen mit einer Trainingsfrequenz

Tab. 8.7: Praktische Empfehlung für den Einsatz von einer neuromuskulären Stimulationstherapie (Tabelleninhalt von [29] basierend auf [56]).

Häufigkeit	Drei bis sieben Tage pro Woche
Ziel	Kräftigung der unteren Extremitäten bei dekonditionierten und bettlägerigen Patienten
Modus	Pulsdauer 200–700 μs
	Auslastungsgrad 2–10 s on 4–50 s off
Intensität	Intensitätserhöhung bis zu einer sichtbaren Muskelkontraktion oder der maximalen Toleranzgrenze
	Intensitätssteigerung, wann immer es möglich ist
Dauer	Ein bis zwei Übungen pro Tag mit einer Gesamttrainingszeit von 20 bis 60 min

von 5-mal/Woche trainiert wurden, im Vergleich zum herkömmlichen Krafttraining deutlich mehr Muskelkraftzuwachs erzielen konnten. Das niederfrequente NMS-Training (25 Hz) zeigte bezogen auf die Muskelkraft schlechtere Ergebnisse als herkömmliches Krafttraining [52]. NMS-trainierte Patienten können ca. 20–30% Zuwachs an Quadriceps-Kraft im Vergleich zu Kontrollpatienten generieren [53, 54].

Es gibt Trainingsversager, die nicht auf NMS reagieren, typischerweise sind dies Patienten mit Ödemen und Sepsis bzw. intensivpflichtige Patienten, die Katecholamine erhalten [55].

In der Zusammenschau nimmt die nicht-medikamentöse Therapie einen großen Stellenwert in der pneumologischen Rehabilitation ein. Ein individualisiertes, auf den Leistungsstand adaptiertes Training ist gerade bei COPD-Patienten notwendig, um einerseits optimale Trainingsreize zu setzen und um sie andererseits nicht zu überfordern. Bisherige Ergebnisse zu neuen Trainingsansätzen sind richtungsweisend, um zukünftig ein körperliches Training noch optimaler zu gestalten.

Literatur

[1]   GOLD. Available from: www.copdgold.org/.
[2]   Raherison C, Girodet PO. Epidemiology of COPD. Eur Respir Rev 2009, 18(114), 213–221.
[3]   Tuder RM, Petrache I. Pathogenesis of chronic obstructive pulmonary disease. J Clin Invest 2012, 122(8), 2749–2755.
[4]   Kotecha SJ et al. Effect of preterm birth on later FEV1: a systematic review and meta-analysis. Thorax 2013, 68(8), 760–766.
[5]   Brostrom EB et al. Obstructive lung disease in children with mild to severe BPD. Respir Med 2010, 104(3), 362–370.
[6]   Watz H et al. Physical activity in patients with COPD. Eur Respir J 2009, 33(2), 262–272.
[7]   Kessler R et al. Symptom variability in patients with severe COPD: a pan-European cross-sectional study. Eur Respir J 2011, 37(2), 264–272.
[8]   Vanfleteren LE et al. Clusters of comorbidities based on validated objective measurements and systemic inflammation in patients with chronic obstructive pulmonary disease. Am J Respir Crit Care Med 2013, 187(7), 728–735.

[9] Karch A et al. The German COPD cohort COSYCONET: Aims, methods and descriptive analysis of the study population at baseline. Respir Med 2016, 114, 27–37.

[10] Barnes PJ, Celli BR. Systemic manifestations and comorbidities of COPD. Eur Respir J 2009, 33(5), 1165–1185.

[11] Vanfleteren LE. Does COPD stand for „COmorbidity with Pulmonary Disease"? Eur Respir J 2015, 45(1), 14–17.

[12] Esser RW et al. Structural Brain Changes in Patients With COPD. Chest 2016, 149(2), 426–434.

[13] Vestbo J et al. Global strategy for the diagnosis, management, and prevention of chronic obstructive pulmonary disease: GOLD executive summary. Am J Respir Crit Care Med 2013, 187(4), 347–365.

[14] Vogelmeier CF et al. Changes in GOLD: today and tomorrow. Lancet Respir Med 2015, 3(6), 424–426.

[15] Mannino DM. Chronic obstructive pulmonary disease: definition and epidemiology. Respir Care 2003, 48(12), 1185–1191; discussion 1191–1193.

[16] Caramori G et al. Molecular mechanisms of respiratory virus-induced asthma and COPD exacerbations and pneumonia. Curr Med Chem 2006, 13(19), 2267–2290.

[17] Leuppi JD et al. Short-term vs conventional glucocorticoid therapy in acute exacerbations of chronic obstructive pulmonary disease: the REDUCE randomized clinical trial. JAMA 2013, 309(21), 2223–2231.

[18] Spruit MA et al. An official American Thoracic Society/European Respiratory Society statement: key concepts and advances in pulmonary rehabilitation. Am J Respir Crit Care Med 2013, 188(8), e13–64.

[19] Griffiths TL et al. Results at 1 year of outpatient multidisciplinary pulmonary rehabilitation: a randomised controlled trial. Lancet 2000, 355(9201), 362–368.

[20] McCarthy B et al. Pulmonary rehabilitation for chronic obstructive pulmonary disease. Cochrane Database Syst Rev 2015, (2), CD003793.

[21] Puhan MA et al. Pulmonary rehabilitation following exacerbations of chronic obstructive pulmonary disease. Cochrane Database Syst Rev 2011, (10), CD005305.

[22] Puhan MA et al. Early versus late pulmonary rehabilitation in chronic obstructive pulmonary disease patients with acute exacerbations: a randomized trial. Respiration 2012, 83(6), 499–506.

[23] Vieira DS, Maltais F, Bourbeau J. Home-based pulmonary rehabilitation in chronic obstructive pulmonary disease patients. Curr Opin Pulm Med 2010, 16(2), 134–143.

[24] Marquis N et al. In-Home Pulmonary Telerehabilitation for Patients with Chronic Obstructive Pulmonary Disease: A Pre-experimental Study on Effectiveness, Satisfaction, and Adherence. Telemed J E Health 2015, 21(11), 870–879.

[25] Paneroni M et al. Is telerehabilitation a safe and viable option for patients with COPD? A feasibility study. COPD 2015, 12(2), 217–225.

[26] Papaioannou AI et al. Can we delay the accelerated lung aging in COPD? Anti-aging molecules and interventions. Curr Drug Targets 2013, 14(2), 149–157.

[27] Greulich T et al. A randomized clinical trial to assess the influence of a three months training program (gym-based individualized vs. calisthenics-based non-invidualized) in COPD-patients. Respir Res 2014, 15, 36.

[28] Vogiatzis I et al. Skeletal muscle adaptations to interval training in patients with advanced COPD. Chest 2005, 128(6), 3838–3845.

[29] Gloeckl R, Marinov B, Pitta F. Practical recommendations for exercise training in patients with COPD. Eur Respir Rev 2013, 22(128), 178–186.

[30] McNamara RJ et al. Water-based exercise in COPD with physical comorbidities: a randomised controlled trial. Eur Respir J 2013, 41(6), 1284–1291.

[31] Maltais F et al. Intensity of training and physiologic adaptation in patients with chronic obstructive pulmonary disease. Am J Respir Crit Care Med 1997, 155(2), 555–561.

[32] Chen R et al. Effect of endurance training on expiratory flow limitation and dynamic hyperinflation in patients with stable chronic obstructive pulmonary disease. Intern Med J 2014, 44(8), 791–800.

[33] Gimeno-Santos E et al. Determinants and outcomes of physical activity in patients with COPD: a systematic review. Thorax 2014, 69(8), 731–739.

[34] Paz-Díaz H et al. Pulmonary rehabilitation improves depression, anxiety, dyspnea and health status in patients with COPD. Am J Phys Med Rehabil 2007, 86(1), 30–36.

[35] Casaburi R et al. Physiologic benefits of exercise training in rehabilitation of patients with severe chronic obstructive pulmonary disease. Am J Respir Crit Care Med 1997, 155(5), 1541–1551.

[36] Vogiatzis I, Nanas S, Roussos C. Interval training as an alternative modality to continuous exercise in patients with COPD. Eur Respir J 2002, 20(1), 12–19.

[37] Meyer P et al. High-intensity aerobic interval exercise in chronic heart failure. Curr Heart Fail Rep 2013, 10(2), 130–138.

[38] Spielmanns M et al. [Lung exercise: outpatient exercise program has long-term benefits on COPD]. Dtsch Med Wochenschr 2015, 140(13), 1001–1005.

[39] Pleguezuelos E et al. Improving physical activity in patients with COPD with urban walking circuits. Respir Med 2013, 107(12), 1948–1956.

[40] Arbillaga-Etxarri A et al. Validation of walking trails for the urban training of chronic obstructive pulmonary disease patients. PLoS One 2016, 11(1), e0146705.

[41] Greulich T et al. Benefits of whole body vibration training in patients hospitalised for COPD exacerbations – a randomized clinical trial. BMC Pulm Med 2014, 14, 60.

[42] Troosters T et al. Resistance training prevents deterioration in quadriceps muscle function during acute exacerbations of chronic obstructive pulmonary disease. Am J Respir Crit Care Med 2010, 181(10), 1072–1077.

[43] Bailey P et al. Early activity is feasible and safe in respiratory failure patients. Crit Care Med 2007, 35(1), 139–145.

[44] Sricharoenchai T et al. Safety of physical therapy interventions in critically ill patients: a single-center prospective evaluation of 1110 intensive care unit admissions. J Crit Care 2014, 29(3), 395–400.

[45] Schweickert WD et al. Early physical and occupational therapy in mechanically ventilated, critically ill patients: a randomised controlled trial. Lancet 2009, 373(9678), 1874–1882.

[46] Boeselt T, Nell C, Kehr K, Holland A, Dresel M, Greulich T et al. Whole-body vibration therapy in intensive care patients: A feasibility and safety study. J Rehabil Med 2016, 48(3), 316–321.

[47] Clini E, Ambrosino N. Early physiotherapy in the respiratory intensive care unit. Respir Med 2005, 99(9), 1096–1104.

[48] Levine S et al. COPD elicits remodeling of the diaphragm and vastus lateralis muscles in humans. J Appl Physiol (1985) 2013, 114(9), 1235–1245.

[49] Lotters F et al. Effects of controlled inspiratory muscle training in patients with COPD: a meta-analysis. Eur Respir J 2002, 20(3), 570–576.

[50] Gloeckl R, Heinzelmann I, Kenn K. Whole body vibration training in patients with COPD: A systematic review. Chron Respir Dis 2015, 12(3), 212–221.

[51] Salhi B et al. Effects of whole body vibration in patients with COPD. COPD 2015, 12(5), 525–532.

[52] Sillen MJ et al. Efficacy of lower-limb muscle training modalities in severely dyspnoeic individuals with COPD and quadriceps muscle weakness: results from the DICES trial. Thorax 2014, 69(6), 525–531.

[53] Neder JA et al. Home based neuromuscular electrical stimulation as a new rehabilitative strategy for severely disabled patients with chronic obstructive pulmonary disease (COPD). Thorax 2002, 57(4), 333–337.

[54] Zanotti E et al. Peripheral muscle strength training in bed-bound patients with COPD receiving
mechanical ventilation: effect of electrical stimulation. Chest 2003, 124(1), 292–296.

[55] Segers J et al. Feasibility of neuromuscular electrical stimulation in critically ill patients. J Crit
Care 2014, 29(6), 1082–1088.

[56] Vivodtzev I et al. Functional and muscular effects of neuromuscular electrical stimulation in
patients with severe COPD: a randomized clinical trial. Chest 2012, 141(3), 716–725.

Stephan Gielen

9 Chronische Herzinsuffizienz mit reduzierter Pumpfunktion

9.1 Kurze Einführung in die chronische Herzinsuffizienz (CHI) als klinische Erkrankung

9.1.1 Ursachen der CHI

Die chronische Herzinsuffizienz unterscheidet sich ihrer Natur nach wesentlich von anderen monokausalen Erkrankungen wie z. B. der Pneumonie. Sie beschreibt die gemeinsame pathophysiologische Endstrecke polyätiologischer Erkrankungen, die in ihrer Konsequenz zu einer Einschränkung der linksventrikulären Pumpfunktion (Störung der systolischen oder diastolischen Funktion des linken Ventrikels) führen. Zu den wesentlichen Ursachen der chronischen Herzinsuffizienz zählen die langjährige arterielle Hypertonie, die ischämische koronare Herzkrankheit, Herzklappenfehler der Aorten- oder Mitralklappe, toxische Schädigungen des linksventrikulären Myokards (z. B. durch Chemotherapie) und Verlaufsformen entzündlicher Herzmuskelentzündung (meist infolge von Virusinfektionen, selten jedoch nach bakteriellen oder parasitären Infektionen. Auch angeborene Herzfehler können zu einer chronischen Herzinsuffizienz führen.

Falls die vorgenannten Ursachen eindeutig ausgeschlossen werden können, spricht man von einer dilatativen Kardiomyopathie (DCM) als Subgruppe der Herzinsuffizienz mit eingeschränkter LV-Pumpfunktion. Dieser Oberbegriff umfasst ein heterogenes Spektrum von Erkrankungen genetischer Ursache oder unerkannter Virusinfektionen. Auch nicht diagnostizierte toxische Einflüsse fallen unter dieses Erkrankungsbild. Eine Zusammenfassung der Herzinsuffizienz-Ursachen gibt Tabelle 9.1.

9.1.2 Definition der CHI

Aufgrund der Vielzahl der möglichen Ursachen ist im Fall der chronischen Herzinsuffizienz keine Krankheitsdefinition über die Ursache oder den Krankheitserreger möglich. Daher hat man sich bemüht, die Erkrankung entweder über ihre hämodynamischen Folgen oder über die daraus resultierenden klinischen Symptomkonstellationen zu definieren.

Die *hämodynamische Definition* der chronischen Herzinsuffizienz besagt, dass eine Herzinsuffizienz die Unfähigkeit des linken Ventrikels beschreibt, bei normalen

DOI 10.1515/9783110456783-009

Tab. 9.1: Ursachen der Herzinsuffizienz [1].

Myokarderkrankungen

Ischämisch	Infarktnarbe
	Stunning/Hibernation
	Koronare Herzerkrankung
	Mikrozirkulationsstörung
	Endotheldysfunktion
Toxisch	Substanzabusus — Alkohol, Kokain, Amphetamine, anabole Steroide
	Schwermetalle — Kupfer, Cobalt, Eisen, Blei
	Medikamente — Zytostatika, Immunmodulatoren, Antidepressiva, Antiarrhythmika, NSAR, Anästhetika
	Strahlung
Immun-vermittelt	Infektions-vermittelt — Bakterien, Spirochäten, Pilze, Protozoen, Parasiten (Chagas), Rickettsien, Viren
	Nicht Infektions-vermittelt — Giant-Cell-Myokarditis, Autoimmunerkrankungen, Hypersensitivität, eosinophile Myokarditis (Churg-Strauss)
Infiltration	Maligne — Infiltration und Metastasierung
	Nicht maligne — Amyloidose, Sarcoidose, Hämochromatose, Glykogenspeichererkrankungen, liposomale Speichererkrankung (Fabry)
Metabolisch	Hormonal — Schilddrüsenerkrankung, Nebenschilddrüsenerkrankung, Akromegalie, Conn-Syndrom, Addison-Syndrom, Diabetes, metabolisches Syndrom, Phäochromozytom, Peripartum-Kardiomyopathie
	Ernährungsbedingt — Mangel von Thiamin, L-Carnitin, Selen, Eisen, Phosphat, Calcium, komplexe Mangelernährung, Adipositas
Genetisch	Diverse Formen — Hypertrophe Kardiomyopathie (HCM), dilatative Kardiomyopathie (DCM), non-compaction CMP, ARVC, restriktive CMP, Muskeldystrophien, Laminopathien

Tab. 9.1 (fortgesetzt): Ursachen der Herzinsuffizienz [1].

Abnorme Lastbedingungen des Herzens		
Hypertonie		
Klappenerkrankungen/ strukturelle Erkrankungen	Erworben	Mitral-, Aorten-, Trikuspidal- und Pulmonalklappenfehler
	Angeboren	ASD, VSD, andere komplexe angeborene Herzfehler
Perikard- und Endokarderkrankungen	Perkardial	Konstriktive Perikarditis, Perikarderguss
	Endomyokardial	Endokardfibrose, Hypereosinophiliesyndrom
„High-Output Failure"		Anämie, Sepsis, Thyreotoxikose, M. Paget, AV-Fistel, Schwangerschaft
Volumenbelastung		Nierenversagen, Hyperhydratation
Arrythmien		
Tachyarrhythmien		Supraventrikuläre, ventrikuläre Tachykardien
Bradyarrhythmien		SSS, AV-Blockierungen

linksventrikulären Füllungsdrucken ein für die Versorgung der peripheren Organe ausreichendes Herzzeitvolumen zu fördern. Diese Definition umfasst damit sowohl die Herzinsuffizienz mit reduzierter als auch mit erhaltender linksventrikulärer Pumpfunktion, da in beiden Fällen der enddiastolische Füllungsdruck gegenüber einem gesunden Herzen deutlich erhöht ist.

Die *klinische Definition* der CHI: Für die klinischen Schlüsselsymptome der chronischen Herzinsuffizienz (Dyspnoe, Beinödeme, reduzierte Leistungsfähigkeit) spielt dieser erhöhte enddiastolische linksventrikuläre Füllungsdruck eine zentrale Rolle. Infolge des behinderten Einstroms von Blut in den linken Ventrikel während der Diastole erhöht sich der Druck im linken Vorhof sowie den Lungenvenen. An einer Schwelle von 18 bis 20 mm Hg kommt es zu einem Übertritt von Flüssigkeit aus dem Blutkreislauf zunächst ins pulmonale Interstitium, dann in die Alveolen. Klinische Folge ist ein zunächst interstitielles, dann alveoläres Lungenödem, das die führende Ursache der Dyspnoe darstellt.

Die charakteristischen Symptome der belastungsinduzierten Luftnot verbunden mit dem exzellenten Ansprechen der Symptome auf eine diuretische Therapie bilden den Kern der Framingham-Kriterien, die das Syndrom der chronischen Herzinsuffizienz aufgrund klinischer Leitsymptome definiert (Tabelle 9.2).

Da in der Regel die invasive kardiologische Diagnostik, die zur Messung der enddiastolischen linksventrikulären Drucke notwendig ist, am Ende der Herzinsuffizienz-Abklärung steht, hat sich der Einsatz der klinischen Framingham-Kriterien für die Primärdiagnose der chronischen Herzinsuffizienz sehr bewährt.

Eine wesentliche Ergänzung haben die diagnostischen Möglichkeiten für die Primärdiagnose der Herzinsuffizienz durch die Einführung der natriuretischen Peptide in die Labordiagnostik erfahren. Diese werden durch Dilatationen der Vorhöfe als körpereigene Hormone zur Anregung der Natriurese freigesetzt. Im Blut lassen sich BNP, ANP sowie das NT-pro-BNP mit sensitiven Assays nachweisen. Als pathologisch gelten Werte für BNP > 35 pg/ml und für NT-proBNP > 125 pg/ml. Besonders in der Notaufnahme oder Arztpraxis, wo kein unmittelbarer Zugang zur echokardiografischen Diagnostik besteht, hat sich die Anwendung dieser laborchemischen Parameter sehr bewährt.

9.1.3 Neue Klassifikation der CHI nach HFA-Leitlinie

In der aktuellen Leitlinie der „Heart Failure Association der European Society of Cardiology" (ESC) werden Patienten mit den klinischen Symptomen und Zeichen der Herzinsuffizienz nach ihrer linksventrikulären Pumpfunktion in drei Gruppen eingeteilt, die sich in Therapie und Prognose deutlich unterscheiden (Tabelle 9.3).

Für die Diagnose HFrEF reicht die alleinige Echokardiografie aus, für die Diagnosen HFmrEF und HFpEF muss neben erhöhten natriuretrischen Peptiden (BNP, NT-pro-BNP) noch ein weiteres Kriterium erfüllt werden: (1) Relevante strukturelle Herzer-

Tab. 9.2: Framingham-Kriterien der Herzinsuffizienz. Modifizierte klinische Framingham-Kriterien zitiert nach [2].

Major-Kriterien	Paroxysmale nächtliche Dyspnoe
	Orthopnoe
	Erhöhter Jugularvenenpuls
	Feuchte Rasselgeräusche
	Dritter Herzton
	Kardiomegalie im Röntgen-Thorax
	Pulmonale Stauung im Röntgen-Thorax
	Unter diuretischer Therapie Gewichtsabnahme von 4,5 kg in fünf Tagen als Folge einer vermuteten Herzinsuffizienz
Minor-Kriterien	Beidseitige Unterschenkelödeme
	Nächtlicher Husten
	Dyspnoe bei leichter Belastung
	Lebervergrößerung
	Pleuraerguss
	Tachykardie (Herzfrequenz 120 Schläge/min)
	Die Diagnose einer Herzinsuffizienz liegt vor, wenn zwei Major- oder eine Major- und zwei Minor-Kriterien nicht auf andere Begleiterkrankungen zurückgeführt werden können.

Tab. 9.3: Klassifikation der CHI nach HFA-Leitlinie.

LV_EF	Bezeichnung	Abkürzung
< 40 %	„Heart failure with reduced ejection fraction"	HFrEF
40–49%	„Heart failure with mid-range ejection fraction"	HFmrEF
≥ 50 %	„Heart failure with preserved ejection fraction"	HFpEF

krankung (linksventrikuläre Hypertrophie und/oder Erweiterung des linken Vorhofs) und/oder (2) Nachweis einer diastolischen Dysfunktion [1].

9.1.4 Grundlagen der Pathophysiologie und medikamentösen Therapie

Bei den körpereigenen Regulationsmechanismen hat die Aufrichterhaltung eines für die Organdurchblutung ausreichenden arteriellen Blutdrucks absolute Priorität. Insbesondere die Durchblutung der Nieren setzt einen mittleren arteriellen Blutdruck von mindestens 60 mm Hg für die Aufrechterhaltung der Filtration voraus. Fällt der systemische Blutdruck im Rahmen einer Herzinsuffizienz zeitweilig oder dauerhaft unter diesen Wert, so werden endogene hormonelle Gegenregulationsmechanismen der Niere aktiviert. Dabei wird Renin, eine Protease, in den Blutkreislauf abgegeben. Renin spaltet Angiotensinogen in Angiotensin I, das seinerseits durch das „Angiotensin converting Enzym" (ACI) in Angiotensin II umgesetzt wird. Angiotensin II vermittelt über den Angiotensin Rezeptor Subtyp I eine periphere Vasokonstriktion, um den systemischen Mitteldruck und damit die Nierendurchblutung aufrechtzuerhalten. Auch andere vasoaktive Hormone wie Noradrenalin oder Adrenalin werden aus der Nebenniere freigesetzt, um den Blutdruck zu stabilisieren. So sinnvoll diese Maßnahmen kurzfristig für Nieren und Gehirnperfusionen sind, so schädlich erweisen sie sich jedoch im Langzeitverlauf, da durch die Vasokonstriktion in der Peripherie der systemische Kreislaufwiderstand steigt und dann das vorgeschädigte Herz gegen eine erhöhte Nachlast arbeiten muss. Die Einführung von medikamentösen Inhibitoren dieses Renin-Angiotensin-Aldosteronsystems (ACE-Hemmer, AT I Rezeptorantagonisten, Aldosteronantagonisten, Betablocker) war ein wesentlicher therapeutischer Durchbruch in der Verbesserung der Langzeitprognose der chronischen Herzinsuffizienz. Für die medikamentöse Therapie der chronischen Herzinsuffizienz sei hier auch auf die entsprechende Leitlinie der europäischen und deutschen Gesellschaft für Kardiologie verwiesen [1].

9.2 Effekte körperlichen Trainings bei chronischer Herzinsuffizienz mit reduzierter LV-Pumpfunktion (HFrEF)

9.2.1 Effekte auf Leistungsfähigkeit, Symptomatik und Hämodynamik

Zu den Schlüsselsymptomen der chronischen Herzinsuffizienz zählen die Leistungsintoleranz und die belastungsindizierte Dyspnoe. Bis in die 80er-Jahre des letzten Jahrhunderts galt daher als Grundsatz der ärztlichen Empfehlung zur körperlichen Aktivität bei chronischer Herzinsuffizienz, dass die Patienten zur Symptomlinderung ihre körperliche Aktivität mit Voranschreiten der Erkrankung reduzieren sollen. Grundlage dieser Empfehlung war die Vorstellung, dass das vorgeschädigte Herz durch jede zusätzliche körperliche Aktivität weiter überlastet würde und dadurch die Erkrankungsprogression neben der Symptomschwere negativ beeinflusst werden könnte. Erst in den 90er-Jahren des letzten Jahrhunderts setzte sich die Erkenntnis durch, dass die Leistungsintoleranz bei chronischer Herzinsuffizienz nicht ausschließlich auf die reduzierte Auswurfleistung der linken Herzkammer zurückzuführen war, sondern die Herzinsuffizienz durch inflammatorische Prozesse und Cytokinaktivierung zu einem Ab- und Umbau der peripheren Skelettmuskulatur führte, die ihrerseits die Leistungsfähigkeit der Patienten einschränkt [3–7].

Aus diesen Beobachtungen heraus entwickelten die englischen Arbeitsgruppen um Andrew Coats und Philipp Poole-Wilson das Konzept, dass ein moderates aerobes Ausdauertraining bei chronischer Herzinsuffizienz möglicherweise die Umbauprozesse im Skelettmuskel positiv beeinflussen und den Skelettmuskelabbau bei CHI bremsen könnte. Mitte der 90er-Jahre wurden die ersten Ergebnisse dieser frühen Trainingsinterventionsstudien bei Herzinsuffizienz mit reduzierter Pumpfunktion publiziert [8, 9]. Es bestätigte sich, dass die Patienten – entgegen der Erwartung – keine

Verschlechterung ihres Krankheitsverlaufs zu befürchten hatten, im Gegenteil jedoch eine deutliche Zunahme der körperlichen Leistungsfähigkeit durch Trainingsinterventionen erreicht werden konnte.

Aufbauend auf diesen Ergebnissen beschäftigt sich die Arbeitsgruppe um Prof. Hambrecht in Leipzig mit der Fragestellung, inwieweit körperliche Aktivität zu einer Beeinträchtigung der Hämodynamik bei chronischer Herzinsuffizienz führen könne. Zu diesem Zweck wurden Patienten mit reduzierter Pumpfunktion in eine Trainings- und eine Kontrollgruppe randomisiert und vor und nach Trainingsintervention mittels Rechtsherzkatheter-Untersuchung Herzzeitvolumen und Pulmonalarteriendrucke in Ruhe und unter Belastung gemessen. Zudem wurden echokardiografisch die linksventrikuläre Pumpfunktion sowie die LV-Diameter vor und nach Trainingsintervention gemessen. Nach sechs Monaten körperlichen Trainings zeigte sich, dass entgegen der Erwartung keinerlei Verschlechterung der Linksherzfunktion eingetreten war, sondern im Gegenteil eine leichte Verbesserung der linksventrikulären Ejektionsfraktion um absolut 6% mit damit einhergehender Verkleinerung von enddiastolischen und diastolischen Diametern zu verzeichnen war. Auch die pulmonalateriellen Drucke in Ruhe und unter Belastung waren nach der Trainingsintervention niedriger als zuvor [10]. Insbesondere die echokardiografischen Ergebnisse hinsichtlich der Verbesserung der Pumpfunktion und Verkleinerung der Kardiomegalie wurden inzwischen durch zahlreiche nachfolgende Trainingsinterventionsstudien bestätigt [11].

9.2.2 Mechanismen trainingsinduzierter Veränderungen

Wie erklären sich diese überraschenden Befunde? Infolge der inflammatorischen Aktivierung sowie der neurohumuralen Aktivierung bei chronischer Herzinsuffizienz entwickelt sich hier regelhaft eine sogenannte endotheliale Dysfunktion. Dies bedeutet, dass die arteriellen Gefäße einen erhöhten Vasotonus aufweisen und auf einen Anstieg des Blutflusses nicht wie normal mit einer ausgeprägten Gefäßerweiterung reagieren. Diese gestörte Vasomotorik bei chronischer Herzinsuffizienz wurde erstmals von Kubo geschrieben [12]. Die Arbeitsgruppe um Prof. Hambrecht konnte nachweisen, dass körperliches Training durch die intermittierende Erhöhung der Schwerkraft am Endothel zu einer Verbesserung dieser pathologischen Endothelfunktion führt [10]. Damit wird die Vasodilatation unter körperlicher Belastung verbessert und die Nachlast reduziert, was seinerseits zu einer Entlastung des geschädigten linken Ventrikels beiträgt. Ausdauertraining führt zudem zu einer Aktivierung des Parasympathikotonus und einer Reduktion der Herzfrequenz in Ruhe. Auch diese Effekte waren bei körperlichen Trainingsinterventionen bei Herzinsuffizienz nachvollziehbar und leisteten ihren Beitrag zu den positiven klinischen Ergebnissen. Hinsichtlich der körperlichen Leistungsfähigkeit zeigen Metaanalysen zahlreicher klinischer Interventionsstudien, dass eine Steigerung der Leistungsfähigkeit um 7–23% durch regelmäßiges körperliches Ausdauertraining möglich ist (Abbildung 9.1) [13]. Zusammenfassend

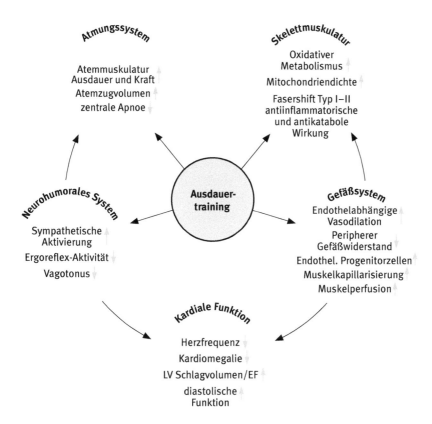

Abb. 9.1: Übersicht über die Trainings-induzierten Adaptationen in der Peripherie. Ausdauertraining führt bei HFrEF Patienten zu Verbesserungen der Atemmechanik, Steigerung der Muskelfunktion und -masse, Verbesserung der Gefäßmotorik und Reduktion der pathologischen Aktivierung der neurohumoralen Funktionen. Die Verbesserung der LV-Pumpfunktion und Abnahme der Kardiomegalie sind wahrscheinlich als Sekundäreffekt der Nachlastreduktion und der Frequenzreduktion durch Abnahme des Sympathikotonus zu werten [46].

haben die klinisch-pathophysiologischen Studien zum Training bei Herzinsuffizienz in den 90ern nachgewiesen, dass alle Aspekte der chronischen Herzinsuffizienz und ihre peripheren Veränderungen durch moderates Ausdauertraining positiv beeinflusst werden können:

– Verbesserung der Endothelfunktion [10, 14]
– Nachlastreduktion [10]
– Verkleinerung der Kardiomegalie und Verbesserung der linksventrikulären Pumpfunktion [10, 11]
– Verbesserung der subjektiven Dyspnoesymptomatik (NYHA) [10]
– Steigerung der Mitochondriendichte in der peripheren Skelettmuskulatur und Verbesserung der oxidativen Kapazität [7, 15]

9.2.3 Prognostische Effekte körperlicher Aktivität bei CHI

Aufgrund der eindrucksvollen Verbesserungen, die sich im Bezug auf die Verbesserung der Pumpfunktion und körperlichen Leistungsfähigkeit durch Ausdauertraining erreichen ließen, stellte sich bald die Frage nach möglichen prognostischen Effekten bei stabiler chronischer Herzinsuffizienz. Die erste Studie, die gezielt diese Frage untersuchte, war die ExTra-MATCH-Studie nach Piepoli et al. [16]. Hier wurden die individuellen Patientendaten der bis dahin durchgeführten kleineren prospektiven randomisierten Trainingsstudien bei chronischer Herzinsuffizienz gepolt. In der so entstandenen Studienkohorte konnten fast 800 Patienten in Trainings- oder Kontrollgruppe miteinander verglichen werden. Die Analyse zeigte trotz der Heterogenität der Patientengruppen und der unterschiedlichen Dauer der Verlaufsbeobachtung einen signifikanten Unterschied bei Mortalität und Hospitalisation zugunsten der Trainingsgruppe [16]. Interessanterweise gab es dabei auch keinen Unterschied zwischen Patienten unter und über 65 Jahren, sodass es nahe lag, insbesondere auch älteren Herzinsuffizienz-Patienten eine Trainingsbehandlung nicht vorzuenthalten.

Trotz der signifikanten prognostischen Effekte wurde die ExTra-MATCH-Studie vielfach kritisiert, da sie keine einheitlich prospektive Outcome-Studie darstellte, sondern eine Metaanalyse heterogener, überwiegend monozentrisch durchgeführter Trainingsstudien mit Fallzahlen, die oft unter 100 Patienten pro Studienkohorte lagen. Daher initiierte die FDA gemeinsam mit der „American Heart Association" eine groß angelegte prospektive Mortalitätsstudie zur körperlichen Aktivität bei chronischer Herzinsuffizienz (HF-ACTION)[17]. In diese Studie wurden 2.331 Patienten mit einer LV-EF $\leq 35\%$ und symptomatischer Herzinsuffizienz (NYHA II-IV) trotz optimaler medikamentöser Therapie multizentrisch randomisiert eingeschlossen. Die Patienten sollten nach Gruppentrainingssitzungen 3-mal/Woche für zwölf Wochen ein Ergometer-basiertes Training bei 60–70% der Herzfrequenzreserve für insgesamt 120 min/Woche zu Hause fortführen.

Überraschenderweise verfehlte die Studie eine signifikante Reduktion des primären Endpunkts von Gesamtmortalität und Hospitalisierung (HR 0,93, $p = 0{,}13$, Abbildung 9.2). Erst nach Adjustierung für prognostische Baseline-Faktoren wie Depression, EF, Vorhofflimmern und Belastbarkeit konnte das Signifikanzniveau für den primären Endpunkt erreicht werden (HR 0,89, $p = 0{,}03$) [17]. Trotz großer Patientenzahlen ergab sich hinsichtlich des primären Endpunktes in der Studie keine signifikante Verbesserung der Mortalität durch die Trainingsbehandlung. Bei der Analyse verschiedener Subgruppen sowie der Patienten-Compliance stellte sich allerdings heraus, dass die Patienten insbesondere im ambulanten Studienteil nach einem Jahr 76 von geplanten 120 min, nach drei Jahren nur 50 von 120 min trainierten. Spätere Subgruppenanalysen von Keteyan zeigten, dass Patienten, die sich streng an die vorgegebene Trainingsintensität hielten, eine signifikante Reduktion des primären Endpunktes erreichten [18]. Für die Gesamtkohorte wurde also der Endpunkt aufgrund schlechter Compliance nicht erreicht. Man kann jedoch nicht behaupten, die Studie sei ein

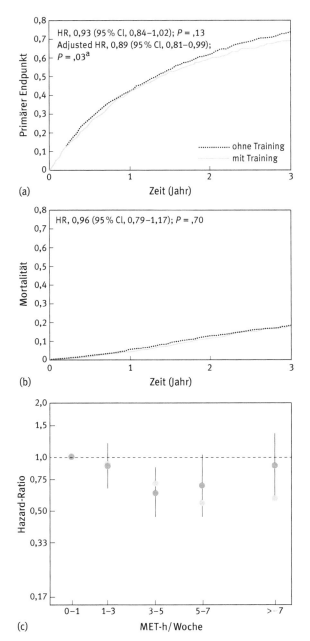

Abb. 9.2: In der HF-ACTION-Studie fand sich keine signifikante Reduktion des primären Endpunkts von Gesamtmortalität und Hospitalisierung (a, HR 0,93, $p = 0,13$). Erst nach Adjustierung für prognostische Baseline-Faktoren wie Depression, EF, Vorhofflimmern und Belastbarkeit konnte das Signifikanzniveau für den primären Endpunkt erreicht werden (b, HR 0,89, $p = 0,03$) [17]. Spätere Subgruppenanalysen von Keteyan zeigten, dass Patienten, die sich streng an die vorgegebene Trainingsintensität hielten, zwischen 3 und 7 MET-h/Woche eine signifikante Reduktion des primären Endpunkts erreichten (c) [18].

Argument gegen den Einsatz körperlichen Trainings bei chronischer Herzinsuffizienz. Sie zeigt eine eindeutige Verbesserung der Leistungsfähigkeit und Reduktion der Hospitalisierung in der Gesamtgruppe sowie eine signifikante Ereignisreduktion bei Patienten mit adäquater Trainingszeit. Aufgrund der hohen Kosten, die mit großen multizentrischen Studien verbunden sind, ist es unwahrscheinlich, dass jemals eine größere Mortalitätsstudie als HF-ACTION für den Bereich des körperlichen Trainings aufgelegt werden wird. Daher ist eine differenzierte Würdigung dieser Studie besonders wichtig.

Zusammenfassend ergeben die Studien, dass bei einer Trainingsintensität zwischen 3 und 7 MET-h pro Woche eine signifikante Reduktion von Gesamtmortalität/ Hospitalisation zu erwarten ist [18]. In der aktuellen Cochrane-Analyse wurde festgehalten, dass Trainingstherapie bei Herzinsuffizienz

- die Mortalität nicht signifikant, aber im Trend senkt (RR 0,88; 95% CI 0,75 bis 1,02);
- die Gesamthospitalisierung signifikant senkt (RR 0,75; 95% CI 0,62 bis 0,92);
- Herzinsuffizienz-bedingte Hospitalisierungen noch stärker um ca. 39% senkt (RR 0,61; 95% CI 0,46 bis 0,80);
- die Lebensqualität gemessen am „Minnesota Living with Heart Failure Questionnaire" verbessert (−5,8 Punkte; 95% CI −9,2 bis −2,4) [19].

Mortalitätsdaten in der Literatur liegen aktuell ausschließlich für das sogenannte aerobe Steady-State-Ausdauertraining vor.

9.2.4 Ausdauertraining, Intervalltraining oder Krafttraining?

Beim aeroben Ausdauertraining werden die Patienten üblicherweise mittels Fahrradergometer bei 50–70% ihrer VO_{2max} oder maximalen Herzfrequenz mit konstanter Last über 20–40 min an mindestens drei bis fünf Tagen pro Woche belastet. Vorteil dieser Trainingsmodalität ist die gute Steuerbarkeit durch die Trainingsherzfrequenz. Da die Patienten durch die Trainingspulssteuerung im sicher aeroben submaximalen Bereich trainieren, sind Komplikationen oder Trainings-assoziierte Herzrhythmusstörungen ausgesprochen selten. Nachteil des Steady-State-Trainings ist eine gewisse Monotonie bei den Trainingssitzungen, die sich negativ auf die Trainings-Compliance auswirkt. Im Rahmen der Leipziger Trainingsstudien wurden daher die aeroben Steady-State-Trainingssitzungen durch eine wöchentliche Gruppen-Trainingssitzung mit Gymnastik- und Ballsportarten ergänzt, um die Compliance der Patienten positiv zu beeinflussen und abwechslungsreichere körperliche Aktivitäten mit sozialem Bindungspotenzial anzubieten [10].

Eine Vielzahl verschiedener Trainingsprotokolle wurde inzwischen in der Literatur beschrieben. Im Rahmen prospektiver randomisierter Studien wurde insbesondere das Intervalltraining (High-Intensity Interval Training– HIIT) mit dem aeroben Steady-State-Training verglichen [20]. Bei dieser Trainingsform werden die Patienten ausgehend von einer Steady-State-Basisbelastung von ca. 50% der VO_{2max} intermittierend für zwei bis drei Minuten bis 90% belastet. Diese Trainingsform hat sich als sicher und hinsichtlich der aeroben Kapazität (VO_{2max}) als effektiver erwiesen [20].

Mortalitätsdaten liegen zu dieser Trainingsform nicht vor. Genauso verhält es sich mit dem sogenannten Widerstandstraining (Resistance-Training). Hierbei wird das aerobe Ausdauertraining durch Sitzungen mit Krafttraining ergänzt. Als Belastung wird dabei ein Wert von 40–60% des 1-Repetition-Maximums (1RM) empfohlen mit fünf bis zehn Wiederholungen pro Übung [21]. Trotz positiver Daten zur Verbesserung von Muskelkraft hat das reine Widerstandstraining keinerlei Einfluss auf die maximale Sauerstoffaufnahme und aerobe Leistungsfähigkeit des Organismus [22]. Eine solche Verbesserung wurde lediglich für die kombinierten Kraft-Ausdauer-Trainingsformen berichtet. Mortalitätsdaten liegen zu diesen Trainingsformen ebenfalls nicht vor.

Auch wenn der Arzt primär jede Therapieintervention aus ihrer prognostischen Perspektive beurteilt, so spielt für den Patienten die Verbesserung seiner Lebensqualität und Leistungsfähigkeit in der Regel die führende Rolle. Gerade bei nicht-medikamentösen Therapien wie dem körperlichen Training ist ein rascher und für den Patienten nachvollziehbarer Einfluss auf seine Alltagsleistungsfähigkeit (Heben von Lasten, Entfernung beim Spazierengehen, Fähigkeit, mehr als eine Etage Treppen zu steigen) von elementarer Wichtigkeit. Es macht daher in der Auswahl für den Patienten durchaus Sinn, im Gespräch die Haupteinschränkungen durch die chronische Herzinsuffizienz zu erfragen. Bei Patienten, die in erster Linie ein Problem mit ihrer Ausdauer und Dauerleistungsfähigkeit aufweisen, sollte ein aerobes Training im Vordergrund der Therapie stehen, ggf. als „High-Intensity Interval Training". Patienten in fortgeschrittenen Erkrankungsstadien mit führendem kachektischem Muskelschwund haben mitunter Probleme, im Alltag schwerere Lasten zu heben oder zu tragen. Hier sollte das aerobe Ausdauertraining durch ein an die Leistung des Patients angepasstes Krafttraining ergänzt werden, um der kardialen Kachexie entgegenzuwirken und eine Zunahme von Muskelkraft und Muskelmasse zu induzieren.

9.3 Patientenselektion und Risikoevaluation vor Trainingsbeginn

9.3.1 Hintergrund und Einleitung

Körperliche Belastungen sind bei manifester struktureller Herzerkrankung immer auch ein Trigger für mögliche unerwünschte Ereignisse: Bei der CHI sind besonders die akute kardiale Dekompensation und der plötzliche arrhythmogene Herztod gefürchtet. Dennoch sind insgesamt schwere Komplikationen bei Trainingsprogrammen sehr selten: Für alle kardiovaskulären Erkrankungen liegt die Häufigkeit eines Trainings-assoziierten Herzstillstands bei 1 : 112.000 Patienten-Trainingsstunden („patient training hours" – PTH), das Risiko eines akuten Myokardinfarktes bei 1 : 294.000 PTH und das Risiko eines plötzlichen Herztodes bei 1 : 784.000 PTH.

Die klinische Herausforderung besteht darin, vor Einleitung eines Trainingsprogramms die Patienten zu identifizieren, bei denen klare Kontraindikationen gegen körperliches Training oder bestimmte Trainingsformen bestehen und sie von der Trainingsbehandlung (temporär) auszuschließen. Andere Patienten haben möglicherweise ein erhöhtes Komplikationsrisiko, können aber unter entsprechendem engmaschigem Monitoring durchaus trainiert werden. Niedrigrisikopatienten können ohne besondere Überwachung mit der Trainingstherapie beginnen und ggf. in größeren Gruppen zusammengefasst werden.

9.3.2 Klinische Untersuchung vor Trainingstherapie

Bei der klinischen Eingangsuntersuchung des Patienten geht es darum, (1) Erkrankungszustände zu erkennen, die das Risiko einer Trainingstherapie erhöhen, und (2) die Ausgangsfitness des Patienten und seine Leistungsfähigkeit zu bestimmen.

Bei der Aufnahmeuntersuchung stehen folgende Aspekte bei der Anamnese im Vordergrund:

1. Sammeln der medizinischen Vordiagnosen mit Schwerpunkt auf:
   - Koronare Herzerkrankung (Z. n. Myokardinfarkt, PTCA, Bypass-Operation oder Angina pectoris)
   - Bekannte Herzrhythmusstörung (Vorhofflimmern, Kammerrhythmusstörungen, überlebter plötzlicher Herztod, laufende Betablockertherapie)
   - Zerebrovaskuläre und periphere arterielle Verschlusskrankheit (Schlaganfall, Claudicatio, Carotisstenose, thromboembolische Erkrankungen)
   - Lungenerkrankung (Asthma, Lungenemphysem, chronische Bronchitis)
   - Schwere Begleiterkrankungen mit Einschränkung der Leistungsfähigkeit (ungewollte Gewichtsabnahme, Krebserkrankungen, Erkrankungen des Bewegungsapparates, Essstörungen, gastrointestinale Erkrankungen)
2. Fragen Sie nach Belastungs-induzierten Symptomen:
   - Angina pectoris
   - Dyspnoe
   - Schwindel
   - Synkope
3. Risikofaktoren für eine Progression der Atherosklerose
   (Hypertonie, Diabetes, Adipositas, Dyslipidämie, Rauchen, körperliche Inaktivität)
4. Kurz zurückliegende Erkrankung, Hospitalisation oder chirurgischer Eingriff
5. Medikation und Dosis, Einnahmezeiten, Medikamentenallergien
6. Andere Risikofaktoren des Lebensstils (Alkohol- und Drogenabusus)
7. Trainingsstatus
   (gewohnte Intensität körperlicher Aktivitäten, Häufigkeit, Dauer und Sportart)
8. Berufsanamnese
   (Schwerpunkt auf aktuellen und erwarteten körperlichen und mentalen Leistungsanforderungen im Beruf, Belastung der oberen und unteren Extremitäten, erwarteter Zeitraum für den Wiedereinstieg in den Beruf)

9. Psychosoziale Vorgeschichte
    (Unterstützung durch die Familie, häusliche und emotionale Probleme, Depression, Angststörung)

(Nach: AACVPR Guidelines for Cardiac Rehabilitation and Secondary Prevention, 5th edn, 2013, p. 58, [23])

In Ergänzung zu den o. g. Aspekten sollte auch ein kurzes Assessment der sensorischen und kognitiven Fähigkeiten/Einschränkungen der vielfach älteren und multimorbiden Patienten zur Eingangsuntersuchung gehören. Besonders bei geriatrischen Patienten sollten Einschränkungen des Seh- und Hörvermögens sowie Vergesslichkeit in Bezug auf wichtige Sicherheitsparameter (wie z. B. den Trainingspuls) festgehalten und bei der Planung des Trainingsprogramms berücksichtigt werden. Bei manifester Demenz ist ein engmaschig supervidiertes Trainingsprogramm die einzige Option.

9.3.3 Absolute und relative Kontraindikationen für körperliches Training

In Analogie zum diagnostischen Belastungstest (Ergometrie, Ergospirometrie) lassen sich auch für regelmäßiges körperliches Training eine Reihe klarer Kontraindikationen festlegen, in denen Training möglicherweise gesundheitliche Schäden induzieren könnte (Tabelle 9.4). Zusätzlich sollte man bei Patienten mit KHK und Herzinsuffizienz vor Trainingsbeginn die ischämische Schwelle in einem Belastungs-EKG festlegen. Für alle Herzinsuffizienzpatienten sind objektive Belastungstests vor und nach dem Trainingsprogramm sinnvoll, um den Trainingspuls festzulegen und die Effekte des Trainingsprogramms dokumentieren zu können.

9.3.4 Risikostratifikation und Risikoreduktion für kardiale Ereignisse

Patienten ohne Kontraindikationen für körperliches Training stellen keine homogene Gruppe dar. Je nach Art und Schweregrad der kardialen Grunderkrankung ist das Risiko für Herzrhythmusstörungen, Myokardinfarkt und andere kardiale Ereignisse unterschiedlich einzuschätzen. Am praxisnächsten ist die von der „American Association for Cardiovascular Prevention and Rehabilitation" (AACVPR) vorgeschlagene Risikostratifizierung, die sich auf eine eingangs durchgeführte maximale Ergometrie stützt und alle Patienten in drei Gruppen (niedriges, mittleres und hohes Risiko) einteilt (s. Abbildung 9.3).

Das Risiko kardialer Ereignisse ist am höchsten zum Zeitpunkt des Trainingsbeginns bei untrainierten Patienten und ungewohnten Belastungen [24]. Dieses kleine Risiko wird aber durch die signifikante Reduktion Belastungs-induzierter kardiovaskulärer Komplikationen bei trainierten Patienten nach Abschluss des Trainingsprogramms mehr als aufgewogen [25, 26]. Um das Risiko kardialer Komplikationen zu minimieren, empfehlen wir folgende Strategie:

Tab. 9.4: Kontraindikationen für körperliches Training (nach: AACVPR Guidelines for Cardiac Rehabilitation and Secondary Prevention, 5th edn, 2013, p. 60 [23]).

Absolute Kontraindikationen	– Neue EKG-Veränderungen, die auf eine Myokardischämie, einen frischen Myokardinfarkt oder ein anderes kardiales Ereignis hinweisen
	– Instabile Angina
	– Unkontrollierte kardiale Arrhythmie
	– Symptomatische schwere Aortenklappenstenose oder andere schwere Klappenerkrankungen
	– Dekompensierte symptomatische Herzinsuffizienz
	– Akute Lungenembolie oder Lungeninfarkt
	– Akute Aortendissektion
	– Akute nicht-kardiale Erkrankung, die die Leistungsfähigkeit einschränkt oder durch körperliche Belastungen verschlechtert (z. B. Infektion, Sepsis, Schilddrüsenüberfunktion)
	– Akute Myokarditis oder Perikarditis
	– Akute tiefe Beinvenenthrombose oder Thrombophlebitis
	– Körperliche Behinderung, die ein sicheres und angemessen dosiertes körperliches Training verhindert
Relative Kontraindikationen	– Elektrolytentgleisungen
	– Tachy- oder Bradyarrhythmien
	– Höhergradige AV-Blockierungen
	– Vorhofflimmern mit unkontrollierter Kammerfrequenz
	– Hypertrophe obstruktive Kardiomyopathie mit maximalem Ruhegradienten im LVOT > 25 mm Hg
	– Bekannte Aortendissektion (Typ Stanford B, stabil)
	– Schwere arterielle Hypertonie in Ruhe (systolischer Blutdruck > 200 mm Hg und diastolischer Blutdruck > 110 mm Hg)
	– Kognitive Einschränkungen, die eine Kooperation bei Belastungstests verhindern/einschränken

- Starten Sie das Trainingsprogramm mit niedrigen bis moderaten Trainingsintensitäten.
- Fragen Sie während der ersten Trainingssitzungen oder nach Steigerung der Trainingsintensität nach Symptomen, die auf eine Myokardischämie oder Arrhythmien hinweisen können.
- Trainieren Sie das medizinische Fachpersonal/die Physiotherapeuten regelmäßig für Notfallsituationen und kardiopulmonale Reanimation.
- Führen Sie bei Hochrisikopatienten evtl. ein kontinuierliches EKG-Monitoring durch. Allerdings gibt es keinen Beleg in Studien, dass dies tatsächlich die Ereignisrate senken würde [27].
- Blutdruckkontrolle in regelmäßigen Abständen.
- Pulsfrequenzkontrolle.
- Erfassung der subjektiven Belastungsschwere mit der Borg-Skala.

Niedriges Risiko	Moderates Risiko	Hohes Risiko
■ Keine signifikante links-ventrikuläre Dysfunktion (EF > 50 %)	■ Mittelgradig eingeschränkte linksventrikuläre Pumpfunktion (EF 40–49 %)	■ Reduzierte linksventrikuläre Pumpfunktion (EF < 40 %)
■ Keine komplexen Arrhythmien in Ruhe oder unter Belastung	■ Zeichen oder Symptome einer Belastungsangina bei moderaten Belastungsstufen (5,0–6,9 METs) oder in der Erholungsphase	■ Überlebter plötzlicher Herztod oder nach Herzstillstand
■ Unkomplizierter MI; ACVB-OP; PCI: Keine Herzinsuffizienz oder Zeichen einer residualen Ischämie		■ Komplexe Arrhythmien in Ruhe oder unter Belastung
■ Normale Hämodynamik unter Belastung und in der Erholungsphase		■ MI oder herzchirurgische Eingriffe mit konsekutivem kardiogenen Schock oder Zeichen einer residualen Ischämie
■ Asymptomatisch hinsichtlich einer Belastungsangina		■ Pathologische Hämodynamik unter Belastung (insbesondere fehlender RR-Anstieg oder RR-Abfall oder chronotrope Inkompetenz)
■ Funktionelle Kapazität > 7 METs		■ Zeichen oder Symptome einer Myokardischämie oder Angina pectoris unter Belastung oder in der Erholungsphase
■ Keine klinisch relevante Depression		■ Funktionelle Kapazität < 5 METs
		■ Klinisch relevante Depression
Eine Niedrigrisiko-Klassifikation kann angenommen werden, wenn alle o.g. Kriterien erfüllt sind.	**Ein moderates Risiko kann für alle Patienten angenommen werden, die nicht die Kriterien für niedriges oder hohes Risiko erfüllen.**	**Die Hochrisiko-Klassifikation kann angenommen werden, wenn eines der o.g. Kriterien erfüllt ist.**

Abb. 9.3: AACVPR-Kriterien zur Risikostratifikation für kardiale Ereignisse während der Trainingsteilnahme nach Williams et al. [45].

9.4 Trainingsformen und -programme bei CHI – ein individualisierter Therapieansatz

9.4.1 Indikationen für Trainingsinterventionen

Bei HFrEF

Basierend auf den ESC-Leitlinien für die Therapie der akuten und chronischen Herzinsuffizienz 2016 wird empfohlen, dass Patienten mit HFrEF ein regelmäßiges aerobes Ausdauertraining durchführen, um die körperliche Leistungsfähigkeit und die klinische Symptomatik zu verbessern und das Risiko einer stationären Aufnahme zu reduzieren (Empfehlungsgrad Klasse I, Level A). Dabei wird Ausdauertraining besonders für Patienten mit stabilem HFrEF in „New York Heart Association (NYHA) Klasse I–III" empfohlen [28].

Für innovative Trainingsformen wie HIIT und Krafttraining ist in der Herzinsuffizienz-Leitlinie der ESC noch keine Empfehlung abgegeben, da hier bisher keine soliden Daten zu harten klinischen Endpunkten (Tod, Hospitalisierung) vorliegen.

HFmrEF

Da die Kategorie HFmrEF erst 2016 in den Leitlinien eingeführt wurde, existieren bisher keine Daten aus Trainingsinterventionsstudien für diese Patientengruppe.

Bei HFpEF

Bei der diastolischen Herzinsuffizienz (HFpEF) verbessert körperliches Ausdauertraining die maximale körperliche Leistungsfähigkeit (gemessen anhand der VO_{2max}), die Lebensqualität und die diastolische LV-Funktion (anhand echokardiografischer Verlaufskontrollen) [29–31].

In der Metaanalyse von Pandey 2015 verbesserte sich die maximale Sauerstoffaufnahme im Mittel um 2,72 l/min (95 % CI: 1,79 bis 3,65), die Lebensqualität um −3,97 (95 % CI: −7,21 bis −0,72) im Vergleich zur Kontrollgruppe. In der Metaanalyse war – im Unterschied zur Edelmann-Studie – keine signifikante Verbesserung der diastolischen Funktion nachgewiesen worden (E/A − 0,08; 95 % CI: −0,01 bis 0,16). Dies ist aber v. a. auf das Fehlen einer durchgehenden Beurteilung mit Gewebsdopplermessungen und E/E'-Verhältnis zurückzuführen [31].

9.4.2 Spezifische Kontraindikation für körperliches Training bei CHI

Bei Patienten mit HFREF ist ein körperliches Trainingsprogramm in folgenden Situationen kontraindiziert [28]:
– Progressive Verschlechterung der Leistungsfähigkeit oder Ruhedyspnoe über die vorangegangenen 3–5 Tage
– Signifikanter Ischämienachweis während niedriger Belastungsstufen (< 2 MET, < 50 W) in der Ergometrie
– Nicht kontrollierter Diabetes mellitus
– Kürzlich abgelaufene Embolie
– Thrombophlebitis
– Neu aufgetretenes Vorhofflimmern/-flattern

Das Komplikationsrisiko bei Training ist in folgenden Situationen erhöht [28]:
– Gewichtszunahme > 1,8 kg während der zurückliegenden 1–3 Tage
– Aktuelle laufende Dobutamintherapie (kontinuierlich oder intermittierend)
– Abfall des systolischen Blutdrucks unter Belastung
– NYHA Klasse IV
– Auftreten komplexer ventrikulärer Rhythmusstörungen in Ruhe oder während körperlicher Belastung

– Ruheherzfrequenz im Liegen > 100/min
– Vorbestehende Komorbiditäten, die die körperliche Belastbarkeit einschränken

Diese Patienten müssen vor Trainingsbeginn zunächst klinisch stabilisiert werden, bevor sie ein strukturiertes Trainingsprogramm beginnen können. Außerdem ist bei Patienten mit erhöhtem Risiko ein engmaschiges Monitoring (EKG, ggf. Sauerstoffsättigung) zu Beginn des Trainingsprogramms sinnvoll. In prospektiven Trainingsinterventionsstudien sind Komplikationen bei HFrEF-Patienten aber insgesamt sehr selten. Meist handelt es sich um Hypotonie nach Ende der Belastung, atriale oder ventrikuläre Arrhythmien oder eine Verschlechterung der Herzinsuffizienzsymptomatik.

Ausdauertraining nach ICD-Implantation ist sicher durchführbar [32, 33].

9.4.3 Klinische Voruntersuchungen vor Trainingsbeginn

Komponenten des Risikoassessments [34]:
– **Anamnese:** Beurteilung des klinischen Krankheitsverlaufs inklusive einer Beurteilung des aktuellen klinischen Funktionsstatus (NYHA) und der Lebensqualität (z. B. mit dem „Minnesota Living with Heart Failure Questionnaire", MLHFQ).
– **Körperliche Untersuchung:** Inspektion hinsichtlich peripherer Ödeme, Auskultation zum Nachweis eines 3. Herztones oder einer höhergradigen Mitralklappeninsuffizienz.
– **Ruhe-EKG**
– **Belastungstest**: Symptomlimitierter maximaler Belastungstest mit Ergometrie (Fahrrad oder Laufband), Ergospirometrie falls verfügbar. Ein submaximaler Belastungstest kann sinnvoll sein, wenn die Ausgangsleistungsfähigkeit sehr niedrig ist oder z. B. ein ausgedehnter Myokardinfarkt vorliegt. Bei bekannter KHK und nicht auswertbarem Ruhe-EKG (z. B. Linksschenkelblock, Schrittmacher-EKG) sollte ein bildgebender Ausschluss relevanter Myokardischämien unter pharmakologischer oder körperlicher Belastung durchgeführt werden.
– **Basis-Echokardiografie** mit Bestimmung der linksventrikulären Ejektionsfraktion, der LV-Diameter und Beurteilung einer möglichen Mitralklappeninsuffizienz.
– Andere Tests wie klinisch indiziert (kardiales CT, kardiales MRT, Lungenfunktionsmessung, Messung der Muskelkraft etc.).

9.4.4 Trainingsprogramme bei HFrEF

Aerobes Ausdauertraining

Die weitaus größte Evidenz und Erfahrung liegt für das aerobe Ausdauertraining vor, bei dem Patienten mit HFrEF 3–5 Trainingssitzungen pro Woche für 20–40 min bei 40–70% der VO_{2max} absolvieren [28] (Tabelle 9.5). Dabei beginnt man die Trainingstherapie in der Regel mit einer niedrigen Belastungsintensität von 40–50% für 10–20 min und verlängert zunächst die Dauer der Trainingssitzungen, dann die Trainingsintensität. Ziel ist ein Training bei ca. 70% der VO_{2max} Diese Empfehlung im ESC-Consensus-Dokument wird auch von der „Canadian Cardiovascular Society" in ihrem „Heart Failure Management Guidelines Update" 2013 befürwortet [35]: Hier wird ein moderates kontinuierliches Ausdauertraining bei Borg 3–5 oder 50–75% der Peak VO_2 oder bei 65–85% der maximalen Herzfrequenz empfohlen. Die Trainingssitzungen von 15–30 min sollten an 2–3 Tagen pro Woche absolviert werden. Ziel sind 5×30 min pro Woche. Tabelle 9.5 bietet eine Übersicht über verschiedene Trainingsinterventionen.

Üblicherweise werden die Trainingsprogramme unter stationärer Überwachung gestartet und nach zwei bis vier Wochen ambulant weitergeführt. Obwohl stationäre Trainingsmöglichkeiten nicht immer verfügbar sind oder nicht überall durch das Gesundheitssystem finanziert werden, ermöglichen sie in der ersten Trainingsphase die beste Überwachung der Patienten und sind unerlässlich für komplexe Trainingsinterventionen wie das Intervalltraining.

9.4.5 Trainingsprogramme bei HFpEF

Im Unterschied zum HFrEF existieren bei HFpEF bisher nur wenige Studien. Die meistzitierte ist die von Edelmann [29, 30], in der ein aerobes Ausdauertraining in Analogie zu den klassischen HFrEF-Studien durchgeführt wurde, das später durch Kraft-Ausdauertraining ergänzt wurde (Tabelle 9.6).

Andere Studien mit HFpEF-Patienten nutzten ein ähnliches Trainingsprogramm:
–   Bei Kitzman trainierten die Patienten in Form von Ergometer-Training und Gehtraining dreimal pro Woche. In Woche 1–2 bei 40–50% der VO_{2peak}, ab Woche 3–16 bei 60–70% der VO_{2peak} [38].
–   Alves startete höher bei 70–75% der peak VO_2 in einer gemischten Kohorte von HFpEF-, HFmrEF- und HFrEF-Patienten. Die Trainingsintervention auf dem Fahrrad- oder Laufbandergometer dauerte hier insgesamt 24 Wochen [39].
–   Smart führte ein überwachtes ambulantes Trainingsprogramm auf dem Fahrradergometer bei 60–70% der peak VO_2 durch. Die Trainingsintensität wurde um 2–5 W pro Woche gesteigert. Das Trainingsprogramm ging hier über 16 Wochen [40].

9.4.6 Trainingsprogramme bei Schrittmacher- und ICD-Patienten

Früher bestanden gegen das Training von Schrittmacher- und ICD-Patienten große Vorbehalte, da man durch Muskelartefakte oder überschießenden Pulsanstieg im Training Fehlauslösungen oder Störungen der Arrhythmiedetektion befürchtete. Inzwi-

Tab. 9.5: Anzahl und Dauer der Trainingssitzungen und Dosisanpassung während des Trainings [28].

Allgemeine körperliche Aktivität	Patienten sollen ermuntert werden, bei moderaten aeroben Aktivitäten teilzunehmen
Aerobes Ausdauertraining (kontinuierlich und Intervall)	Bei niedrigen Intensitäten beginnen (d. h. 40–50% der VO_{2peak}), kurze Dauer der Trainingssitzungen (d. h. 5–10 min) zweimal pro Woche Wenn EKG-Monitoring erforderlich ist, sollten Fahrradergometer zum Training verwendet werden. Wenn die Trainingsbehandlung gut toleriert wird, erst die Dauer der Trainingssitzungen auf 30 min, dann 45 min steigern, danach die Anzahl der Trainingssitzungen (d. h. bis zu 5-mal pro Woche). Ziel ist eine Trainingsdauer von 20–60 min bei moderater bis hoher Aktivität (d. h. bei 70–80% der VO_{2peak}) an 3–5 Tagen pro Woche. Wenn eine Ergospirometrie nicht verfügbar ist, wird eine Trainingssteuerung über den Trainingspuls oder über die Borg-Skala (RPE) empfohlen: – 40–70% der Herzfrequenzreserve (definiert als Differenz zwischen maximaler Herzfrequenz im Belastungstest – Ruheherzfrequenz) – 10/20–14/20 Borg-RPE-Rating Intervalltraining stellt eine noch effizientere Trainingsmöglichkeit dar, benötigt aber eine technisch anspruchsvollere Ausstattung mit elektronisch gesteuerten Ergometern. – Kurze hochintensive Trainingsphasen (10–30 s bei 90–95% der VO_{2peak}) wechseln sich mit Erholungsphasen bei geringerer Belastung ab (1–3 min bei 0–50% der Maximalbelastung)[20, 36] – 5–10 min Aufwärm- und Abkühlphasen werden empfohlen – Typischerweise wird die Intensität der ersten drei intensiven Intervalltrainingselemente während der Aufwärmphase reduziert – 10–12 intensive Trainingsabschnitte können in der 15–30-Minuten-Trainingssitzung absolviert werden.

Widerstands-/ Krafttraining (Modifiziert nach [21])	Trainings-abschnitt	Trainingsziel	Belastungs-form	Intensität	Wieder-holungen	Trainings-volumen
	Phase 1 Lernphase	Korrekte Übungsumsetzung, Verbesserung der muskulären Koordination	Dynamisch	< 30 % 1-RM Borg < 12	5–10	2–3 Sitzungen pro Woche, 1–3 Durchgänge pro Sitzung
	Phase 2 Widerstandstraining	Verbesserung der aeroben Kapazität	Dynamisch	30–40% 1-RM Borg 12–13	12–25	2–3 Sitzungen pro Woche, 1 Durchgang pro Sitzung
	Phase 3 Muskelaufbau	Steigerung der Muskelmasse (Hypertrophie)	Dynamisch	40–60% 1-RM Borg < 15	8–15	2–3 Sitzungen pro Woche, 1 Durchgang pro Sitzung

Tab. 9.5 (fortgesetzt): Anzahl und Dauer der Trainingssitzungen und Dosisanpassung während des Trainings [28].

Atemtraining	Ein Screening hinsichtlich einer Schwäche der Atemmuskulatur ist bei allen HFrEF-Patienten empfohlen, z. B. durch Messung des max. negativen inspiratorischen Drucks (PI max) in der Lungenfunktion
	Das Atemtraining wird bei 30% des maximalen inspiratorischen Munddrucks begonnen (PI max) und in seiner Intensität alle 7–10 Tage gesteigert bis auf ein Maximum von 60% des PI max [37]
	20–30 min pro Tag
	3–5 Trainingssitzungen pro Woche
	Minimale Dauer des Trainingsprogramms 8 Wochen
	Trainingsgeräte mit nachgewiesener Wirksamkeit sind z. B. der „Threshold Inspiratory Muscle Trainer" (Respironics Health Scan Inc., Cedar Grove, NJ, USA), und das „Power-Breathe-System" (HaB International Ltd., Southam, Warwickshire, GB)

Tab. 9.6: Elemente des Trainingsprogrammes bei HFpEF.

Trainings-abschnitt	Trainingsziel	Belastungs-form	Intensität	Dauer	Trainings-volumen
Phase 1 **Wochen 1–4**	Verbesserung der aeroben Leistungsfähig-keit	Dynamisch Ergometer	50–60% Peak VO$_2$	20–40 min	Zwei Sitzungen pro Woche
Phase 2 **Ab Woche 5**	Steigerung der Belastungsin-tensität Muskelkraft-aufbau	Dynamisch Ergometer Krafttraining	70% Peak VO$_2$ 15 Wiederholun-gen bei 60–65% 1-RM	20–40 min	3 Sitzungen pro Woche 2 Sitzungen pro Woche

schen ist jedoch eindeutig nachgewiesen, dass bei dekonditionierten Patienten das Risiko Belastungs-induzierter Rhythmusstörungen erhöht ist: In drei von neun ICD-Trainingsstudien war die ICD-Interventionsfrequenz in der Kontrollgruppe höher als in der Trainingsgruppe [41]. In der Konsequenz wird heute auch für Schrittmacher- und OCD-Patienten ein submaximales Training empfohlen [42–44]. Folgende Empfehlungen sind speziell bei ICD-Patienten zu beachten:

– Generell wird wegen der besseren Steuerbarkeit des Trainingspulses ein Steady-State-Ausdauertraining bei 40–60% der peak VO$_2$ für 15–30 min/Tag an 3–5 Tagen pro Woche empfohlen.
– Vor Beginn des Trainings sollte eine Abfrage des ICDs erfolgen, in der die Funktionssicherheit des Gerätes und Häufigkeit von Arrhythmien kontrolliert wird.
– Trainingstherapeuten müssen die sog. Interventionsfrequenzen kennen, d. h. die Grenzen für die Detektion tachykarder Herzrhythmusstörungen.

- Eine Basisergometrie ist essenziell, um den Belastungs-induzierten Herzfrequenzanstieg zu kennen.
- Als Trainingspuls sollte eine Herzfrequenz deutlich unterhalb der Arrhythmie-Detektionsschwellen gewählt werden (ca. 10–20 Schläge Abstand). Der Abstand ist bei einer Tachyarrhythmia absoluta eher größer zu wählen. Da auch bei ICD-Trägern im Falle einer Arrhythmie Synkopen auftreten können, sind z. B. Fahrradergometer den Laufbandergometern vorzuziehen, da hier im Falle einer Synkope das Verletzungsrisiko geringer ist. Ebenso sollten exzessive Armbewegungen wegen der Gefahr der Sondendislokation vermieden werden.
- Das Training sollte mit EKG-Monitoring begonnen werden, danach ist eine kontinuierliche Pulsmessung bei ICD-Patienten sinnvoll.
- Bei den Trainingssitzungen sollte für Reanimationen geschultes Personal anwesend sein, ebenso Defibrillator und Notarztkoffer.

9.5 Zusammenfassung

Im 2011 erschienenen Konsenuspapier der „Heart Failure Association" (HFA) und der „European Association for Cardiovascular Prevention and Rehabilitation" (EACPR) wurde festgehalten, dass kein Standardtrainingsprotokoll für Trainingsprogramme bei CHI existiert [28]. Prinzipiell können sich Trainingsprogramme in folgenden Punkten unterscheiden:
- Trainingsintensität (% der VO_{2max})
- Trainingstyp (Ausdauer, Widerstand, Kraft-Ausdauer)
- Trainingsmethode (kontinuierlich, intermittierend, Intervalltraining)
- Trainingsanwendung (systemisches vs. regionales Training, Atemtraining)
- Trainingsüberwachung (überwachtes vs. nicht überwachtes Training)
- Trainingsort (stationär, ambulant)

Für das aerobe Ausdauertraining als Steady-State-Training liegen die weitaus meisten Studien vor. Sicherheit und Effektivität sind an tausenden von Patienten dokumentiert. Diese Trainingsform ist besonders für HFrEF-Patienten mit ICD und Arrhythmien sowie für HFrEF-Patienten in der NYHA-Klasse III empfehlenswert. Für HFpEF-Patienten ist Ausdauertraining – allein oder in Kombination mit moderatem Krafttraining – die einzige etablierte Trainingsform.

Hochintensives Intervalltraining (HIIT) ist hinsichtlich der Steigerung der Leistungsfähigkeit effektiver als das Steady-State-Ausdauertraining. Es eignet sich für stabile HFrEF-Patienten mit moderater Einschränkung der Belastbarkeit, die schnell ihre Leistungsfähigkeit verbessern wollen.

Reines Krafttraining bei HFrEF ist obsolet und verbessert die VO_{2max} nicht. Die Empfehlungen der Fachgesellschaften propagieren ein moderates Kraft-Ausdauertraining mit 1-RM von 40–60% in Ergänzung zum aeroben Ausdauertraining.

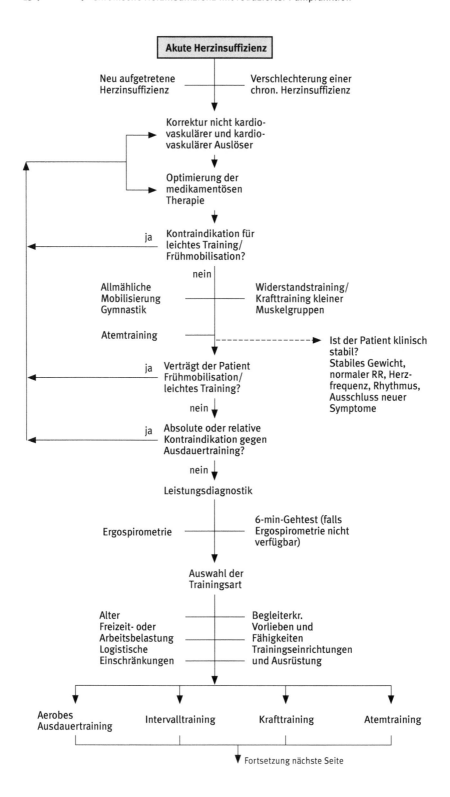

Fortsetzung nächste Seite

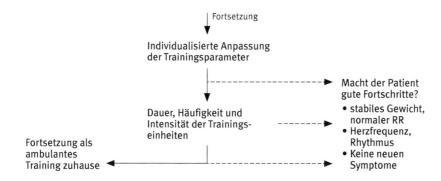

Abb. 9.4: Vorschlag im ESC-Consensus-Paper zur Vorbereitung und Planung einer Trainingsintervention bei Patienten mit chronischer Herzinsuffizienz [28].

Weitere Trainingsformen (Ballsport, Schwimmen, Tanzen, Tai Chi) sind untersucht
worden, haben aber am ehesten eine Rolle als adjuvante Sportformen mit dem Ziel,
Abwechslung und Adhärenz im Rahmen des Trainingsprogramms zu fördern. Eine
Gesamtübersicht der Planung einer Trainingsbehandlung bei CHI gibt Abbildung 9.4.

Literatur

[1]   Ponikowski P, Voors AA, Anker SD et al. 2016 ESC Guidelines for the diagnosis and treatment of
      acute and chronic heart failure. Eur Heart J 2016, 372129–2200.
[2]   Störk S, Frantz S, Bauersachs J, Ertl G, Angermann CE. [Primary diagnosis of heart failure in
      ambulatory and hospitalized patients]. Dtsch Med Wochenschr 1946 2008, 133(13), 636–641.
[3]   Coats AJS. What causes the symptoms of heart failure? Heart 2001, 86, 574–578.
[4]   Coats AJ. The muscle hypothesis of chronic heart failure. J Mol Cell Cardiol 1996, 28,
      2255–2262.
[5]   Coats AJ, Clark AL, Piepoli M, Volterrani M, Poole-Wilson PA. Symptoms and quality of life in
      heart failure: the muscle hypothesis. Br Heart J 1994, 72(Suppl 2), S36–39.
[6]   Gielen S, Adams V, Möbius-Winkler S et al. Anti-inflammatory effects of exercise training in the
      skeletal muscle of patients with chronic heart failure. J Am Coll Cardiol 2003, 42(5), 861–868.
[7]   Gielen S, Adams V, Linke A et al. Exercise training in chronic heart failure: correlation between
      reduced local inflammation and improved oxidative capacity in the skeletal muscle. Eur J Car-
      diovasc Prev Rehabil 2005, 12(4), 393–400.
[8]   Coats AJ. Physical exercise training in heart failure. Heart Fail 1997, 13, 72–76.
[9]   Coats AJS. Exercise training for heart failure; coming of age. Circulation 1999, 99, 1138–1140.
[10] Hambrecht R, Gielen S, Linke A et al. Effects of exercise training on left ventricular function and
      peripheral resistance in patients with chronic heart failure: A randomized trial. JAMA 2000,
      283(23), 3095–3101.
[11] Smart N, Haluska B, Jeffriess L, Marwick TH. Exercise training in systolic and diastolic dys-
      function: effects on cardiac function, functional capacity, and quality of life. Am Heart J 2007,
      153(4), 530–536.
[12] Kubo SH, Rector TS, Williams RE, Heifritz SM, Bank AJ. Endothelium dependent vasodilitation is
      attenuated in patients with heart failure. Circulation 1994, 84, 1589–1596.

[13] Ismail H, McFarlane JR, Nojoumian AH, Dieberg G, Smart NA. Clinical outcomes and cardio-vascular responses to different exercise training intensities in patients with heart failure: a systematic review and meta-analysis. JACC Heart Fail 2013, 1(6), 514–522.

[14] Erbs S, Möbius-Winkler S, Gielen S et al. Correction of endothelial dysfunction by vitamin c: different effects in ischemic heart disease and dilated cardiomyopathie. Circulation 2000, 102(18), II-55.

[15] Hambrecht R, Fiehn E, Yu J et al. Effects of endurance training on mitochondrial ultrastructure and fiber type distribution in skeletal muscle of patients with stable chronic heart failure. J Am Coll Cardiol 1997, 29, 1067–1073.

[16] Piepoli MF, Davos C, Francis DP, Coats AJ. Exercise training meta-analysis of trials in patients with chronic heart failure (ExTraMATCH). BMJ 2004, 328(7433), 189.

[17] O'Connor CM, Whellan DJ, Lee KL et al. Efficacy and safety of exercise training in patients with chronic heart failure: HF-ACTION randomized controlled trial. JAMA 2009, 301(14), 1439–1450.

[18] Keteyian SJ, Leifer ES, Houston-Miller N et al. Relation between volume of exercise and clinical outcomes in patients with heart failure. J Am Coll Cardiol 2012, 60(19), 1899–1905.

[19] Taylor RS, Sagar VA, Davies EJ et al. Exercise-based rehabilitation for heart failure. Cochrane Database Syst Rev 2014, (4), CD003331.

[20] Wisloff U, Stoylen A, Loennechen JP et al. Superior cardiovascular effect of aerobic interval training versus moderate continuous training in heart failure patients: a randomized study. Circulation 2007, 115(24), 3086–3094.

[21] Bjarnason-Wehrens B, Mayer-Berger W, Meister ER et al. Recommendations for resistance exercise in cardiac rehabilitation. Recommendations of the German Federation for Cardiovascular Prevention and Rehabilitation. Eur J Cardiovasc Prev Rehabil Off J Eur Soc Cardiol Work Groups Epidemiol Prev Card Rehabil Exerc Physiol 2004, 11(4), 352–361.

[22] Pu CT, Johnson MT, Forman DE et al. Randomized trial of progressive resistance training to counteract the myopathy of chronic heart failure. J Appl Physiol 2001, 90(6), 2341–2350.

[23] American Association of Cardiovascular and Pulmonary Rehabilitation A. Guidelines for Cardiac Rehabilitation and Secondary Prevention Programs. 5th edn. Champaign, IL: Human Kinetics, 2013.

[24] Scheinowitz M, Harpaz D. Safety of cardiac rehabilitation in a medically supervised, community-based program. Cardiology 2005, 103(3), 113–117.

[25] Mittleman MA. Angina in patients with an active lifestyle. Eur Heart J 1996, 17(Suppl), G30–35.

[26] Dahabreh IJ, Paulus JK. Association of episodic physical and sexual activity with triggering of acute cardiac events: systematic review and meta-analysis. JAMA 2011, 305(12), 1225–1233.

[27] Pavy B, Iliou MC, Meurin P, Tabet J-Y, Corone S, Functional Evaluation and Cardiac Rehabilitation Working Group of the French Society of Cardiology. Safety of exercise training for cardiac patients: results of the French registry of complications during cardiac rehabilitation. Arch Intern Med 2006, 166(21), 2329–2334.

[28] Piepoli MF, Conraads V, Corrà U et al. Exercise training in heart failure: from theory to practice. A consensus document of the Heart Failure Association and the European Association for Cardiovascular Prevention and Rehabilitation. Eur J Heart Fail 2011, 13(4), 347–357.

[29] Edelmann F, Gelbrich G, Düngen H-D et al. Exercise training improves exercise capacity and diastolic function in patients with heart failure with preserved ejection fraction: results of the Ex-DHF (Exercise training in Diastolic Heart Failure) pilot study. J Am Coll Cardiol 2011, 58(17), 1780–1791.

[30] Nolte K, Herrmann-Lingen C, Wachter R et al. Effects of exercise training on different quality of life dimensions in heart failure with preserved ejection fraction: the Ex-DHF-P trial. Eur J Prev Cardiol 2015, 22(5), 582–593.

[31] Pandey A, Parashar A, Kumbhani DJ et al. Exercise training in patients with heart failure and preserved ejection fraction: meta-analysis of randomized control trials. Circ Heart Fail 2015, 8(1), 33–40.

[32] Vanhees L, Schepers D, Heidbuchel H, Defoor J, Fagard R. Exercise performance and training in patients with implantable cardioverter-defibrillators and coronary heart disease. Am J Cardiol 2001, 87(6), 712–715.

[33] Vanhees L, Kornaat M, Defoor J et al. Effect of exercise training in patients with an implantable cardioverter defibrillator. Eur Heart J 2004, 25(13), 1120–1126.

[34] European Association of Cardiovascular Prevention and Rehabilitation Committee for Science Guidelines, EACPR, Corrà U, Piepoli MF, Carré F et al. Secondary prevention through cardiac rehabilitation: physical activity counselling and exercise training: key components of the position paper from the Cardiac Rehabilitation Section of the European Association of Cardiovascular Prevention and Rehabilitation. Eur Heart J 2010, 31(16), 1967–1974.

[35] Primary Panel, Moe GW, Ezekowitz JA, O'Meara E et al. The 2013 canadian cardiovascular society heart failure management guidelines update: focus on rehabilitation and exercise and surgical coronary revascularization. Can J Cardiol 2014, 30(3), 249–263.

[36] Tjønna AE, Lee SJ, Rognmo Ø et al. Aerobic interval training versus continuous moderate exercise as a treatment for the metabolic syndrome: a pilot study. Circulation 2008, 118(4), 346–354.

[37] Laoutaris I, Dritsas A, Brown MD, Manginas A, Alivizatos PA, Cokkinos DV. Inspiratory muscle training using an incremental endurance test alleviates dyspnea and improves functional status in patients with chronic heart failure. Eur J Cardiovasc Prev Rehabil Off J Eur Soc Cardiol Work Groups Epidemiol Prev Card Rehabil Exerc Physiol 2004, 11(6), 489–496.

[38] Kitzman DW, Brubaker PH, Morgan TM, Stewart KP, Little WC. Exercise training in older patients with heart failure and preserved ejection fraction: a randomized, controlled, single-blind trial. Circ Heart Fail 2010, 3(6), 659–667.

[39] Alves AJ, Ribeiro F, Goldhammer E et al. Exercise training improves diastolic function in heart failure patients. Med Sci Sports Exerc 2012, 44(5), 776–785.

[40] Smart NA, Haluska B, Jeffriess L, Leung D. Exercise training in heart failure with preserved systolic function: a randomized controlled trial of the effects on cardiac function and functional capacity. Congest Heart Fail Greenwich Conn 2012, 18(6), 295–301.

[41] Isaksen K, Morken IM, Munk PS, Larsen AI. Exercise training and cardiac rehabilitation in patients with implantable cardioverter defibrillators: a review of current literature focusing on safety, effects of exercise training, and the psychological impact of programme participation. Eur J Prev Cardiol 2012, 19(4), 804–812.

[42] Piepoli MF, Corrà U, Adamopoulos S et al. Secondary prevention in the clinical management of patients with cardiovascular diseases. Core components, standards and outcome measures for referral and delivery. Eur J Prev Cardiol 2014, 21, 664–681.

[43] Piepoli MF, Corrà U, Benzer W et al. Secondary prevention through cardiac rehabilitation: from knowledge to implementation. A position paper from the Cardiac Rehabilitation Section of the European Association of Cardiovascular Prevention and Rehabilitation. Eur J Cardiovasc Prev Rehabil Off J Eur Soc Cardiol Work Groups Epidemiol Prev Card Rehabil Exerc Physiol 2010, 17(1), 1–17.

[44] Niebauer J, Mayr K, Tschentscher M, Pokan R, Benzer W. Outpatient cardiac rehabilitation: the Austrian model. Eur J Prev Cardiol 2013, 20(3), 468–479.

[45] Williams MA. Exercise testing in cardiac rehabilitation. Exercise prescription and beyond. Cardiol Clin 2001, 19(3), 415–431.

[46] Camm AJ, Lüscher TF, Serruys PW (eds). The ESC Textbook of Cardiovascular Medicine. Oxford, Oxford University Press, 2009.

Janika Meyer und Freerk Baumann

10 Malignome

10.1 Einleitung

In Deutschland erkranken jährlich etwa 450.000 Menschen neu an Krebs. Laut dem Robert Koch-Institut und der Gesellschaft der epidemiologischen Krebsregister in Deutschland e. V. ist die Inzidenz durch die demografische Entwicklung in Deutschland weiterhin steigend. Das Prostatakarzinom ist die häufigste Krebserkrankung bei den Männern, während bei Frauen das Mammakarzinom für die meisten Krebsfälle verantwortlich ist. Bei beiden Geschlechtern folgen Darm- und Lungenkrebs auf Rang zwei und drei [1].

Aufgrund der Verbesserungen bei den Früherkennungsmaßnahmen und Behandlungsmöglichkeiten können mittlerweile fast zwei Drittel aller Krebserkrankten geheilt werden. Die besseren Möglichkeiten wirken sich ebenfalls bei den Patienten mit fortgeschrittenen Krankheitsstadien in der Palliation aus, sodass verlängerte Überlebenszeiten zu beobachten sind. Durch die medizinischen Fortschritte sind jedoch auch viele Krebspatienten von den Nebenwirkungen der medizinischen Therapie betroffen, die sich je nach Erkrankung aus Operation, Chemotherapie, Bestrahlung und inzwischen auch Hormon- und Antikörpertherapie zusammensetzen kann. Die Nebenwirkungen können sich dabei sowohl auf physischer als auch psychischer oder sozialer Ebene auswirken [2].

Bei dem Prostatakarzinom ist eine häufige Komplikation nach einer Prostatektomie beispielsweise die Harninkontinenz. Weitere Nebenwirkungen können unter anderem durch die sogenannte Androgendeprivations-Therapie (ADT), eine Hormontherapie, auftreten, die gerade bei fortgeschrittenem Stadium eingesetzt wird. Häufig zeigen sich Hitzewallungen, Potenzverlust, Blutarmut, Zunahme des prozentualen Körperfettanteils und eine Abnahme der Knochendichte [3]. Bei dem Mammakarzinom sind vor allem die Bildung eines Lymphödems und das Fatigue-Syndrom Begleiterscheinungen der medizinischen Therapie. Eine Harninkontinenz kann beispielsweise auch bei Frauen mit gynäkologischen Krebsarten auftreten, da die Therapie Einfluss auf die Physiologie des Beckenbodens haben und Nervenfasern in diesem Bereich schädigen kann [4]. Zu weiteren allgemeinen Nebenwirkungen zählen Übelkeit, Erbrechen, Tumorkachexie, Reduktion der körperlichen Leistungsfähigkeit, Osteoporose und Polyneuropathie, eine Nervenerkrankung, bei der es zu Sensibilitätsstörungen kommen kann, sowie Ängste und Depressionen [2]. Negative Auswirkungen auf die Lebensqualität und sozialer Rückzug können weitere Folgen sein [2].

Inzwischen belegen einige Studien, dass körperliche Aktivität bzw. sporttherapeutische Interventionen die Gesamtsituation der Krebspatienten positiv beeinflussen können. Bisherige Studien stellen heraus, dass körperliche Aktivität in der On-

DOI 10.1515/9783110456783-010

kologie sowohl während der medizinischen Therapie als auch in der Nachsorge sicher eingesetzt werden kann [5]. Vor allem bei Brust-, Prostata- und hämatologischen Krebspatienten konnten bereits positive Einflüsse von kontrollierter und gezielter körperlicher Aktivität auf die körperliche Fitness, die Kraft der Muskulatur, das Fatigue-Syndrom und die Lebensqualität gezeigt werden [3, 5, 6].

Das Ziel dieser Arbeit ist es, die Datenlage über die Einflüsse von körperlicher Aktivität auf ausgewählte krebsspezifische Defizite anhand einer Literaturanalyse zu aktualisieren. Es sollen die ADT-Symptome, die Harninkontinenz, das Fatigue-Syndrom, das Lymphödem, Polyneuropathie, Tumorkachexie und Osteoporose berücksichtigt werden.

10.2 Methodik

Medpilot ist eine virtuelle Fachbibliothek für Medizin und Gesundheit, die mit einer Suchabfrage auf mehrere Datenbanken und Bestandskataloge zugreift (z. B. MEDLINE, CC MED, „Cochrane Database of Systematic Reviews"). Die indexbasierte Suchmaschine übersetzt die Suchanfrage automatisch, sucht sprachübergreifend in sieben Sprachen und erkennt Synonyme, Abkürzungen sowie Komposita. Das Angebot wird von der Deutschen Zentralbibliothek für Medizin in Zusammenarbeit mit dem Deutschen Institut für Medizinische Dokumentation und Information betrieben.

Folgende Suchbegriffe wurden dahingehend für Publikationen aus den Jahren 2013–2015 verwendet: „exercise" oder „physical activity" und „urinary incontinence", „androgen", „cancer-related fatigue", „lymphedema", „polyneuropathy", „osteoporosis", „cancer", „prostate cancer", „endurence", „resistence" oder „aerobic" und „cachexia", „cancer". In der nachfolgenden Tabelle werden die Ein- und Ausschlusskriterien der Literaturrecherche dargestellt (Tabelle 10.1). Darüberhinaus wurde zu dem Defizit der Polyneuropathie eine Autorensuche eingeschlossen.

Tab. 10.1 Ein- und Ausschlusskriterien der Literaturrecherche.

Einschlusskriterien	Ausschlusskriterien
Interventionen mit körperlicher Aktivität	Studien mit rein physio-
Interventionen mit Ausdauer- und/oder Krafttraining	therapeutischen Interventionen
Kontrollierte und selbstständige, zu Hause durchgeführte Interventionen	Studien ohne Interventionen
Randomisierte kontrollierte Studien	
Anzahl der Studienteilnehmer > 20	
Veröffentlichung in Englisch oder Deutsch	

10.3 Ergebnisse

Es wurden insgesamt 14 Studien ermittelt. Vier Studien bezogen sich dabei auf die Nebenwirkungen der ADT, zwei auf die Harninkontinenz, fünf auf das Fatigue-Syndrom und drei auf das Lymphödem (Abbildung 10.1). Zur Thematik der Polyneuropathie wurde nur eine Studie über eine erweiterte Autorensuche gefunden, sodass insgesamt 15 Studien in das Review einflossen.

Über die möglichen Einflüsse von körperlicher Aktivität auf die Tumorkachexie oder Osteoporose bei Krebspatienten konnten keine passenden Studien ermittelt werden.

In den meisten Studien wurde der Einfluss der körperlichen Aktivität auf die Nebenwirkungen der medizinischen Therapie bei Brust- und Prostatakrebspatienten untersucht (insgesamt zwölf Studien). Jeweils eine Studie wurde bei Patienten mit gynäkologischen Krebsarten sowie mit malignen Lymphomen durchgeführt. Von den 15 eingeschlossenen Studien fanden bei acht Studien die Interventionen während der medizinischen Therapie statt. Bei den anderen sieben Studien war die medizinische Therapie weitestgehend abgeschlossen. Die Anzahl der Studienteilnehmer variierte zwischen den jeweiligen Studien sehr stark ($n = 23$ bis 213). Etwa die Hälfte der Studien untersuchte die Effekte der Interventionen in einem kürzeren Zeitraum bis zu drei Monaten. Die anderen Interventionen wurden sechs bis zwölf Monate aufrechterhalten. Die meisten Studien überprüften die Effekte von Ausdauer- und/oder Krafttraining. Andere Interventionsprogramme bezogen sich auf Beckenboden-, Wasser-,

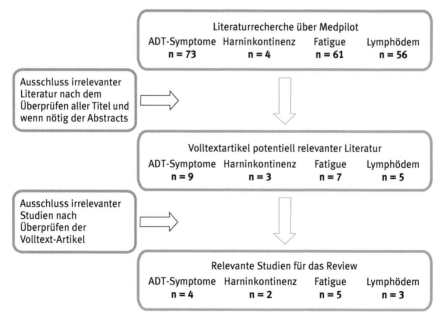

Verlauf der Literaturrecherche und Studienselektion.

sensomotorisches oder Fußballtraining. Hauptsächlich wurden dabei physiologische und psychologische Parameter bewertet. Die meisten Studien wurden in Australien durchgeführt (drei). Jeweils zwei Studien stammen aus den USA, Deutschland, Spanien und Dänemark und jeweils eine aus Norwegen, Kanada, Großbritannien und der Türkei.

10.3.1 Ergebnisse ADT-Symptome

Zwei der vier Studien (Tabellen 10.2 und 10.3) untersuchten die Auswirkungen eines kombinierten Ausdauer- und Krafttrainings [7, 8], während die Interventionen der anderen Studien ein Krafttraining inklusive Impacttraining [9] bzw. ein Fußballtraining [10] beinhalteten. Drei Studien führten die Intervention während der medizinischen Therapie durch [8–10].

Die Kombination aus Ausdauer- und Krafttraining führte sowohl während der medizinischen Therapie als auch danach zu einer signifikanten Verbesserung der kardiovaskulären Fitness, Muskelkraft, Funktion des Unterkörpers, Körperkomposition sowie einiger Bereiche der Lebensqualität, bereits nach drei, aber auch nach sechs bzw. zwölf Monaten [7, 8]. Unter der ADT wurden signifikante Verbesserungen der Kraftfähigkeit [9] durch ein Krafttraining aber auch durch ein Fußballtraining beobachtet [10], das zudem zu einer Veränderung der Körperkomposition führte.

10.3.2 Ergebnisse Harninkontinenz

Zwei Studien wurden durchgeführt, um den Einfluss von Schließmuskeltraining [4] bzw. Schließmuskeltraining inklusive Kräftigungsübungen [11] auf die Harninkontinenz zu beobachten (Tabelle 10.4). Das Schließmuskeltraining verbesserte sowohl während der medizinischen Therapie bei Prostatakrebspatienten als auch nach der medizinischen Therapie bei Patientinnen mit gynäkologischen Krebsarten signifikant die Symptome und Art bzw. den Schweregrad der Harninkontinenz [4, 11]. Das Schließmuskeltraining inklusive Kräftigungsübungen führte zusätzlich zu einer signifikanten Reduktion des Taillenumfangs sowie zu einer Erhöhung der Muskelkraft und der Lebensqualität [11]. Das alleinige Schließmuskeltraining führte ebenfalls zu einer signifikant stärkeren Kontraktionskraft der Beckenbodenmuskulatur [4].

10.3.3 Ergebnisse Fatigue

Insgesamt untersuchten fünf Studien den Effekt von körperlicher Aktivität auf das Fatigue-Syndrom (Tabellen 10.5 und 10.6). Bei drei Studien während der medizinischen Therapie (Chemotherapie oder Bestrahlung) konnte die Fatigue durch die körperliche

Aktivität in Form von Ausdauer- und/oder Krafttraining, einer multimodalen Therapie oder Einhaltung der allgemeinen Aktivitätsempfehlung signifikant reduziert werden [12–14]. Eine Kombination von Ausdauer- und Krafttraining sowie die Einhaltung der allgemeinen Aktivitätsempfehlungen können zusätzlich die körperliche Fitness und die Aktivität pro Woche erhöhen [12]. Alleiniges Krafttraining zeigte außerdem positive Auswirkungen auf Bereiche der Lebensqualität [13].

Nach Abschluss der medizinischen Therapie konnte Wassertraining im tiefen Wasser das Fatigue-Syndrom, die Muskelkraft sowie die Stimmungslage signifikant verbessern [15], während bei einer Kombination aus Ausdauer- und Krafttraining keine signifikanten Effekte in Bezug auf das Fatigue-Syndrom im Vergleich zur Kontrollgruppe festgestellt wurden [16].

10.3.4 Ergebnisse Lymphödem

Die Auswirkung von körperlicher Aktivität auf das Lymphödem bei Brustkrebspatientinnen wurde von drei Studien untersucht (Tabelle 10.7). Bei allen Studien wurde die Intervention nach der medizinischen Therapie durchgeführt, und sowohl bei Formen des Krafttrainings [17, 18] als auch bei Wassertherapie [19] wurden im Vergleich zur Kontrollgruppe keine signifikanten Effekte auf das Volumen des Lymphödems nach drei Monaten festgestellt. Nach sechs Monaten wurde dagegen eine signifikante Reduktion des relativen Lymphödemvolumens bei täglich resistiven Übungen und der normalen Selbstpflege beobachtet [18]. Durch ein hochintensives und leichtes Krafttraining konnte dafür ein signifikant positiver Einfluss auf die Kraft und Ausdauer der Oberkörpermuskulatur sowie in Bereichen der Lebensqualität gemessen werden [17]. Verbesserungen bei den subjektiven Empfindungen wie Schmerzintensität, Einschränkungen durch den betroffenen Arm sowie der Lebensqualität konnten ebenfalls durch eine Kombination aus Wassertherapie und selbstständigem Training zu Hause erreicht werden [19].

10.3.5 Ergebnisse Polyneuropathie

Jüngst wurde auch die klinisch hoch relevante medizinische Nebenwirkung „Chemotherapie Induzierte Polyneuropathie" (CIPN) als Forschungsobjekt entdeckt. Die erste RCT-Studie bei Lymphompatienten durch ein kombiniertes Training aus Sensomotorik, Kraft und Ausdauereinheiten, zeigte eine deutliche Reduktion verschiedener Parameter der CIPN. Zudem verbesserte sich das Gleichgewicht, das körperliche Aktivitätsniveau und die Ausdauerleistungsfähigkeit [20].

Tab. 10.2: Charakteristik und Ergebnisse der RCTs zu den Einflüssen von körperlicher Aktivität auf die Nebenwirkungen der ADT (1).

Autoren	Krebsart, Form der medizinischen Therapie u. Zeitpunkt der Intervention	Studien- design	Intervention	Messzeit- punkte	Signifikante Ergebnisse
Galvão et al. 2013 [7]	Prostatakrebs (Stadium T2–T4; > 5 Jahre nach Diagnose); Bestrahlung und ADT; Intervention v. a. nach der Bestrahlung und ADT	Dauer: 12 Monate; n = 100 (78) IG1: 50 (36) IG2: 50 (42)	IG 1: Monat 1–6; 2-mal/Woche Kombination Ausdauer- und progressives Krafttraining (KT) KT: 2–4 Sätze bei 12–6 RM + Ausdauertraining: 20–30 min Fahrradfahren, Walken oder Joggen bei 70–85% der max. HF u. Borg 11–13; Zusätzlich: 2-mal/Woche Ausdauereinheiten zu Hause IG1: Monat 7–12 Trainingsprogramm zu Hause; Kombination Kraft, Ausdauer- und Beweglichkeitstraining IG2: Allg. Empfehlung 150 min moderate körperliche Bewegung/Woche	t1: Vor der Intervention; t2: 6 Monate t3: 12 Monate	Kardiovaskuläre Fitness (400 m-Walking-Test): IG1 vs. IG2 ↑ t2 und t3; Körperliche Funktion des Unterkörpers („repeated chair rise test"): IG1 vs. IG2 ↑ t2 und t3; Muskelkraft (1 RM Bein- und Brustpresse): IG1 vs. IG2 ↑ t2 und t3; Selbstbericht/Lebensqualität (LQ; SF-36): Körperliche Funktion IG1 vs. IG2 ↑ t2 und t3; körperliche Rolle IG1 vs. IG2 ↑ t2; soziale Funktion IG1 vs. IG2 ↑ t2; emotionale Rolle IG1 vs. IG2 ↑ t3; mentale Gesundheit IG1 vs. IG2 ↑ t2; Appendikuläre Skelettmuskelmasse: IG1 vs. IG2 ↑ t2; HDL Cholesterin + Gesamtcholesterin: IG1 vs. IG2 ↑ t3
Winters- Stone et al. 2015 [9]	Prostatakrebs; Bestrahlung, Chemotherapie, ADT; Intervention während ADT	Dauer: 12 Monate; n = 51 (43) IG1: 29 (26) IG2: 22 (17)	Beide Gruppen: 2-mal/Woche überwachtes Programm; 1-mal/Woche selbstständige Durchführung zu Hause IG1 (POWIR): Krafttraining mit freien Hanteln und funktionalen Übungen + Impacttraining: 50 beidbeinige Sprünge IG2: Ganzkörper-Stretching und Entspannungsübungen	t1: Vor der Intervention t2: 6 Monate t3: 12 Monate	Muskelkraft (1 RM Beinpresse und Bankdrücken): IG1 vs. IG2 ↑ t2 und t3; Subjektive Einschätzung der körperlichen Funktion (Subskala EORTC-QLQ-C30): IG1 vs. IG2 ↑ t2 und t3 Subjektive Einschätzung der „Behinderung" (Subskala LLFDI): IG1 vs. IG2 ↓ t2 und t3

Tab. 10.3: Charakteristik und Ergebnisse der RCTs zu den Einflüssen von körperlicher Aktivität auf die Nebenwirkungen der ADT (2).

Autoren	Krebsart, Form der medizinischen Therapie u. Zeitpunkt der Intervention	Studiendesign	Intervention	Messzeitpunkte	Signifikante Ergebnisse
Cormie et al. 2015 [8]	Prostatakrebs; Operation, Chemotherapie, Bestrahlung, ADT; Intervention zu Beginn der ADT, einige erhielten zusätzlich Bestrahlung	Dauer: 3 Monate; n = 63 (55) IG: 32 (31) KG: 31 (24)	IG: 2-mal/Woche Kombination Ausdauer- und progressives Krafttraining; KT: 1–4 Sätze bei 12–6 RM (8 Übungen) + Ausdauertraining: 20–30 min Fahrradfahren, Ruderergometer, Walken, Joggen oder Cross-Training bei 70–85% der max. HF; Zusätzlich: Ausdauereinheiten zu Hause; insg. 150 min/Woche moderate körperliche Aktivität KG: Übliche Versorgung	t1: Vor der Intervention t2: 3 Monate	Kardiovaskuläre Fitness (400-m-Walking-Test), Maximalkraft (1 RM) und Funktion des Unterkörpers („repeated chair rise test"): IG vs. KG ↑ t2 Appendikuläre fettfreie Körpermasse: IG blieb gleich vs. KG ↓ t2; Fettmasse, Fettmasse in % und Rumpf-Fettmasse: IG ↓ vs. KG ↑ t2 Verhältnis Gesamt-Cholesterin zu HDL-Cholesterin: IG vs. KG ↓ t2 LQ (SF-36): Subskalen soziale Funktion + mentale Gesundheit, mentale Gesundheit Gesamt: IG vs. KG ↑ t2; Sexuelle Funktion (QLQ-PR25): Sign. geringerer Rückgang bei der IG vs. KG; Fatigue (FACIT-Fatigue): IG vs. KG ↓ t2; Psychologischer Disstress (BSI-18): Globaler Schwere-Index: IG vs. KG ↓ t2
Uth et al. 2014 [10]	Prostatakrebs (v. a. fortgeschrittene Stadien; ≥ T3); Operation, Bestrahlung, ADT; Intervention während der ADT oder vorherige operative Gonadektomie	Dauer: 3 Monate; n = 57 IG: 29 (26) KG: 28 (23)	IG: 2–3-mal/Woche ca. 60 min Fußballtraining; Aufwärmen mit Gleichgewichts- und Kräftigungsübungen + Kleinfeldspiele (KFS); Woche 1–4: 2-mal/Woche, 2 ×15 min KFS; Woche 5–8: 2-mal/Woche, 3 ×15 min KFS; Woche 9–12: 3-mal/Woche, 3 ×15 min KFS KG: Übliche Versorgung	t1: Vor der Intervention t2: 3 Monate	Fettfreie Körpermasse: IG vs. KG ↑ t2; Muskelkraft der Knieextensoren (1 RM): IG vs. KG ↑ t2

Tab. 10.4: Charakteristik und Ergebnisse der RCTs zu den Einflüssen von körperlicher Aktivität auf die Harninkontinenz.

Autoren	Krebsart, Form der medizinischen Therapie u. Zeitpunkt der Intervention	Studiendesign	Intervention	Messzeitpunkte	Signifikante Ergebnisse
Ferrer Serdà & Marcos-Gragera 2013 [11]	Prostatakrebs; Operation, Operation + ADT, Bestrahlung + ADT; Intervention zu unterschiedlichen Phasen der medizinischen Therapie	Dauer: 6 Monate; n = 69 (66) IG: 36 (33) KG: 33 (33)	IG: 2-mal/Woche 60 min Beckenbodentraining (3 Stufen) 1. Stufe: Haltungsschulung; 2. Stufe: Beckenbodentraining + Biofeedback; 3. Stufe: 4 Kräftigungsübungen; Quadrizeps, ischiocrurale, Bauch- u. Brustmuskulatur; Woche 1–2: Stufe 1; Woche 3–6: Stufe 1+2; Woche 7–24: Stufe 1+2+3; 16 Wochen überwacht; 8 Wochen selbstständige Durchführung KG: Beobachtendes Warten	t1: Vor der Intervention t2: 6 Monate	Symptome/Art Inkontinenz (UI-4 Test; VAS-UI): IG ↓ t2; KG ↑ t2 (Ausnahme: Item 1); Taillenumfang: IG ↓ t2; KG ↑ t2; Muskelkraft (8 RM): IG↑ t2; KG ↓ t2; LQ (FACT-P): IG ↑ t2; KG ↓ t2;
Rutledge et al. 2013 [4]	Gebärmutter-, Gebärmutterhals- und Eierstockkrebs; Operation, Bestrahlung, Chemotherapie; Intervention mind. 1 Jahr nach Abschluss der medizinischen Therapie	Dauer: 3 Monate; n = 40 (36) IG: 20 (19) KG: 20 (17)	IG: Beckenbodentraining; 3-mal/Tag 10 Kontraktionen (5 s) + Schulungsprogramm (Verhaltensmanagement); selbstständige Durchführung des Beckenbodentrainings nach 2 Einheiten KG: Übliche Versorgung	t1: Vor der Intervention t2: 3 Monate	Allgemeine Verbesserung der Symptome (PGI-I): IG vs. KG ↑ t2 Kategorie/Schweregrad der Inkontinenz (ISI): IG vs. KG ↓ t2 Stärke der Kontraktion der Beckenbodenmuskulatur (Brinks Score): IG vs. KG ↑ t2

Tab. 10.5: Charakteristik und Ergebnisse der RCTs zu den Einflüssen von körperlicher Aktivität auf das Fatigue-Syndrom (1).

Autoren	Krebsart, Form der medizinischen Therapie u. Zeitpunkt der Intervention	Studiendesign	Intervention	Messzeitpunkte	Signifikante Ergebnisse
Husebø et al. 2014 [12]	Brustkrebs (frühes Stadium); Operation, Chemotherapie, Bestrahlung; Intervention während adjuvanter Chemotherapie	Dauer: 12 Monate; n = 67 (54) IG: 33 (25) KG: 34 (29)	IG: 3-mal/Woche Kombination Ausdauer- und Krafttraining; KT: Übungen mit Thera-Band, KT für den Oberkörper; Ausdauertraining: 30 min zügiges Walken KG: Reguläre Aktivität; Empfehlung 150 min/Woche	t1: Nach der Operation t2: 17–24 Wochen (nach Beginn der Intervention; Ende der Chemotherapie) t3: 6 Monate nach Ende der Chemotherapie	Fatigue (SCFS-6): IG + KG ↓ t2 MET-Minuten/Woche: IG + KG ↑ t3 Körperliche Fitness (6-Min.-Walk): IG + KG ↑ t3 Keine sign. Unterschiede zwischen den Gruppen
Ergun et al. 2013 [16]	Brustkrebs; Operation, Chemotherapie, Bestrahlung; Intervention nach Abschluss der onkologischen Behandlung	Dauer: 3 Monate; n = 60 (58) IG1: 20 IG2: 20 (18) KG: 20	IG1: 3-mal/Woche Kombination Ausdauer- und Krafttraining; KT: 45 min mit Thera-Band und dem eigenen Körpergewicht; Ausdauertraining: 30 min zügiges Walken + Schulungsprogramm (HF-Messung) IG2: 3-mal/Woche Ausdauertraining 30 min zügiges Walken + Schulungsprogramm; Selbstständige Durchführung zu Hause KG: Schulungsprogramm	t1: Vor der Intervention t2: 3 Monate	Zytokin-Level: IL-8 und ENA 78: IG2 ↓ t2; MCP1: KG ↑ t2 LQ (EORTC-QLQ-C30): funktionell: IG1 + IG2 ↑ t2; allg. Gesundheit: IG1 + IG2 ↑ t2 Depression (BDI): IG1 ↓ t2 Keine sign. Unterschiede zwischen den Gruppen und bei der Fatigue

Tab. 10.6: Charakteristik und Ergebnisse der RCTs zu den Einflüssen von körperlicher Aktivität auf das Fatigue-Syndrom (2).

Autoren	Krebsart, Form der medizinischen Therapie u. Zeitpunkt der Intervention	Studiendesign	Intervention	Messzeitpunkte	Signifikante Ergebnisse
Steindorf et al. 2014 [13]	Brustkrebs (Stadium I–III); Operation, Chemotherapie, Bestrahlung; Intervention während adjuvanter Bestrahlung	Dauer: 3 Monate; $n = 160$ (157) IG1: 80 (79) IG2: 80 (78)	IG1: 2-mal/Woche ca. 60 min progressives, gruppenbasiertes KT; 8 gerätegestützte Übungen; 3 Sätze mit 8–12 Wh. bei 60–80% des 1 RM IG2: Gruppenbasierte progressive Muskelrelaxation	t1: Vor der Bestrahlung t2: 6 Wochen nach Bestrahlung t3: 3 Monate nach der Intervention	Fatigue (FAQ): IG1 vs. IG2 ↓ t3 LQ (EORTC-QLQ-C30): IG1 ↑ t3; Subskalen Rollenfunktion, Schmerz und Zukunftsperspektive: Sign. Verbesserung IG1 vs. IG2 bei t3
Andersen et al. 2013 [14]	Insg. 20 verschiedene Krebsdiagnosen; Intervention während der Chemotherapie	Dauer: 6 Wochen; $n = 269$ (213) IG:135 (106) KG:134 (107)	IG: 4-mal/Woche multimodale Trainingstherapie („Body & Cancer"); insg. 9 h/Woche (1) 10 min intensive Intervalleinheiten auf dem Fahrradergometer; 85–95% der max. HF; (2) Entspannungstraining (3) Körperwahrnehmungstraining (4) Massagen KG: Übliche Versorgung	t1: Vor der Intervention t2: 6 Wochen	Fatigue (FACT-An): Direkte und indirekte Fatigue IG vs. KG ↓ t2
Cantarero-Villanueva et al. 2013 [15]	Brustkrebs (Stadium I–IIIA); Operation, Chemotherapie, Bestrahlung, Hormontherapie; Intervention nach Abschluss der onkologischen Behandlung (Ausnahme Hormontherapie)	Dauer: 6 Monate; $n = 68$ (61) IG: 34 (32) KG: 34 (29)	IG: 3-mal/Woche 60 min Wassertraining im tiefen Wasser; über 8 Wochen KG: Übliche Versorgung	t1: Vor der Intervention t2: 8 Wochen t3: 6 Monate	Fatigue (PFS-Score): IG vs. KG ↓ t2 u. t3 Kraft untere Extremitäten („multiple sit-to stand test") und Bauchmuskulatur („trunk curl static endurance test"): IG vs. KG ↑ t2 und t3 Stimmungslage („profile of mood states"): Subskalen Spannung, Depression, Ärger und mentale Fatigue IG vs. KG ↓ t2

Tab. 10.7: Charakteristik und Ergebnisse der RCTs zu den Einflüssen von körperlicher Aktivität auf das Lymphödem.

Autoren	Krebsart, Form der medizinischen Therapie u. Zeitpunkt der Intervention	Studiendesign	Intervention	Messzeitpunkte	Signifikante Ergebnisse
Cormie et al. 2013 [17]	Brustkrebs (Stadium I–III); Operation, Chemotherapie, Bestrahlung, Hormontherapie; Diagnose mind. 1 Jahr vor der Intervention	Dauer: 3 Monate; $n = 62$ (57) IG1: 22 (19) IG2: 21; KG: 19 (17)	IG 1: 2-mal/Woche 60 min hochintensives KT; 1–4 Sätze bei 75–85% des 1 RM oder 10–6 RM IG 2: 2-mal/Woche 60 min leichtes KT; 1–4 Sätze bei 55–65% des 1 RM oder 20–15 RM KG: Übliche Versorgung	t1: Vor der Intervention t2: 3 Monate	Schwellung und Symptome: Keine sign. Unterschiede zwischen den Gruppen Muskelkraft (1 RM) u. Muskelausdauer (RM) des Oberkörpers: IG1 + IG2 vs. KG ↑ t2; LQ (SF-36) – körperliche Funktion: IG1 + IG2 vs. KG ↑ t2
Letellier et al. 2014 [19]	Brustkrebs (Stadium I u. II); Operation, Chemotherapie, Bestrahlung; Intervention mind. 6 Monate nach Operation und 2 Monate nach Chemotherapie oder Bestrahlung	Dauer: 3 Monate; $n = 25$ (18) IG: 13 (10) KG: 12 (8)	IG: 1-mal/Woche 60 min Wassertherapie + 6-mal/Woche 25–30 min DVD-basierte Übungen zu Hause (Selbstmassage, Korrektur- und Kräftigungsübungen) oder andere körperliche Aktivität KG: Täglich 25–30 min DVD-basierte Übungen zu Hause (s. o.) IG + KG: Zusätzlich 8 h Tragen von Kompressionsstrümpfen	t1: Vor der Intervention t2: 3 Monate	Schmerzintensität (PPI): IG vs. KG ↓ t2; Griffkraft: IG + KG ↑ t2; Einschränkung des Armes: IG ↓ t2; LQ (FACT-B): IG ↑ t2; Keine sign. Veränderung bei dem Volumen des Lymphödems
Jeffs & Wiseman 2013 [18]	Brustkrebs; Operation, Chemotherapie, Bestrahlung, Hormontherapie; Intervention in der Phase der Selbstpflege	Dauer: 6 Monate; $n = 23$ IG: 11 KG: 12	IG: Selbstpflege (Kompressionsstrümpfe, Hautpflege und allg. körperliche Aktivität, Handpumpen) + tägliche resistive Übungen mit dem Arm 10–15 min KG: Selbstpflege (s. o.)	t1: Vor der Intervention t2: 3 Monate t3: 6 Monate	Relatives Volumen des Lymphödems: IG + KG ↓ t2; IG ↓ t3

Tab. 10.8: Charakteristik und Ergebnisse der RCT zu den Einflüssen von körperlicher Aktivität auf die Polyneuropathie.

Autoren	Krebsart, Form der medizinischen Therapie u. Zeitpunkt der Intervention	Studiendesign	Intervention	Messzeitpunkte	Signifikante Ergebnisse
Streckmann et al. 2014 [20]	Maligne Lymphome (Stadium I–V); Chemotherapie, Immuntherapie, Strahlentherapie, hämatopoetische Stammzelltransplantation; Intervention während der medizinischen Therapie	Dauer: 36 Wochen; n = 61 (51) IG: 30 (26) KG: 31 (25)	IG: 2-mal/Woche 60 Min. Kombination Ausdauer-, Krafttraining und sensomotorisches Training (SMT), Ausdauer: 10–30 min auf dem Fahrradergometer oder Laufband bei 70–80% der max. HF; SMT: 4 Haltungsstabilisierungsaufgaben; 3 Sätze; KT: 4 Übungen mit Thera-Band KG: Übliche Versorgung	t1: Vor der Chemotherapie (im ersten Zyklus der Therapie) t2: 12 Wochen t3: 24 Wochen t4: 36 Wochen	Gesundheitsbezogene LQ (EORTC-QLQ-C30): IG vs. KG ↑ t2; PNP (periphere Tiefensensibilität): IG vs. KG ↓ t4; Gleichgewichtskontrolle: IG vs. KG ↑ t4; Aktivitätslevel (MET/Woche; außerhalb der Intervention): IG vs. KG ↑ t4; Maximaler Laktatwert und Ausdauerleistung (Stufentest): Sign. Verbesserung bei der IG t4; Nebenwirkungen (SGA): IG ↓ t4

Beispiel für die Darstellung der Ergebnisse: IG vs. KG ↑: Signifikant höher in der IG im Vergleich zur KG. ↑ signifikant höher, größer; ↓ signifikant geringer, tiefer; n Stichprobenumfang, IG Interventionsgruppe, KG Kontrollgruppe, KT Krafttraining, ADT Androgendeprivationstherapie, RM repetition maximum, HF Herzfrequenz, SF-36 Short Form-36 Health Survey, POWIR Prevent Osteoporosis with Impact + Resistance, EORTC-QLQ European Organization for Research and Treatment of Cancer-Quality of Life Questionnaire, LLFDI Late-Life Function and Disability Instrument, HDL High-density lipoprotein, LQ Lebensqualität, FACIT-Fatigue Functional Assessment of Chronic Illness Therapy-Fatigue, BSI-18 Brief Symptom Inventory-18, VAS-UI Visuelle Analogskala für Harninkontinenz, UI-4 Test Urinary Incontinence-4 Test, FACT-P Functional Assessment Cancer Therapy Scale-Prostate, PGI-I Patient Global Impression of Improvement, ISI Incontinence Severity Index, SCFS-6 Schwartz Cancer Fatigue Scale, MET Metabolic Equivalent of Task, PFS-Score Piper Fatigue Scale-Score, IL-8 Interleukin-8, ENA-78 epithelial neutrophil activating protein-78, MCP1 monocyte chemotactic protein 1, BDI Beck Depression Inventory, FACT-An Functional Assessment of Cancer Therapy – Anaemia Questionnaire, FAQ Fatigue Assessment Questionnaire, PPI present pain intensity, FACT-B Functional Assessment of Cancer Therapy Breast Cancer, SMT sensomotorisches Training, PNP periphere Neuropathie, SGA Subjective Global Assessment

10.4 Diskussion

Das Hauptziel dieser Arbeit war es, die Datenlage über die Einflüsse von körperlicher Aktivität auf ausgewählte krebsspezifische Defizite anhand einer Literaturanalyse zu aktualisieren.

Die kürzlich veröffentlichten Studien zeigen, dass körperliche Aktivität sicher bei verschiedenen Krebserkrankungen eingesetzt werden kann und sich positiv auf einige, durch die medizinische Therapie entstehende, Defizite auswirkt.

Bei Patienten mit Prostatakrebs, während oder nach der ADT, verbesserten sich vor allem durch eine Kombination von Ausdauer- und Krafttraining die kardiovaskuläre Fitness, Muskelkraft, Funktion des Unterkörpers, Körperkomposition sowie einige Bereiche der Lebensqualität. Beckenbodentraining konnte sowohl bei Männern mit Prostatakrebs als auch bei Frauen mit gynäkologischen Krebsarten die Symptome der Harninkontinenz verringern. Bei Brustkrebspatientinnen haben verschiedene Formen der körperlichen Aktivität positive Auswirkungen auf das Fatigue-Syndrom und können zusätzlich zu einer Verbesserung der körperlichen Fitness, Muskelkraft, Stimmungslage und Bereiche der Lebensqualität führen. Körperliche Aktivität kann sich bei der gleichen Patientengruppe mit einem Lymphödem positiv auf die Schmerzintensität und Bereiche der Lebensqualität auswirken und sogar das relative Volumen des Lymphödems verringern. Außerdem scheint Krafttraining auch mit einer hohen Intensität keine negativen Auswirkungen auf das Lymphödem oder die Symptome zu haben und kann zusätzlich die Muskelkraft und -ausdauer erhöhen. Erstmals zeigte eine Studie positive Effekte von einem Kraft-, Ausdauer- und sensomotorischen Training auf das Defizit der Polyneuropathie bei Lymphompatienten.

Die Ergebnisse der aktuellen Studien unterstützen viele Daten vorangegangener Studien, Reviews sowie Metaanalysen und bringen gleichzeitig neue Ansatzpunkte für den Einsatz von körperlichem Training hervor.

Die erwähnten positiven Effekte bei Prostatakrebspatienten während und nach der ADT wurden vor allem durch eine Kombination von Ausdauer- und Krafttraining erzielt und decken sich mit den Ergebnissen aus dem Review von Gardner et al. [21]. Die Ergebnisse der letzten Studien deuten zusätzlich darauf hin, dass sich Ausdauer- und/oder Krafttraining positiv auf Bereiche der Lebensqualität, insbesondere auf die Einschätzung der körperlichen Funktion und der mentalen/psychologischen Gesundheit auswirkt [7–9]. Laut Gardner et al. [21] seien die Auswirkungen von körperlichem Training auf diesen Aspekt bisher eher widersprüchlich gewesen. Zu den anderen unklaren Aspekten, wie die Auswirkung auf Adipositas, die Knochendichte und die kardiometabolischen Risikomarker [21], können keine neuen Erkenntnisse dazugewonnen werden, da sie nicht untersucht wurden oder sich keine einheitlichen Ergebnisse ergaben. Uth et al. [10] konnten mit ihrer Studie erstmals einen positiven Effekt eines zwölfwöchigen Fußballtrainings auf die Kraft der Beinmuskulatur und die Körperkomposition nachweisen und zeigen damit, dass auch intervallförmige, hohe Trainingsintensitäten von Patienten mit Prostatakrebs verkraftet werden können. Durch die hohe Anwesenheitsrate, die beobachtet wurde, könnte diese Art von Training vor allem bei Patienten mit Langzeit-ADT interessant sein, um diese Patienten auch über einen längeren Zeitraum an die körperliche Aktivität zu binden. Vier der 29 Teilnehmer der Interventionsgruppe zogen sich während des Fußballtrainings eine Verletzung zu, was zeigt, dass das Verletzungsrisiko bei dieser Sportart mit bedacht werden muss [10].

In Bezug auf die Effekte von Schließmuskeltraining auf die Harninkontinenz bei Patienten mit Prostatakrebs unterstützen die Ergebnisse von Ferrer Serdà und Marcos-Gragera [11] die bisherigen Ergebnisse, die Baumann et al. [3] in einem Review zusammengetragen haben. Das progressive Rehabilitationsprogramm der Studie beinhaltete, neben dem Schließmuskeltraining, nach sechs Wochen auch Kräftigungsübungen der umliegenden Muskulatur, wodurch zusätzlich eine Verbesserung der Muskelkraft und eine Reduktion des Taillenumfangs beobachtet werden konnte. Vor allem Prostatakrebspatienten während der ADT könnten von diesen zusätzlichen Effekten profitieren. Ebenfalls scheint sich das Beckenbodentraining positiv bei Patientinnen mit Gebärmutter-, Gebärmutterhals- oder Eierstockkrebs auszuwirken. Diese Patientengruppe wurde in diesem Zusammenhang erstmalig berücksichtigt, sodass weitere Studien nötig sind, um die Effekte bestätigen bzw. besser beurteilen zu können.

Der Einfluss von körperlicher Aktivität auf das Fatigue-Syndrom wurde in den letzten Jahren am meisten von den hier ausgewählten krebsspezifischen Defiziten untersucht. Meneses-Echávez et al. [22] geben in ihrem Review an, dass eine signifikante Reduktion der Fatigue während der medizinischen Therapie bisher durch eine Kombination von Ausdauer- und Krafttraining mit oder ohne Stretching erreicht werden konnte. Bei der Studie von Husebø et al. [12] wurde durch eine Kombination von Ausdauer- und Krafttraining zwar eine Reduktion der Fatigue erreicht, jedoch nicht im Vergleich zur Kontrollgruppe, welche die allgemeine Empfehlung von 150 Minuten moderater körperlicher Aktivität pro Woche einhielt. Da das Fatigue-Syndrom ebenfalls durch alleiniges Krafttraining und eine multimodale Therapie, mit intensiven Intervalleinheiten auf dem Fahrradergometer, reduziert wurde [13, 14], scheint den aktuellen Studien nach die körperliche Aktivität an sich entscheidender für die Reduktion der Fatigue zu sein als die Art der körperlichen Bewegung. Da vor allem Brustkrebspatientinnen in die Studien einbezogen wurden und nur eine Studie mehrere Krebsdiagnosen betrachtete, ist unklar, ob sich die Ergebnisse auch auf andere Krebsdiagnosen verallgemeinern lassen.

Nach der medizinischen Therapie zeigen Cantarero-Villanueva et al. [15] durch die positiven Effekte auf die Fatigue mit einem Wassertraining im tiefen Wasser einen neuen Ansatzpunkt. Durch den Auftrieb des Wassers werden Knochen und Gelenke weniger belastet. Mögliche Schmerzen durch die medizinische Therapie können ggf. reduziert werden und so das Training für Patienten angenehmer erscheinen lassen, was sich wiederum positiv auf die Fatigue auswirken könnte [15]. Insgesamt wird jedoch deutlich, dass auch durch die neuen Studien keine Tendenz zu einem optimalen Trainingsprogramm in Bezug auf das Fatigue-Syndrom zu sehen ist. Laut Meneses-

Echávez et al. [22] fehlen vor allem immer noch Informationen über die physiologischen Mechanismen, durch die körperliche Aktivität die Fatigue reduzieren kann.

Das Lymphödem ist eine weitere häufige Nebenwirkung der medizinischen Therapie bei Brustkrebspatientinnen. Bisherige Studien zeigen, dass körperliche Bewegung und selbst Krafttraining mit geringer bis moderater Intensität möglich sind, ohne dass sich das Armvolumen oder die Inzidenz eines Lymphödems erhöhen [6, 23]. Dies können die drei aktuellen Studien weiterhin bestätigen. Zusätzlich scheint nach der Studie von Cormie et al. [17] ebenfalls hochintensives Krafttraining bei dieser Patientengruppe möglich zu sein. Die durch das Krafttraining erhöhte Muskelkraft und -ausdauer können der Spirale aus Muskelatrophie und damit verbundenen Beeinträchtigungen entgegenwirken [23]. Die Effekte auf die Lebensqualität fielen bei den vorherigen Studien unterschiedlich aus [23], wohingegen hier eine Verbesserung der Lebensqualität im Bereich der körperlichen Funktion nachgewiesen werden konnte [17]. Ein vorteilhafter mechanistischer Effekt auf das sekundäre Lymphödem könnte sich durch den hydrostatischen Druck sowie die Viskosität des Wassers ergeben. Erste Untersuchungen zeigen in diesem Kontext erste positive Hinweise, die jedoch vertiefter untersucht werden müssen [6, 19].

Neue, erste Erkenntnisse zum Einfluss von speziellen sporttherapeutischen Interventionen auf die Polyneuropathie bei Krebspatienten bringt die Studie von Streckmann et al. [20], da es bisher keine Studien zu dieser Thematik gab [24]. Bei Patienten mit Diabetes mellitus und peripherer Neuropathie konnte bereits gezeigt werden, dass körperliches Training sicher und effektiv ist und speziell Gleichgewichtstraining positive Effekte auf die sensorischen und motorischen Symptome haben kann [24]. Ähnliches scheint auch für Krebspatienten mit Polyneuropathie zu gelten. Weitere Studien sollten daher folgen, um die Effekte bestätigen zu können und Aufschluss über Mechanismen, mit denen vor allem sensomotorisches Training auf die Polyneuropathie wirken kann, zu erhalten.

Einige Limitationen der Literaturanalyse haben sich durch die heterogenen und z. T. sehr speziellen Bewegungsinterventionen sowie die unterschiedlichen Bewertungs- bzw. Messmethoden ergeben. Die Studien konnten so kaum, weder im Hinblick auf die Intervention noch auf die Ergebnisse, miteinander verglichen werden. Weitere Einschränkungen sind in der Literaturrecherche zu sehen. Trotz umfangreicher Recherche ist es möglich, dass nicht alle relevanten Studien aus den Jahren 2013 bis 2015 gefunden wurden.

Insgesamt zeigen die aktuellen Studien jedoch weiterhin, dass körperliche Aktivität und spezielle sporttherapeutische Interventionen positive Effekte auf gewisse Nebenwirkungen der medizinischen Therapie und folglich Defizite bei unterschiedlichen Krebsarten haben können. Zum einen konnten in manchen Bereichen größere Studien die bisherige Datenlage bestätigen und es scheint, dass die aktuelle Forschung versucht, den Forderungen nach längeren Untersuchungen mit hoher methodischer Qualität nachzukommen. Zum anderen wurden neue Trainingsmethoden sowie bisher weniger einbezogene Krebsarten untersucht, sodass neue Ansätze für das Training mit Krebspatienten sowie Potenzial für weitere Forschungsarbeiten generiert wurden. Es wird ebenfalls deutlich, dass in vielen Bereichen weitere Forschung nötig ist, um letztendlich evidenzbasierte Trainingsempfehlungen in der onkologischen Therapie angeben zu können.

10.5 Zusammenfassung

In Deutschland erkranken jährlich etwa 450.000 Menschen neu an Krebs, wobei Prostata-, Brust-, Darm- und Lungenkrebs die häufigsten Diagnosen ausmachen. Durch die medizinischen Fortschritte wird die Krebserkrankung immer mehr zu einer chronischen Erkrankung, und viele Patienten sind von den Nebenwirkungen der medizinischen Therapie betroffen. Durchgeführte Studien zeigen vermehrt, dass sich körperliche Aktivität positiv auf einige dieser Nebenwirkungen auswirken kann. Aktuelle randomisierte kontrollierte Studien bestätigen, dass körperliche Aktivität und speziell Ausdauer- und/oder Krafttraining positive Effekte in Bezug auf die ADT-Symptome, das Fatigue-Syndrom sowie das Lymphödem haben und zu einer Verbesserung der körperlichen Fitness, Muskelkraft und Bereiche der Lebensqualität führen kann. Beckenbodentraining scheint sich nicht nur bei Prostatakrebs positiv auf die Harninkontinenz auszuwirken, sondern ebenfalls bei Patientinnen mit gynäkologischen Krebsarten. Erstmals wurden zusätzlich Verbesserungen der Polyneuropathie bei Lymphompatienten durch eine Kombination aus Kraft-, Ausdauer- und sensomotorischem Training nachgewiesen. Trotz vermehrt größerer Studien sowie Studien mit neuen Ansätzen in der Trainingstherapie mit Krebspatienten ist weitere Forschung nötig, um mit den gewonnenen Erkenntnissen evidenzbasierte Empfehlungen für die alltägliche Durchführung in der Praxis zu geben.

Literatur

[1]   Robert Koch-Institut, Gesellschaft der epidemiologische Krebsregister in Deutschland e. V. (eds). Krebs in Deutschland 2009/2010. Berlin: s. n., 2013. Bd. 9. Ausgabe.

[2]   Baumann FT, Jäger E, Bloch W. Sport und körperliche Aktivität in der Onkologie. Berlin, Heidelberg, Springer, 2012.

[3]   Baumann FT, Zopf EM, Bloch W. Clinical exercise interventions in prostate cancer patients – a systematic review of randomized controlled trials. Support Care Cancer 2012, 20, 221–233, doi: 10.1007/s00520-011-1271-0.

[4]   Rutledge TL, Rogers R, Lee SJ, Muller CY. A pilot randomized control trial to evaluate pelvic floor muscle training for urinary incontinence among gynecologic cancer survivors. Gynecol Oncol 2014, 132, 154–158, doi: 10.1016/j.ygyno.2013.10.024.

[5]   Schmitz KH, Courneya KS, Matthews C et al. American College of Sports Medicine roundtable on exercise guidelines for cancer survivors. Med Sci Sports Exerc 2010, 42, 1409–1426, doi: 10.1249/MSS.0b013e3181e0c112.

[6] Baumann FT, Bloch W, Weissen A et al. Physical activity in breast cancer patients during medical treatment and in the aftercare – a review. Breast Care 2013, 8, 330–334, doi: 10.1159/000356172.

[7] Galvão DA, Spry N, James Denham J et al. A multicentre year-long randomised controlled trial of exercise training targeting physical functioning in men with prostate cancer previously treated with androgen suppression and radiation from TROG 03.04 RADAR. Eur Urol 2014, 65, 856–864, doi: 10.1016/j.eururo.2013.09.041.

[8] Cormie P, Galvão DA, Spry N et al. Can supervised exercise prevent treatment toxicity in patients with prostate cancer initiating androgen-deprivation therapy: a randomised controlled trial. BJU Int 2014, 115, 256–266, doi: 10.1111/bju.12646.

[9] Winters-Stone KM, Dobek JC, Bennett JA et al. Resistance training reduces disability in prostate cancer survivors on androgen deprivation therapy: evidence from a randomized controlled trial. Arch Phys Med Rehabil 2015, 96, 7–14, doi: 10.1016/j.apmr.2014.08.010.

[10] Uth J, Hornstrup T, Schmidt JF et al. Football training improves lean body mass in men with prostate cancer undergoing androgen deprivation therapy. Scand J Med Sci Sports 2014, 105–112, doi: 10.1111/sms.12260.

[11] Ferrer Serdà BC, Marcos-Gragera R. Urinary incontinence and prostate cancer: a progressive rehabilitation program design. Rehabil Nurs 2014, 1–10, doi: 10.1002/rnj.110.

[12] Husebø AM, Dyrstad SM, Mjaaland I, Søreide JA, Bru E. Effects of scheduled exercise on cancer-related fatigue in women with early breast cancer. Scientific World Journal 2014, doi: 10.1155/2014/271828.

[13] Steindorf K, Schmidt ME, Klassen O et al. Randomized, controlled trial of resistance training in breast cancer patients receiving adjuvant radiotherapy: results on cancer-related fatigue and quality of life. Ann Oncol 2014, 25, 2237–2243, doi: 10.1093/annonc/mdu374.

[14] Andersen C, Rørth M, Ejlertsen B et al. The effects of a six-week supervised multimodal exercise intervention during chemotherapy on cancer-related fatigue. Eur J Oncol Nurs 2013, 17, 331–339, doi: 10.1016/j.ejon.2012.09.003.

[15] Cantarero-Villanueva I, Fernández-Lao C, Cuesta-Vargas AI, Del Moral-Avila R, Fernández-de-Las-Peñas C, Arroyo-Morales M. The effectiveness of a deep water aquatic exercise program in cancer-related fatigue in breast cancer survivors: a randomized controlled trial. Arch Phys Med Rehabil 2013, 94, 221–230, doi: 10.1016/j.apmr.2012.09.008.

[16] Ergun M, Eyigor S, Karaca B, Kisim A, Uslu R. Effects of exercise on angiogenesis and apoptosis-related molecules, quality of life, fatigue and depression in breast cancer patients. Eur J Cancer Care (Engl) 2013, 22, 626–637, doi: 10.1111/ecc.12068.

[17] Cormie P, Pumpa K, Galvão DA et al. Is it safe and efficacious for women with lymphedema secondary to breast cancer to lift heavy weights during exercise: a randomised controlled trial. J Cancer Surviv 2013, 413–424, doi: 10.1007/s11764-013-0284-8.

[18] Jeffs E, Wiseman T. Randomised controlled trial to determine the benefit of daily home-based exercise in addition to self-care in the management of breast cancer-related lymphoedema: a feasibility study. Support Care Cancer 2013, 21, 1013–1023, doi: 10.1007/s00520-012-1621-6.

[19] Letellier ME, Towers A, Shimony A, Tidhar D. Breast cancer-related lymphedema – a randomized controlled pilot and feasibility study. Am J Phys Med Rehabil 2014, 93, doi: 10.1097/PHM. 0000000000000089.

[20] Streckmann F, Kneis S, Leifert JA et al. Exercise program improves therapy-related side-effects and quality of life in lymphoma patients undergoing therapy. Ann Oncol 2014, 25, 493–499, doi: 10.1093/annonc/mdt568.

[21] Gardner JR, Livingston PM, Fraser SF. Effects of exercise on treatment-related adverse effects for patients with prostate cancer receiving androgen-deprivation therapy: a systematic review. J Clin Oncol 2014, 32, 335–346, doi: 10.1200/JCO.2013.49.5523.

[22] Meneses-Echávez JF, González-Jiménez E, Ramírez-Vélez R. Supervised exercise reduces cancer-related fatigue: a systematic review. J Physiother 2015, 61, 3–9, doi: 10.1016/j.jphys.2014.08.019.

[23] Paramanandam VS, Roberts D. Weight training is not harmful for women with breast cancer-related lymphoedema: a systematic review. J Physiother 2014, 60, 136–143, doi: 10.1016/j.jphys.2014.07.001.

[24] Streckmann F, Zopf EM, Lehmann HC et al. Exercise intervention studies in patients with peripheral neuropathy: a systematic review. Sports Med 2014, 44, 1289–1304, doi: 10.1007/s40279-014-0207-5.

Hilka Gunold

11 Psychosomatische Erkrankungen

11.1 Einführung

11.1.1 Effekte von Sporttraining bei psychischen Störungen

Die Effekte von sportlichem Training auf spezifische Störungen psychischer Erkrankungen werden in den letzten Jahren intensiver untersucht, dennoch ist die Datenlage zu den einzelnen in ihren Störungsmustern differenzierten Erkrankungen noch begrenzt. Nachfolgend wird nur zu einer Auswahl an psychischen Störungen Stellung genommen, die im psychosomatischen Kontext relevant sind und für die eine hinreichend gute Datenlage besteht.

Man kann biologische und psychologische Effekte getrennt darstellen, die Ergebnisse der neurobiologischen Forschung unterstreichen aber deren engen wechselseitigen Zusammenhang.

Bisher war „Bewegungstherapie" durchaus ein fester integraler Bestandteil in der klinischen Psychotherapie. Dabei wurden aber die unterschiedlichsten Verfahren wie Gymnastik, Tanztherapie, Entspannungsverfahren, Walking, Bewegungspsychotherapie u. v. a. eher krankheitsunspezifisch eingesetzt, sowohl zur Aktivitätssteigerung, Konditionierung als auch Verbesserung der Körperwahrnehmung. Eine krankheitsspezifische Anwendung körperlicher Aktivität als auch eine Sport- und Bewegungstherapie als Bestandteil des Therapieplanes ist noch nicht Praxis. Sowohl die Ergebnisse der Grundlagenforschung als auch krankheitsspezifische Untersuchungen zu Sport geben aber Anlass, dies zu ändern. Dem wird durch den Interdisziplinären Arbeitskreis Bewegungstherapie bei psychischen Erkrankungen und auch durch das Referat für Sportpsychiatrie und Psychotherapie der DGPPN Rechnung getragen [1].

11.1.2 Neurobiologische Effekte körperlicher Aktivität

Durch die Beobachtung positiver Auswirkungen körperlicher Ausdaueraktivität auf die Funktion des Nervensystems fokussierte sich die neurobiologische Forschung auf die zugrunde liegenden biologischen Zusammenhänge. Begünstigt wurde dieser Erkenntnisgewinn auch durch die zunehmende hochauflösende funktionelle Bildgebung.

Als gesichert kann gelten, dass eine vermehrte körperliche Aktivität ab dem mittleren Alter zu verbesserten kognitiven Leistungen und geringerem Risiko für das Auftreten von Demenz führt. Unbekannt ist bisher, welche Form und Intensität der Aktivität am wirksamsten ist.

DOI 10.1515/9783110456783-011

Direkte Effekte auf Neuroplastizität

Dass das erwachsene Gehirn in der Lage ist, plastisch zu reagieren und neue funktionsfähige Zellen zu bilden, war eine grundlegende Erkenntnis, die die Frage nach dem „Wie" vorangetrieben hat [2]. Während der Alterungsprozess durch Stress vorangetrieben wird, kann durch körperliche Aktivität, abwechslungsreiche Umgebung und Lernen die adulte Neurogenese gefördert werden [3].

Durch aerobe Ausdaueraktivität werden verstärkt aus adulten neuronalen Stammzellen Nervenzellen rekrutiert. Als mögliche Mediatoren dieses Prozesses werden der „Vascular Endothelial Growth Factor" (VEGF) und der „Brain-Derived Neurotrophic Factor" (BDNF) angesehen, deren Blutkonzentrationen im Rahmen sportlicher Tätigkeit ansteigen. Bei Probanden konnte so nach einem mehrmonatigen Training die Merkfähigkeit und das zerebrale Blutvolumen erhöht werden [4].

Ein anderer Mechanismus ist die Förderung synaptischer Plastizität.

Dies geschieht einerseits durch die Neubildung von Synapsen, die Veränderung der synaptischen Verschaltung von Neuronen in den reziproken Hirnarealen, über molekulare Mechanismen an den postsynaptischen Membranen als auch über die durch sportliche Aktivität geförderte Bildung von Strukturproteinen der Synapsen.

Sport induziert auch neuroendokrinologische Veränderungen wie die Freisetzung von Prolaktin, welches ebenfalls die Neuroplastizität befördert, und die Freisetzung von Corticotropin [5, 6].

Indirekte Effekte über kardiovaskuläre Mechanismen

Der Erhalt einer bedarfsgerechten Hirndurchblutung wirkt sich positiv auf die Leistung unseres Gehirns aus. Deshalb ist die gesicherte Beeinflussung der kardiovaskulären Risikofaktoren durch Sport auch für die Hirnleistung positiv. Wahrscheinlich gibt es darüber hinausgehende Effekte durch den veränderten Glukosestoffwechsel, die Insulinsensitivität und die Minderung des oxidativen Stresses auf den Hirnmetabolismus. Effekte auf die Hirnfunktion ergeben sich auch durch die mit Sport assoziierte Veränderung des Immunsystems.

Zunehmende Bedeutung findet ebenfalls die veränderte Genexpression für Gene, die den Sauerstoff-Transport steuern [6].

Regenerationsfördernde Effekte

Eine verbesserte Kognition durch körperliche Aktivität ist bei bereits demenziellen Patienten nachgewiesen. Dies ist wahrscheinlich über vermehrte Expression von BDNF („Brain-derived neurotrophic factor") in peripheren Blutzellen vermittelt. BDNF steigt nach mehreren Tagen körperlichen Trainings an. Es fördert das Überleben von Neuroblasten und steuert die prä- und postsynaptische Funktion. Weitere Faktoren, die die Neurogenese beeinflussen und durch sportliche Aktivität gesteigert werden, sind der „Insulin-like growth factor" (IGF-1) und der „Vascular endothelial growth factor" (VEGF).

Positive Wirkungen von Sport wurden für Patienten mit multipler Sklerose gezeigt, die auch über die Beeinflussung des Immunstatus durch Sport erklärt sind.

Für Patienten nach Stroke liegen verschiedenste Daten zur Verbesserung der Symptome durch Sport vor, vermittelt durch die vaskulären Effekte, eine höhere Dichte von Synapsen und vermehrte neuronale Vorläuferzellen [7].

Effekte über Neurotransmitter

Körperliche Aktivität beeinflusst die Neurotransmittersysteme.

Ausdaueraktivität scheint die Intensität des Serotoninmetabolismus zu stimulieren.

Ein möglicher Mechanismus, über den Ausdauertraining eine Abnahme von Angstsymptomen bewirkt, kann in der Down-Regulation zentraler 5-HT-2C-Rezeptoren bestehen. Zudem führt Ausdauertraining zu einem Anstieg von ANP; dies übt eine inhibitorische Wirkung auf verschiedene Mechanismen der Stressachse aus und könnte auf diesem Wege über eine anxiolytische Wirkung verfügen. Neuere Untersuchungen befassen sich darüber hinaus mit dem hirneigenen natriuretischen Peptid („Brain Natriuretic Peptide"), das offenbar ebenfalls bei intensivem Training ansteigt und möglicherweise psychotrope Effekte hat.

Effekte von körperlichem Training wurden bei allen wesentlichen Transmittersystemen des ZNS nachgewiesen. Darüber werden Wachheit und Aufmerksamkeit, Lust und Belohnung, Angst, Stimmung, Entspannung und Zufriedenheit moduliert [7, 8].

11.1.3 Sportpsychologische Aspekte körperlicher Aktivität

Motivations-, Volitions-, Persönlichkeitsaspekte

Das Verhalten und Erleben von Menschen in sportlicher Aktivität wird entscheidend von emotionalen, motivationalen und kognitiven Prozessen bestimmt, aber auch von Qualitäten des Lernens, der Entwicklung und Entwicklungsfähigkeit und auch der Interaktion mit anderen und der Umwelt.

Dabei geht es darum, wie unsportliche Personen zum Sport motiviert werden können, wodurch sich Anstrengungsbereitschaft wecken lässt, aber auch wodurch sich sportliche Aktivitäten kontinuierlich in Lebensweisen einpassen lassen. Die Beantwortung dieser Fragen ist gerade für Patienten mit psychischen Erkrankungen ganz entscheidend [9].

Motivation wird letztendlich entscheidend vom Wissen und den Überzeugungen bestimmt, dass sich ein Zielzustand nicht von allein einstellt, dass das Ziel reiz- und wertvoll ist und dass die Handlung zu dem Ergebnis mit den erwünschten Folgen führt. Die Überzeugung, dass die zu erreichende Fitness erstrebenswert ist und dass ein bestimmtes Training auch zu den Erfolgen führen kann, wird oft erst zu entwickeln sein. Motivation kann gefördert werden, wenn der Sport als freudvoll empfunden wird, wenn der Erfolg realistisch ist und wenn die Hürden dafür nicht zu hoch sind. Motivationsstärkend kann ebenfalls wirken, wenn der Patient erkennt, dass der Erfolg mehr von seinem eigenen Bemühen und Fähigkeiten abhängig ist als von externen Faktoren [10]. Vor allem für sportlich Ungeübte muss die sportliche Aktivität mit positiver, freudvoller Erfahrung verbunden werden.

Für die Umsetzung von regelmäßiger körperlicher Aktivität bedarf es mehr als der Motivation, erforderlich ist auch **Volition**, die Herausbildung eines Willens zur Umsetzung dieser Handlungsabsicht. Denn sie muss initiiert und im sportlichen Kontext wiederholt werden. Bei Handlungshindernissen müssen genügend Willen und Strukturen vorhanden sein, um diese zu überwinden. Durch volitionale Prozesse gelingt gleichzeitig die Abschirmung von intern und extern störenden Einflüssen. Gerade in diesen Fragen bedürfen psychisch erkrankte Patienten besonderer Sensibilität und Unterstützung, um nicht bei ersten Schwierigkeiten aufzugeben.

Die Fähigkeiten, diese Störeinflüsse zu überwinden, werden sowohl von persönlicher Struktur als auch durch soziale Faktoren beeinflusst.

Bei der Realisierung der Handlung müssen Motivation und Volition gemeinsam agieren. Wie optimal dieses Zusammenspiel ist, hängt ab von den Komponenten Selbstkontrolle und Selbstregulation [11].

Um aber eine bestimmte Handlung auch erfolgreich ausführen zu können, müssen weiterhin Selbstvertrauen und Selbstwirksamkeitserwartung vorhanden sein. Sie führen letztendlich den Patienten zu der Überzeugung, dass er ein bestimmtes Verhalten mithilfe eigener Ressourcen organisieren und ausführen kann – auch in schwierigen und unvorhergesehenen Situationen.

Vor allem Patienten mit psychosomatischen Erkrankungen brauchen dabei sowohl die Ermutigung als auch die stetige Anregung und Unterstützung, bis ihnen über die Wahrnehmung der positiven Wirkung des Sports die eigene Kraft erwächst, dies auch erfolgreich in den Alltag zu transferieren.

Gelingt es, sportliche Aktivität in hinreichender Intensität und Dauer durchzuführen und letztendlich in den persönlichen Lebensstil zu integrieren, werden moderate Wirkungen auf Emotionen wie Deprimiertheit, Spannungs- und Ärgererleben, Angst und Vitalität beschrieben [12]. Andere Autoren verweisen allerdings auf die Dosisabhängigkeit und die negativen Effekte bei maximaler Beanspruchung [13].

Neurowissenschaftliche Hintergründe dieser psychologischen Aspekte

Sensorik und Motorik sind zu einem funktionalen Netz verbunden, das sich wechselseitig beeinflusst. Wahrnehmung und Ausführung von körperlicher Bewegung aktiviert viele gemeinsame Hirnareale.

Bewegungsregulation ist von emotionalen, motivationalen und kognitiven Prozessen begleitet. Wenn eine Herausforderung erfolgreich bewältigt wird, werden Glücksgefühle erlebt. Solche Erfahrungen bewirken positive Selbstwirksamkeitserfahrung. Zunächst muss aber die Phase, die für die Überwindung zu körperlicher Aktivität notwendig ist und als Stress wahrgenommen wird, überwunden werden [14].

Entscheidend dafür ist auch die Bewertung der Situation, sowohl unbewusst durch das limbische System als auch durch die bewusste Bedeutungszuweisung. Bei positiver Bewertung wird die Stresssituation als kontrollierbar eingestuft. Herausfordernde Ereignisse, die emotional positiv bewertet gestaltet werden können, wirken funktionell-morphologisch auf das Nervensystem im Sinne des Ausbaus interner Verknüpfungen und der Neuroplastizität. Bei negativer Bewertung löst dies das Gefühl von Hilflosigkeit oder Ausgeliefertsein aus. Die also nicht kontrollierbare Situation induziert eine destabilisierende Stressreaktion [15].

Die Erfahrung eigener Aktivitäts- und Gestaltungsräume entwickelt sich durch den Ausbau einer differenzierten Selbstwahrnehmung und durch immer wiederkehrende Momente positiver Handlungserfahrung [16].

Die durch die Wiederholung ermöglichte Steigerung motorischer Kompetenzen spielt sich nicht nur auf der Ebene neurophysiologischer Aktivierungsmuster ab. Sie schließt auch psychologische Prozesse wie Kompetenzerleben und Selbstwirksamkeit mit ein.

Neuromodulatorische Botenstoffsysteme sind am Aufbau dieser Gefühle, an Belohnungserwartung und -verhalten sowie am positiven Selbsterleben beteiligt.

Im Rahmen einer Psychotherapie werden Bedingungen geschaffen, die Selbstorganisation und Veränderung möglich machen, hin zu einer erhöhten Autoregulationsfähigkeit des Menschen [17].

Ziel einer jeden Therapie wäre die Passung von Individuum und Umwelt, aber auch die Passung nach innen, zwischen dem, was ein Mensch tut, und dem, was er tun möchte.

Die dargestellten Zusammenhänge sollen andeuten, welche komplexen Wirkungen dabei körperliche Aktivität und Sport induzieren, welche Hürden aber auch erst überwunden werden müssen, um dazu zu motivieren [18].

11.2 Krankheitsspezifische Ergebnisse sporttherapeutischer Interventionen

11.2.1 Depression

Zusammenfassung

Für depressive Störungen ist die therapeutische Wirkung von Sport- und Bewegungstherapie gut belegt. Neben Ausdauertraining sind auch andere Formen körperlicher Aktivität wie z. B. Krafttraining antidepressiv wirksam.

In der Initiierung der körperlichen Aktivität ist der Motivationsaufbau und die Individualisierung der Anpassung an die Möglichkeiten des Patienten entscheidend, um nicht durch Versagensempfindung kontraproduktiv zu wirken. Gerade Überforderung und Misserfolg sollten bei depressiven Patienten vermieden werden.

Es gilt, auch für die häufig älteren und körperlich beeinträchtigten Patienten ein individuell angepasstes Training zu finden, das für den Betroffenen unter Alltagsbedingungen regelmäßig durchführbar ist.

Kontinuierliche Motivationsarbeit ist gerade bei depressiven Patienten eine entscheidende Voraussetzung für den Erfolg sporttherapeutischer Maßnahmen [19].

Methodische und klinische Probleme

Es besteht eine heterogene Studienlage, die sich aus verschiedenen Gründen erklärt.

Depression hat keine einheitliche Genese. Das Krankheitsbild der manifesten Depression muss von Depressivität differenziert werden, ebenso wie verschiedene Schweregrade und Persönlichkeitsvariablen.

Eine Vielzahl an Studien legen Selbstbefragungsinstrumente zur Einschätzung der Depressivität zugrunde gegenüber strukturierter Fremdbeurteilung. Damit müssen neben den klinischen Unterschieden bei der Ergebnisbeurteilung methodische beachtet werden.

Untersucht wurde Sport als Alternative zur Pharmakotherapie. Viele Studien liegen vor, die aber eine antidepressive Therapie als Voraussetzung zur Sportintervention setzen.

Das zeigt ebenso die Problematik der Vergleichbarkeit von Ergebnissen wie das Wissen, dass Pharmako- und Psychotherapie heute gleichwertig und in Kliniken in Kombination mit supportiven Maßnahmen eingesetzt werden.

Erschwert wird die Vergleichbarkeit auch dadurch, dass Ergebnisse besonders gute sind, wenn Therapiemaßnahmen mit der Patientenpräferenz abgestimmt wurden [20].

Körperliche Aktivität und Sport in der Therapie der Depression

Da der Aktivitätenaufbau eine Strategie in der Therapie der Depression darstellt [21], um z. B. von Grübelneigung abzulenken und Anspannung aufzubauen, gab es bereits erste Untersuchungen zu Sport in den 80iger-Jahren, die einen positiven Effekt nahelegten, aber immer supportiv zu medikamentöser Therapie untersucht wurden.

Die Arbeitsgruppe um Blumenthal, Hoffmann und Babyak hat sich intensiv mit diesem Thema beschäftigt. Sie hatten dazu in gut kontrollierten großen Stichproben Sport als Alternative zur Pharmakotherapie untersucht und einen ähnlich wirksamen Effekt auch bei mittleren und schweren Depressionen gefunden.

In einer Studie an Patienten mit mäßig bis schwer ausgeprägter Depression wurden die Gruppen randomisiert in 1. Ausdauertraining, 2. Antidepressivum (Sertralin) oder 3. Kombination von Ausdauertraining und Sertralin. Nach 16-wöchiger Behandlung zeigte sich, dass das körperliche Training allein ein ebenso gutes Therapieergebnis zeigte wie in der medikamentösen Gruppe, wenn es auch hier schneller erreicht werden konnte [22]. Eine Nachuntersuchung dieser Studiengruppe zeigte zudem, dass die durch Sport erreichte Remission eine geringere Rückfallrate aufzeigte als bei alleiniger Pharmakotherapie [23].

Die Dosisabhängigkeit der Wirkung der körperlichen Aktivität wurde in anderen Studien untersucht. Bereits ein regelmäßiges Walkingtraining (täglich 30 min/ Ausdaueraktivität – 16–17,5 kcal/kg pro Woche) konnte einen stärker antidepressiven Effekt nachweisen im Gegensatz zu niedrigerer Intensität oder nur Dehn- und Entspannungsübungen (Remissionsrate 47 % vs. 30 %) [24]. Es zeigen sich Hinweise, dass diese Effekte bereits nach relativ kurzer Zeit von 12 Wochen erreicht werden können [25] und dass Sport bei Versagen der antidepressiven Pharmakotherapie effektiv sein kann [26]. Auch hierbei zeigte sich die höhere Intensität 16 kcal/kg pro Woche mit größerem Effekt [27, 28].

Depression ist mit kognitiven Defiziten assoziiert. Die positive Beeinflussung der Kognition durch Sport, insbesondere Aufmerksamkeit, Steuerung von Denken und Handeln, ist gesichert. Diese Ergebnisse sind mit denen von kognitivem Training und Antidepressiva vergleichbar und durch die Intensität des Trainings zu beeinflussen [28, 29].

In verschiedenen Metaanalysen konnte eine deutliche Effektstärke für die antidepressiven Effekte sportlich therapeutischer Interventionen nachgewiesen werden, wenn auch die Effektstärke je nach der Strenge der angelegten Auswahlkriterien differierte zw. −0,40 bis −0,80 [30–32].

Empfehlung zur praktischen Umsetzung

Depressiven Patienten fällt körperliche Aktivität schon aufgrund ihrer Antriebsarmut und empfundenen Schwäche schwer. Zu hoch gestellte Erwartungen werden nicht umgesetzt werden können. Gehen als erste Aktivität sollte begleitet und im Verlauf zu schnellem Gehen (Walking) motiviert werden (eine Stunde schnelles Gehen ist vergleichbar mit einer halben Stunde Joggen). Sollte dies bei alten oder adipösen Patienten nicht umsetzbar sein, kann alternativ Krafttraining angewendet werden. Die Dosierung des körperlichen Trainings beim depressiven Patienten sollte vorsichtig und einfühlsam geschehen, in jedem Falle sollte die Leistung wertgeschätzt und positiv verstärkt werden durch die Therapeuten. Die für depressive Patienten typischen Selbstentwertungen sollten beachtet, relativiert und abgebaut werden. Auch kleine Trainingsfortschritte sollten bemerkt und anerkannt werden.

11.2.2 Depressivität bei chronischen somatischen Erkrankungen

Chronisch somatische Erkrankungen sind häufig und dann durchaus klinisch relevant mit *Depressivität* verbunden. Diese Komorbidität ist für die Lebensqualität der Patienten und auch die Prognose der somatischen Erkrankungen bedeutsam. Dies konnte in der Onkologie, Diabetologie und Kardiologie gut belegt werden [33]. Wahrscheinlich spielen gleiche pathophysiologische Mechanismen für die Genese einiger somatischer Erkrankungen und der Depression eine Rolle, so beim metabolischen Syndrom und der Depression oder dem Zusammenhang von koronarer Herzkrankheit und Depression [34].

Das metabolische Syndrom und depressive Erkrankungen begünstigen sich in ihrer Entwicklung gegenseitig. Beide Störungsbilder sind in unterschiedlichem Ausmaß mit Adipositas, Insulinresistenz, einer diabetischen Stoffwechsellage, arterieller Hypertonie und einem erhöhten Risiko für die koronare Herzerkrankung assoziiert. Deshalb könnten die psychotropen Effekte von Sport mit einer positiven Beeinflussung dieser metabolischen Faktoren in Verbindung stehen.

Durch sportliche Aktivität können sowohl biologische Faktoren der Erkrankung als auch psychologische Faktoren im Sinne von Kompetenzerleben, Vertrauen in die Körperfunktion etc. positiv beeinflusst werden. Dadurch kann ein sich gegenseitig verstärkender Effekt erreicht werden.

Durch Sport lässt sich das *Risiko der Manifestation* eines Diabetes und ebenso das Risiko einer koronaren Herzerkrankung beeinflussen, Erkrankungen, die ein deutlich erhöhtes Risiko depressiver Beeinträchtigungen aufweisen [35].

Diabetes mellitus, Depression und körperliche Aktivität

Depression stellt einen gesicherten Risikofaktor für das Auftreten von Diabetes mellitus dar. Andererseits stellt die Belastung einer Diabeteserkrankung eine erhebliche emotionale Belastung für viele Patienten dar, sodass dies wiederum zum verstärkten Auftreten von Depression beitragen kann [36, 37]. Bei komorbider Depression verschlechtert sich die Prognose des Diabetes mellitus deutlich [38].

Durch eine manifeste Depression wird der Insulinstoffwechsel beeinflusst im Sinne einer verminderten Sensitivität. Antidepressive Therapie wurde in ihrer Wirksamkeit im Sinne einer Beeinflussung zu höherer Insulinsensitivität nachgewiesen [39, 40]. Durch sportliche Aktivität wird ebenfalls die Insulinsensitivität erhöht. Damit trägt sportliche Aktivität direkt zu einer verbesserten Stoffwechsellage des Diabetes bei und wirkt aber über die Vielzahl der neurobiologischen Effekte auch antidepressiv.

Mental bedeutet für einen Diabetiker die positiv beeinflussbare Stoffwechsellage eine Bestätigung seiner Selbstwirksamkeit, dies trägt nun wiederum auf psychologischem Weg zur Minderung der depressiven Symptome bei und kann ihn befähigen, auch andere therapeutische Empfehlungen konsequenter umzusetzen.

Für Patienten mit Diabetes und metabolischem Syndrom stellt Ausdaueraktivität durchaus häufig ein Problem dar. Untersuchungen konnten zeigen, dass auch regelmäßiger Kraftsport, wenn auch nicht in der Effektstärke wie Ausdauer, zu einer Risikoreduktion beiträgt [41].

Zwischen kardialen Erkrankungen und Depression besteht ein wechselseitiger Zusammenhang. Eine Depression erhöht das Risiko einer kardialen Erkrankung und diese wiederum das Risiko des Auftretens einer Depression. So erklärt sich die hohe Prävalenz depressiver Symptomatik bei 30% und das Vorhandensein einer Major-Depression bei 15% der kardialen Patienten [42]. Es gibt Hinweise für eine besondere Form der Depression bei kardialen Patienten mit schwerer Erschöpfung, nicht aber einem negativen Selbstkonzept und Schuldgefühlen [43].

Diese wechselseitige Relevanz der Erkrankungen erklärt sich über zwei Wege, einen psychosozialen und einen direkten pathophysiologischen Weg. Einerseits fällt es depressiven Patienten schwerer, eine gesunde Lebensweise zu praktizieren, und so findet sich bei diesen Patienten häufiger Rauchen, körperliche Inaktivität und „non-adherence" an Medikation. Pathophysiologisch bedeutet eine chronische Depression eine Aktivierung der neurohumoralen Achse, mit resultierender Imbalance des vegetativen Nervensystems verbunden, aber auch mit Auswirkung auf Inflammation, endotheliale und thrombozytäre Dysfunktion [44].

Körperliches Training wurde auch als eine Therapieoption bei Depression kardialer Patienten untersucht. Sicherheit und Wirksamkeit sind bei koronarer Herzkrankheit und Herzinsuffizienz gut belegt. So konnten Blumenthal und Mitarbeiter durch Training (3×30 min supervidiertes Training über 12 Wochen) eine gleichwertige Beeinflussung der Depression kardialer Patienten im Vergleich zu SSRI und signifikant stärker als Placebo nachweisen [45]. Die Wirkung von Training bei Herzinsuffizienz wurde prospektiv in der randomisierten HF-ACTION-Studie untersucht. Die Patienten wurden durch das „Becks Depression Inventory" (BDI) in depressive und nicht depressive Patienten klassifiziert. Durch drei supervidierte Sporteinheiten über 90 Minuten pro Woche über drei Monate wurde im Vergleich zur üblichen Versorgung eine geringe, aber signifikante Verminderung der Depression erzielt, besonders bei stärker depressiven Patienten. Für die Trainingsgruppe zeigte sich auch eine moderate Reduktion der Mortalität und Hospitalisationsrate [46].

Die praktische Umsetzung in den Alltag der meisten depressiven kardialen Patienten stellt das eigentliche therapeutische Problem dar. Die Möglichkeiten der supervidierten Anleitung und der sportlichen Intervention im Rahmen einer Gruppe sollten genutzt werden, um so den Patienten zu motivieren und auch in seiner Selbstwirksamkeit zu unterstützen.

Patienten mit einer *Krebserkrankung* weisen häufig eine depressive Symptomatik auf. Die Erkrankung und die intensiven therapeutischen Maßnahmen sind mit einer erheblichen Beeinträchtigung der Lebensqualität verbunden. In einer „Cochrane-Analyse" [33] wurde untersucht, inwieweit es durch sportbasierte therapeutische Interventionen möglich ist, die gesundheitsbezogene Lebensqualität zu verbessern. In 56 ausgewerteten Studien, die 4.826 Patienten einschlossen, wurden sportliche thera-peutischen Interventionen wie Fahrradfahren, Krafttraining, Walking oder Yoga ein-bezogen. Positive Angst-mindernde und antidepressive Effekte konnten gesichert wer-den: Schwächesymptome wurden vermindert subjektiv erlebt, körperliche und sozia-le Funktionen und die gesundheitsbezogene Lebensqualität verbessert [47]. Sportli-che Intervention mit höherer Intensität zeigte bessere Effekte als die eher moderaten Interventionen.

11.2.3 Angststörungen

Zusammenfassung

Zu den etablierten Therapien von Angststörungen gehören die kognitive Verhaltens-therapie und die medikamentöse Therapie, wobei sich besonders Serotonin-Wieder-aufnahme-Hemmer als wirksam erwiesen. Oft ist initial eine medikamentöse Therapie notwendig, um die Anspannung der Patienten zu mindern.

Dennoch verbleiben viele Patienten in einer angstvollen Grundhaltung, oder Angstsymptome bilden sich nur unzureichend zurück.

Bewegungstherapeutische Interventionen, insbesondere Ausdauertraining, stel-len dabei eine effektive Ergänzung oder auch Alternative der therapeutischen Maß-nahmen dar.

Intensives körperliches Training bewirkt bei Patienten mit einer Angststörung neben einem akut Angst-mindernden Effekt bei konsequenter längerfristiger Anwen-dung eine signifikante Besserung der Symptomatik. Es kann aufgrund von Metaana-lysen geschlussfolgert werden, dass bewegungstherapeutische Maßnahmen in der Behandlung von Angststörungen regelmäßig zum Einsatz kommen sollten.

Körperliche Aktivität und Sport in der Therapie der Angststörungen

Bereits 1991 konnte die Angst-lindernde Wirkung von Sport akut und die Minderung von Angstsymptomen bei längerfristiger sportlicher Betätigung herausgehoben wer-den [48].

Mehr als die Hälfte der Personen, die im „National Comorbidity Survey" in den USA eingeschlossen wurden, berichteten über regelmäßiges körperliches Training (8.098 Personen im Alter 15–54 Jahre). Im Verlauf zeichneten sich diese durch ein deutlich geringeres Risiko für depressive Erkrankungen und Angst- und Panikstörun-gen aus [49].

Während sich die niedrigere Prävalenz für Angststörungen bei sportlich Aktiven auch in anderen Untersuchungen bestätigen ließ, galt dies nicht für das Auftreten von Psychosen, Abhängigkeiten und andere psychische Erkrankungen.

In kontrollierten Behandlungsstudien, die eine Wirksamkeit von Sport im Ver-gleich mit verschiedenen medikamentösen Therapien prüften, zeigte sich ein nahezu gleichwertiger Rückgang der Symptomatik bei einem Ausdauertraining im Vergleich zur Medikation. Bevorzugt wurde Joggen drei- bis viermal wöchentlich für mindestens eine halbe Stunde und dies über mehrere Wochen genutzt. Die Linderung der Angstsymptomatik war jedoch unter der anxiolytischen Medikation deutlich schneller. Unter dem Ausdauertraining besserten sich auch die ggf. vorhandenen depressiven Symptome [50, 51].

Dieser Angst und Panik mindernde Effekt lässt sich bereits nach einzelnen Sitzungen nachweisen [52].

Neben Ausdauertraining wurde auch Krafttraining mit starker Reduktion der Angstsymptomatik untersucht [53, 54].

In verschiedenen Metaanalysen konnte im Vergleich mit anderen Therapieformen wie Entspannungsverfahren, Stressmanagement-Edukation, Meditation u. a. der hohe Evidenzgrad für körperliches Training, insbesondere Ausdauertraining über einen mittleren Zeitraum, mit Effektstärken von 0,29–0,43 bestätigt werden [55, 56] (Tabelle 11.1).

Empfehlung zur praktischen Umsetzung

Bewegungstherapeutische Interventionen können zur Reduktion von Angstzuständen empfohlen werden, insbesondere für Patienten, die nicht-pharmakologische Therapien präferieren, und als zusätzliche Therapieoption.

Auch wenn weitere Untersuchungen zu Art und Intensität der Intervention noch notwendig wären, zeichnet sich eine Tendenz für ein Ausdauertraining mit mittlerer Intensität, d. h. 3–4 × 30 min Joggen, ab.

Die mentale Begleitung der Angstpatienten durch den Therapeuten und die Reflexion und Bearbeitung der patientenseitigen Erfahrungen sollte beachtet werden.

11.2.4 Chronifizierte Schmerzerkrankungen

Einführung

Chronischer Schmerz bedeutet unabhängig von der Genese immer eine starke psychische Belastung. Subjektive Beeinträchtigung und objektive Schädigung korrelieren häufig nicht. Persönliche und psychosoziale Faktoren, wie frühere Lebensereignisse oder aktuelle Lebensumstände, beeinflussen die Schmerzintensität und Wahrnehmung. Psychische Komorbiditäten sind primär oder sekundär häufig vorhanden, wie Angst, Depression, posttraumatische Belastungsstörung und somatoforme Beschwerden. Ursächliche Faktoren des Schmerzes sollten zwar beeinflusst werden, was aber nicht immer vollständig möglich ist. Eine medikamentöse Therapie, die oft von physikalischen Maßnahmen unterstützt wird, ist oft nicht ausreichend.

Zusätzliche psychosoziale Interventionen wie Verhaltenstherapie, körperliche und soziale Aktivität können die Schmerzwahrnehmung entscheidend mit beeinflussen (Vergl. S1 Leitlinie 2013 [57]).

Körperliche Aktivität bei chronischem Schmerzsyndrom

Durch körperliches Aktivierungstraining soll der Kreislauf aus Schmerz und Verspannung mit nachfolgender Vermeidung von Aktivität und daraus resultierender Schmerz- und Spannungsverstärkung durchbrochen werden.

Dazu werden unterschiedlichste Formen körperlichen Trainings genutzt, die, mit dem Patienten abgestimmt, erarbeitet werden. Im Resultat soll der Patient befähigt werden, eigene Strategien zur Bewältigung der Schmerzen nutzen zu können.

Chronischer Schmerz lässt viele Patienten körperliche Aktivität vermeiden. Durch die Vermeidungshaltung werden Muskelgruppen schwächer, daraus resultieren Koordinationsstörungen und deutlich geringere Belastbarkeit, woraus Schmerz resultiert, was wiederum die Schonung verstärkt. Resultierende Fehlhaltungen lösen ihrerseits Schmerzen aus. Die sich daraus entwickelnde Verstimmung verändert die Schmerzschwelle, und in Erwartung der Schmerzen werden diese frühzeitiger wahrgenommen [58].

Indem die Bewegungen kontrolliert und begrenzt ausgeübt werden, kann die Angst vor Schmerzzunahme reduziert werden. Dafür ist es wichtig, für den jeweiligen Schmerzpatienten die jeweilige angemessene Sportart und -intensität zu finden. Je nach Beeinträchtigung und Präferenz des Patienten sollte gewählt werden, z. B. Gehen, Schwimmen, Wandern, Joggen, Ergometertraining und Nordic Walking. Das Nordic Walking bietet durch den Einsatz der Stöcke eine Entlastung für Beine und untere Wirbelsäule, bietet aber einen guten Trainingseffekt durch den Einsatz der Arm- und Rumpfmuskulatur und kann dadurch bei schmerzbedingten Einschränkungen des Laufens erwogen werden. Schwimmen und Ergometertraining können gut von Patienten angenommen werden, die sich dadurch gewichtsentlastend und damit schmerzärmer bewegen können [59].

Körperliche Aktivität sollte so dosiert werden, dass sie nicht zu einer Zunahme der Schmerzen führt. Die stufenweise Steigerung sollte individualisiert und unter Beachtung der patientenseitigen Rückmeldung erfolgen [60]. Eine Kombination mit Entspannungsverfahren kann mehrfach wirkungsvoll sein. Mit ihrer Hilfe kann Spannung abgebaut werden und durch eine gezielte Aufmerksamkeitslenkung die Schmerzfokussierung in den Hintergrund treten [58].

Mit körperlicher Aktivität und Sport sollten sich bei den Patienten positive Erfahrungen verbinden, um so zur anhaltenden Freude an Bewegung zu motivieren [61].

Tab. 11.1: Evidenzlevel der Studien zu Prävention und Therapie psychischer und psychosomatischer Erkrankungen sowie von Schmerzsyndromen durch körperliche Aktivität und Sport (nach [35]).

Erkrankung	Primärprävention	Therapie
Kognitiver Abbau und Demenz	IIa	Ia
Depressionen	IIa	Ia
Angsterkrankungen	IIa	IIa
Psychosen aus dem schizophrenen Formenkreis		IIb
Suchtkrankheiten	IIa	IIb
Stresstoleranz	IIb	IIb
Fibromyalgie-Syndrom		Ia
Chronische unspezifische Kreuzschmerzen	IIb	Ia

11.3 Praktische Durchführung und motivationale Aspekte

In den meisten klinischen Behandlungseinrichtungen ist die Sport- und Bewegungstherapie als ein Teil der komplementären Therapie etabliert, jedoch nicht als spezifische Therapie der Erkrankung.

Von Patienten selbst wird die Sporttherapie im klinischen Setting sehr positiv beurteilt. Diese Zufriedenheit resultiert aus der verspürten besseren körperlichen Fitness, aber auch aus dem stabilisierten psychischen Befinden und nicht zuletzt aus der erlebten positiven sozialen Erfahrung.

Problematisch ist aber die praktische Umsetzung des Sports nach der klinischen oder rehabilitativen Betreuung und erst recht im primär ambulanten Bereich.

Eine Schlüsselstellung in der Betreuung der Patienten nimmt deshalb die motivierende Gesprächsführung ein. Um Patienten die eigene Entscheidung für Aktivität zu ermöglichen, bedarf es sowohl der Fähigkeit, die Hintergründe einer sinnhaften sportlichen Betätigung dem Patienten verständlich zu machen als auch der Vermittlung von positiven Erfahrungen, der Freude an der Bewegung, dem Stolz über Erreichtes.

Das Erklärungsmodell zur Wirksamkeit von Sport sollte für den Patienten nachvollziehbar sein.

Hilfreich sind feste Vereinbarungen von Zeiträumen, in denen auch eine Trainingsdokumentation erfolgt. Diese sollte in den therapeutischen Kontakten kontrolliert und die jeweiligen Ergebnisse als auch die Stimmungen des Patienten dazu reflektiert werden.

Patienten, die schon lange nicht oder vielleicht noch nie sportliche körperliche Aktivität in ihrem Alltag verankert haben, werden zunächst erhebliche Widerstände zeigen und Befürchtungen haben. Diese Problematiken müssen zeitnah bearbeitet werden. Dabei gilt es, positiv erlebbare Alternativen herauszuarbeiten.

Geeignet dafür ist ein individuell angepasstes Training, das angenommen wird und wofür die Compliance beibehalten werden kann. Dabei müssen die krankheitsspezifischen Bedingungen des Patienten, seine Persönlichkeit, Charakterzüge, Frustrationstoleranz, kognitiven Möglichkeiten, Standpunkte und sein Leistungsvermögen respektiert werden.

Auch wenn die Trainingsintensität zu Beginn nicht hoch sein kann, sollte sie aber stetig gesteigert werden, um die beabsichtigten Veränderungen zu erreichen. Optimal wäre besonders am Beginn eine professionelle Trainingsbegleitung und auch die Integration in die Psychoedukation und Psychotherapie. Abhängig von der Patientengeschichte und der aktuellen Fitness werden unterschiedliche akute Effekte zu berücksichtigen sein.

Im Begleitprozess ist es besonders wichtig, die Probleme zu bearbeiten, die es dem Patienten erschweren, die sportliche Aktivität umzusetzen. Dabei sollten unspezifische Effekte wie soziale Unterstützung, Struktur- und Zeitplanung, therapeutische Kontakte und positive Verstärkung genutzt werden.

Positives Erleben in der Entwicklung der Trainingseinheiten ermöglicht die Aktivierung von Endorphin- und Belohnungssystemen. Erst dann kann über eben diese Erfahrungen lerntheoretisch eine positive Verstärkung der ausgeübten Aktivität erreicht werden.

11.3.1 Zusammenfassung Sporttherapie bei psychischen Erkrankungen

Sporttherapie bei psychischen Erkrankungen ist zunehmend etabliert, sowohl als Bestandteil der komplexen therapeutischen Interventionen als auch als Alternative zu medikamentöser Therapie oder bei Versagen herkömmlicher Therapieansätze. Die therapeutische Wirkung resultiert sowohl aus den physiologischen Beeinflussungen als auch den beeinflussten psychologischen Faktoren.

Die physiologischen Wirkungen erklären sich über die Verbesserung der direkten körperlichen Funktionen (wie z. B. Kreislaufsystem, Stoffwechsel, Immunsystem, Kondition) als auch über die neurobiologischen Effekte auf den Krankheitsprozess.

Die Minderung der Symptomatik psychischer Erkrankungen durch Sport wurde besonders gut für die affektive Störung mit Reduktion der depressiven Symptome nachgewiesen. Verbundene kognitive Defizite können durch Sport gemildert werden.

Die meisten Untersuchungen liegen zu aerobem Ausdauertraining, aber auch zu Krafttraining vor.

Die Reduktion der somatischen Probleme durch körperliche Aktivität bessert bereits das Befinden der psychisch erkrankten Patienten.

Durch Sport kann aber vor allem auch das Körpergefühl und das Gefühl von Selbstwirksamkeit gestärkt werden. Über subjektives Wohlbefinden, Ablenkungseffekt, Aktivierung, Motivation, Selbstmanagement, Selbstbestätigung sowie verstärkte soziale Kontakte als auch die Erfahrung von erlebter Unterstützung resultieren auch Verbesserungen des Selbstwertes und der positiven Erwartung an die eigenen Möglichkeiten [11, 19, 62].

Gerade für Patienten mit psychischen Erkrankungen bedarf es einer intensiven Unterstützung in der Initiierung körperlicher Aktivität, aber auch einer kontinuierlichen Begleitung. Dafür sollte die therapeutische Beziehung und die vorhandenen Strukturen für organisierte sportliche Aktivität genutzt werden. Sinnvoll wäre in Zukunft eine stärkere Etablierung auch im Sinne komplexer Betreuungsstrukturen, die Patienten begleiten und die Adhärenz der Patienten unterstützen.

Literatur

[1] DGPPN. S3 Leitlinien „Psychosoziale Therapien bei Menschen mit schweren psychischen Erkrankungen". Gesamtdokument i. V. Heidelberg, Springer 2012.
[2] Erickson KI, Gildengers AG, Butters MA. Physical activity and brain plasticity in late adulthood. Dialogues Clin Neurosci 2013, 15, 99–108.
[3] Fabel K, Kempermann G. Physical activity and the regulation of neurgenesis in the adult and aging brain. Neuromolecular Med 2008, 10(2), 59–66.
[4] Kempermann G. The neurogenic reserve hypothesis: what is adult hippocampal neurogenesis good for? Trends Neurosci 2008, 31(4), 163–169.
[5] Rothman SM, Mattson MP. Activity-dependent, stress-responsive BDNF signaling and the quest for optimal brain health and resilience throughout the lifespan. Neuroscience 2013, 239, 228–240.
[6] Rieckmann P, Brooks A. Neurobiologische Effekte körperlicher Aktivität. In: Reimers CD, Reuter I. Prävention und Therapie durch Sport; Band 2: Neurologie, Psychiatrie/ Psychosomatik, Schmerzsyndrome. München, Urban und Fischer 2015.
[7] Pajonk FGB. Neurobiologische und neuroendokrinologische Grundlagen. In: Markser V, Bär M. Sport und Bewegungstherapie bei seelischen Erkrankungen: Forschungsstand und Praxisempfehlung. Stuttgart, Schattauer 2015.
[8] Matta Mello Portugal E, Cevada T, Sobral Monteiro-Junior R et al. Neuroscience of exercice: from neurobiologymechanisms to mental health. Neuropsychobiology 2013, 68(1), 1–14.
[9] Oertel-Knöchel V, Hänsel F. Aktiv für die Psyche. Berlin, Heidelberg, Springer 2016.
[10] Conzelmann A, Hänsel F, Höner O. Individuum und Handeln-Sportpsychologie. In: Güllich A, Krüger M (Hg) Bachelorkurs Sport. Berlin, Heidelberg, Springer 2013.
[11] Hänsel F, Baumgärtner SD, Kornmann JM et al. Sportpsychologie, Berlin, Heidelberg, Springer 2016.
[12] Hänsel F. Sportliche Aktivität und Selbstkonzept. In: Fuch R, Schlicht W (Hg) Seelische Gesundheit und sportliche Aktivität. Göttingen, Hogrefe, 2012, 142–163.
[13] Schlicht W, Reicherz A. Sportliche Aktivität und affektive Reaktion. In: Fuch R, Schlicht W (Hg) Seelische Gesundheit und sportliche Aktivität. Göttingen, Hogrefe, 2012, 12–33.
[14] Baur J. Neuropsychologie. Körperselbstbild. In: Dederich M, Jantzen W, Walthers R. Sinne, Körper, Bewegung. Stuttgart, Kohlhammer 2011, 179–180.
[15] Hüther G. Biologie der Angst. Göttingen, Vandenhoeck & Ruprecht 1997.
[16] Hüther G. Neurobiologische Implikationen der therapeutischen Beziehung. In: Hermer M, Röhrle B. Handbuch Therapeutischen Beziehung. Tübingen, DGVT 2008, 233–248.
[17] Strunk G, Schiepek G. Das therapeutische Chaos. Göttingen, Hogrefe 2014.
[18] Kowald A, Anderegg J, Zajetz A. Therapeutisches Klettern: Anwendungsfelder in Psychotherapie und Pädagogik. Stuttgart, Schattauer 2015.

[19] Reimers CD, Reuter I. Prävention und Therapie durch Sport; Band 2: Neurologie, Psychiatrie/ Psychosomatik, Schmerzsyndrome. München, Urban und Fischer 2015.

[20] Davidson KW, Rieckmann N, Clemow L et al. Enhanced depression care for patients with acute coronary syndrome and persistent depressive symptoms: coronary psychosocial evaluation studies randomized controlled trial. Arch Intern Med 2010, 170(7), 600–68.

[21] Hautzinger M. Kognitive Verhaltenstherapie bei Depressionen. Weinheim, Beltz 2003.

[22] Blumenthal JA, Babyak MA, Moore KA et al. Effects of exercise training on older patients with major depression. Arch Intern Med 1999, 159, 2349–2356.

[23] Babyak M, Blumenthal J, Herman S. Exercise treatment for major depression: maintenance of therapeutic benefit over 10 months. Psychosom Med 2000, 62, 633–638.

[24] Dunn AL, Trivedi MH, Kampert JB et al. Exercise treatment for depression: efficacy and dose response. Am J Prev Med 2005, 28, 18.

[25] Knubben K, Reischies FM, Adli M et al. A randomized controlled study on the effects of a short-term endurance training programme in patients with major depression. Br J Sports Med 2007, 41(1), 29–33.

[26] Trivedi MH, Greer TL, Church TS et al. Exercise as an augmentation treatment for nonremitted major depressive disorder: a randomized, parallel dose comparison. J Clin Psychiatry 2011, 72, 677–684.

[27] Rimer J, Dwan K, Lawlor DA et al. Exercise for depression. Cochrane Database Syst Rev 2012, 7, CD004366. doi: 10.1002/14651858.CD004366.pub5.

[28] Wolff E., Gaudlitz K., von Lindenberger BL et al. Exercise and physical activity in mental disorders. Eur Arch Psychiatry Clin Neurosci 2011, 261, 186.

[29] Oertel-Knöchel V, Mehler P, Thiel C et al. Effects of aerobic exercise on cognitive performance and individual psychopathology in depressive and schizophrenia patients. Eur Arch Psychiatry Clin Neurosci 2014, 264, 589–604.

[30] Krogh J, Nordentoft M, Sterne JA et al. The effect of exercise in clinically depressed adults: systematic review and meta-analysis of randomized controlled trials. J Clin Psychiatry 2011, 72, 529–538.

[31] Silveira H, Moraes H, Oliveira N et al. Physical exercise and clinically depressed patients: a systematic review and meta-analysis. Neuropsychobiology 2013, 67, 61–68.

[32] Bridle C, Spanjers K, Patel S et al. Effect of exercise on depression severity in older people: systematic review and meta-analysis of randomised controlled trials. Br J Psychiatry 2012, 201, 180–185.

[33] Herring MP, Puetz TW, OConnor PJ et al. Effect of exercise training on depressive symptoms among patients with a chronic illness: a systematic review and meta-analysis of randomized controlled trials. Arch Intern Med 2012, 172, 101–111.

[34] Rugulies R. Depression as a predictor for coronary heart disease. a review and meta-analysis. Am J Prev Med 2002, 23(1), 51–61.

[35] Brooks A, Sommer M. Depressive Störungen. In: Reimers CD, Reuter I. Prävention und Therapie durch Sport; Band 2: Neurologie, Psychiatrie/ Psychosomatik, Schmerzsyndrome. München, Urban und Fischer 2015.

[36] Eaton WW, Armenian HA, Gallo J et al. Depression and risk for onset of type II diabetes: a prospective population-based study. Diabetes Care 1996, 19, 1097–1102.

[37] Knol MJ, Twisk JW, Beekman AT et al. Depression as a risk factor for the onset of type 2 diabetes mellitus. A meta-analysis. Diabetologia 2006, 49, 837–845.

[38] Egede LE, Nietert PJ, Zheng D. Depression and allcause and coronary heart disease mortality among adults with and without diabetes. Diabetes Care 2005, 28, 1339–1345.

[39] Lustman PJ, Penckofer SM, Clouse RE. Recent advances in understanding depression in adults with diabetes. Curr Diab Rep 2007, 7, 114–122.

[40] Katon WJ, Von Korff M, Lin EH et al. The Pathways Study: a randomized trial of collaborative care in patients with diabetes and depression. Arch Gen Psychiatry 2004, 61, 1042–1049.

[41] Grøntved A, Rimm EB, Willett WC et al. A prospective study of weight training and risk of type 2 diabetes mellitus in men. Arch Intern Med 2012, 172, 1306–1312.

[42] Rozansky A, Ecercise as Medical Treatment for Depression. J Am Coll Cardiol 2012, 60, 1064–1066.

[43] Ladwig KH, Emeny RT, Häfner S et al. Depression Ein nach wie vor unterschätztes Risiko für die Entwicklung und Progression der Koronaren Herzkrankheit. Bundesgesundheitsbl 2011, 54, 59–65.

[44] Rozanski A, Blumenthal JA, Davidson KW et al. The epidemiology, pathophysiology, and management of psychosocial risk factors in cardiac practice: the emerging field of behavioral cardiology. J Am Coll Cardiol 2005, 45, 637–651.

[45] Blumenthal JA, Sherwood A, Babyak MA et al. Exercise and pharmaco- logical treatment of depressive symptoms in patients with coronary heart disease: Results from the UPBEAT (Understanding the Prognostic Benefits of Exercise and Antidepressant Therapy) study. J Am Coll Cardiol 2012, 60, 1053–1063.

[46] Blumenthal JA, Babyak MA, O'Connor C et al. Effects of exercise training on depressive symptoms in patients with chronic heart failure: the HF- ACTION randomized trial. JAMA 2012, 308, 465–474.

[47] Mishra SI, Scherer RW, Snyder C et al. Exercise interventions on health-related quality of life for people with cancer during active treatment. Cochrane Database Syst Rev 2012, 8, CD008465. doi: 10.1002/14651858.CD008465.pub2.

[48] Petruzello SJ, Landers DM, Hatfield BD et al. A meta-analysis on the anxiety-reducing effects of acute and chronic exercise. Sports Med 1991, 11, 143–182.

[49] Goodwin RD. Association between physical activity and mental disorders among adults in the United States. Prev Med 2003, 36, 698–703.

[50] Broocks A, Bandelow B, Pekrun G et al. Comparison of aerobic exercise, clomipramine, and placebo in the treatment of panic disorder. Am J Psychiatry 1998, 155, 603–609.

[51] Wedekind D, Broocks A, Weiss N et al. A randomized, controlled trial of aerobic exercise in combination with paroxetine in the treatment of panic disorder. World J Biol Psychiatry 2010, 11, 904–913.

[52] Ströhle A, Graetz B, Scheel M et al. The acute antipanic and anxiolytic activity of aerobic exercise in patients with panic disorder and healthy control subjects. J Psychiatr Res 2009, 43, 1013–1017.

[53] Herring MP, Jacob ML, Suveg C, et al. Feasibility of exercise training for the short-term treatment of generalized anxiety disorder: a randomized controlled trial. Psychother Psychosom 2012, 81, 21–28.

[54] Strickland JC, Smith MA. The anxiolytic effect of resistance exercise. Frontiers in Psychology 2014, 5, 573.

[55] Wipfli BM, Rethorst CD, Landers DM. The anxiolytic effects of exercise: a meta-analysis of randomized trials and dose-response analysis. J Sport Exerc Psychol 2008, 30(4), 392–410. Erratum in: J Sport Exerc Psychol 2009, 31, 128–129.

[56] Herring MP, O'Connor PJ, Dishman RK. The effect of exercise training on anxiety symptoms among patients with chronic illness: a systematic review. Arch Intern Med 2010, 170, 321–331.

[57] S1-Leitlinie Chronischer Schmerz der Deutschen Gesellschaft für Allgemeinmedizin und Familienmedizin (DEGAM). In: AWMF online (Stand 2013).

[58] Glier B. Chronischen Schmerz bewältigen. Stuttgart, Pfeiffer bei Klett-Cotta 2002.

[59] Haber P, Tomasits J. Medizinische Trainingstherapie Anleitungen für die Praxis. Wien, Springer 2006.

[60] Von Wachter M. Chronische Schmerzen. Berlin, Heidelberg, Springer 2012.

[61] Baldus A, Huber G, Schüle K. ICF-Orientierung in der Sport- und Bewegungstherapie: modularisierte Therapieprozesse. In: Huber G, Schüle K. Grundlagen der Sport und Bewegungstherapie. Prävention, ambulante und stationäre Rehabilitation. Köln, Deutscher Ärzteverlag 2012.

[62] Möller HJ, Laux G, Deister A. Psychiatrie, Psychosomatik und Psychotherapie. Stuttgart, Thieme 2015.

Nicole Ebner und Stephan von Haehling

12 Sarkopenie

12.1 Einleitung

Der Begriff Sarkopenie wurde zum ersten Mal von Irwin Rosenberg 1989 [1] im Rahmen eines Kongresses erwähnt und leitet sich aus dem Griechischen von „sarx" (Fleisch) und „penia" (Verlust) ab. Demnach beschreibt die Sarkopenie den altersbedingten Verlust der Skelettmuskelmasse und der Muskelkraft. Der natürliche Abbau von Muskelmasse ist hauptsächlich zurückzuführen auf Muskelinaktivität und fortschreitendes Alter. Eine Sarkopenie kann allerdings schon mit etwa 50 Jahren einsetzen, [2] aber spätestens ab dem 70. Lebensjahr beschleunigt sich der Prozess zusehends. Bis zu 50% der über 80-jährigen Menschen sind von Sarkopenie betroffen [1]. Allerdings muss festgestellt werden, dass Skelettmuskeln generell dauerhaften Veränderungen unterworfen sind, allerdings scheint mit zunehmendem Alter die Muskelmasse jährlich abzunehmen. Bei über 50-Jährigen kann das Ausmaß dieses Verlustes 1–2% pro Jahr, das der Muskelkraft etwa 1,5% pro Jahr betragen [3, 4]. Dieser Abbau beschleunigt sich mit fortschreitendem Alterungsprozess weiter und kann bei der Muskelkraft sogar bis zu 3% pro Jahr erreichen [5, 6]. Der Muskelabbau erscheint zudem bei Männern höher zu sein als bei Frauen. Wenn man bedenkt, dass Männer im Durchschnitt eine viel größere Muskelmasse aufweisen und zudem eine geringere Lebenserwartung haben, impliziert dies, dass die Sarkopenie bei Frauen ein wichtigeres klinisches Problem ist [7]. Zudem verläuft der Muskelabbau bei Männern in einem allmählichen Rückgang, während es bei Frauen zu einer relativ plötzlichen Abnahme der Muskelmasse und -funktion nach der Menopause kommt.

Die aktuellen Prävalenzwerte der Sarkopenie in epidemiologischen Studien variieren in Abhängigkeit von der verwendeten Definition. Beispielsweise zeigen die Daten aus dem „New Mexico Elder Health Survey" auf der Basis der Definition von Baumgartner et al. [8], dass Sarkopenie etwa 20% der Männer im Alter zwischen 70 und 75 Jahren und 50% der Männer im Alter über 80 Jahren betrifft. Bei Frauen beträgt der Äquivalenzwert 25 bzw. 40%. Dieser Muskelmasseverlust ist nicht nur ein Problem bei älteren Menschen, er kann auch Folge einer chronischen Krankheit sein. Pathophysiologische Prozesse können Veränderungen im Stoffwechsel verursachen und zu einer verstärkten katabolen Reaktion und damit einem Muskelmasseverlust führen [9]. Eine laufende Diskussion besteht derzeit zudem darin, ob die Verwendung des Begriffs Sarkopenie auf „gesundes Altern" beschränkt werden sollte oder ob ein anderer beschreibender Begriff für den Muskelmasseverlust bei älteren Patienten mit chronischen Erkrankungen sinnvoll sein könnte [10]. Sarkopenie selbst ist mit einer verringerten Reaktion und Empfindlichkeit der Proteinsynthese gekoppelt und führt damit zu einem verstärkten Abbau von Proteinen. Während die Sarkopenie in der Regel nicht

DOI 10.1515/9783110456783-012

mit einem Gewichtsverlust einhergeht, ist die Verwendung des Begriffs Kachexie mit ungewolltem Gewichtsverlust verbunden bei Patienten mit chronischen, in der Regel konsumierenden Erkrankungen [11, 12]. Sarkopenie muss von der Kachexie entsprechend klar abgegrenzt werden; letztere führt über erhöhte Plasmaspiegel proinflammatorischer Zytokine aufgrund von Krankheiten zum Gewebeabbau bis hin zum Gewichtsverlust. Um zwischen Muskelabbau bei Krankheit und Sarkopenie zu unterscheiden, wird die Verwendung verschiedener Marker und Techniken vorgeschlagen. Ein wesentlicher Bestandteil des Muskelverlustes im Alter ist durch den Verlust von Muskel-innervierten Motoreinheiten zu beschreiben [13]. Über die Lebensspanne des Menschen kommt es zu einem Verlust von etwa 25% der innervierenden Motoneurone von Typ II-Muskelfasern [14]. Studienergebnisse zeigen allerdings eine gewisse Heterogenität bezüglich des Abbaus der Muskelfasern mit überwiegendem Verlust von Typ II-Muskelfasern und einem Rückgang im Bereich der Satellitenzellen [15]. Die Zerstörung von Motoreinheiten kann zum Beispiel durch Messung des zirkulierenden C-terminalen Agrin-Fragments erfasst werden [14], wobei allerdings die diagnostische Verwertbarkeit dieses Biomarkers, der im Serum bzw. Plasma nachweisbar ist, noch in den Kinderschuhen steckt. Die Häufigkeit der Sarkopenie und ihre Folgen sind vermutlich bisher im klinischen Alltag eher unterschätzt.

12.2 Ursachen der Sarkopenie

Eine Vielzahl von Veränderungen in der Skelettmuskulatur resultiert in der Entwicklung einer Sarkopenie. Die Reduktion der anabolen bei gleichzeitiger Dominanz der katabolen zellulären Prozesse scheint eine der Hauptursachen der Dysfunktion von Muskelfasern und damit der Entwicklung der Sarkopenie zu sein. Männer und Frauen sind beinahe gleich häufig betroffen, allerdings in unterschiedlichem Ausmaß. Eine im Alter häufige Mangelernährung und mangelnde Bewegung sind weitere Ursachen der Sarkopenie. Generell scheint sich der Bedarf an Protein mit dem Alter zu erhöhen. Die optimale Proteinmenge im Alter (1,2 g/(kg Tag)) liegt rund 70% höher als vergleichsweise bei jungen Erwachsenen (0,8 g/(kg Tag)) [16]. Es gibt einige Hinweise, dass während der frühen Entwicklung der Sarkopenie die Muskelproteinsynthese angestoßen wird, wodurch ein beschleunigter Abbau an Aminosäuren zu verzeichnen ist [17]. Dieser frühe Status ist gekennzeichnet durch eine Störung der oxidativen Abwehr, verminderte Aktivität mitochondrialer Enzyme, Aktivität und Dysregulation von beteiligten Genen im Energiestoffwechsel, DNA-Reparatur, Stress-Reaktion, immunologische Prozesse und proteasomal vermittelten Proteinabbau [18]. In der fortgeschrittenen Phase der Sarkopenie wird die Syntheserate von myofibrillären Proteinen reduziert während sarkoplasmatische Proteine weniger zur Verfügung stehen [19]. Interessanterweise wird die Transkription nicht beeinträchtigt, trotz der drastischen Reduktion der Myosin-Synthese, was auf die Existenz eines Mangels auf der post-transkriptionellen Ebene hinweist [20]. Insgesamt tragen Veränderungen in der Proteinsynthese zum altersbedingten Muskelabbau bei, aber die langsame Erosion der Muskelprotein-masse scheint nicht allein dafür verantwortlich zu sein, dass es zu einer manifesten Sarkopenie kommt. Abbildung 12.1 gibt einen Überblick zu den Ursachen der Entste-hung einer Sarkopenie. Der Nachweis des gleichzeitigen Nachlassens der Proteinbio-synthese und der messbaren Zunahme des Muskelabbaus wird zusätzlich beeinflusst von einer Reihe von Erkrankungen des fortgeschrittenen Alters, beispielsweise Dia-betes mellitus Typ II oder Tumorerkrankungen, bei denen die Proteinbiosynthese ty-pischerweise absinkt [21]. Der beschleunigte Verlust von Muskelmasse, der beispiels-weise bei Diabetes mellitus auftritt, ist aufgrund der verringerten Muskelinnervation gekoppelt mit einem verminderten Blutfluss zum Muskel [22]. Insgesamt verringert sich die Anzahl und Größe der Muskelfasern im Alter. In der Summe führen die-se Änderungen nicht zu ungewolltem Gewichtsverlust (Kachexie), trotz des Verlus-tes von Muskelmasse. Der Verlust von motorischen Einheiten aus dem Rückenmark steht im Verdacht, ein weiterer wichtiger Faktor für die Entstehung der Sarkopenie zu sein [23]. Der altersbedingte Verlust an motorischen Neuronen kann zu Sarkopenie beitragen; selten wird aber eine kritische Schwelle erreicht, wodurch die Entwick-lung einer Sarkopenie zu erklären wäre. Narici [24] hat den Verlust der Muskelkraft bei älteren Menschen beschrieben als nicht nur eine verminderte Muskelmasse, son-dern auch als eine reduzierte Erregbarkeit der Skelettmuskulatur. Daher sollte nicht nur die Muskelmenge, sondern funktionell aktive Muskelmasse, die er als „erregba-re Masse" beschrieben hat, gemessen werden. Dies ist wiederum abhängig von der Interaktion der Muskelfasern mit ihren Nervenzellen. Nerven- und Muskel-Systeme können daher nicht getrennt betrachtet werden. Ein einzelnes Motoneuron und sei-ne Familie von innervierten Muskelfasern wurden von Sherrington [25] definiert als die Motoreinheit. Die relative Größe der Motoreinheit wird durch den Vergleich ihrer

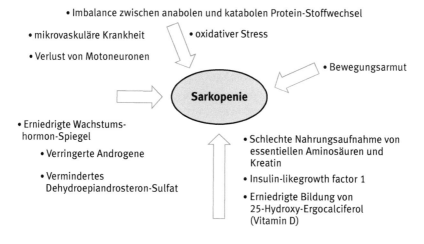

Abb. 12.1: Ursachen der Sarkopenie.

mechanischen Reaktionen auf bestimmte einzelne oder maximal wiederholende Sti-
mulationen gemessen. Motoreinheiten sind im Alter reduziert, wobei sowohl Anzahl
als auch Größe der Motoreinheit die Kapazität der Skelettmuskeln beeinflussen [26].

12.3 Diagnose der Sarkopenie

Nach Angaben der „European Working Group on Sarcopenia in Older People"
(EWGSOP) erfolgt die Diagnose der Sarkopenie durch Messung von erniedrigter Muskelmasse zusammen mit erniedrigter Muskelkraft bzw. erniedrigter Leistungsfähigkeit [27]. Die Bestimmung von Muskelmasseverlust sollte entsprechend den aktuellen
Diagnosemethoden für Sarkopenie mit einem Ganzkörperscan gemessen werden,
idealerweise mittels „Dual-Energy X-ray" (DEXA), alternativ ist eine bioelektrische
Impedanz-Analyse (BIA) vergleichbar [28, 29]. Andere Verfahren, wie beispielsweise
die Computertomografie (CT) oder Magnetresonanztomografie (MRI), sind ebenfalls
geeignet zur Analyse der Muskelmasse, allerdings sind diese nicht geeignet für die
klinische Praxis, weil sie vergleichsweise teuer und aufwendig sind. Zur Messung der
Leistungsfähigkeit stehen mehrere Tools zur Verfügung. Eine zuverlässige und einfache Methode ist der „Short Physical Performance Battery test" (SPPB). Innerhalb des
SPPB wird die Zeit für einen Vier-Meterlauf und die Zeit für fünfmaliges Aufstehen
aus dem Sitzen gemessen. Zudem beinhaltet der SPPB einen Balancetest. Eine weitere Methode ist der Sechs-Minuten-Gehtest; dabei wird gemessen, wieviel Strecke in
Metern innerhalb von sechs Minuten zurückgelegt werden können. Als guter Schwel-
lenwert gelten dabei 400 m; Werte oberhalb sind beispielsweise in der Analyse der
Leistungsfähigkeit bei Patienten mit Herzinsuffizienz kaum noch differenzierend. Der
Verlust der Muskelkraft wird idealerweise mittels Griffstärke-Test gemessen (Hand-
griff-Dynamometer), alternativ kann eine Beinkraft-Messung durchgeführt werden.
Muskelkraft kann generell mit verschiedenen Modalitäten getestet werden, isome-
trisch, dynamisch oder isokinetisch [26]. Isometrische oder statische Festigkeit ist die
maximale Kraft, die ausgeübt werden kann gegen ein unbewegliches Objekt. Dynamische Stärke ist das schwerste Gewicht, das gehoben werden kann. Isokinetische
Stärke ist das maximale Drehmoment, das ausgeübt werden kann gegen eine Vor-
richtung, die geschwindigkeitsbestimmend voreingestellt wird. Bisher wurden hierzu
wenige Studien durchgeführt, die auf diesen verschiedenen Muskelkraft-Messungen
basieren.

12.4 Definitionen der Sarkopenie

Die am häufigsten verwendete Definition von Sarkopenie wurde von Janssen et al.
vorgeschlagen [30] und basiert auf der Kalkulation des Skelettmuskelmasse-Index
(ASMI), welcher durch Division der appendikulären Skelettmuskelmasse (ASM) durch

Tab. 12.1: Definitionen und Diagnosemethoden der Sarkopenie.

	Diagnosemethoden	Schwellenwert Frauen	Schwellenwert Männer	Studie	Quelle
Muskel-masse	DEXA	ASMI: 5,5 kg/m^2	ASMI: 7,26 kg/m^2	Rosetta Studie	[8]
	BIA	SMI: 5,75 kg/m^2	SMI: 8,50 kg/m^2	NHANES III Studie	[32]
Muskel-kraft	Handgriff Stärke [kg]	19,3 kg	30,3 kg	InCHIANTI Studie	[33]
	Beinmuskelkraft [Newton]	< 69 N	< 69 N	Probanden zwischen 65–93 Jahre	[34]
	Beinkraft [Watt]	59,1 W	101,0 W	InCHIANTI Studie	[33]
Leistungs-fähigkeit	SPPB	Gesamt Score < 8	Gesamt Score < 8	EPESE	[35]
	Sechs-Minuten-Lauftest Spiroergometrie				

die quadrierte Körpergröße in Metern (ASM/m^2) errechnet wird. Demnach wird Sarkopenie diagnostiziert als ASMI von zwei Standardabweichungen oder mehr unter dem Mittelwert einer gesunden jungen Referenzgruppe zwischen 20 und 30 Jahren gleichen Geschlechts und gleichen ethnischen Hintergrundes bei gleichzeitig erniedrigter Ganggeschwindigkeit von ≤ 1 m/s oder einer Entfernung von weniger als 400 m beim Sechs-Minuten-Gehtest [30]. Tabelle 12.1 zeigt die verschiedenen verwendeten Definitionen und Diagnosemethoden der Sarkopenie.

Eine andere Definition der Sarkopenie verwendet einen Prozentsatz des Skelettmuskulatur-Indexes (SMI%, Gesamtmuskelmasse/Körpermasse × 100) [29].

Obwohl die Verwendung dieser Indizes zur Erfassung der Sarkopenie für klinische Zwecke sinnvoll zu sein scheint, sind sie nicht immer sehr genau. Das liegt daran, dass Sarkopenie kein einheitlicher Zustand ist. Bis zu 20% der Muskelmasse der Extremitäten werden beispielsweise beim DEXA gewöhnlich unterschätzt [31].

12.5 Therapieansätze der Sarkopenie

Die Behandlung der Sarkopenie stellt im klinischen Alltag immer noch eine Herausforderung dar. Krafttraining gilt als geeignet, der Entstehung einer Sarkopenie vorzubeugen. Zudem ist Krafttraining geeignet, die Ganggeschwindigkeit und die Muskelkraft insgesamt zu verbessern. Durch die Gabe von anabolen Steroidhormonen lässt sich zwar die Rückbildung der Muskulatur drosseln, aber häufig treten unerwünschte Nebenwirkungen auf. Verschiedene Untersuchungen haben gezeigt, dass eine Erhöhung der Proteinaufnahme und vor allem der aufgenommenen Menge an den verzweigtkettigen Aminosäuren Leucin, Isoleucin und Valin förderlich für die Prävention und Behandlung der Sarkopenie sind. So kann über die Erhöhung der Proteinneubildung im Muskel eine Steigerung der Körpermagermasse (diese entspricht im Wesentlichen der Skelettmuskulatur im DEXA) erreicht werden. In einer Reihe unabhängiger Studien wurde gezeigt, dass eine ergänzende bilanzierte Diät mit essenziellen Aminosäuren, zu denen auch die vorgenannten verzweigtkettigen Aminosäuren gehören, günstige Effekte auf die Muskelkraft, die Laufgeschwindigkeit und auch die Herzmuskelkraft haben kann. Eine genaue Abstimmung des Verhältnisses der verschiedenen Aminosäuren ist dabei allerdings unabdingbar. Weitere, auch medikamentöse Therapien befinden sich derzeit in Entwicklung.

12.6 Körperliches Training

Die Skelettmuskelmasse und Muskelfunktion nehmen mit dem Alter kontinuierlich ab. Der daraus resultierende Verlust der Muskelkraft und damit die Verringerung der Ganggeschwindigkeit scheint größer zu sein als der messbare Rückgang der Muskelmasse [36]. In der oberen Extremität scheint diese Veränderung der Muskelkraft bei Männern größer zu sein als die Veränderung der Muskelmasse insgesamt [37]. Frauen sind anfälliger für einen Muskelmasseabbau insgesamt. Einige Studienergebnisse deuten darauf hin, dass körperliches Training mit dem Ziel, die Funktionsfähigkeit der Muskeln zu verbessern, diese geschlechtsspezifischen Unterschiede berücksichtigen sollte. Tabelle 12.2 zeigt eine Übersicht zu den möglichen Trainingsprogrammen die bei Sarkopenie verwendet werden können. Auf der Grundlage, dass Männer generell doppelt so viel Muskelmasse aufweisen wie Frauen, sollten die Trainingsprogramme geschlechtsspezifisch erstellt werden. Trainingsprogramme für Männer sollten mehr darauf abzielen, funktionelle Bewegungen der oberen Gliedmaßen zu berücksichtigen, während für Frauen der Fokus mehr auf der Steigerung der Muskelmasse und funktionellen Bewegung in den unteren Extremitäten zu setzen ist, um das Risiko der Entstehung einer Sarkopenie zu reduzieren. Krafttraining erscheint als ein vielversprechendes Training für ältere Menschen, um sowohl Muskelmasse als auch Muskelkraft zu erhöhen. Einige Studien zeigen die Wirksamkeit der Verbesserung der Muskelmasse, Kraft, Balance und Ausdauer unter den älteren Menschen [38, 39]. Bereits nach drei Monaten [40] mit Gewichthebe-Übungen konnte eine stark erhöhte Proteinsynthese und Muskelkontraktionsrate bei Senioren nachgewiesen werden. In einer randomisierten und Placebo-kontrollierten Studie an Pflegeheimbewohnern, die zehn Wochen lang ein Krafttraining absolvierten, konnte ebenfalls eine verbesserte Muskelkraft und Leistung sowohl bei der Gehgeschwindigkeit als auch beim Treppensteigen gezeigt werden [41]. Frontera et al. [42] zeigten zudem, dass bereits nach zwei Wochen Krafttraining die Streck- und Beugekraft bei älteren Teilnehmern wesentlich verbessert werden konnte. Fry et al. [43] konnten zeigen, dass die Regulation und der Abbau von Muskelprotein im Alter ähnlich reagieren wie bei jungen Menschen. Dem-

Tab. 12.2: Übersicht der Trainingsprogramme bei Sarkopenie.

Trainingsart	Häufigkeit	Intensität	Dauer
Körperliches Training (Schwimmen, Laufen, Joggen, Radfahren, Tanzen)	5 Tage pro Woche	Mittlere Intensität Stufe 5–6 Auf einer 10-Punkte-Skala	30 Minuten pro Trainingseinheit
	3 Tage pro Woche	Starke Intensität Stufe 7–8 Auf einer 10-Punkte-Skala	20 Minuten pro Trainingseinheit
Kraft-Training (Training der großen Muskelgruppen ohne oder mit leichten Gewichten)	2 Tage pro Woche	Niedrige bis mittlere Intensität	8–10 Übungen
			1–3 Sets pro Übung
			8–12 Wiederholungen
			1–3 min Ruhepause
Power-Training (Training der großen Muskelgruppen mit Gewichten)	2 Tage pro Woche	Starke Intensität	1–3 Übungen
			6–10 Wiederholungen

nach könnte gezieltes Krafttraining im Alter eine Sarkopenie verlangsamen oder sogar verhindern.

Es erscheint sinnvoller, den fortschreitenden Verlust von Muskelmasse im Alter zu verhindern, anstatt zu versuchen, die Muskelstärke und -funktion im Alter wiederherzustellen. Präventive Strategien zusammen mit Behandlungsmaßnahmen zur Kraft und Funktion sollten so früh wie möglich vor dem Verlust der Skelettmuskelmasse initiiert werden. Zusammen mit körperlichem Training zur Intervention spielen Ernährungskonzepte eine wichtige Rolle im Management der Sarkopenie. Laut Literatur ist eine Kombination von Bewegung und Ernährungstherapie der Schlüssel, um Sarkopenie zu verhindern, zu behandeln und um ihr Fortschreiten zu verlangsamen [29, 44].

12.7 Nahrungsergänzungen bei Sarkopenie

12.7.1 Essenzielle Aminosäuren

Essenzielle Aminosäuren wie z. B. Leucin sind potente Stimulatoren der Muskelproteinbiosynthese. Einige Studien haben sich auf die Stimulation der Muskelproteinbiosynthese fokussiert, speziell über die Proteinkinase mTORC1 (Mtor Komplex 1) [45], aber die in-vivo-Bedeutung dieses Mechanismus als Regulator der Proteinsyntheserate beim Menschen ist noch nicht bewiesen. Mehrere Studien konnten zeigen, dass die maximale Stimulation der Muskelproteinsynthese mit 15 g essenziellen Aminosäuren täglich möglich ist [21]. Im Alter zeigt sich eine verlangsamte Reaktion auf die anabolen Reize [46]. Jedoch kann dieser Mangel an Reaktionsfähigkeit bei älteren Erwachsenen überwunden werden mit einer Aminosäuregabe und damit einer höheren Proteinumsatzrate [47]. Dies legt nahe, dass der Mangel an Muskelreaktion generell bei älteren Probanden durch eine höhere Proteinzufuhr überwunden werden kann. Der Verzehr von Nahrungsproteinen (ca. 30–35% der gesamten Kalorienzufuhr) und die Aufnahme von relativ kleinen Mengen an essenziellen Aminosäuren (2,5–10 g) scheint auszureichen, um die myofibrilläre Proteinsynthese in einer Dosis-abhängigen Weise zu erhöhen [48]. Jedoch kann eine höhere Dosis von essenziellen Aminosäuren (20–40 g) offensichtlich nicht zu einem größeren oder zusätzlichen Effekt auf die Proteinsynthese wirken. Ähnliche Ergebnisse wurden nach der Einnahme von 113 g Rindfleisch (was 10 g essenziellen Aminosäuren entspricht) im Vergleich zu 340 g Rindfleisch (was 30 g essenziellen Aminosäuren entspricht) beobachtet [49]. Trotz einer Verdreifachung der Menge der essenziellen Aminosäuren gab es keine weitere Steigerung bei der Proteinbiosynthese, weder bei jungen noch bei älteren Personen nach dem Verzehr von 340 g gegenüber 113 g Fleisch. Dies macht deutlich, wie das Gleichgewicht zwischen Proteinsynthese und Abbau die gesunde Muskelfunktion beeinflusst.

12.7.2 Vitamin D

In den letzten Jahren wurde die Rolle von Vitamin D in der Sarkopenie zunehmend untersucht; berichtet wurde entsprechend eine Verringerung der Skelettmuskelmasse und -kraft durch degenerative Prozesse. Zu der im Körper vorhandenen Ausgangssubstanz der Vitamin-D-Synthese, dem Provitamin 7-Dehydrocholesterol, muss noch Sonnenlicht hinzukommen. Der 7-Dehydrocholesterolgehalt der Haut sinkt mit dem Alter. Ferner nimmt beim Menschen im Alter die Fähigkeit der Haut, Vitamin D zu bilden, ungefähr um den Faktor 3 ab im Vergleich zu einem 20-jährigen Menschen [50]. Vitamin D wirkt sich auf Muskelkraft, Muskelgröße und neuromuskuläre Leistung aus [51]. Hinweise deuten darauf hin, dass mit zunehmendem Alter die Reduktion der Muskelmasse mit einem deutlich verringerten zirkulierenden Vitamin-D-Spiegel assoziiert ist [52], was zu einer Gebrechlichkeit bei älteren Menschen und häufigen Stürzen führt. Um eine Wirkung auf den Skelettmuskel zu erreichen, muss Vitamin D an den VDR-Rezeptor gebunden sein [53]. Für eine ausreichende Versorgung mit Vitamin D ist eine angemessene Sonnen- oder UVB-Exposition oder andernfalls eine Supplementierung notwendig. Eine doppelblinde, randomisierte, kontrollierte Studie, bei der eine Tagesdosis von 700 IE Vitamin D verabreicht wurde, zeigte, dass bei älteren Menschen der Vitamin-D-Abbau reduziert werden konnte, wenn die Serumspiegel an 25-Hydroxyvitamin D höher als 60 nmol/l lagen [54]. Weitere Studien zeigten allerdings, dass mit einer täglichen Dosis unter 600 IU anscheinend keine positive Wirkung in Bezug auf eine Linderung von Muskel-Skelett-Schmerzen oder eine Prävention von osteoporotischen Frakturen erzielt werden kann. Dies zeigt deutlich, dass weitere Untersuchungen zur Vitamin-D-Supplementierung auch im Hinblick auf die exakte Dosierung erforderlich sind.

12.7.3 Wachstumshormon

Die Wirkung von Wachstumshormonen basiert auf der vermittelten Proteinsynthese von Insulin-artigem Wachstumsfaktor-1 („Insulin-like growth factor-1", IGF-1) und Fettmobilisierung [55]. Ein Mangel an Wachstumshormonen wurde bei älteren Erwachsenen gemeinsam mit einer Reduktion der Muskelmasse und einer Zunahme der Fettmasse gemessen. Das Verabreichen von rekombinantem humanem Wachstumshormon bei gesunden älteren Erwachsenen für die Dauer von einem Monat erhöhte das zirkulierende IGF-1 und führte zu einer 50%igen Zunahme der Muskelproteinsynthese, die unter Verwendung von Biopsiematerial aus dem Muskel gemessen wurden [56]. In einer anderen Gruppe von älteren Probanden zeigte sich jedoch, dass eine dreimonatige Behandlung mit leicht höherer Dosis keine signifikante Veränderung der Proteinbiosynthese messbar macht. Wachstumshormone zusammen mit einem Krafttraining brachten keinen weiteren Gewinn im Hinblick auf Muskelmasse und -kraft [57, 58]. Dies weist darauf hin, dass das Hormon die Proteinsynthese im Muskelgewebe eher nicht anregen kann.

12.7.4 Androgene

Eine Querschnittsstudie [59], die 121 männliche und 170 weibliche Probanden im Alter von 65–97 Jahren untersuchte, zeigte eine signifikante Korrelation zwischen Muskelmasse und freiem Testosteron im Serum bei Männern, während es keinen Zusammenhang zwischen Östrogenspiegel und Muskelmasse bei Frauen gab. Die Östrogenspiegel fallen bei Frauen mit Eintritt in die Menopause stark ab; dies könnte eine Rolle spielen beim Verlust der Muskelkraft. Bisher gibt es allerdings widersprüchliche Ergebnisse bei Studien mit postmenopausalen Frauen, die eine Hormonersatztherapie erhielten. Im Alterungsprozess bei Männern fallen die Testosteronspiegel schrittweise, und die Entzündungsparameter erhöhen sich. Der allmähliche Rückgang der Testosteron-Produktion mit dem Altern, auch als Andropause bekannt, hat Auswirkungen auf verringertes allgemeines Wohlbefinden, häufigere Sarkopenie, ein erhöhtes Risiko von Herz-Kreislauf-Erkrankungen, reduzierte sexuelle Funktion und Osteoporose. Die Mehrzahl der klinischen Studien zeigt, dass eine richtig verabreichte Testosteron-Ersatztherapie, bei der die Estradiol- und Dihydrotestosteron-Level kontrolliert werden, keine negativen Auswirkungen wie zum Beispiel ein erhöhtes Herzinfarktrisiko zeigen. Die aktuellen „state-of-the-art"-Testosteron-Ersatz-Therapien umfassen einen Aromatase-Inhibitor, mit dem der Estradiolspiegel zu steuern ist. und einen 5α-Reduktase-Inhibitor, mit dem Dihydrotestosteron zu steuern ist. Die Testosteron-Kontroversen stammen weitgehend von schlecht gestalteten klinischen Studien, in denen Patienten einer Testosteron-Ersatz-Therapie unterzogen wurden, ohne gleichzeitig ihre Estradiol- und Dihydrotestosteron-Level zu kontrollieren.

Zahlreiche pharmakologische Therapien wie Myostatin-Inhibitoren, Testosteron- und „Angiotensin Converting Enzym-Inhibitoren" und Ghrelin werden untersucht zur Behandlung von Sarkopenie, aber bisher gibt es keine ausreichenden Daten für ihre Verwendung in der täglichen Praxis [60]. Eine randomisierte, kontrollierte Phase-2-Studie hat gezeigt, dass ein humaner monoklonaler Antikörper LY2495655, ein Myostatin-Inhibitor, die Muskelmasse verstärkt und damit die funktionelle Muskelkraft verbessern könnte [61]. Es gibt auch andere pharmakologische Inhibitoren, wie Proteasom- [62, 63] und Cyclophilin-Inhibitoren, die derzeit untersucht werden bezüglich ihrer Wirkungen auf die Skelettmuskeln, aber bisher sind diese Studien auf Tiermodelle beschränkt. Das Gleichgewicht zwischen Proteinsynthese und -abbau für die gesunde Muskelfunktion zusammen mit körperlichem Training erscheint die beste Intervention. Einige Ernährungskonzepte spielen eine wichtige Rolle im Management der Sarkopenie, es sollte aber immer eine Kombination von Bewegung und Ernährung sein.

Literatur

[1] Rosenberg IH. Sarcopenia: origins and clinical relevance. J Nutr 1997, 127(Suppl 5), 990S–991S.
[2] von Haehling S, Morley JE, Anker SD. An overview of sarcopenia: facts and numbers on prevalence and clinical impact. J Cachexia Sarcopenia Muscle 2010, 1, 129–133.
[3] Abellan van Kan G. Epidemiology and consequences of sarcopenia. J Nutr Health Aging 2009, 13, 708–712.
[4] Hughes VA, Frontera WR, Roubenoff R, Evans WJ, Singh MA. Longitudinal changes in body composition in older men and women: role of body weight change and physical activity. Am J Clin Nutr 2002, 76(2), 473–481.
[5] Evans W. Functional and metabolic consequences of sarcopenia. J Nutr 1997, 127(Suppl 5), 998S–1003S.
[6] Rolland Y, Czerwinski S, Abellan Van Kan G et al. Sarcopenia: its assessment, etiology, pathogenesis, consequences and future perspectives. J Nutr Health Aging 2008, 12(7), 433–450.
[7] Roubenoff RV, Hughes A. Sarcopenia: current concepts. J Gerontol A Biol Sci Med Sci 2000, 55(12), M716–724.
[8] Baumgartner RN, Koehler KM, Gallagher D et al. Epidemiology of sarcopenia among the elderly in New Mexico. Am J Epidemiol 1998, 147(8), 755–763.
[9] Morley JE, Kim MJ, Haren MT, Kevorkian R, Banks WA. Frailty and the aging male. Aging Male 2005, 8, 135–140.
[10] Fearon K, Evans WJ, Anker SD. Myopenia-a new universal term for muscle wasting. J Cachexia Sarcopenia Muscle 2011, 2, 1–3.
[11] Ebner N, Springer J, Kalantar-Zadeh K et al. Mechanism and novel therapeutic approaches to wasting in chronic disease. Maturitas 2013, 75(3), 199–206.
[12] Ebner N, von Haehling S. Unlocking the wasting enigma: Highlights from the 8th Cachexia Conference. J Cachexia Sarcopenia Muscle 2016, 7(1), 90–94.
[13] Morley JE. Sarcopenia: Diagnosis and treatment. J Nutr Health Aging 2008, 12, 452–456.
[14] Drey M, Grosch C, Neuwirth C, Bauer JM, Sieber CC. The motor unit number index (MUNIX) in sarcopenic patients. Exp Gerontol 2013, 48, 381–384.

[15] Purves-Smith FM, Sgarioto N, Hepple RT. Fiber typing in aging muscle. Exerc Sport Sci Rev 2014, 42, 45–45.

[16] Moore DR, Churchward-Venne TA, Witard O et al. Protein ingestion to stimulate myofibrillar protein synthesis requires greater relative protein intakes in healthy older versus younger men. J Gerontol A 2015, 70, 57–62.

[17] Kimball SR, O'Malley JP, Anthony JC, Crozier SJ, Jefferson LS. Assessment of biomarkers of protein anabolism in skeletal muscle during the life span of the rat: sarcopenia despite elevated protein synthesis. Am J Physiol Endocrinol Metab 2004, 287, E772–780.

[18] Giallauria F, Cittadini A, Smart NA, Vigorito C. Resistance training and sarcopenia. Monaldi Arch Chest Dis 2016, 84(1–2), 738.

[19] Giresi PG, Stevenson EJ, Theilhaber J et al. Identification of a molecular signature of sarcopenia. Physiol Genomics 2005, 21, 255–263.

[20] Balagopal P, Rooyackers OE, Adey DB, Ades PA, Nair KS. Effects of aging on in vivo synthesis of skeletal muscle myosin heavychain and sarcoplasmic protein in humans. Am J Physiol 1997, 273(4 Pt 1), E790–800.

[21] Baum JI, Kim IY, Wolfe RR. Protein Consumption and the Elderly: What is the optimal level of intake? Nutrients 2016, 8(6), Pii:E359.

[22] Leenders M, Verdijk LB, van der Hoeven L et al. Patients with type 2 diabetes show a greater decline in muscle mass, muscle strength, and functional capacity with aging. J Am Med Dir Assoc 2013, 14, 585–592.

[23] Roubenoff R. Sarcopenia and its implications for the elderly. Eur J Clin Nutr 2000, 54(Suppl 3), S40–S47.

[24] Narici MV. Effect of ageing on muscle contractile properties. In: Capodaglio P, Narici MV (eds). Physical Activity in the Elderly. Pavia, Maugeri Foundation Books and PI-ME Press, 1999, 61–67.

[25] Sherrington CS. Some functional problems attaching to convergence. Proc R Soc Lond 1929, 105, 332–362.

[26] Macaluso A, De Vito G. Muscle strength, power and adaptations to resistance training in older people. Eur J Appl Physiol 2004, 91, 450–472.

[27] Cruz-Jentoft AJ, Baeyens JP, Bauer JM et al. (European Working Group on Sarcopenia in Older People). Sarcopenia: European consensus on definition and diagnosis. Report of the European Working Group on Sarcopenia in Older People. Age Ageing 2010, 39(4), 412–423.

[28] Yu S, Umapathysivam K, Visvanathan R. Sarcopenia in older people. International Journal of Evidence-Based Healthcare 2014, 12(4), 227–243.

[29] Yu SC, Khow KS, Jadczak AD, Visvanathan R. Clinical screening tools for sarcopenia and its management. Curr Gerontol Geriatr Res 2016, 2016, 5978523.

[30] Janssen I, Heymsfield SB, Ross R. Low relative skeletal muscle mass (sarcopenia) in older persons is associated with functional impairment and physical disability. J Am Geriatr Soc 2002, 50, 889–896.

[31] Narici MV, Maffulli N. Sarcopenia: characteristics, mechanisms and functional significance. Br Med Bull 2010, 95(1), 139–159.

[32] Janssen I, Baumgartner R, Ross R, Rosenberg IH, Roubenoff R. Skeletal muscle cutpoints associated with elevated physical disability risk in older men and women. Am J Epidemiol 2004, 159, 413–421.

[33] Laurentani F, Russo C, Bandinelli S et al. Age-associated changes in skeletal muscles and their effect on mobility: an operational diagnosis of sarcopenia. J Appl Physiol 2003, 95, 1851–1860.

[34] Bean JF, Kiely DK, LaRose S, Alian J, Frontera WR. Is stair climb power a clinically relevant measure of leg power impairments in at-risk older adults? Arch Phys Med Rehabil 2007, 88, 604–609.

[35] Guralnik JM, Ferrucci L, Pieper CF et al. Lower extremity function and subsequent disability: consistency across studies, predictive models, and value of gait speed alone compared with the short physical performance battery. J Gerontol A Biol Sci Med Sci 2000, 55, M221–231.

[36] Barbat-Artigas S, Garnier S, Joffroy S et al. Caloric restriction and aerobic exercise in sarcopenic and non-sarcopenic obese women: an observational and retrospective study. J Cachexia Sarcopenia Muscle 2015, doi: 10.1002/jcsm.12075.

[37] Holwerda AM, Kouw IW, Trommelen J et al. Physical activity performed in the evening increases the overnight muscle protein synthetic response to presleep protein ingestion in older men. J Nutr 2016, 146(7), 1307–1314.

[38] Johnston AP, De Lisio M, Parise G. Resistance training, sarcopenia, and the mitochondrial theory of aging. Appl Physiol Nutr Metab 2008, 33, 191–199.

[39] Morley JE. Weight loss in older persons: new therapeutic approaches. Curr Pharm Des 2007, 13, 3637–3647.

[40] Yarasheski KE, Pak-Loduca J, Hasten DL, Obert KA, Brown MB, Sinacore DR. Resistance exercise training increases mixed muscle protein synthesis rate in frail women and men ≥ 76 yr old. Am J Physiol 1999, 277(1 Pt 1), E118–125.

[41] Fiatarone MA, O'Neill EF, Ryan ND et al. Exercise training and nutritional supplementation for physical frailty in very elderly people. N Engl J Med 1994, 330, 1769–1775.

[42] Frontera WR, Meredith CN, O'Reilly KP, Knuttgen HG, Evans WJ. Strength conditioning in older men: skeletal muscle hypertrophy and improved function. J Appl Physiol (1985) 1988, 64, 1038–1044.

[43] Fry CS, Drummond MJ, Glynn EL et al. Skeletal muscle autophagy and protein breakdown following resistance exercise are similar in younger and older adults. J Gerontol A Biol Sci Med Sci 2013, 68, 599–607.

[44] Deutz NEP, Bauer JM, Barazzoni R et al. Protein intake and exercise for optimal muscle function with aging: recommendations from the ESPEN expert group. Clinical Nutrition 2014, 33(6), 929–936.

[45] Gordon BS, Kelleher AR, Kimball SR. Regulation of muscle protein synthesis and the effects of catabolic states. Int. J. Biochem. Cell Biol 2013, 45, 2147–2157.

[46] Katsanos CS, Kobayashi H, Sheffield-Moore M, Aarsland A, Wolfe RR. A high proportion of leucine is required for optimal stimulation of the rate of muscle protein synthesis by essential amino acids in the elderly. Am J Physiol Endocrinol Metab 2006, 291, 381–387.

[47] Wolfe RR. Regulation of muscle protein by amino acids. J Nutr 2002, 132, 3219–3224.

[48] Cuthbertson D, Smith K, Babraj J et al. Anabolic signaling deficits underlie amino acid resistance of wasting, aging muscle. FASEB J 2005, 19, 422–424.

[49] Symons TB, Sheffield-Moore M, Wolfe RR, Paddon-Jones D. A moderate serving of high-quality protein maximally stimulates skeletal muscle protein synthesis in young and elderly subjects. J Am Diet Assoc 2009, 109, 1582–1586.

[50] Wacker M, Holick MF. Vitamin D-effects on skeletal and extraskeletal health and the need for supplementation. Nutrients 2013, 5, 111–148.

[51] Shuler FD, Wingate MK, Moore GH, Giangarra C. Sports health benefits of vitamin D. Sports Health 2012, 4, 496–501.

[52] Winzenberg T, van der Mei I, Mason RS, Nowson C, Jones G. Vitamin D and the musculoskeletal health of older adults. Aust Fam Physician 2012, 41, 92–99.

[53] Wintermeyer E, Ihle C, Ehnert S et al. Crucial role of vitamin D in the musculoskeletal system. Nutrients 2016, 8(6), E319.

[54] Bischoff-Ferrari HA, Dawson-Hughes B, Staehelin HB et al. Fall prevention with supplemental and active forms of vitamin D: A meta-analysis of randomised controlled trials. Br Med J 2009, 339, 843–846.

[55] Rooyackers OE, Nair KS. Hormonal regulation of human muscle protein metabolism. Annu Rev Nutr 1997, 17, 457–485.

[56] Butterfield GE, Thompson J, Rennie MJ, Marcus R, Hintz RL, Hoffman AR. Effect of rhGH and rhIGF-I treatment on protein utilization in elderly men. Am J Physiol 1997, 272, E94–E99.

[57] Welle S, Thornton C, Statt M, McHenry B. Growth hormone increases muscle mass and strength but does not rejuvenate myofibrillar protein synthesis in healthy subjects over 60 years old. J Clin Endocrinol Metab 1996, 81, 3239–3243.

[58] Welle S, Totterman S, Thornton C. Effect of age on muscle hypertrophy induced by resistance training. J Gerontol 1996, 51A, M270–M275.

[59] Baumgartner RN, Waters DL, Gallagher D, Morley JE, Garry PJ. Predictors of skeletal muscle mass in elderly men and women. Mech Ageing Dev 1999, 107, 123–136.

[60] Macaluso A, De Vito G. Muscle strength, power and adaptations to resistance training in older people. Eur J Appl Physiol 2004, 91, 450–472.

[61] Becker C, Lord SR, Studenski SA et al. (STEADY Group). Myostatin antibody (LY2495655) in older weak fallers: a proof-of-concept, randomised, phase 2 trial. Lancet Diabetes Endocrinol 2015, 3(12), 948–957.

[62] Penna F, Bonetto A, Aversa Z et al. Effect of the specific proteasome inhibitor bortezomib on cancer-related muscle wasting. J Cachexia Sarcopenia Muscle 2016, 7(3), 345–354.

[63] Girón MD, Vílchez JD, Salto R et al. Conversion of leucine to β-hydroxy-β-methylbutyrate by α-keto isocaproate dioxygenase is required for a potent stimulation of protein synthesis in L6 rat myotubes. J Cachexia Sarcopenia Muscle 2016, 7(1), 68–78.

Christian Werner und Ulrich Laufs

13 Hyperlipoproteinämie

In diesem Kapitel werden die aktuellen Erkenntnisse zum Einfluss von körperlicher Aktivität auf den Lipidstoffwechsel zusammengefasst.

13.1 Bedeutung der Lipoproteine für die Atherogenese

Bereits im Jahr 1856 beschrieb Rudolf Virchow erstmals den atheromatösen Prozess in den Arterien. Eine zentrale Beobachtung von Virchow war die histologische Ähnlichkeit atherosklerotischer Veränderungen mit chronisch-entzündlichen Prozessen. Insbesondere beschrieb er die typische, progressiv und fokale fettige Degeneration zellulärer Elemente in Kombination mit interstitiellen Veränderungen und der Ablagerung von Cholesterin [1]. Die kausale zelluläre und molekulare Bedeutung von LDL-C für die Pathogenese der Atherosklerose wurde seither in multiplen Untersuchungen bestätigt [2]. In den 1950er-Jahren wurde die Assoziation von erhöhten LDL-C-Serum-Konzentrationen und kardiovaskulärem Risiko beschrieben [3]. Ungefähr gleichzeitig wurde eine inverse Beziehung zwischen dem Ausmaß an körperlicher Aktivität und dem kardiovaskulären Risiko bekannt [4]. Epidemiologische Studien und Registerdaten belegen eine Korrelation der Plasmacholesterinkonzentration – und hierbei insbesondere LDL-C – mit dem Risiko für Myokardinfarkte und kardiovaskuläre Sterblichkeit [5]. Die kausale Bedeutung von LDL-C für kardiovaskuläre Sterblichkeit wird durch genetische Studien untermauert (positive Mendelsche Randomisierung) [6, 7] und spiegelt sich in den Leitlinien der Fachgesellschaften wider [8–10]. Die aktuell sinkende kardiovaskuläre Letalität in der Bevölkerung ist wesentlich durch eine therapeutische Senkung des LDL-C begründet [11, 12].

Zusätzlich zu den Folgen der Atherosklerose (KHK, pAVK, Schlaganfall) tragen erhöhte Non-HDL-Lipoproteine zu der Pathogenese des metabolischen Syndroms, des Diabetes mellitus Typ II und der nicht-alkoholischen Fettlebererkrankung (NAFLD) bei. In den letzten Jahren ist das postprandiale Lipidprofil zunehmend in den Fokus gerückt, da es Hinweise darauf gibt, dass eine postprandiale Hyperlipidämie das kardiovaskuläre Risiko erhöhen kann [13]. Positive Effekte körperlicher Aktivität auf den postprandialen Lipidanstieg sind bekannt, die zugrunde liegenden Mechanismen jedoch nur teilweise.

DOI 10.1515/9783110456783-013

13.2 Körperliche Aktivität

Regelmäßige körperliche Aktivität stellt eine Evidenz-basierte Maßnahme zur Primär- und Sekundärprävention von Herz-Kreislauf-Erkrankungen dar [14]. Die Beziehungen zwischen Lipidprofil und körperlichem Training wurden in verschiedenen Untersuchungen charakterisiert [15, 16]. Eine Trainingsintervention führt zur Verbesserung der atherogenen Dyslipidämie, trägt zur Reduktion der Adipositas bei, reduziert Bluthochdruck und verbessert eine gestörte Insulinsensitivität.

13.2.1 Einfluss von körperlicher Aktivität auf LDL-C, Non-HDL-C und HDL-C

Sowohl aerobes Ausdauertraining als auch Krafttraining sind hinsichtlich ihrer Wirkungen auf das Lipidprofil charakterisiert worden. Tabelle 13.1 gibt einen Überblick über die beobachteten Effekte in der momentan aktuellsten Zusammenfassung von Gordon et al [17]. In der Analyse waren die Effekte auf die Triglyzerid-Konzentration am stärksten (Ausdauertraining: ca. − 11%; Krafttraining: ca. − 6%). Die vorliegenden Studien umfassen häufig eine relativ geringe Zahl an Probanden. Die berichteten Effektgrößen sind heterogen und werden durch verschiedene Variablen beeinflusst. So beeinflussen Fitnesszustand bei Studienbeginn, Energieverbrauch durch das Training (Trainingsvolumen und -intensität), Lipidwerte zu Beginn des Trainings und Körpergewicht- und Fettanteil zu Beginn der Trainingsintervention sowie die erzielte Änderung während der Studie die Effektgrößen.

Tab. 13.1: Zusammenfassung der durch Ausdauer- und Krafttraining ausgelösten Effekte auf das Nüchtern-Lipidprofil. Die Effektgröße war abhängig vom Fitnesszustand bei Studienbeginn, Trainingsvolumen (z. B. Gesamtenergieverbrauch), Intensität des Trainings, Lipoproteinkonzentrationen zu Beginn des Trainings, Körpergewicht- und Fettanteil zu Beginn der Trainingsintervention sowie der Änderung während der Studie (modifiziert nach Gordon et al., Current Sports Medicine Reports, 2014).

Lipidmarker	Aerobes Ausdauertraining	Krafttraining
Triglyzeride	~ 11 % Abnahme	~ 6 % Abnahme
Gesamtcholesterin	~ 2 % Abnahme	~ 3 % Abnahme
LDL-Cholesterin	Keine Änderung	~ 4,5 % Abnahme
Non-HDL-C	~ 2,5 % Abnahme	~ 6 % Abnahme
HDL-Cholesterin	~ 4,0 % Zunahme	~ 1,0 % Zunahme
LDL-Partikelgröße	Zunahme	Unbekannt
HDL-Partikelgröße	Zunahme	Unbekannt

(a) Ausdauertraining und LDL

Kelley et al. führten eine Metaanalyse der Effekte von aerobem Ausdauertraining auf die LDL-C-Konzentration durch [18]. Die Analyse beinhaltete 14 Trainingsstudien an 613 Probanden. Das Training dauerte im Mittel 20 Wochen mit einer Trainingsfrequenz von 3–5-mal/Woche und einer Trainingsdauer von 17–75 Minuten pro Sitzung bei einer Intensität von 48–78% der maximalen Sauerstoffaufnahme. Die Metaanalyse ergibt keinen Effekt von Training auf das LDL-C (Effektgröße < 1%). Die Analyse beschreibt jedoch eine Korrelation zwischen der Änderung von LDL-C und der Änderung des Körpergewichts ($r = 0,75$, $P = 0,009$) [18]. In Ausdauertrainingsstudien, die eine signifikante LDL-C-Abnahme dokumentierten, zeigte sich ebenso eine Abnahme des Körpergewichts [19, 20]. Im Mittel betrug pro Kilogramm Gewichtsverlust die LDL-C-Abnahme durch die Trainingsintervention 0,8 mg/dl [21]. D. h. auch bei dieser retrospektiv ausgewählten Subgruppe ist der Effekt auf das LDL-C relativ gering ausgeprägt.

Zu intensivem Ausdauertraining liegen nur wenige Daten vor. Kraus et al. beobachteten 2002, dass bei Probanden, die ein hochintensives Ausdauertraining mit hohem Trainingsvolumen (z. B. 20 Meilen Jogging/Woche bei 65–80% der VO_{2max}) absolvierten, eine Änderung der LDL-Partikelgröße sowie eine Abnahme der LDL-C-Konzentration auftraten [16]. Weiterhin zeigt diese Studie eine stärkere Assoziation des Trainingsvolumens im Vergleich zur Trainingsintensität mit Veränderungen der Lipoproteinkonzentration.

(b) Krafttraining und LDL

Die Datenlage zu den Effekten von Krafttraining auf die LDL-C-Konzentration ist heterogen. Es wurde vermutet, das Trainingsprogramme < 3 Monate zu kurz sind, um Veränderungen des LDL-C zu bewirken [21]. In einer Metaanalyse [22] wurden 28 Studien ausgewertet. Das Training erfolgte im Mittel über 24 Wochen, mit einer Frequenz von zwei Trainingseinheiten pro Woche, im Schnitt neun Übungen mit 1–5 Sätzen von im Durchschnitt 12 Wiederholungen bei 70% des individuellen Wiederholungsmaximums pro Satz. Es ergab sich eine Reduktion des LDL-C um 5,6% (6 mg/dl). Eine zweite Metaanalyse von Tambalis et al. [23] beschreibt ebenfalls eine LDL-C-Abnahme von 5–23% durch Krafttraining. Gordon et al. beschrieben eine Senkung um 4,5% ([17], Tabelle 13.1). Andere Studien haben vergleichbare Effekte allerdings nicht gefunden [24], sodass die Effektgröße von Krafttraining auf LDL-C letztlich unklar bleibt. Als denkbarer Mechanismus der LDL-Senkung durch längerfristiges Krafttraining kommt eine gesteigerte Aktivität der Lipoproteinlipase in Betracht, die mit der Muskelmasse positiv korreliert [25]. Insgesamt ist der Effekt von Krafttraining auf LDL-C auch in den positiven Studien als gering zu beurteilen.

(c) Training und Lp(a)

Bei Lipoprotein(a) handelt es sich um eine LDL-Subfraktion, die Apoliprotein(a) enthält. Lp(a) hat eine homologe Struktur zu Plasminogen und konkurriert mit Plasminogen um Fibrinrezeptor-Bindungsstellen, wodurch die Fibrinolyse inhibiert wird. Die Lp(a)-Konzentration ist genetisch determiniert. Zusammenfassend gibt es bisher keinen Hinweis darauf, dass sich Lp(a) durch körperliche Aktivität signifikant beeinflussen lässt [15, 17].

(d) Trainingseffekte auf Non-HDL-C

Die Non-HDL-C-Konzentration umfasst neben LDL-C mit „Very-Low-Density-Lipoprotein-Cholesterin" (VLDL-C) und „Intermediate-Density-Cholesterin" (IDL-C) weitere potenziell atherogene Lipoproteinpartikel sowie Lipoprotein(a) [13]. Eine rezente Metaanalyse von Boekholdt et al. hat die Bedeutung von Non-HDL-C als kardiovaskulärer Risikomarker in den Vordergrund gestellt. Die Analyse an 38.000 mit Statinen behandelten Patienten zeigte, dass bei diesen Patienten erhöhte Non-HDL-C-Werte eine bessere Vorhersage des kardiovaskulären Ereignisrisikos erlauben als erhöhte LDL-C-Werte [26].

Eine Metaanalyse untersuchte den Einfluss von *Walking* auf Non-HDL-C [18]. In der Analyse wurden die Daten von 22 Studien mit insgesamt 984 Probanden ausgewertet. Die Trainingsprogramme variierten deutlich mit einer Studiendauer zwischen 10 und 104 Wochen (im Mittel 23 Wochen). Die Trainingsfrequenz rangierte zwischen 3 bis 15 Trainingseinheiten pro Woche. Die Dauer dieser Sitzungen betrug zwischen 10 und 75 Minuten bei einer Intensität zwischen 50–86% der VO_{2max} Die Analyse ergab eine durchschnittliche Verminderung des Non-HDL-C um 5,6 ± 1,6 mg/dl. Der Trainings-induzierte Abfall des Non-HDL-C war unabhängig von Körpergewicht und Körperfettmasse. In einer anderen Metaanalyse von Kelley und Kelley [22] war auch Krafttraining mit einer mittleren Non-HDL-C Reduktion von 8,7 mg/dl assoziiert.

(e) Auswirkungen körperlicher Aktivität auf HDL

In der Vergangenheit wurde pauschal HDL-Cholesterin als „gutes Cholesterin" und im Gegensatz dazu LDL-Cholesterin als „schlechtes Cholesterin" bezeichnet. Dies basierte auf großen epidemiologischen Studien, die eine inverse Beziehung zwischen der Konzentration der HDL im Plasma und dem Risiko einer koronaren Herzkrankheit (KHK) berichten. Niedrige HDL-Konzentrationen sind häufig mit Diabetes mellitus und einem metabolischen Syndrom vergesellschaftet. Niedriges HDL kann auch ein Hinweis auf chronische inflammatorische Prozesse darstellen. Genetische Analysen zeigen jedoch keine protektiven Effekte einer erhöhten HDL-C Serumkonzentration [27]. Die Funktionen der HDL gehen aber über das klassische Konzept des Cholesterin-Rücktransportes hinaus. Proteine der HDL besitzen anti-oxidative und anti-entzündliche Eigenschaften, die nicht mit dem Cholesterin-Gehalt korrelieren und zudem bei akuten und chronischen Erkrankungen in komplexer Weise alteriert sein können. Funktionelle Testungen oder die Bestimmung pathophysiologisch relevanter Lipid- oder Proteinfraktionen werden das HDL-C daher möglicherweise in der Zukunft verdrängen, stehen aber aktuell noch nicht für die klinische Routine zur Verfügung.

Eine Anhebung des HDL-C durch Lebensstil-Umstellung hat positive Auswirkungen und ist empfehlenswert. Dies gilt insbesondere für den Rauch-Stopp und körperliche Bewegung [28]. Auch für einen moderaten Alkohol-Genuss existieren Hinweise auf eine Gefäßprotektion.

Eine medikamentöse Behandlung mit Fibraten und Statinen hat nur einen sehr geringen Einfluss auf das HDL-C. Eine Anhebung des HDL durch Nikotinsäure oder CETP-Inhibitoren hat in den bislang vorliegenden Studien nicht zu einer Reduktion von klinischen Ereignissen geführt. Daher stellt das HDL-C aktuell kein Ziel für eine medikamentöse Therapie dar.

Die Erhöhung der HDL-C-Konzentration als Effekt von aerobem Ausdauertraining ist seit ca. 40 Jahren bekannt. Diese Änderung beträgt im Mittel 4–5% [29]. Dieses Ergebnis wurde in einer Metaanalyse 2007 (25 Ausdauertrainingsstudien mit insgesamt 1.404 Probanden) nochmals bestätigt [30]. Die Trainingsdauer betrug im Mittel 27 Wochen, die Frequenz 3–5 pro Woche, im Mittel wurden 40 Minuten pro Trainingseinheit bei einer Intensität von 65% der individuellen maximalen Sauerstoffaufnahme (VO_{2max}) trainiert. Hier zeigte sich im Durchschnitt ein HDL-C-Anstieg von 2,53 mg/dl, entsprechend einer Zunahme um 5%. Dieser Anstieg war unabhängig von Änderungen des Körpergewichts.

Die Frage, welche individuellen Faktoren die HDL-Änderung bei einem Ausdauertraining bedingen, ist allerdings komplex. In einer Studie der 1990er-Jahre, der „HERITAGE-Family-Studie", wurden die Effekte eines 20-wöchigen Ausdauertrainings auf das Lipid- und Lipoproteinprofil unter Berücksichtigung genetischer und ethnischer Aspekte untersucht. Die höchsten Anstiege von HDL-C zeigten sich bei den Probanden, die mit den niedrigsten HDL-C- und den höchsten Triglyzeridkonzentrationen in die Studie gestartet sind [31]. Darüber hinaus beobachteten die Autoren, dass die Probanden mit erhöhter viszeraler Adipositas die niedrigsten HDL-C-Werte hatten. Während sich zwischen HDL-C und VO_{2max} keine Assoziation zeigte, bestand eine signifikante Korrelation von HDL-C-Änderung und Änderungen der Körperfettmasse.

Die Arbeiten von Thompson et al. untersuchten die Frage, welchen Einfluss das Körpergewicht oder die Körperfettmasse per se auf die durch Training induzierte Änderung der HDL-Konzentration hat. In der Studie wurden Männer für vier Stunden pro Woche bei 60–80% ihrer maximalen Herzfrequenz trainiert [32]. Durch diätetische Maßnahmen („overfeeding") wurde das Körpergewicht konstant gehalten. Trotz gleichbleibenden Körpergewichts und -fettanteils zeigten die Probanden einen durchschnittlichen HDL-Anstieg von 3,8 mg/dl. Bereits in älteren Studien ließ sich dieser Zusammenhang bereits vermuten [33, 34].

Zusammenfassend zeigten die Studien mit aerobem Ausdauertraining, dass diese Trainingsform zu einer Erhöhung der Plasma-HDL-C-Konzentration führt und dass der Effekt mit einer niedrigen Ausgangskonzentration von HDL und der Höhe der Abnahme des Körpergewichts durch das Training korreliert. Zwei Mechanismen werden dafür propagiert: 1) Reduktion des HDL-Katabolismus durch die Leber und 2) eine Erhöhung der ApoA1-Synthese [15, 16, 35]. Abbildung 13.1 fasst die vermutlichen Mecha-

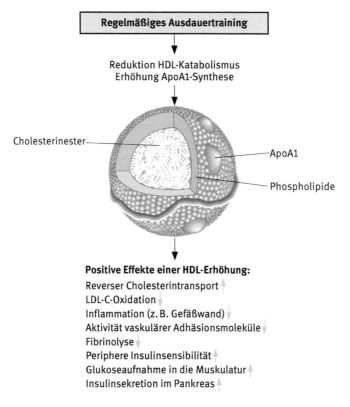

Abb. 13.1: Mechanismen und Effekte der HDL-Erhöhung durch körperliche Aktivität.

nismen und positiven Effekte einer HDL-C-Erhöhung durch Ausdauertraining zusammen.

Der Effekt von Krafttraining auf die Plasma-HDL-Konzentration ist weniger gut untersucht. Zusammenfassend wurde bisher keine konsistente HDL-Änderung nach Krafttraining gefunden. Dies könnte damit zusammenhängen, dass sich zwischen aerobem Ausdauertraining und Krafttraining deutliche Unterschiede im Trainingsvolumen und dadurch im kumulativen Energieverbrauch zeigen [22].

(f) Auswirkungen körperlicher Aktivität auf Nüchtern-Triglyzeride
Die Nüchtern-Triglyzeridkonzentrationen korrelieren invers mit dem Ausmaß an regelmäßiger körperlicher Aktivität [35]. Der TG-senkende Effekt korreliert mit der Trainingsintensität [16]. Physiologisch dienen die Triglyzeride (TG) als hocheffizienter Energiespeicher. Bei körperlicher Aktivität kommt es über die Aktivierung von Lipasen zur Umwandlung von TG in Glycerol und freie Fettsäuren, die von der Arbeitsmuskulatur verstoffwechselt werden [36]. Die Studien zu den Trainingseffekten auf Triglyzeride sind vor allem in adipösen und/oder dyslipidämischen Patienten durchgeführt

worden. In Metaanalysen [17] wurde durch Ausdauertraining im Mittel eine Triglyzeridsenkung von 11% und durch Krafttraining von 6% erreicht. In der „Cochrane-Metaanalyse" von Shaw et al. [37] wurden 43 Studien mit 3.476 adipösen Teilnehmern eingeschlossen, die für mindestens drei Monate trainiert wurden. Gemittelt über alle Studien hinweg zeigte sich ein Abfall der Nüchtern-TG um 18 mg/dl. Eine zusätzliche Ernährungsintervention führte nicht zu einer stärkeren TG-Senkung als Sport alleine [37]. Ein vergleichbarer TG-Effekt zeigte sich auch in der Metaanalyse von 49 Ausdauertrainingsstudien an 2.990 Männern, bei denen im Mittel eine TG-Abnahme um 9% beobachtet wurde [38].

13.3 Postprandialer Lipidstoffwechsel und kardiovaskuläres Risiko

Schon seit Jahren besteht die Hypothese, dass es sich bei der Atherosklerose um eine Erkrankung handelt, deren mitbestimmende Ursache in einer Störung der postprandialen Blutzusammensetzung liegt und die unter anderem durch erhöhte Triglyzeridkonzentration nach Nahrungsaufnahme vorangetrieben wird [39, 40]. Durch den Überfluss an Zufuhr zu Nahrungsmitteln befinden sich die Menschen in den Industrienationen fast kontinuierlich in einem postprandialen Zustand. Postprandial werden kleinere, triglyzeridreichere Remnant-Lipoproteine nachgewiesen. Diese scheinen in besonderer Weise atherogen zu wirken, da sie besonders gut in den subendothelialen Raum penetrieren und zur Schaumzell-Bildung beitragen [41, 42]. Epidemiologische Studien wie die „Womens' Health Study" und die „Copenhagen City Heart Study" weisen darauf hin, dass Parameter des postprandialen Lipidstoffwechsels für die Risikoprädiktion kardiovaskulärer Erkrankungen bzw. das Auftreten kardiovaskulärer Ereignisse bedeutsam sein könnten [43, 44].

13.4 Reduktion der postprandialen Hyperlipämie durch körperliche Aktivität

Körperliche Aktivität vermindert den postprandialen Anstiegs der Lipoproteine [45, 46]. Eine einzelne aerobe Trainingseinheit moderater Intensität mit einer Dauer von 30–90 Minuten reduziert den postprandialen Triglyzeridanstieg nach einer fettreichen Mahlzeit [47]. In einer Metaanalyse von Petitt und Cureton wurden die Daten von 29 Studien mit insgesamt 555 Individuen analysiert [48]. Das Hauptergebnis der Studie war, dass bei Personen, die vor einer fettreichen Mahlzeit sportliche Aktivität betreiben, der postprandiale Triglyzeridanstieg im Durchschnitt um eine halbe Standardabweichung abgesenkt wurde. Ferner wurde versucht, mögliche Einflussfaktoren auf diesen Trainingseffekt herauszuarbeiten. Keinen Einfluss hatten Alter,

Geschlecht, Studiendesign, Art der Fettmahlzeit, Zeitpunkt, Art und Dauer des Sports vor dem Essen. Allerdings war der Kalorienverbrauch während des Trainings signifikant mit der reduzierten postprandialen Lipämie assoziiert (Abbildung 13.2) [48]. Weitere Studien bestätigten dieses Ergebnis und stellten fest, dass der individuelle Fitness-Status ebenfalls entscheidend für die Effektgröße ist [35, 47]. Betont werden muss allerdings der transiente Charakter des Effekts auf das postprandiale Lipidprofil. Wenn die postprandialen TG-Konzentrationen mehr als zwei Tage nach dem letzten Training bestimmt werden, zeigt sich kein Effekt von körperlicher Aktivität mehr [49, 50].

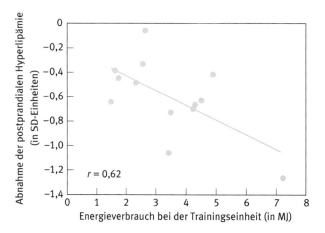

Abb. 13.2: Die Reduktion des postprandialen Triglyzeridanstiegs vor und nach einer Ausdauertrainingseinheit ist mit dem Energieverbrauch während des Trainings assoziiert (modifiziert nach Petitt und Cureton, Metabolism, 2003). Abkürzungen: SD = Standardabweichung; MJ = Megajoule; *r* = Pearson-Korrelationskoeffizient.

Die Effekte längerer Trainingsprogramme mit moderater körperlicher Aktivität wurden ebenfalls untersucht, z. B. mit einem 12-wöchigen aeroben Training (Walking, Laufen) [50]. Der primäre Unterschied zwischen einer einmaligen Trainingssitzung und einem regelmäßigen Training ist die Erhöhung der Trainingskapazität bzw. körperlichen Fitness. Die Ergebnisse hinsichtlich des postprandialen Triglyzeridanstiegs sind verhältnismäßig homogen [47, 50, 51].

Inwiefern Krafttraining zu einer Reduktion der postprandialen Lipidantwort führt, ist noch nicht hinreichend untersucht. In einer Untersuchung von Zafeiridis et al. erfolgte bei adipösen Patientinnen ein 60-minütiges intensives Krafttraining, welches vergleichbare Effekte zu einem aeroben Ausdauertraining zeigte [51]. In einer zweiten Studie wurde die postprandiale Lipidantwort 16 bzw. 40 Stunden nach einem moderaten Krafttraining untersucht. Trotz des insgesamt niedrigeren Energieverbrauchs zeigten sich auch hier niedrigere postprandiale TG-Konzentrationen [52].

Vier potenzielle Mechanismen kommen für die Reduktion des postprandialen Anstiegs TG-reicher Lipoproteine nach körperlicher Aktivität infrage: [35]

1. eine Modulation der Aktivität der hepatischen Lipase mit der Folge eines HDL-C-Anstiegs und einer TG-Reduktion;
2. die Beschleunigung der Oxidation mittel- und langkettiger Fettsäuren mit der Folge einer reduzierten intrazellulären Ceramidakkumulation, wodurch die Insulinsensibilität steigt;
3. die Erhöhung des mitochondrialen Membranpotenzials und
4. eine Aktivitätserhöhung der peripheren Lipoproteinlipase mit der Folge einer schnelleren Metabolisierung TG-reicher Lipoproteine.

13.4.1 Einfluss von körperlicher Aktivität auf die Dyslipidämie beim metabolischen Syndrom

Das metabolische Syndrom umfasst einen Cluster von kardiovaskulären Risikomarkern und -faktoren, die kollektiv das KHK-Risiko und die Mortalität erhöhen. Hierdurch werden Patienten mit einem erhöhten kardiovaskulären Risiko und erhöhter Gesamtsterblichkeit identifiziert [53, 54].

Die klinischen Charakteristika des metabolischen Syndroms wurden von verschiedenen Gesellschaften definiert, wie z. B. von der „World Health Organization", dem „National Cholesterol Education Program" und der „International Diabetes Federation" [55, 56]. In diesen Definitionen wurde eine Kombination aus Dyslipidämie, arterieller Hypertonie, Hyperglykämie und abdomineller Adipositas, gemessen am Taillenumfang, für die Diagnosestellung des metabolischen Syndroms festgelegt. Diese Risikofaktoren interagieren und beeinflussen sich gegenseitig.

Der gestörte Lipidmetabolismus ist ein zentraler Bestandteil des metabolischen Syndroms, hier insbesondere reduzierte HDL-C- und erhöhte Nüchtern-TG-Konzentrationen. Patienten mit metabolischem Syndrom weisen eine konstante positive Energiebilanz auf und sind überwiegend in einem postprandialen Zustand aufgrund eines verzögerten Abbaus der postprandialen TG-reichen Lipoproteine. Dadurch entsteht eine vermehrte Speicherung der Lipide im abdominellen Fettgewebe. Unter den Bedingungen des metabolischen Syndroms erfolgt aus den TG-reichen Lipoproteinen ein Austausch veresterten Cholesterins mit HDL-C durch die Aktivität der CETP (Cholesterin-Ester-Transferprotein). In der Leber werden die TG-reichen HDL-Partikel zu kleinen dichten Partikeln abgebaut, die durch die Niere ausgeschieden werden. Dadurch kommt es beim metabolischen Syndrom zu erniedrigten HDL-C-Konzentrationen [35].

Die HDL-C-Verminderung führt zu einem verminderten reversen Cholesterintransport aus der Gefäßwand und trägt so zur atherogenen Dyslipidämie bei. Ferner hat sie negative Einflüsse auf den Zuckerstoffwechsel. Die Inhibition des Glukosemetabolismus bei vermindertem HDL-C wird auf folgende Mechanismen von HDL-Cholesterin zurückgeführt:

1. eine Verbesserung der peripheren Insulinsensibilität über anti-inflammatorische Wirkungen im Fettgewebe, im Muskel, in der Leber und in Makrophagen;
2. eine verbesserte Glukoseaufnahme in die Muskulatur über nicht-insulin-abhängige Signalwege;
3. eine Erhöhung der Insulinsekretion im Pankreas [57]. Im Umkehrschluss wird dadurch verständlich, dass eine Reduktion des HDL-C im Rahmen eines metabolischen Syndroms mit einer Erhöhung inflammatorischer Zytokine aus dem vermehrten abdominellen Fettgewebe, einer Insulinresistenz und erhöhten Glukosekonzentrationen einhergeht [35].

Hierdurch kann ein Teufelskreis entstehen, über den die am metabolischen Syndrom beteiligten Risikomarker und -faktoren das kardiovaskuläre Risiko nicht nur additiv, sondern exponentiell erhöhen. In einer Metaanalyse von neun Trainingsstudien an insgesamt 272 Patienten mit metabolischem Syndrom zeigten Pattyn et al. eine Verbesserung von Taillenumfang, HDL-C, systolischem und diastolischem Blutdruck sowie Glukosetoleranz [58]. Die Effekte auf HDL-C sind in Abbildung 13.3 grafisch dargestellt. Aus diesen Analysen wird verständlich, wie effektiv körperliche Aktivität bei der Behandlung des metabolischen Syndroms sein könnte, da sie alle im metabolischen Syndrom inkludierten Risikofaktoren günstig beeinflusst [15, 59–62]. Durch körperliche Aktivität kann das metabolische Risikoprofil verbessert und schlussendlich das kardiovaskuläre Risiko günstig beeinflusst werden [63].

Studie / Jahr	ΔHDL (95%-CI)	ΔHDL (95%-CI)
Dumortier et al., 2003	0,31 (-0,01–0,63)	
Watkins et al., 2003	0,03 (-0,23–0,29)	
Gomes et al., 2008	-0,07 (-0,17–0,03)	
Irving et al., 2008 (A)	0,17 (-0,11–0,45)	
Irving et al., 2008	0,09 (-0,22–0,40)	
Tjønna et al., 2008	0,26 (-0,03–0,55)	
Tjønna et al., 2008 (B)	0,22 (-0,06–0,50)	
Stensvold et al., 2010	-0,04 (-0,50–0,42)	
Balducci et al., 2010	0,07 (0,04–0,10)	
Gesamt (95%-CI)	**0,06 (0,03–0,09)**	$p < 0,0001$

-0,50   0   0,50

Abb. 13.3: Erhöhung der HDL-C-Konzentration durch Ausdauertraining bei Patienten mit metabolischem Syndrom oder hohem Risiko für ein solches. Gezeigt sind die Mittelwerte der numerischen Änderungen von HDL-C durch die Intervention im Vergleich zur untrainierten Kontrollgruppe (ΔHDL, in mmol/l) sowie das 95%-Konfidenzintervall (95%-CI). Links: Studie; Mitte: Zahlenwerte; rechts: Forest-Plot-Darstellung (modifiziert nach [58]). In allen sieben Studien wurde moderates, kontinuierliches Ausdauertraining durchgeführt, außer in (A) hochintensives Ausdauertraining und in (B) Intervalltraining.

Während die günstigen Effekte von aerobem Ausdauertraining beim metabolischen Syndrom mehrfach nachgewiesen wurden, liegen für Krafttraining nur wenige Daten vor. Die Erhöhung der fettfreien Muskelmasse führt jedoch zu Änderungen von Insulinsensibilität, Fettsäurestoffwechsel und Ruheenergieverbrauch, die im Rahmen eines metabolischen Syndroms wünschenswert sind. Dies könnte insbesondere für ältere Patienten bedeutsam sein, die eine reduzierte Muskelmasse aufweisen [64].

Abbildung 13.4 zeigt potenzielle Wirkungspunkte für körperliche Aktivität bei Patienten mit metabolischem Syndrom.

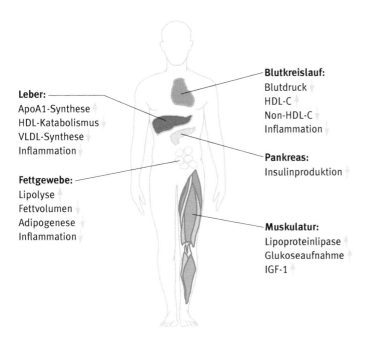

Leber:
ApoA1-Synthese
HDL-Katabolismus
VLDL-Synthese
Inflammation

Fettgewebe:
Lipolyse
Fettvolumen
Adipogenese
Inflammation

Blutkreislauf:
Blutdruck
HDL-C
Non-HDL-C
Inflammation

Pankreas:
Insulinproduktion

Muskulatur:
Lipoproteinlipase
Glukoseaufnahme
IGF-1

Abb. 13.4: Positive Effekte von körperlicher Aktivität beim metabolischen Syndrom. Abkürzungen: ApoA1, Apolipoprotein A1; IGF-1, Insulin-like growth factor-1.

13.5 Zusammenfassung

Sowohl die Bedeutung der Serumlipide, speziell des LDL-Cholesterins für die Pathogenese der Atherosklerose, als auch die Gefäß-protektive Wirkung von körperlicher Aktivität sind unstrittig. Die Datenlage zu den spezifischen Effekten von körperlicher Aktivität auf den Lipidstoffwechsel ist jedoch komplex. Als gesichert kann eine Erhöhung des HDL-Cholesterins und eine positive Beeinflussung der Hypertriglyzeridämie angesehen werden. Die Wirkung auf das LDL-C, dessen Serum-Konzentration wesentlich durch genetische Faktoren bestimmt ist, hängt von dem spezifischen Kontext ab und ist häufig nur gering ausgeprägt. Das Lipoprotein(a) lässt sich nicht durch körperliche Aktivität oder andere Lebensstil-Modifikationen senken. Positive Effekte sind für den postprandialen Lipidstoffwechsel und die Dyslipidämie bei dem metabolischen Syndrom dokumentiert. Es liegen mehr Daten zu den Effekten von Ausdauertraining vor, in Zusammenschau kommt vermutlich auch dem Krafttraining ein positiver Effekt zu. Obwohl Krafttraining mit einem geringeren Kalorienverbrauch als Ausdauertraining einhergeht, führen eine erhöhte Muskelmasse, der erhöhte Ruheenergieumsatz, verbesserte Insulinsensibilität und erhöhter Fettsäuremetabolismus zu den beschriebenen Effekten auf den Lipidstoffwechsel. Insgesamt besteht zu der klinisch sehr wichtigen Interaktion von körperlicher Aktivität und Lipidstoffwechsel weiterer Forschungsbedarf. Dies betrifft sowohl die zugrunde liegenden Mechanismen als auch klinischen Effekte von Trainingsstudien.

Literatur

[1]   Virchow R. Der atheromatöse Prozess der Arterien. Wien Med Wochenschr 1856, 52, 825–827.
[2]   Custodis F, Laufs U. [LDL-cholesterol–is there an "LDL hypothesis"?]. Dtsch Med Wochenschr 2015, 140, 761–764.
[3]   Duff GL, McMillan GC. Pathology of atherosclerosis. Am J Med 1951, 11, 92–108.
[4]   Morris JN, Heady JA, Raffle PA, Roberts CG, Parks JW. Coronary heart-disease and physical activity of work. Lancet 1953, 265, 1111–1120; concl.
[5]   Kannel WB, Castelli WP, Gordon T, McNamara PM. Serum cholesterol, lipoproteins, and the risk of coronary heart disease. The framingham study. Ann Intern Med 1971, 74, 1–12.
[6]   Ference BA, Majeed F, Penumetcha R, Flack JM, Brook RD. Effect of naturally random allocation to lower low-density lipoprotein cholesterol on the risk of coronary heart disease mediated by polymorphisms in NPC1L1, HMGCR, or both: A 2 × 2 factorial mendelian randomization study. J Am Coll Cardiol 2015, 65, 1552–1561.
[7]   Ference BA, Yoo W, Alesh I et al. Effect of long-term exposure to lower low-density lipoprotein cholesterol beginning early in life on the risk of coronary heart disease: A mendelian randomization analysis. J Am Coll Cardiol 2012, 60, 2631–2639.
[8]   Drozda JP Jr, Ferguson TB Jr, Jneid H et al. 2015 acc/aha focused update of secondary prevention lipid performance measures: A report of the American College of Cardiology/American Heart Association Task Force on performance measures. J Am Coll Cardiol 2016, 67, 558–587.
[9]   European Association for Cardiovascular Prevention & Rehabilitation, Reiner Z, Catapano AL, De Backer G et al. ESC/EAS Guidelines for the management of dyslipidaemias: the Task Force for the management of dyslipidaemias of the European Society of Cardiology (ESC) and the European Atherosclerosis Society (EAS). Eur Heart J 2011, 32, 1769–1818.
[10] Stone NJ, Robinson JG, Lichtenstein AH et al. 2013 ACC/AHA guideline on the treatment of blood cholesterol to reduce atherosclerotic cardiovascular risk in adults: a report of the American College of Cardiology/American Heart Association Task Force on Practice Guidelines. Circulation 2014, 129(25 Suppl 2), S1–45.
[11] Trejo-Gutierrez JF, Fletcher G. Impact of exercise on blood lipids and lipoproteins. 2007, 1, 175–181.

[12] Fletcher B, Berra K, Ades P et al. Managing abnormal blood lipids: a collaborative approach. Circulation 2005, 112, 3184–3209.

[13] Davidson MH, Ballantyne CM, Jacobson TA et al. Clinical utility of inflammatory markers and advanced lipoprotein testing: Advice from an expert panel of lipid specialists. J Clin Lipidol 2011, 5, 338–367.

[14] Perk J, De Backer G, Gohlke H et al. European guidelines on cardiovascular disease prevention in clinical practice (version 2012). The fifth joint task force of the European Society of Cardiology and other societies on cardiovascular disease prevention in clinical practice (constituted by representatives of nine societies and by invited experts). Eur Heart J 2012, 33, 1635–1701.

[15] Durstine JL, Grandjean PW, Cox CA, Thompson PD. Lipids, lipoproteins, and exercise. J Cardiopulm Rehabil 2002, 22, 385–398.

[16] Kraus WE, Houmard JA, Duscha BD et al. Effects of the amount and intensity of exercise on plasma lipoproteins. N Engl J Med 2002, 347, 1483–1492.

[17] Gordon B, Chen S, Durstine JL. The effects of exercise training on the traditional lipid profile and beyond. Curr Sports Med Rep 2014, 13, 253–259.

[18] Kelley GA, Kelley KS, Vu Tran Z. Aerobic exercise, lipids and lipoproteins in overweight and obese adults: A meta-analysis of randomized controlled trials. Int J Obes 2005, 29, 881–893.

[19] Kaplan RM, Wilson DK, Hartwell SL, Merino KL, Wallace JP. Prospective evaluation of HDL cholesterol changes after diet and physical conditioning programs for patients with type II diabetes mellitus. Diabetes Care 1985, 8, 343–348.

[20] Keller C, Trevino RP. Effects of two frequencies of walking on cardiovascular risk factor reduction in mexican american women. Res Nurs Health 2001, 24, 390–401.

[21] Goldberg AC, Hopkins PN, Toth PP et al. Familial hypercholesterolemia: screening, diagnosis and management of pediatric and adult patients: clinical guidance from the National Lipid Association Expert Panel on Familial Hypercholesterolemia. J Clin Lipidol 2011, 5, 133–140.

[22] Kelley GA, Kelley KS. Impact of progressive resistance training on lipids and lipoproteins in adults: A meta-analysis of randomized controlled trials. Prev Med 2009, 48, 9–19.

[23] Tambalis K, Panagiotakos DB, Kavouras SA, Sidossis LS. Responses of blood lipids to aerobic, resistance, and combined aerobic with resistance exercise training: A systematic review of current evidence. Angiology 2009, 60, 614–632.

[24] Williams MA, Haskell WL, Ades PA et al. Resistance exercise in individuals with and without cardiovascular disease: 2007 update: a scientific statement from the American Heart Association Council on Clinical Cardiology and Council on Nutrition, Physical Activity, and Metabolism. Circulation 2007, 116, 572–584.

[25] Brinkley TE, Halverstadt A, Phares DA et al. Hepatic lipase gene -514C>T variant is associated with exercise training-induced changes in VLDL and HDL by lipoprotein lipase. J Appl Physiol 2011, 111, 1871–1876.

[26] Boekholdt SM, Arsenault BJ, Mora S et al. Association of LDL cholesterol, non-HDL cholesterol, and apolipoprotein B levels with risk of cardiovascular events among patients treated with statins: A meta-analysis. JAMA 2012, 307, 1302–1309.

[27] Voight BF, Peloso GM, Orho-Melander M et al. Plasma HDL cholesterol and risk of myocardial infarction: A mendelian randomisation study. Lancet 2012, 380, 572–580.

[28] Perez-Mendez O, Pacheco HG, Martinez-Sanchez C, Franco M. HDL-cholesterol in coronary artery disease risk: Function or structure? Clin Chim Acta 2014, 429, 111–122.

[29] Enger SC, Herbjornsen K, Erikssen J, Fretland A. High density lipoproteins (HDL) and physical activity: The influence of physical exercise, age and smoking on HDL-cholesterol and the HDL-/total cholesterol ratio. Scand J Clin Lab Invest 1977, 37, 251–255.

[30] Kodama S, Tanaka S, Saito K et al. Effect of aerobic exercise training on serum levels of high-density lipoprotein cholesterol: A meta-analysis. Arch Intern Med 2007, 167, 999–1008.

[31] Couillard C, Despres JP, Lamarche B et al. Effects of endurance exercise training on plasma HDL cholesterol levels depend on levels of triglycerides: Evidence from men of the health, risk factors, exercise training and genetics (heritage) family study. Arterioscler Thromb Vasc Biol 2001, 21, 1226–1232.

[32] Thompson PD, Yurgalevitch SM, Flynn MM et al. Effect of prolonged exercise training without weight loss on high-density lipoprotein metabolism in overweight men. Metabolism 1997, 46, 217–223.

[33] Sopko G, Leon AS, Jacobs DR Jr et al. The effects of exercise and weight loss on plasma lipids in young obese men. Metabolism 1985, 34, 227–236.

[34] Wood PD, Haskell WL, Blair SN et al. Increased exercise level and plasma lipoprotein concentrations: A one-year, randomized, controlled study in sedentary, middle-aged men. Metabol 1983, 32, 31–39.

[35] Kraus WE, Slentz CA. Exercise training, lipid regulation, and insulin action: A tangled web of cause and effect. Obesity 2009, 17(Suppl 3), S21–26.

[36] Gill JM, Hardman AE. Exercise and postprandial lipid metabolism: An update on potential mechanisms and interactions with high-carbohydrate diets (review). J Nutr Biochem 2003, 14, 122–132.

[37] Shaw K, Gennat H, O'Rourke P, Del Mar C. Exercise for overweight or obesity. Cochrane Database Syst Rev 2006, 4, CD003817.

[38] Kelley GA, Kelley KS. Aerobic exercise and lipids and lipoproteins in men: A meta-analysis of randomized controlled trials. J Mens Health Gend 2006, 3, 61–70.

[39] Friedewald WT, Levy RI, Fredrickson DS. Estimation of the concentration of low-density lipoprotein cholesterol in plasma, without use of the preparative ultracentrifuge. Clin Chem 1972, 18, 499–502.

[40] Zilversmit DB. Atherogenesis: A postprandial phenomenon. Circulation 1979, 60, 473–485.

[41] Goldberg IJ, Eckel RH, McPherson R. Triglycerides and heart disease: Still a hypothesis? Arterioscler Thromb Vasc Biol 2011, 31, 1716–1725.

[42] Rutledge JC, Mullick AE, Gardner G, Goldberg IJ. Direct visualization of lipid deposition and reverse lipid transport in a perfused artery: Roles of VLDL and HDL. Circ Res 2000, 86, 768–773.

[43] Bansal S, Buring JE, Rifai N, Mora S, Sacks FM, Ridker PM. Fasting compared with nonfasting triglycerides and risk of cardiovascular events in women. JAMA 2007, 298, 309–316.

[44] Nordestgaard BG, Benn M, Schnohr P, Tybjaerg-Hansen A. Nonfasting triglycerides and risk of myocardial infarction, ischemic heart disease, and death in men and women. JAMA 2007, 298, 299–308.

[45] Cohen J. Chylomicron triglyceride clearance: Comparison of three assessment methods. Am J Clin Nutr 1989, 49, 306–313.

[46] Merrill JR, Holly RG, Anderson RL, Rifai N, King ME, DeMeersman R. Hyperlipemic response of young trained and untrained men after a high fat meal. Arteriosclerosis 1989, 9, 217–223.

[47] Maraki MI, Sidossis LS. The latest on the effect of prior exercise on postprandial lipaemia. Sports Med 2013, 43, 463–481.

[48] Petitt DS, Cureton KJ. Effects of prior exercise on postprandial lipemia: A quantitative review. Metabolism 2003, 52, 418–424.

[49] Aldred HE, Hardman AE, Taylor S. Influence of 12 weeks of training by brisk walking on postprandial lipemia and insulinemia in sedentary middle-aged women. Metabolism 1995, 44, 390–397.

[50] Herd SL, Hardman AE, Boobis LH, Cairns CJ. The effect of 13 weeks of running training followed by 9 d of detraining on postprandial lipaemia. Br J Nutr 1998, 80, 57–66.

[51] Zafeiridis A, Goloi E, Petridou A, Dipla K, Mougios V, Kellis S. Effects of low- and high-volume resistance exercise on postprandial lipaemia. Br J Nutr 2007, 97, 471–477.

[52] Pafili ZK, Bogdanis GC, Tsetsonis NV, Maridaki M. Postprandial lipemia 16 and 40 hours after low-volume eccentric resistance exercise. Med Sci Sports Exerc 2009, 41, 375–382.

[53] Mozaffarian D, Kamineni A, Prineas RJ, Siscovick DS. Metabolic syndrome and mortality in older adults: The cardiovascular health study. Arch Intern Med 2008, 168, 969–978.

[54] Gami AS, Witt BJ, Howard DE et al. Metabolic syndrome and risk of incident cardiovascular events and death: A systematic review and meta-analysis of longitudinal studies. J Am Coll Cardiol 2007, 49, 403–414.

[55] Alberti KG, Zimmet P, Shaw J, IDF Epidemiology Task Force Consensus Group. The metabolic syndrome–a new worldwide definition. Lancet 2005, 366, 1059–1062.

[56] National Cholesterol Education Program (NCEP) Expert Panel on Detection, Evaluation, and Treatment of High Blood Cholesterol in Adults (Adult Treatment Panel III). Third Report of the National Cholesterol Education Program (NCEP) Expert Panel on Detection, Evaluation, and Treatment of High Blood Cholesterol in Adults (Adult Treatment Panel III) final report. Circulation 2002, 106, 3143–3421.

[57] Drew BG, Rye KA, Duffy SJ, Barter P, Kingwell BA. The emerging role of HDL in glucose metabolism. Nature reviews. Endocrinology 2012, 8, 237–245.

[58] Pattyn N, Cornelissen VA, Eshghi SR, Vanhees L. The effect of exercise on the cardiovascular risk factors constituting the metabolic syndrome: A meta-analysis of controlled trials. Sports Med 2013, 43, 121–133.

[59] Albright A, Franz M, Hornsby G et al. American College of Sports Medicine position stand. Exercise and type 2 diabetes. Med Sci Sports Exerc 2000, 32, 1345–1360.

[60] Pescatello LS, Franklin BA, Fagard R, Farquhar WB, Kelley GA, Ray CA, American College of Sports Medicine. American college of sports medicine position stand. Exercise and hypertension. Med Sci Sports Exerc 2004, 36, 533–553.

[61] Thomas TR, Warner SO, Dellsperger KC et al. Exercise and the metabolic syndrome with weight regain. J Applied Physiol 2010, 109, 3–10.

[62] Watts K, Beye P, Siafarikas A et al. Exercise training normalizes vascular dysfunction and improves central adiposity in obese adolescents. J Am Coll Cardiol 2004, 43, 1823–1827.

[63] Lakka TA, Laaksonen DE. Physical activity in prevention and treatment of the metabolic syndrome. Appl Physiol Nutr Metab 2007, 32, 76–88.

[64] Dumortier M, Brandou F, Perez-Martin A, Fedou C, Mercier J, Brun JF. Low intensity endurance exercise targeted for lipid oxidation improves body composition and insulin sensitivity in patients with the metabolic syndrome. Diabetes Metabol 2003, 29, 509–518.

Teil III: **Gefahren durch körperliche Aktivität**

Andreas Müssigbrodt, Johannes Lucas, Till Heine, Sergio Richter,
Arash Arya, Andreas Bollmann, Gerhard Hindricks

14 Risiken durch Herzrhythmusstörungen

14.1 Einleitung

Körperlich aktive Menschen haben eine höhere Lebenserwartung als nicht aktive Menschen und ein geringeres Risiko für zahlreiche Erkrankungen. Vor allem kardiovaskuläre Erkrankungen kommen seltener vor. So berichtete Morris im Jahre 1953 einen Vergleich zwischen den vornehmlich sitzenden Busfahrern und den wesentlich bewegungsaktiveren Schaffnern. Letztere hatten durch ihre körperliche Aktivität ein 50% geringeres Risiko, einen Myokardinfarkt zu erleiden [1].

Da in modernen Gesellschaften der Anteil körperlicher Belastungen durch Erwerbstätigkeit geringer wird, kommt Sport eine wichtige Rolle in der Primär- und Sekundärprävention von Erkrankungen zu. Sportliche Aktivitäten werden zudem von vielen Menschen als positiv und die Lebensqualität verbessernd empfunden.

Als Herzrhythmusstörungen werden alle Abweichungen vom Sinusrhythmus mit normalem Herzfrequenzverhalten bezeichnet. Synonym wird auch das Wort Arrhythmien verwendet. Das Spektrum der Herzrhythmusstörungen bei Sportlern reicht von benignen Arrhythmien ohne Auswirkungen auf Gesundheit, Lebenserwartung und Leistungsfähigkeit bis zum plötzlichen Herztod als tragische Manifestation einer letalen Arrhythmie.

Die häufigste letale Arrhythmie bei Sportlern ist das Kammerflimmern. Das „exercise paradox" besagt, dass Sportler zwar insgesamt ein geringeres Risiko eines plötzlichen Herztodes haben als Nicht-Sportler, während des Sporttreibens selbst jedoch ein höheres Risiko für das Auftreten von Kammerflimmern besteht als während der Ruhephasen. Als Ursachen hierfür werden verkürzte myokardiale Refraktärzeiten und ein vermehrtes Auftreten von Automatien durch den höheren adrenergen Tonus während sportlicher Aktivitäten angenommen. Der plötzliche Herztod eines zuvor vital und gesund erscheinenden Sportlers ist fast immer ein dramatisches Ereignis, häufig mit entsprechendem Medienecho. Da bei fast allen am plötzlichen Herztod verstorbenen Sportlern in der Autopsie eine vorbestehende Herzerkrankung nachgewiesen werden konnte, ergibt sich aus der rechtzeitigen Diagnose die Möglichkeit, den plötzlichen Herztod in vielen Fällen zu vermeiden [2].

Glücklicherweise äußern sich symptomatische Arrhythmien jedoch meistens nicht als plötzlicher Herztod, sondern als Palpitationen. Sie können zudem Schwindel, Synkopen oder Luftnot, selten auch thorakale Schmerzen verursachen. Arrhythmien können aber auch völlig asymptomatisch bleiben.

DOI 10.1515/9783110456783-014

Unabhängig von der Art der Manifestation ist eine korrekte Diagnose anzustreben. Dies hat folgende Gründe:

1. Rhythmusstörungen können eine erste Manifestation einer potenziell letalen Herzerkrankung sein.
2. Rhythmusstörungen können die Leistungsfähigkeit und Lebensqualität der betroffenen Athleten einschränken.
3. Rhythmusstörungen können medikamentös und interventionell erfolgreich behandelt werden.

Da eine Symptom-Korrelation entscheidend ist für die Diagnose und die weitere Therapie, mitunter aber schwierig herzustellen ist, können neben dem 12-Kanal-EKG auch Langzeit-EKG, Event-Recorder sowie manche Herzfrequenzmessgeräte („Pulsuhren") genutzt werden [3].

Die Diagnostik und die sich daraus ergebende Beratung und Therapie sollten dazu dienen, benigne von malignen Arrhythmien zu unterscheiden sowie die Gesundheit und Lebensqualität betroffener Sportler zu erhalten [4]. Kammerflimmern und Vorhofflimmern sind die beiden Herzrhythmusstörungen, welche aus sportkardiologischer Sicht besondere Beachtung verdienen. Auch wenn alle Patienten mit Herzrhythmusstörungen – unabhängig davon, ob es sich um Sportler oder Nicht-Sportler handelt – zunächst einmal nach den gleichen Prinzipien untersucht, beraten und behandelt werden sollten, ergeben sich einige besondere Aspekte bei Sportlern mit Herzrhythmusstörungen. Auf diese soll auf den nächsten Seiten eingegangen werden. Aufgrund der ähnlichen Thematik ergeben sich in diesem Kapitel wesentliche Überschneidungen mit einer früheren Publikation [5].

Internationale Leitlinien zur Thematik dienen als Basis für das vorliegende Kapitel [6–8, 73].

14.2 Sportler mit Bradykardien und Schrittmachern

14.2.1 Normale und abnormale bradykarde Rhythmen und Leitungsverzögerungen bei Sportlern

Die Unterscheidung zwischen physiologischen trainingsbedingten Bradykardien auf der einen Seite und pathologischen Bradykardien und Leitungsverzögerungen auf der anderen Seite ist eine wesentliche sportkardiologische Kompetenz [5].

Herzfrequenzen von unter 60/min in Ruhe ohne Symptomatik sind sehr häufig bei Sportlern zu finden und besitzen *per se* keinen Krankheitswert. Sie werden durch einen erhöhten Vagotonus hervorgerufen. Sinusbradykardien bis 30/min sind ebenso wie junktionale Rhythmen vor allem bei hochtrainierten Ausdauersportlern in Ruhephasen und während des Schlafes nicht selten nachzuweisen. Der „AV-Block I°" (die Anführungszeichen werden verwendet, da es kein Block ist, sondern eine langsame

Tab. 14.1: Übersicht über normale und abnormale bradykarde Rhythmen und Leitungsverzögerungen bei Sportlern (adaptiert nach [9]). AV: Atrio-ventrikulär; min: Minute; ms: Millisekunde.

Normale bradykarde Rhythmen und Leitungsverzögerungen bei Sportlern	Abnormale bradykarde Rhythmen und Leitungsverzögerungen bei Sportlern
1. Sinusbradykardie (≥ 30/min)	1. Sinusbradykardie (< 30/min) und Pausen
2. Sinusarrhythmie	≥ 3 s
3. Ektoper Vorhofrhythmus	2. Kompletter Linksschenkelblock mit QRS
4. Junktionaler Rhythmus	≥ 120 ms mit negativer QRS-Polarität in V1 (QS
5. AV Block I°(PQ Intervall > 200 ms)	oder rS) und positiver QRS-Polarität
6. AV Block II°Wenckebach (Mobitz Type I)	I and V6
7. Inkompletter RSB	3. Jegliche intraventrikuläre
Diese häufigen trainingsbedingten	Leitungsverzögerung mit QRS-Dauer ≥ 140 ms,
EKG-Veränderungen sind physiologische	inklusive unspezifischer, intraventrikulärer
Anpassungen an regelmäßiges Training, können	Leitungsverzögerung
als normal betrachtet werden und benötigen bei	4. Höhergradige AV-Blockierungen: AV-Block II°
asymptomatischen Sportlern keine weiteren	Mobitz (Mobitz Typ 2) und AVB III°
Untersuchungen.	

Leitung) ist ebenso wie die Sinusbradykardie bei Sportlern zumeist Ausdruck eines ausgeprägten Vagotonus. Auch ein AV-Block II°mit Wenckebach-Periodik ist fast immer vagal bedingt. Diese trainingsbedingten EKG-Veränderungen sind physiologische Anpassungen an regelmäßiges Training, können als normal betrachtet werden und benötigen daher bei asymptomatischen Sportlern keine weiteren Untersuchungen [9].

Eine Übersicht über normale und abnormale bradykarde Rhythmen und Leitungsverzögerungen bei Sportlern ist in Tabelle 14.1 zu finden.

Sportarten ohne Ausdauerkomponente verursachen in der Regel keine oder eine nur gering ausgeprägte vagal bedingte Bradykardie.

14.2.2 Überlegungen vor dem Stellen einer Indikation zur Schrittmachertherapie

Aktuelle europäische Leitlinien zur Schrittmachertherapie wurden 2013 veröffentlicht [10].

Hauptindikationen für Schrittmacher-Implantationen sind (symptomatische) Sinusbradykardien („sick sinus syndrom") und (symptomatische) AV-Überleitungsstörungen. Auch eine Bradyarrhythmie bei Vorhofflimmern ist Ausdruck einer AV-Überleitungsstörung.

Reversible Ursachen einer symptomatischen Bradykardie müssen vor einer Schrittmacherimplantation ausgeschlossen werden (z. B. Borreliose, bradykardisierende Medikamente).

Beim Auftreten von Symptomen wie Synkopen, Schwindel und Einschränkungen der Leistungsfähigkeit gewinnt eine Bradykardie einen Krankheitswert. Kann eine solche Symptomatik mit einer Bradykardie korreliert werden – idealerweise mittels 12-Kanal-EKG – besteht die Indikation zur Schrittmacherimplantation. Diese Aussage muss jedoch bei Patienten mit Bradykardien im Rahmen neurokardiogener/vasovagaler Synkopen eingeschränkt werden. Hier besteht zumindest keine primäre Indikation zu einer Schrittmacherimplantation.

Unter chronotroper Kompetenz wird die Fähigkeit des Sinusknotens verstanden, auf Belastungen mit einem adäquaten Anstieg der Herzfrequenz zu reagieren. Die Einschränkung der chronotropen Kompetenz durch eine Erkrankung des Sinusknotens oder durch negativ chronotrope Medikamente (z. B. Betablocker) kann die Belastbarkeit einschränken. Da bei der maximalen Herzfrequenz wesentliche interindividuelle Unterschiede bestehen, sind Formeln zur Berechnung der maximalen Herzfrequenz wie „220 minus Lebensalter" nur zur Orientierung sinnvoll. Die maximale Herzfrequenz unter Ausbelastung ist bei austrainierten Sportlern normalerweise nicht geringer als bei Untrainierten.

Um pathologische von physiologischen (vagal bedingten) Bradykardien und Leitungsverzögerungen unterscheiden zu können, kann in Ausnahmefällen auch eine Unterbrechung des Trainings für ein bis zwei Monate mit anschließender Re-Evaluierung erwogen werden. Eine elektrophysiologische Untersuchung zur Abklärung von bradykarden Herzrhythmusstörungen ist nur in Ausnahmefällen notwendig. Das Auftreten einer symptomatischen Bradykardie sollte jedoch immer Anlass geben zu einer gründlichen kardiologischen Diagnostik, da die Bradykardie Erstmanifestation einer bisher nicht diagnostizierten Herzerkrankung sein kann [5].

14.2.3 Dürfen Patienten mit Schrittmachern Sport treiben?

Der überwiegende Teil der Schrittmacherimplantationen erfolgt bei > 40 Jahre alten Patienten. Es werden in Deutschland aber auch jährlich bei immerhin 600 bis 700 Patienten im Alter < 40 Jahre Schrittmacher implantiert, davon sind > 200 Patienten im Alter < 20 Jahre [11]. Während Wettkampf- und Leistungssportler mit Schrittmachern eine Rarität sind, sind ältere sportaffine Patienten mit Schrittmachern im Freizeit- und Rehasport häufiger anzutreffen.

Erkrankungen des Sinusknotens sind vor allem bei älteren Ausdauersportlern keine Seltenheit und häufig mit Vorhofflimmern assoziiert. Erkrankungen des Sinusknotens waren beispielsweise signifikant häufiger bei ehemaligen Teilnehmern an der Tour de Suisse (66 ± 7 Jahre) zu finden als bei gleich alten Golfspielern (66 ± 6 Jahre) [12].

Die Möglichkeit und die Intensität sportlicher Aktivitäten hängen bei Schrittmacherpatienten weniger vom Vorhandensein des Schrittmachers als vielmehr vom Trainingszustand und vom Vorliegen bzw. Ausmaß einer kardialen Erkrankung ab. Bei ca. 40% der Patienten liegt zum Zeitpunkt der Schrittmacherimplantation keine relevante kardiale Erkrankung vor. Rund 30% leiden an einer Herzinsuffizienz. Der Anteil von

Patienten mit einer KHK liegt bei ungefähr 30%, einen Herzinfarkt vor der Schrittmacherimplantation hatten rund 20% [13].

Deshalb sollte geprüft werden, ob der Patient mit Herzschrittmacher eine normale Pumpfunktion und Myokardperfusion hat oder Hinweise auf das Bestehen einer Erkrankung mit einem erhöhten Risiko des plötzlichen Herztodes bestehen. Diesbezüglich unauffällige Patienten mit Herzschrittmacher können prinzipiell jede Sportart durchführen, welche die Integrität des Schrittmachers nicht gefährdet [5].

Auch Patienten mit stabiler Herzinsuffizienz und stabil eingeschränkter Myokardperfusion (stabiler Angina pectoris) können sich sportlich betätigen. Eine Myokardischämie sollte dabei nach Möglichkeit vermieden werden. In den klassischen Empfehlungen finden sich deshalb immer wieder niedrigintensive Ausdauerbelastungen. Inzwischen ist aber auch für Patienten mit KHK und für Patienten mit Herzinsuffizienz ein positiver Effekt durch höher-intensive Kurzzeitbelastungen („HIT = high intensity training") und durch Krafttraining belegt [14–17, 74].

Abzuraten ist von Sportarten, bei denen ein Bewusstseinsverlust lebensgefährlich wäre (z. B. Motorsport, Drachenfliegen) und Oversensing bei Schrittmacherabhängigkeit vorkommen könnte. Vom Tauchen auf > 30 m Tiefe und Extrembergsteigen von > 7.000 m ü. NN wird wegen der dabei auftretenden Druckunterschiede und der damit nicht mehr gegebenen Gerätesicherheit abgeraten [13, 18].

14.2.4 Überlegungen zur Implantation von Schrittmachern sportlicher Patienten

Das Risiko einer Beschädigung des Schrittmachers kann durch eine bewusste Wahl des Implantationsortes minimiert werden. Bei der Wahl des Implantationsortes sollte vor allem daran gedacht werden, die Integrität des Gerätes möglichst wenig zu gefährden. Sportarten mit ausgeprägten Bewegungen im Schultergelenk (z. B. Tennis) können zu Sondenfrakturen führen. Deshalb sollte der Schrittmacher nach Möglichkeit auf der weniger belasteten Seite implantiert werden. Ein „subclavian crush" der Elektroden sportlich aktiver Patienten betrifft meist Patienten, bei denen das System auf der Seite des Wurfarms mittels relativ medialer Punktion der V. subclavia implantiert wurde. Um das Risiko für Elektrodenfrakturen bei Armbewegungen zu minimieren, sollte der venöse Zugang deshalb möglichst lateral erfolgen (V. cephalica, V. axillaris, laterale Punktion der V. subclavia) [19].

Bälle, Tritte und Schläge bei Kontakt- und Ballsportarten und Schusswaffen durch den Rückstoß können die Schrittmacher-Tasche verletzen, aber auch den Schrittmacher direkt schädigen. Ein Hämatom der Schrittmacher-Tasche kann eine Infektion begünstigen und zu einer Taschenperforation führen. Deshalb sollten solche Sportarten nach Möglichkeit vermieden und alternative Formen sportlicher Betätigung gesucht werden.

Um das Risiko einer mechanischen Schädigung zu mindern, kann vor allem bei schlanken Sportlern auch eine submuskuläre Implantation erwogen werden. Dabei sollte jedoch der etwas kompliziertere chirurgische Zugang bei einem Gerätewechsel oder einer notwendigen Sondenrevision bedacht werden.

Auch in die Kleidung eingenähte Schutzkissen können eine Verletzung der Schrittmacher-Tasche und eine Schädigung des Aggregates vermeiden helfen.

Zur Minimierung des Risikos von Myopotenzial-Oversensing (Wahrnehmung elektrischer Aktivität der Skelettmuskulatur durch den Schrittmacher) und von Oversensing elektromagnetischer Interferenzen (Wahrnehmung elektromagnetischer Felder von elektrischen Geräten in der Umgebung durch den Schrittmacher) sollten bipolare Elektroden implantiert und die Wahrnehmung entsprechend programmiert werden [13].

Sogenanntes „leadless pacing", eine neue, derzeit in klinischen Studien befindliche Technologie, wird in Zukunft Schrittmachertherapie ohne Verwendung von potenziell mechanisch gefährdeten Elektroden ermöglichen und kann deshalb auch für sportlich aktive Patienten interessant sein.

14.2.5 Überlegungen zur Programmierung von Schrittmachern sportlicher Patienten

Der Schrittmacher sollte eine dem gesunden Herzen ähnliche Reaktion auf körperliche Belastungen imitieren. Dies gilt für die Herzfrequenz von Patienten mit „sick sinus syndrom" genauso wie für die AV-Überleitung von Patienten mit AV-Blockierungen. Bei Kindern und Jugendlichen kann die physiologische Herzfrequenz bei körperlicher Belastung bis > 200/min ansteigen. Eine maximale Herzfrequenz von 120/min, wie sie bei vielen Standardprogrammierungen vorkommt, ist für jüngere Sportler nicht physiologisch und somit nicht zu akzeptieren. In diesen Fällen sollte ein Aggregat bevorzugt werden, welches auch die Programmierung höherer Herzfrequenzen zulässt [5].

Bei Erkrankungen des Sinusknotens mit eingeschränkter chronotroper Kompetenz ersetzt bzw. ergänzt der Sensor die eingeschränkte Fähigkeit des Sinusknotens, die Herzfrequenz an variierende Belastungen anzupassen. Bei Patienten mit einem kranken Sinusknoten gilt es, die maximale Sensorfrequenz und das *Sensor-Fine-Tuning* (die Auslöseschwelle und die Steilheit des Frequenzanstiegs) des Schrittmachers so anzupassen, dass der Patient möglichst nicht eingeschränkt wird. Als Test sollte die bevorzugte Sportart dienen. Eine solche Belastungsuntersuchung kann auch als „Feldtest" unter Einschluss der normalen sportlichen Aktivitäten erfolgen. Während der Aufzeichnung eines Langzeit-EKG sollte der Patient den Zeitpunkt und Grad sportlicher Aktivitäten genau dokumentieren. Somit kann später überprüft werden, ob die Schrittmacherreaktion adäquat war. Ein Akzelerometer reagiert kaum auf die körperliche Belastung auf einem Fahrrad-Ergometer, kann beim Reiten aber inadäquat hohe Herzfrequenzen verursachen. Ein Atemminuten-Volumensensor kann in diesen Fällen die bessere Alternative sein, er reagiert jedoch verzögert auf Belastungen [13]. Eine relativ neue Sensortechnologie ist die „Closed Loop Stimulation"

(CLS). Dabei misst der CLS-Sensor Änderungen der ventrikulären Impedanz, welche zusammen mit einer veränderten Kontraktionsdynamik (Inotropie) als Reaktion auf physische, aber auch auf psychische Belastungen auftreten [20]. Eine denkbare Anwendung der CLS-Technologie sind körperliche und geistige Beanspruchungen, welche eine Erhöhung der Sinusfrequenz notwendig machen, jedoch keine Erschütterungen wie das Laufen bewirken.

Auch bei Erkrankungen der AV-Überleitung gilt es, die Physiologie weitgehend zu imitieren. Das verwendete Aggregat sollte deshalb eine ausreichend hoch programmierbare obere Grenzfrequenz (Tracking-Frequenz) besitzen. Die Programmierung des Schrittmachers ist auch hier nach Möglichkeit mittels einer Belastungsuntersuchung zu überprüfen und ggf. zu optimieren.

Die atriale und ventrikuläre Wahrnehmung sollte bei Sportlern mit bipolaren Sonden auch bipolar programmiert werden, um Myopotenzial-Oversensing zu vermeiden. Bipolares atriales Sensing kann dann empfindlich genug eingestellt werden (0,2–0,5 mV), um atriale Arrhythmien mit kleinen Signalen (z. B. Vorhofflimmern) korrekt wahrnehmen zu können [13].

Bei Patienten mit nur unipolar programmierbaren Sonden sollte die Empfindlichkeit unempfindlich genug eingestellt werden, um eine inadäquate Inhibierung durch Myopotenziale zu verhindern [13].

Bei permanentem AV-Block III°sollte ein 2:1-Block vermieden werden, bei dem sich die Ventrikelfrequenz plötzlicher halbiert, z. B. von 120/min auf 60/min. Diese Situation entsteht bei Programmierung fixer AV- und Refraktär-Zeiten. Einem sportlich aktiven Patienten ohne relevante koronare Herzerkrankung mit Schrittmacher wegen eines AV-Blocks III°sollte eine physiologische maximale Herzfrequenz ermöglicht werden. Dies erfordert eine dynamische AV-Zeit und eine dynamische PVARP, welche sich bei steigender Sinusfrequenz verkürzt [13].

Fazit. Grundsätzlich können Patienten mit Schrittmachern Sport treiben. Die Empfehlungen zur individuellen körperlichen Belastbarkeit von Patienten mit Herzschrittmachern sollten sich an der kardialen Grunderkrankung und am Trainingszustand orientieren. Darüber hinaus sollte die Integrität des Schrittmachers möglichst nicht gefährdet werden. Die Programmierung des Schrittmachers sollte die normale Physiologie weitgehend imitieren [5].

14.3 Sport mit supraventrikulären Tachykardien und Extrasystolen

Supraventrikuläre Herzrhythmusstörungen stellen bei Sportlern die häufigsten rhythmologischen Probleme dar. Sie äußern sich ähnlich wie ventrikuläre Rhythmusstörungen meistens durch Palpitationen und eine eingeschränkte Leistungsfähigkeit. Luftnot und Schwindel, aber auch Synkopen und Thoraxschmerzen können ebenfalls Manifestationen supraventrikulärer Arrhythmien sein. Allerdings können sie auch völlig asymptomatisch bleiben und nur als Zufallsbefund auffallen [5].

14.3.1 WPW-Syndrom und andere akzessorische Bahnen

Das Wolff-Parkinson-White (WPW) Syndrom äußert sich in einer Deltawelle im EKG in Verbindung mit Tachykardien. Die Deltawelle ist Ausdruck dafür, dass der Ventrikel nicht nur über den AV-Knoten, sondern vorzeitig auch über eine zusätzliche elektrische Verbindung zwischen Vorhof und Kammer erregt wird. Das führt zu einer Verbreiterung des Kammerkomplexes mit einem – je nach Lage der akzessorischen Bahn – spezifischen EKG-Muster (Präexzitation). Die Verbreiterung des Kammerkomplexes ist jedoch vor allem bei im Bereich der linken freien Wand gelegenen Bahnen mitunter nur subtil. Der einzige Hinweis auf eine akzessorische Bahn kann das Fehlen des sogenannten septalen Q in den lateralen Ableitungen sein [5].

Die Refraktärzeiten des AV-Knotens und der Bahn bestimmen die maximal auf den Ventrikel übertragbare Vorhoffrequenz. Die dekrementale Leitungseigenschaft (d. h. je schneller der angekoppelte elektrische Impuls ist, desto langsamer ist die elektrische Leitung, das sogenannte Wenckebach-Verhalten) des AV-Knotens schützt den Ventrikel vor einer Übertragung von Frequenzen von > 250/min, wie sie bei Vorhofflimmern auftreten. Viele akzessorische Bahnen leiten jedoch nicht dekremental und können somit auch Frequenzen von > 250/min aus dem Vorhof auf die Kammer überleiten. Vorhofflimmern kann dann ein tödliches Kammerflimmern auslösen. Kammertachykardien, welche aufgrund von über ein zusätzliches Bündel übertragenes Vorhofflimmern entstehen, werden wegen ihrer Morphologie auch FBI-Tachykardien (**F**ast, **B**road, **I**rregular) genannt. Vorhofflimmern tritt bei Patienten mit einer akzessorischen Bahn häufiger auf, Vorhofflimmern tritt ebenfalls gehäuft auf bei Ausdauersportlern [5, 21].

Die Leitungseigenschaften der akzessorischen Bahn bestimmen somit das Risiko, schnelle Vorhoffrequenzen auf die Kammer zu übertragen. Da sich die Leitungseigenschaften einer akzessorischen Bahn unter Stress, zum Beispiel während eines sportlichen Wettkampfes, verändern können, sind direkte Messungen der Leitungseigenschaften im elektrophysiologischen Labor oder indirekte Messungen durch Beobachtung des Präexzitationsverhaltens auf dem Fahrradergometer jedoch nur eingeschränkt zur Beurteilung einer Bahn geeignet.

Häufiger als die durch Vorhofflimmern über ein zusätzliches Bündel übertragenen Kammertachykardien sind AV-Reentry-Tachykardien (AVRT) [22]. Diese sind regelmäßig, die Abstände zwischen den R-Zacken variieren nicht oder nur sehr gering. Je nach Richtung der kreisenden Erregung werden sie in orthodrome und antidrome Tachykardien unterschieden. Orthodrome Tachykardien haben in der Regel einen schmalen Kammerkomplex, da die elektrische Erregung über den AV-Knoten und das spezifische Reizleitungs-System in den Ventrikel eintritt, bevor sie dann über die akzessorische Bahn wieder aus dem Ventrikel in den Vorhof zurückkehrt. Antidrome Tachykardien haben einen breiten Kammerkomplex (maximale Präexzitation), da die elektrische Erregung über die akzessorische Bahn in den Ventrikel eintritt, bevor sie dann über den AV-Knoten wieder in den Vorhof zurückkehrt [5].

Akzessorische Bahnen können aber auch zeitlebens asymptomatisch bleiben. Präexzitationen, welche im Kindesalter nachweisbar sind, degenerieren nicht selten spontan und sind im Erwachsenenalter dann nicht mehr nachweisbar. Akzessorische Bahnen, welche ausschließlich retrograd, also nur von der Kammer zum Vorhof leiten können, verursachen keine Deltawelle („concealed WPW"). Sie können nur orthodrome Tachykardien unterhalten. Diese Bahnen können deshalb natürlich auch nicht Vorhofflimmern auf die Kammern übertragen.

Die Prävalenz einer Präexzitation im EKG liegt bei 0,1–0,3% der Bevölkerung [23]. Das Risiko für einen plötzlichen Herztod bei symptomatischen Patienten mit einem WPW-Syndrom liegt bei schätzungsweise 0,25%/Jahr oder bei 3–4% über die Lebensdauer [24, 25]. Bei Sportlern werden ungefähr 1% aller Fälle eines plötzlichen Herztodes auf das WPW-Syndrom zurückgeführt [26].

Für symptomatische Patienten mit einer Präexzitation im EKG und Nachweis von AVRT oder Vorhofflimmern sowie Nachweis von (Prä-)Synkopen oder erfolgreicher Reanimation bei Kammerflimmern empfehlen die ESC-Leitlinien und die US-amerikanischen Bethesda-Leitlinien deshalb eine Katheterablation der akzessorischen Bahn („mandatory") [6, 8, 27].

Das Vorgehen für asymptomatische Patienten mit einer Präexzitation im EKG wird hingegen kontrovers diskutiert [6, 8, 22, 28]. Der Hauptgrund ist das verschieden hoch beobachtete Risiko des plötzlichen Herztodes. Das Risiko eines plötzlichen Herztodes pro 1.000 Patientenjahre wurde von 0% [29] bis 4,5% [30] berichtet. Die Autoren einer Metaanalyse kommen zu dem Schluss, dass wegen des insgesamt geringen Risikos eines plötzlichen Herztodes bei asymptomatischen Patienten mit einer Präexzitation im EKG eine pauschale Indikation zur invasiven elektrophysiologischen Untersuchung und Ablation nicht besteht [31]. Auf Athleten mit Präexzitation kann das Ergebnis dieser Metaanalyse wiederum nicht übertragen werden [5].

Die potenzielle Gefährdung eines Athleten kann mit verschiedenen Methoden abgeschätzt werden. Eine nur intermittierend bestehende Präexzitation im Ruhe-EKG oder Langzeit-EKG sowie der Nachweis eines plötzlich auftretenden kompletten Verlustes der Präexzitation beim Anstieg der Herzfrequenz während des Belastungs-EKG werden als Hinweis für eine langsamere Leitung der Bahn und ein damit verbundenes geringeres Risiko für einen plötzlichen Herztod gewertet [5].

Das Risiko eines plötzlichen Herztodes gilt als erhöht bei Athleten mit einem minimalem RR-Intervall von < 240 ms während VHF oder einer antegraden Refraktärzeit von < 250 ms (jeweils ohne Einsatz adrenerger Substanzen) oder einem minimalem RR-Intervall bei VHF von < 220 ms unter Einsatz adrenerger Substanzen, bei Nachweis multipler akzessorischer Bahnen, bei Nachweis septaler Bahnen (v. a. posteroseptal und midseptal) und bei leichter Induzierbarkeit von VHF [5, 6, 8].

Für asymptomatische Wettkampf-Sportler mit Präexzitation empfehlen die Leitlinien der ESC eine elektrophysiologische Untersuchung zur Risikostratifizierung („mandatory"). Freizeitsportler mit Präexzitation sollten laut ESC-Leitlinien ebenfalls risikostratifiziert werden, hier können jedoch anstatt einer invasiven elektrophysiologischen Untersuchung auch nicht-invasive Methoden wie Belastungs- und Langzeit-EKG zum Einsatz kommen [6]. Laut den Bethesda-Guidelines hingegen ist für alle asymptomatischen Sportler ohne kardiale Erkrankungen mit Nachweis einer Präexzitation im EKG jeglicher Sport inklusive Wettkampfteilnahme möglich, eine elektrophysiologische Untersuchung zur Risikostratifizierung kann jedoch auch empfohlen werden („may be advisable"). Dies gilt vor allem für Leistungssportler, die jünger als 20–25 Jahre sind [8].

Bei Nachweis eines erhöhten Risikos empfehlen alle Leitlinien die Durchführung einer Katheterablation („mandatory" in den ESC-Empfehlungen, „should be offered" in den Bethesda-Guidelines) [6, 8].

Wettkämpfe und intensives Training sind nach den US-amerikanischen Leitlinien frühestens zwei Wochen nach erfolgreicher Ablation und nach europäischen Leitlinien frühestens vier Wochen nach erfolgreicher Ablation wieder möglich [6, 8].

Bei Kindern unter 12 Jahren wird das Risiko eines plötzlichen Herztodes durch eine akzessorische Bahn als sehr gering eingeschätzt. Die Entscheidung für oder gegen eine elektrophysiologische Untersuchung sollte deshalb nach individueller Abwägung getroffen werden [6].

Fazit. Symptomatischen Athleten mit einer Präexzitation im EKG und/oder Nachweis von AVRT bzw. VHF mit Präexzitation wird eine elektrophysiologische Untersuchung und Katheterablation mit hoher Erfolgschance sowie geringem prozeduralen Risiko sowohl durch die ESC-Leitlinien als auch durch die Bethesda-Leitlinien empfohlen [5, 8].

Die ESC-Guidelines empfehlen auch asymptomatischen Wettkampf-Sportlern mit einer Präexzitation im EKG eine invasive elektrophysiologische Untersuchung. Freizeitsportler können zunächst auch nicht-invasiv mittels EKG-Monitoring und Belastungs-EKG risiko-stratifiziert werden. Bei Nachweis eines erhöhten Risikos für einen plötzlichen Herztod wird in den ESC-Guidelines auch asymptomatischen Sportlern eine Katheterablation empfohlen [6]. Die US-amerikanischen Leitlinien sind bei asymptomatischen Athleten mit einer Präexzitation im EKG sowohl hinsichtlich der Risikostratifizierung als auch hinsichtlich der Indikation zur Ablation zurückhaltender [8]. Nicht erwähnt in den o. g. Leitlinien ist die Möglichkeit, die Leitungsgeschwindigkeit einer akzessorischen Bahn medikamentös zu verringern (z. B. mit Flecainid). Dies käme bei Auftreten symptomatischer Tachykardien, aber Ablehnung einer Katheterablation oder zur Überbrückung der Zeit bis zur Möglichkeit einer Katheterablation infrage [5].

14.3.2 AV-Knoten-Reentry-Tachykardien

AV-Knoten-Reentry-Tachykardien (AVNRT) sind regelmäßig schlagende Schmalkomplex-Tachykardien, meistens mit Herzfrequenzen von 180–250/min, welche plötzlich beginnen und enden. Sie halten meistens Sekunden bis Minuten, selten aber auch Stunden an. Diese Tachykardien sind nicht vital bedrohlich, können jedoch aufgrund der beeinträchtigten Hämodynamik eine ausgeprägte Symptomatik haben [5].

Das Substrat einer AVNRT sind Bereiche innerhalb des AV-Knotens mit unterschiedlichen Leitungsgeschwindigkeiten und unterschiedlich langen elektrischen Refraktärzeiten. Trigger sind meistens supraventrikuläre Extrasystolen. Allerdings können auch Sinustachykardien und ventrikuläre Extrasystolen AVNRT auslösen. Dabei führt eine Extrasystole zu einem funktionellen Leitungsblock in einem Bereich des AV-Knotens. Dann leitet ein Teil des AV-Knotens den elektrischen Impuls der Extrasystole weiter, während ein anderer Teil des AV-Knotens refraktär ist. In der Regel leitet der langsamer leitende Teil auch noch kurz angekoppelte Extrasystolen, während der schneller leitende Teil des AV-Knotens nach kurz angekoppelten Extrasystolen refraktär ist. Zu AVNRT kann es kommen, wenn der zunächst refraktäre Bereich des AV-Knotens seine Fähigkeit, elektrische Impulse leiten zu können, wiedergewinnt, nachdem die elektrische Erregung den anderen Bereich des AV-Knotens passiert hat. Dann erregt der elektrische Impuls diesen, meist schneller leitenden und früher refraktär werdenden Teil des AV-Knotens („fast pathway"), bevor er wieder in den langsamer leitenden und später refraktär werdenden Teil des AV-Knotens („slow pathway") eintritt. Diese im AV-Knoten kreisende Erregung hat zur Folge, dass Vorhöfe und Kammer nahezu gleichzeitig erregt werden und die Vorhöfe gegen geschlossene Taschenklappen kontrahieren. Bis in die Jugularvenen spür- und sichtbare Palpitationen („frog sign") sind somit ein wichtiges Merkmal dieser Tachykardie. Ein anderes typisches klinisches Zeichen ist Schwindel. Synkopen, Luftnot und thorakale Schmerzen können auch vorkommen, sind aber eher untypisch. AVNRT beginnen und enden plötzlich und treten häufiger bei Frauen auf als bei Männern. Vagale Manöver wie Luftanhalten, Pressen oder Trinken von kalten Getränken können AVNRT mitunter terminieren [5].

Eine EKG-Dokumentation sollte wie bei allen Arrhythmien angestrebt werden. Bei typischer Anamnese ist eine elektrophysiologische Untersuchung aber auch ohne EKG-Dokumentation gerechtfertigt [8]. Wenn der klinische Verdacht einer AVNRT in der elektrophysiologischen Untersuchung bestätigt werden kann, ist eine Ablation bzw. Modulation des „slow pathway" die Therapie der Wahl mit einer hohen Erfolgschance bei geringem prozeduralen Risiko. Die aktuellen Leitlinien empfehlen deshalb eine Ablation allen Wettkampfsportlern und allen Sportlern, bei denen die Symptomatik die Sicherheit der betroffenen Sportler und des Umfeldes gefährden kann (z. B. im Motorsport) [6, 8]. Bei Wettkampfsportlern ohne ausgeprägte Symptomatik sowie Freizeitsportlern ohne Risikoexposition kommt laut dieser Leitlinien sowohl Ablation als auch ein konservatives Vorgehen (mit oder ohne Medikamente, wie Betablocker oder Kalziumantagonisten) infrage [6, 8]. Frühestens eine Woche (ESC-Leitlinien) bzw. zwei bis vier Wochen (Bethesda-Guidelines) nach der Katheterablation können sportliche Aktivitäten wieder aufgenommen werden [6, 8]. Bei konservativem Vorgehen oder nicht erfolgreicher Therapie und weiter bestehender Symptomatik sollten Sportarten, welche den Sportler und sein Umfeld gefährden, nicht ausgeübt werden [6, 8].

Fazit. Bei typischer Anamnese ist eine elektrophysiologische Untersuchung auch ohne vorherige EKG-Dokumentation sinnvoll. Lässt sich dabei eine AVNRT nachweisen, ist eine Ablation bzw. Modulation des „slow pathway" die Therapie der Wahl. Bei Sportlern mit gering ausgeprägter Symptomatik ist ein konservatives Vorgehen ohne weitere Therapie oder auch ein medikamentöser Therapieversuch ebenfalls gerechtfertigt [5].

14.3.3 Ektope atriale Tachykardien und supraventrikuläre Extrasystolen

Ektope atriale Tachykardien (EAT) und supraventrikuläre Extrasystolen (SVES) äußern sich in anfallsweise auftretenden Palpitationen, meistens mit geringer hämodynamischer Beeinträchtigung. Schwindel kann in einigen Fällen auftreten, Synkopen sind sehr rar. Typisch für EAT ist ein kontinuierlicher Frequenzanstieg zu Beginn, welcher in eine relativ konstante Frequenz übergeht, um anschließend wieder abzufallen. Dieses Verhalten wird auch „warming up and cooling down" genannt [5].

Elektrophysiologische Basis von EAT können eine gesteigerte Automatie, eine getriggerte Aktivität, aber auch ein Mikro-Reentry sein. Häufiger anatomischer Ursprung dieser Tachykardien sind die Crista terminalis und die Pulmonalvenen. Patienten mit ektopen atrialen Tachykardien haben nicht selten auch SVES aus der gleichen Lokalisation [5].

Symptomatischen Wettkampfsportlern mit EAT wird eine elektrophysiologische Untersuchung und Ablation empfohlen [6]. Bei nur kurz anhaltenden ektopen Tachykardien von weniger als zehn Sekunden ohne wesentliche Symptomatik sowie atrialen Ektopien mit physiologischem Frequenzverhalten unter Belastung und Ruhe sind jedoch – den Bethesda-Guidelines zufolge – auch ohne Therapie alle Arten von Wettkampfsport möglich [8].

Mit Freizeitsportlern kann bei Nachweis oder Verdacht auf EAT – je nach Leidensdruck und hämodynamischer Beeinträchtigung – ein konservatives Vorgehen mit oder ohne Medikation sowie eine Ablation besprochen werden [6, 8]. Bei Auftreten von Tachykardien sollte die sportliche Aktivität jedoch unterbrochen werden [6]. Für eine medikamentöse Therapie kommen vor allem Betablocker, Kalziumantagonisten und die Natriumblocker Flecainid und Propafenon infrage. Aufgrund der bradykardisierenden Wirkung wird jedoch nicht selten die sportliche Leistungsfähigkeit beeinträchtigt [5]. Außerdem gelten Betablocker in einigen Sportarten (z. B. Schießen) als Doping und können deshalb nicht verwendet werden. Falls eine medikamentöse

Therapie nicht toleriert oder gewünscht wird bzw. nicht erfolgreich sein sollte, kann erneut über eine Ablation nachgedacht werden. Diese hat bei EAT eine Erfolgschance von über 85% [6].

Training kann in der Regel nach einer Woche wieder aufgenommen werden, die Teilnahme an Wettkämpfen wird nach frühestens zwei bis vier Wochen ohne Beschwerden nach erfolgreicher Ablation empfohlen [6, 8].

SVES stellen normalerweise keinen Grund für eine Einschränkung sportlicher Aktivitäten dar [6, 8]. Bei ausgeprägter Symptomatik kann ein medikamentöser Therapieversuch mit Betablockern, Kalziumantagonisten oder den Natriumblockern Flecainid und Propafenon erfolgen. Häufige SVES können mittels EPU lokalisiert und abladiert werden [5].

Fazit. Mittels EPU und Ablation lassen sich mehr als 85% aller EAT erfolgreich behandeln. Wettkampfsportlern und Sportlern mit ausgeprägter Symptomatik während der EAT ist deshalb eine interventionelle Therapie zu empfehlen. Bei Freizeitsportlern und Wettkampfsportlern mit gering ausgeprägter Symptomatik ist ein konservatives Vorgehen ebenfalls gerechtfertigt. SVES stellen normalerweise keinen Grund für eine Einschränkung sportlicher Aktivitäten dar [5].

14.3.4 Vorhofflimmern und Vorhofflattern

Vorhofflimmern (VHF) ist durch Herzfrequenzen von ungefähr 300–400/min im linken Vorhof charakterisiert. Durch die dekrementalen Leitungseigenschaften des AV-Knotens wird nur ein Teil dieser Impulse auf die Ventrikel übergeleitet. Folge ist ein unregelmäßiger Herzschlag mit Kammerfrequenzen von unter 60/min bis über 200/min. Neben Palpitationen geben betroffene Patienten oft eine deutlich eingeschränkte Leistungsfähigkeit an. Ursächlich ist neben der gestörten chronotropen Kompetenz des Herzens die fehlende Transportfunktion der Vorhöfe und das dadurch reduzierte Herzminutenvolumen [5].

Bei Nachweis von VHF sollten zunächst potenziell reversible Ursachen wie z. B. eine Hyperthyreose oder Vitien ausgeschlossen werden [6].

Unabhängig von klassischen Risikofaktoren für das Auftreten von VHF wie arterieller Hypertonie und Adipositas zeigte sich in entsprechenden Untersuchungen bei sehr aktiven Sportlern eine gegenüber der Normalbevölkerung bis zu 8-fach erhöhte Prävalenz von VHF. Das Auftreten von VHF konnte bei bis zu 12% der untersuchten Sportler nachgewiesen werden. Dabei scheint das VHF vor allem ältere männliche Ausdauersportler mit hohen Trainingsumfängen und -intensitäten zu betreffen [21]. Da regelmäßiges Training aber auf der anderen Seite protektiv wirkt hinsichtlich Übergewicht, arterieller Hypertonie und Diabetes mellitus und somit auch das Risiko an Vorhofflimmern zu erkranken, günstig beeinflussen kann, scheint Ausdauersport in Bezug auf das Risiko für VHF eine Dosis-Wirkungs-Beziehung zu haben [32]. Eine 2013 publizierte Metaanalyse konnte jedoch kein erhöhtes Risiko für das Auftreten von VHF bei körperlich normal aktiven Personen nachweisen [33].

Die Pathophysiologie des bei Ausdauersportlern anzutreffenden Vorhofflimmerns ist bisher nicht genau bekannt. Potenzielle Ursachen können in folgenden drei für das Entstehen von Arrhythmien wesentlichen Punkten zu finden sein: [21]

- Substrat, als das Auftreten von VHF begünstigenden Veränderungen im linken Vorhof (v. a. entzündliche Prozesse, Fibrose und Dilatation).
- Trigger, also das vermehrte Auftreten von supraventrikulären Extrasystolen und Tachykardien.
- Modulierende Faktoren, die das Auftreten von Vorhofflimmern begünstigen, wie z. B. Elektrolytveränderungen oder Einflüsse des autonomen Nervensystems.

So gibt es vermehrt tierexperimentelle Hinweise auf entzündliche Prozesse bei der Pathogenese von sport-assoziiertem VHF [34, 35, 75]. Wahrscheinlich spielen aber mehrere Faktoren gemeinsam eine Rolle [36]. Möglich ist dabei auch eine genetische Prädisposition, da die Mehrzahl der Ausdauersportler nicht von VHF betroffen ist [5].

Sportler mit VHF weisen oft folgende Merkmale auf:
- Männliches Geschlecht [37]
- Alter über 40 Jahre [37]
- Erhöhter arterieller Blutdruck in Ruhe [38]
- Ausgeprägte Sinusbradykardie in Ruhe [38, 39]
- Geringerer Anstieg der Herzfrequenz unter Belastung [38]
- Verlängertes PQ-Intervall [39]
- Große Vorhofdiameter [39]
- Häufige Teilnahme an Ausdauerwettkämpfen sowie hohes Leistungsvermögen [40]
- Überdurchschnittliche Körpergröße [41]
- Erhöhter BMI (Body Mass Index) [42]

Die Diagnose von VHF ist vor allem dann wichtig, wenn sich therapeutische Konsequenzen ergeben. Dies betrifft im Wesentlichen das thrombembolische Risiko. Sportler mit anamnestischen Hinweisen auf VHF und einem erhöhtem thrombembolischen Risiko sollten deshalb gründlich untersucht werden. Dazu bieten sich vor allem Langzeit-EKG, Ereignis-Rekorder, aber auch einige Herzfrequenz-Messgeräte ("Pulsuhren") an [3]. Das Risiko eines thrombembolischen Ereignisses ohne Antikoagulation kann mithilfe des CHA_2DS_2-VASc-Score abgeschätzt werden. Der CHA_2DS_2-VASc-Score berechnet sich aus folgenden Parametern:

- **C**ongestive heart failure (1 Punkt) – klinische Zeichen der Herzinsuffizienz und/ oder LVEF ≤ 40
- **H**ypertension (1 Punkt)
- **A**ge (> 75 = **2** Punkte)
- **D**iabetes mellitus (1 Punkt)
- **S**troke/TIA (**2** Punkte)

- **V**ascular disease – pAVK, vorangegangener Herzinfarkt, arteriosklerotische Plaques der Aorta (1 Punkt)
- **A**ge: 65–74 (1 Punkt)
- **S**ex **c**ategory: Frauen (1 Punkt)

Schon ab einem CHA_2DS_2-VASc-Score ≥ 1 bei Männern und ≥ 2 bei Frauen empfehlen die aktuellen Leitlinien eine Antikoagulation mit einem Vitamin-K-Antagonisten oder einem der neueren Antikoagulanzien (NOAC). Bei einem CHA_2DS_2-VASc-Score von 0 ist nach derzeitiger Auffassung keine Antikoagulation notwendig. Eine Antikoagulation mit ASS wird bei VHF nicht mehr empfohlen [43].

Für Sportler ist es wichtig, das mit einer Antikoagulationstherapie einhergehende erhöhte Blutungsrisiko zu diskutieren. Nach Beginn einer oralen Antikoagulationstherapie sollte von der Teilnahme an Sportarten mit erhöhtem Verletzungsrisiko durch Sturz oder Kontaktsportarten abgeraten werden [6]. Der interventionelle Verschluss des Vorhofohres erweitert für Sportler mit einer Kontraindikation zur dauerhaften medikamentösen Antikoagulation die therapeutischen Optionen [44]. Bisher liegen keine Studien vor, in welchen die Effektivität des Vorhofohrverschlusses mit der Effektivität der NOAC verglichen wurde [5].

Bei neu aufgetretenem Vorhofflimmern kann das Pausieren der sportlichen Aktivitäten die Wahrscheinlichkeit eines Wiederauftretens verringern [45]. Dies konnte auch tierexperimentell bestätigt werden [36]. Bei neu aufgetretenem VHF sollte deshalb als erste therapeutische Maßnahme eine Sportpause bzw. eine deutliche Einschränkung der sportlichen Aktivitäten für mindestens drei Monate empfohlen werden [6].

Studien, welche den medikamentösen Versuch einer Rhythmuskontrolle (die Stabilisierung des Sinusrhythmus durch Antiarrhythmika) mit einer Strategie der Frequenzkontrolle (Normalisierung der Ventrikelfrequenz durch Verlangsamung der AV-Knoten-Überleitung) verglichen, zeigten die eingeschränkte Wirksamkeit der Antiarrhythmika. Auch ein prognostischer Vorteil konnte für keine der beiden Vorgehensweisen gezeigt werden. Auch wenn die interventionelle Therapie effektiver ist als die medikamentöse Therapie, so sind auch nach interventioneller Therapie Rezidive nicht selten. Vorteile und Risiken der verschiedenen Vorgehensweisen sollten deshalb ausführlich diskutiert werden [5]. Aufgrund der meistens ausgeprägten Symptomatik entscheiden sich Sportler oft für eine Strategie der Rhythmuskontrolle.

Für eine medikamentöse Dauertherapie zur Rhythmuskontrolle kommen bei Sportlern vor allem Antiarrhythmika der Klasse 1c (z. B. Propafenon und Flecainid) infrage. Allerdings berichten Sportler nicht selten über eine eingeschränkte körperliche Leistungsfähigkeit durch die bradykardisierende Wirkung dieser Medikamente.

SVES und atriale Tachykardien aus den Pulmonalvenen wirken oft als Trigger für das Auftreten von Vorhofflimmern [46]. Durch eine effektive elektrische Isolation der Pulmonalvenen können SVES und atriale Tachykardien aus den Pulmonalvenen nicht mehr auf den linken Vorhof übergeleitet werden [47]. Diese Behandlungsform kann katheter-interventionell, aber auch chirurgisch durchgeführt werden. Eine interventionelle Behandlung von Sportlern mittels Pulmonalvenenisolation (PVI) kann in erfahrenen Zentren eine hohe Erfolgsrate haben. In einer italienischen Studie wurden 20 männliche Athleten ($44{,}4 \pm 13$ Jahre) mit insgesamt 46 Prozeduren katheterinterventionell behandelt. Die Athleten übten seit vielen Jahren intensiv verschiedene Sportarten (Ski, Fußball, Laufen, Radfahren) aus. Im Rahmen des $36 \pm 12{,}7$ Monate dauernden Nachbeobachtungszeitraums blieben 18 Athleten (90%) frei von VHF [48].

Nach den Leitlinien der ESC kann bei erfolgreicher Rhythmuskontrolle nach drei Monaten wieder jeglicher Sport betrieben werden. Bei sekundärem VHF kann nach erfolgreicher Korrektur einer reversiblen Ursache nach zwei Monaten wieder jeglicher Sport betrieben werden. Keine Einschränkungen gelten für asymptomatische Sportler mit bestehendem VHF und Nachweis einer physiologischen Herzfrequenz in Ruhe und unter Belastung ohne Beeinträchtigung der Hämodynamik. Patienten mit chronischem, asymptomatischem VHF kann regelmäßiges Training zur Verbesserung der Leistungsfähigkeit und der Lebensqualität empfohlen werden [49, 50].

Bei älteren Ausdauersportlern scheint nicht nur VHF, sondern auch Vorhofflattern vermehrt aufzutreten [12, 51]. Im Gegensatz zu Vorhofflimmern, welches nach derzeitiger Vorstellung ein komplexes elektrisches Geschehen mit inkonstanter Ausbreitung elektrischer Impulse von verschiedenen Stellen des linken Vorhofs ist, wird typisches Vorhofflattern durch eine stabil kreisende elektrische Erregung innerhalb des rechten Vorhofs verursacht. Diese elektrische Erregung kreist typischerweise entlang der Trikuspidalklappe, der Vena cava superior, der Crista terminalis und der Vena cava inferior. Ausgelöst wird sie – wie VHF auch – durch SVES und atriale Tachykardien. Vor der weiteren Therapie sollte zunächst eine strukturelle Herzerkrankung als mögliche Ursache ausgeschlossen werden [6]. Durch Katheterablation kann die elektrische Leitung im Bereich der Verbindung zwischen Vena cava inferior und Traikuspidalklappe (CTI = cavotrikuspidaler Isthmus) effektiv unterbrochen werden [5]. Wegen der hohen Effektivität bei geringem Komplikationsrisiko empfehlen die Leitlinien der ESC eine Katheterablation („mandatory") bei Nachweis von typischem Vorhofflattern [52]. Da das thrombembolische Risiko während des Vorhofflatterns vergleichbar ist mit dem von Vorhofflimmern, empfiehlt sich eine risikoadaptierte Antikoagulation. Diese sollte mindestens vier Wochen nach erfolgreicher Ablation fortgesetzt werden. Häufig ist Vorhofflattern mit VHF assoziiert [53]. Nach der Ablation von Vorhofflattern empfehlen sich deshalb regelmäßige Kontrolluntersuchungen zur Detektion von möglicherweise vorliegenden VHF. Hinsichtlich der Empfehlungen zur Teilnahme an sportlichen Aktivitäten gelten die gleichen Empfehlungen wie bei VHF [6]. Eine Therapie mittels bradykardisierender Medikamente sowie eine elektrische Kardioversion können als therapeutische Alternativen besprochen werden [5].

Fazit. Unabhängig von klassischen Risikofaktoren für das Auftreten von VHF zeigte sich in entsprechenden Untersuchungen bei Sportlern eine gegenüber der Normalbevölkerung bis zu achtfach erhöhte Prävalenz von VHF. Neben der Symptomkontrolle mittels medikamentöser oder interventioneller Therapie ist die Prävention thrombembolischer Ereignisse mittels risikoadaptierter Antikoagulation von besonderer Bedeutung [5].

14.4 Sport mit ventrikulären Arrhythmien

Ventrikuläre Arrhythmien können völlig symptomlos bleiben, können aber auch Palpitationen, Schwindel oder Synkopen verursachen. Auch der plötzliche Herztod wird fast immer von ventrikulären Arrhythmien verursacht [5]. Relevante ventrikuläre Arrhythmien sind zum Glück nur sehr selten bei gesunden Sportlern zu finden [54].

Ventrikuläre Arrhythmien (VA) können in ventrikuläre Tachykardien (VT), idioventrikuläre Rhythmen und ventrikuläre Extrasystolen (VES) unterschieden werden. VT sind Kammerrhythmen von > 100/min, welche länger als 30 s anhalten. Nicht anhaltende ventrikuläre Tachykardien (nsVT) sind Kammerrhythmen von > 100/min, welche kürzer als 30 Sekunden anhalten. Idioventrikuläre Rhythmen sind anhaltende und nicht anhaltende Rhythmen mit Ursprung aus der Kammer und einer Herzfrequenz von < 100/min. VES sind einzelne Schläge mit einem Ursprung aus einer der beiden Herzkammern, Couplets sind zwei aufeinanderfolgende VES, Triplets drei aufeinanderfolgende VES [5]. Unterschieden werden weiterhin monomorphe und polymorphe VES und VT. Sonderformen der polymorphen VT sind die „torsade de pointes" Tachykardie und das Kammerflimmern [5].

Auch wenn ventrikuläre Arrhythmien fast immer Breitkomplextachykardien sind, so sind nicht alle Breitkomplextachykardien auch ventrikuläre Arrhythmien. Wichtige Differenzialdiagnosen sind das WPW und funktionelle Schenkelblöcke während atrialer Rhythmusstörungen. Bei Nachweis von Breitkomplextachykardien sollte jedoch bis zum Beweis des Gegenteils zunächst von einer VA ausgegangen werden [5].

VA ohne bestehende strukturelle oder elektrische Herzerkrankung sind ohne Einfluss auf die Prognose [55, 56]. Wenn hingegen eine strukturelle oder elektrische Herzerkrankung besteht, verschlechtern VA die Prognose. Dies gilt vor allem für VA, welche unter körperlicher Belastung auftreten [5, 57].

Da VA die erste Manifestation einer strukturellen und/oder elektrischen Herzerkrankung sein können, muss bei deren Nachweis eine kardiologische Anamnese und Untersuchung erfolgen. Die Untersuchung sollte mindestens Ruhe-EKG und Echokardiografie umfassen. Falls keine Hinweise auf ein akutes Geschehen (wie einen Herzinfarkt oder eine akute Myokarditis) bestehen, ist ein Belastungs-EKG sinnvoll (Tabelle 14.2). Je nach klinischem Verdacht können auch Laboruntersuchungen, eine Koronarangiografie bzw. ein Koronar-CT oder eine Magnetresonanztomografie indiziert sein [5]. Falls möglich, sollte eine 12-Kanal-EKG-Dokumentation der Rhythmusstörung angestrebt werden. In der weiteren Aufarbeitung empfiehlt es sich, potenzielle Ursachen für einen plötzlichen Herztod weitgehend auszuschließen. Je nach Alter des Patienten kommen dafür unterschiedliche Ätiologien infrage [58].

Bei Patienten, welche jünger als 35 Jahre sind, gilt es an folgende Pathologien zu denken:
- Kardiomyopathien (v. a. ARVD/C, HCM)
- Myokarditis
- Koronaranomalien
- Elektrische Herzerkrankungen (v. a. LQT, CPVT, Brugada-Syndrom)

Während in italienischen Untersuchungen die ARVD/C die häufigste Ursache des plötzlichen Herztodes bei jungen Sportlern ist (Abbildung 14.1), findet sich in US-amerikanischen Untersuchungen die HCM als Hauptursache [28]. In Deutschland ist nach aktuellen Registerdaten die Myokarditis Hautursache des plötzlichen Herztodes bei unter 35-jährigen Sportlern [59]. Bei Patienten, die älter als 35 Jahre sind, ist eine arteriosklerotisch bedingte koronare Herzerkrankung (KHK) die Hauptursache für den plötzlichen Herztod [58, 59].

VA sind häufige Erstmanifestation einer strukturellen oder elektrischen Herzerkrankung (Abbildung 14.1). Bei Nachweis von VA sollte deshalb kein Sport betrieben werden, bis eine strukturelle oder elektrische Herzerkrankung ausgeschlossen wurde. Bei Nachweis einer strukturellen oder elektrischen Herzerkrankung in der kardiologischen Diagnostik steht für die weitere Therapie zunächst die Behandlung der Grunderkrankung als Ursache für die VA sowie ggf. die Prävention des plötzlichen Herztodes durch die ICD (implantierbarer Kardioverter-Defibrillator) Implantation im Vordergrund [60]. Nach Abschluss der Therapie sollten sich die Empfehlungen für die Fortsetzung von Sport und körperlichen Aktivitäten an den aktuellen Guidelines orientieren [7].

Bei asymptomatischen VA ohne Nachweis einer Herzerkrankung ist jeglicher Sport möglich [7]. VES und VT ohne Nachweis einer strukturellen oder elektrischen Herzerkrankung werden als idiopathische VES bzw. VT bezeichnet. Idiopathische VA sind monomorph und treten typischerweise clusterförmig auf. Häufigste klinische Manifestation sind Palpitationen, Unwohlsein und Schwindel, nicht selten ausgelöst durch Stress. Idiopathische VA sind sehr selten die Ursache für Synkopen. Ein wichtiges Merkmal idiopathischer VA ist das unauffällige EKG im Sinusrhythmus ohne Nachweis von Schenkelblöcken oder fraktionierten QRS-Komplexen, Q-Zacken, Epsilon-Wellen, Repolarisationsstörungen wie ST-Senkungen oder T-Negativierungen oder anderen Hinweisen für myokardiale Narben [5]. Grundsätzlich können idiopathische VA aus jeder Stelle des Ventrikelmyokards stammen, meistens stammen sie jedoch aus dem rechtsventrikulären Ausflusstrakt (RVOT). Seltener stammen idiopathische VA aus dem linksventrikulären Ausflusstrakt (LVOT) oder dem linksposterioren Faszikel. VA aus dem RVOT sind erkennbar durch eine inferiore Achse mit LSB sowie negativem QRS in V1. Der R/S-Umschlag ist nach V3. VA aus dem LVOT haben ebenfalls

Tab. 14.2: Vorgehen zur Unterscheidung zwischen malignen bzw. behandlungsbedürftigen und benignen bzw. nicht behandlungsbedürftigen VES. Allerdings ist eine strikte Trennung in maligne und benigne VES nicht immer möglich. VES aus dem rechten Ausflusstrakt können beispielsweise sowohl idiopathisch sein, ohne Einfluss auf die Prognose, als auch ein Hinweis auf eine ARVC. Das vermehrte Auftreten von VES unter Belastung ist nicht zwangsläufig ein Hinweis auf deren Malignität, sondern kann auch bei idiopathischen VES auftreten (adaptiert nach [5]). VA: ventrikuläre Arrhythmien, VES: ventrikuläre Extrasystolen, VT: ventrikuläre Tachykardien, nsVT: non sustained VT (ventrikuläre Salven), KHK: Koronare Herzerkrankung, LSB: Linksschenkelblock, RSB: Rechtsschenkelblock

	Benigne VA wahrscheinlich	Maligne VA wahrscheinlich
Symptomatik	Keine Symptome (Palpitationen)	Synkopen Schwindel (Palpitationen)
Strukturelle oder elektrische Herzerkrankung bekannt	Nein	Ja
Familienanamnese	Negativ	Positiv
EKG bei Sinusrhythmus	Normaler Lagetyp Keine Q-Wellen Keine Epsilon-Welle Keine T-Negativierungen Keine LSB Kein „Notching"	Auffälliger Lagetyp Q-Wellen Epsilon-Welle T-Negativierungen LSB „Notching"
EKG bei VA	Monomorphe VES Hinweis auf idiopathische VES (LSB + inferiore Achse oder RSB+LAH) Repetitives clusterförmiges Auftreten	Polymorphe VES nsVT VT
Langzeit-EKG	< 2.000 VES/(24 h) Monomorphe VES	> 2.000 VES/(24 h) Polymorphe VES („Cave Fusion beats" und aberrante Leitung/funktioneller Schenkelblock)
Echokardiografie	Unauffällig, ggf. exzentrische Hypertrophie aller Herzhöhlen i. S. eines Sportherzens	Eingeschränkte LV-EF oder Wandbewegungsstörungen Vitien Koronaranomalien Dilatation oder Aneurysmata des rechten Ventrikels Perikarderguss
Belastungs-EKG	Selteneres Auftreten bzw. Verschwinden der VES	Vermehrtes Auftreten der VES, Auftreten von VT
Koronarangiografie/ Koronar-CT	Ausschluss KHK oder Koronaranomalien	Nachweis von KHK oder Koronaranomalien

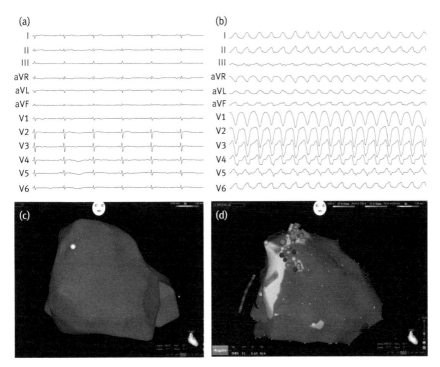

Abb. 14.1: **(a)** 12-Kanal-EKG eines ehemaligen Profi-Fußballers, welcher während eines Spieles erfolgreich reanimiert wurde. Auffällig sind dezente Repolarisationsstörungen in den Brustwand-Ableitungen mit biphasischen T-Wellen mit negativen Anteilen bis V6 (Schreibgeschwindigkeit 25 mm/s). **(b)** 12-Kanal-EKG einer hämodynamisch instabilen Kammertachykardie mit Linksschenkelblock-Morphologie, 250/min, welche durch programmierte Kammerstimulation während der elektrophysiologischen Untersuchung mittels programmierter Ventrikelstimulation induziert wurde. Auffällig ist der träge R-Anstieg im Sinne eines Pseudo-Deltas als Hinweis auf einen epikardialen Exit der Kammertachykardie (Schreibgeschwindigkeit 50 mm/s). **(c)** Endokardiales RV-Substratmap zeigt eine unauffällige Voltage, Darstellung in RAO. **(d)** Epikardiales RV-Substratmap mit verringerter Voltage und später elektrischer Aktivierung im Bereich der freien Wand vom rechtsventrikulären Ausflusstrakt (RVOT) bis zum Trikuspidalanulus als Ausdruck des erkrankten Myokards. Schwarze Punkte: Spätpotenziale, hellblaue Punkte: fraktionierte Potenziale, großer blauer Punkt: bestes Pacemap, rote Punkte: Ablationsstellen. Die belastungs-assoziierte, rechtsventrikuläre, epikardiale VT und die präkordialen Repolarisationsstörungen weisen auf eine arrhythmogene, rechtsventrikuläre Dysplasie/Kardiomyopathie (ARVD/C) hin.

eine inferiore Achse bei LSB, jedoch einen positiven Vektor in V1 und ein S in I. Der R/S-Umschlag ist in V3 oder früher. VA aus dem linksposterioren Faszikel zeigen eine superiore Achse mit einer RSB-Morphologie [61]. Wegen ihres guten Ansprechens auf Verapamil werden VA aus dem linksposterioren Faszikel auch als Verapamil-sensitive VA bezeichnet. Eine 2003 zuerst beschriebene, seitdem viel diskutierte Entität ist die sport-assoziierte arrhythmogene Erkrankung des rechten Herzens, welche offenbar außerhalb der ARVD/C-Genetik auftreten kann und bei einigen Athleten nach einem jahrzehntelangen, intensiven Ausdauertraining vorkommt [62, 63].

Bei symptomatischen VES und VT ohne Nachweis einer Herzerkrankung (idiopathische VES) kommen medikamentöse (Betablocker, Kalziumantagonisten, Antiarrhythmika v. a. Kl. 1c) und interventionelle Therapien infrage. Aufgrund der nicht selten schlecht tolerierten Medikamente und der hohen Erfolgsrate ist eine Katheterablation v. a. bei Wettkampfsportlern oft die bevorzugte Therapieform [52]. Sechs Wochen bis drei Monate nach erfolgreicher Ablation einer idiopathischen VES kann jeglicher Sport wieder betrieben werden [7]. Auch ein drei- bis sechsmonatiges Abtrainieren hat nachweisen können, dass anschließend weniger VES bei betroffenen Athleten auftreten [64, 65]. Deshalb sollte ein „Deconditioning" vor einer interventionellen oder medikamentösen Therapie diskutiert werden [7]. Ein solches „Deconditioning" wird empfohlen bei Sportlern ohne Nachweis einer Herzerkrankung, jedoch bei bestehender Symptomatik (Palpitationen), bei Sportlern ohne Nachweis einer Herzerkrankung, aber Häufung der VES unter Belastung, sowie bei Sportlern ohne Nachweis einer Herzerkrankung und Nachweis von > 2.000 VES/(24 h) [7].

Bei Nachweis maligner ventrikulärer Tachykardien und Kammerflimmern oder Nachweis einer strukturellen Herzerkrankung als Ursache ventrikulärer Tachykardien bzw. Kammerflimmern besteht in der Regel die Indikation zur Implantation eines ICD [60].

Fazit. Bei Nachweis von Breitkomplextachykardien sollte bis zum Beweis des Gegenteils von einer ventrikulären Arrhythmie (VA) ausgegangen werden, es sollten jedoch auch die Differenzialdiagnosen (funktioneller Schenkelblock, WPW) bedacht werden. Da VA die erste Manifestation einer strukturellen und/oder elektrischen Herzerkrankung sein können, muss bei deren Nachweis eine weiterführende Diagnostik erfolgen. VA ohne strukturelle oder elektrische Herzerkrankung sind in der Regel ohne Einfluss auf die Prognose. Wenn hingegen eine strukturelle oder elektrische Herzerkrankung besteht, verschlechtern VA die Prognose. Eine Therapie kann medikamentös – konservativ – oder durch Katheterablation erfolgen. Eine möglicherweise bestehende Indikation zur ICD-Implantation ist zu prüfen [5].

14.5 Sport mit ICD

14.5.1 Überlegungen vor der Implantation

Implantierbare Kardioverter-Defibrillatoren (ICD) können einen wesentlichen Beitrag zur Verhinderung des plötzlichen Herztodes leisten. Durch die Möglichkeit, ventrikuläre Tachykardien und Kammerflimmern mittels Überstimulation bzw. Schockabgaben zu terminieren, verringern sie die Mortalität von Patienten mit einem erhöhten Risiko eines plötzlichen Herztodes. Unterschieden werden primär- und sekundärprophylaktische ICD-Indikationen. Die sekundärprophylaktische Indikation soll verhindern, dass es nach Auftreten einer ventrikulären Tachykardie, nach Kammerflimmern oder nach einem überlebten plötzlichen Herztod aufgrund ventrikulärer Arrhythmien zu einem erneuten Ereignis mit Todesfolge kommt. Die primärprophylaktische Indikation gilt für Patienten, die bisher keine wesentlichen ventrikulären Arrhythmien hatten, jedoch ein erhöhtes Risiko für das Auftreten ventrikulärer Arrhythmien aufweisen [5]. Weitere Details zur Indikationsstellung gehen über die Zielsetzung dieses Kapitels hinaus und sind den gültigen Indikationen zu entnehmen [60].

Bei der Wahl des Implantationsortes sollte daran gedacht werden, die mechanische Integrität des Gerätes möglichst nicht zu gefährden. Die Besonderheiten der Implantationstechnik von ICD bei Sportlern entsprechen in den meisten Punkten den Besonderheiten der Implantation von Schrittmachern und wurden in einem vorhergehenden Kapitel ausführlich erläutert.

In manchen Fällen kann auch die Implantation auf der rechten Seite in Erwägung gezogen werden.

Eine seit 2009 erhältliche Option ohne die Notwendigkeit transvenöser Elektroden ist der subkutane ICD (S-ICD) [66].

14.5.2 Überlegungen zur Programmierung

Bis zu 30% aller Patienten mit ICD erhalten inadäquate ICD-Therapien. Intensiver Sport kann zu Sinustachykardien führen und dies wiederum das Risiko inadäquater ICD-Therapien erhöhen. Die konsequente Anwendung neuerer Programmier-Empfehlungen mit Verwendung langer Zähler sowie die Verbesserungen der Software-Algorithmen sollten jedoch zu einer weitgehenden Vermeidung inadäquater ICD-Therapien beitragen [67, 68]. Die Einrichtung der VT- und VF-Zonen sollte sich dabei an der klinischen Notwendigkeit orientieren und möglichst hoch (z.B. VF-Zone ab 240/min) programmiert werden. Neben der Verwendung langer Zähler empfiehlt sich die Inaktivierung der „Time-out"-Automatik oder ähnlicher Algorithmen, welche die Therapie-Inhibierung nach Diagnose einer supraventrikulären Tachykardie beenden können [5]. Sportartspezifische Belastungsuntersuchungen sind besser geeignet als Fahrradergometer-Tests, um geeignete Programmierungen zu überprüfen. Wegen des geringeren Risikos für das Auftreten von Sonden-Problemen sind „Singe-Coil"-Elektroden und Einkammersysteme für die meisten Sportler mit der ICD-Indikation die bessere Wahl als Zweikammer-Systeme und „Dual-Coil"-Elektroden [5].

14.5.3 Dürfen Sportler mit ICD Sport treiben?

In den amerikanischen Leitlinien aus dem Jahr 2005 wird zunächst vor der möglichen Schädigung des ICD durch Einflüsse von außen, wie sie bei Kontakt- und Ballsportarten auftreten können, gewarnt. Wegen des möglichen Proarrhythmie-Effektes intensiver Belastungen sind für Athleten mit ICD alle moderaten und intensiven Sportarten kontraindiziert. Klasse-1A-Sportarten, also Sportarten mit geringen dynamischen und statischen Anforderungen, werden jedoch zugelassen [8].

In den europäischen Leitlinien aus dem Jahr 2006 wird von jeglichem intensiveren Wettkampfsport abgeraten, mit der Ausnahme von Sportarten mit geringen Ansprüchen an das Herz-Kreislauf-System und ohne Risiken für Patienten und andere im Falle einer (Prä-)Synkope [7].

Im Gegensatz zu den konservativen Empfehlungen dieser derzeit noch gültigen Leitlinien [7, 8] waren die Empfehlungen der behandelnden Ärzte häufig weniger restriktiv. So sprachen sich beispielsweise in einer 2006 publizierten Umfrage nur 10% der befragten Ärzte gegen intensivere sportliche Belastungen für Patienten mit ICD aus [69, 70]. Die befragten Ärzte richteten dabei ihre Empfehlung zur körperlichen Belastbarkeit vor allem an der kardialen Grunderkrankung aus und weniger an dem Vorhandensein eines ICD [69, 70].

Inzwischen zeigen auch Registerdaten, dass Athleten mit ICD sicher Sport ausüben können [71, 72]. In einem 2013 publizierten internationalen Register wurden 372 Sportler (10–60 Jahre, 33% weiblich, 42% sekundärprophylaktische ICD-Indikation) über einen mittleren Beobachtungszeitraum von 31 Monaten nachverfolgt. Während des Wettkampfs oder Trainings ereigneten sich bei 37 Teilnehmern (10% der Studienpopulation) insgesamt 49 Schockabgaben. Während anderer körperlicher Aktivitäten ereigneten sich bei 29 Teilnehmern (8% der Studienpopulation) 39 Schocks. In Ruhephasen ereigneten sich bei 24 Teilnehmern (6% der Studienpopulation) 33 Schocks. Die ICD-Therapie konnte alle Episoden erfolgreich terminieren. 97% der Elektroden funktionierten über einen Zeitraum von 5 Jahren fehlerfrei. Über einen Zeitraum von 10 Jahren funktionierten immerhin noch 90% der Elektroden fehlerfrei [71].

Die Ausübung von Sport scheint demnach auch für ICD-Träger möglich zu sein, ohne die Gefahr von Verletzungen oder ein erhöhtes Risiko für Kammertachykardien oder Kammerflimmern nicht terminieren zu können [71, 72].

Fazit. Die Empfehlungen zur Intensität sportlicher Belastungen sollten sich vielmehr an der zugrunde liegenden Herzerkrankung orientieren als an dem Vorhandensein eines ICD. Eine smarte Programmierung des ICD kann inadäquate Therapien vermeiden helfen [5].

Literatur

[1]   Morris JN, Heady JA, Raffle PA, Roberts CG, Parks JW. Coronary heart-disease and physical activity of work. Lancet 1953, 265, 1111–1120; concl.

[2]   Maron BJ, Thompson PD, Ackerman MJ et al. Recommendations and considerations related to preparticipation screening for cardiovascular abnormalities in competitive athletes: 2007 update: a scientific statement from the American Heart Association Council on Nutrition, Phy-

sical Activity, and Metabolism: endorsed by the American College of Cardiology Foundation. Circulation 2007, 115, 1643–1655.

[3]   Müssigbrodt A, Richter S, Wetzel U, Van Belle Y, Bollmann A, Hindricks G. Diagnosis of arrhythmias in athletes using leadless, ambulatory HR monitors. Med Sci Sports Exerc 2013, 45, 1431–1435.

[4]   Corrado D, Basso C, Pavei A, Michieli P, Schiavon M, Thiene G. Trends in sudden cardiovascular death in young competitive athletes after implementation of a preparticipation screening program. JAMA 2006, 296, 1593–1601.

[5]   Müssigbrodt A, Van Belle Y, Richter S, Arya A, Bollmann A, Hindricks G. Sport trotz Herzrhythmusstörungen. In: Niebauer J (ed). Sportkardiologie. Heidelberg, Springer, 2015, 267–286.

[6]   Heidbuchel H, Panhuyzen-Goedkoop N, Corrado D et al. Recommendations for participation in leisure-time physical activity and competitive sports in patients with arrhythmias and potentially arrhythmogenic conditions Part I: Supraventricular arrhythmias and pacemakers. European journal of cardiovascular prevention and rehabilitation: official journal of the European Society of Cardiology, Working Groups on Epidemiology & Prevention and Cardiac Rehabilitation and Exercise Physiology 2006, 13, 475–484.

[7]   Heidbuchel H, Corrado D, Biffi A et al. Recommendations for participation in leisure-time physical activity and competitive sports of patients with arrhythmias and potentially arrhythmogenic conditions. Part II: ventricular arrhythmias, channelopathies and implantable defibrillators. European journal of cardiovascular prevention and rehabilitation: official journal of the European Society of Cardiology, Working Groups on Epidemiology & Prevention and Cardiac Rehabilitation and Exercise Physiology 2006, 13, 676–686.

[8]   Zipes DP, Ackerman MJ, Estes NA 3rd, Grant AO, Myerburg RJ, Van Hare G. Task Force 7: arrhythmias. J Am Coll Cardiol 2005, 45, 1354–1363.

[9]   Drezner JA, Ackerman MJ, Anderson J et al. Electrocardiographic interpretation in athletes: the ‚Seattle criteria‘. Br J Sports Med 2013, 47, 122–124.

[10] Brignole M, Auricchio A, Baron-Esquivias G et al. 2013 ESC Guidelines on cardiac pacing and cardiac resynchronization therapy: the Task Force on cardiac pacing and resynchronization therapy of the European Society of Cardiology (ESC). Developed in collaboration with the European Heart Rhythm Association (EHRA). Eur Heart J 2013, 34, 2281–2329.

[11] Markewitz A. [Annual Report 2009 of the German Cardiac Pacemaker Registry: Federal Section pacemaker and AQUA – Institute for Applied Quality Improvement and Research in Health Ltd]. Herzschrittmachertherapie & Elektrophysiologie 2011, 22, 259–280.

[12] Baldesberger S, Bauersfeld U, Candinas R et al. Sinus node disease and arrhythmias in the long-term follow-up of former professional cyclists. Eur Heart J 2008, 29, 71–78.

[13] Israel CW. [Sport for pacemaker patients]. Herzschrittmachertherapie & Elektrophysiologie 2012, 23, 94–106.

[14] Piepoli MF, Conraads V, Corra U et al. Exercise training in heart failure: from theory to practice. A consensus document of the Heart Failure Association and the European Association for Cardiovascular Prevention and Rehabilitation. Eur J Heart Fail 2011, 13, 347–357.

[15] Kemi OJ, Wisloff U. High-intensity aerobic exercise training improves the heart in health and disease. J Cardiopulm Rehabil Prev 2010, 30, 2–11.

[16] Selig SE, Carey MF, Menzies DG et al. Moderate-intensity resistance exercise training in patients with chronic heart failure improves strength, endurance, heart rate variability, and forearm blood flow. J Card Fail 2004, 10, 21–30.

[17] Erbs S, Linke A, Gielen S et al. Exercise training in patients with severe chronic heart failure: impact on left ventricular performance and cardiac size. A retrospective analysis of the Leipzig heart failure training trial. European journal of cardiovascular prevention and rehabilitati-

on: official journal of the European Society of Cardiology, Working Groups on Epidemiology & Prevention and Cardiac Rehabilitation and Exercise Physiology 2003, 10, 336–344.

[18] Lafay V, Trigano JA, Gardette B, Micoli C, Carre F. Effects of hyperbaric exposures on cardiac pacemakers. Br J Sports Med 2008, 42, 212–216; discussion 216.

[19] Schuger CD, Mittleman R, Habbal B, Wagshal A, Huang SK. Ventricular lead transection and atrial lead damage in a young softball player shortly after the insertion of a permanent pacemaker. Pacing and clinical electrophysiology: PACE 1992, 15, 1236–1239.

[20] Cook L, Tomczak C, Busse E, Tsang J, Wojcik W, Haennel R. Impact of a right ventricular impedance sensor on the cardiovascular responses to exercise in pacemaker dependent patients. Indian pacing and electrophysiology journal 2005, 5, 160–174.

[21] Müssigbrodt A, Hindricks G, Bollmann A. Vorhofflimmern bei Ausdauersportlern. Dtsch Z Sportmed 2010, 61, 190–200.

[22] Cohen MI, Triedman JK, Cannon BC et al. PACES/HRS expert consensus statement on the management of the asymptomatic young patient with a Wolff-Parkinson-White (WPW, ventricular preexcitation) electrocardiographic pattern: developed in partnership between the Pediatric and Congenital Electrophysiology Society (PACES) and the Heart Rhythm Society (HRS). Endorsed by the governing bodies of PACES, HRS, the American College of Cardiology Foundation (ACCF), the American Heart Association (AHA), the American Academy of Pediatrics (AAP), and the Canadian Heart Rhythm Society (CHRS). Heart rhythm: the official journal of the Heart Rhythm Society 2012, 9, 1006–1024.

[23] Hiss RG, Lamb LE. Electrocardiographic findings in 122,043 individuals. Circulation 1962, 25, 947–961.

[24] Munger TM, Packer DL, Hammill SC et al. A population study of the natural history of Wolff-Parkinson-White syndrome in Olmsted County, Minnesota, 1953–1989. Circulation 1993, 87, 866–873.

[25] Flensted-Jensen E. Wolff-Parkinson-White syndrome. A long-term follow-up of 47 cases. Acta medica Scandinavica 1969, 186, 65–74.

[26] Maron BJ, Doerer JJ, Haas TS, Tierney DM, Mueller FO. Sudden deaths in young competitive athletes: analysis of 1866 deaths in the United States, 1980–2006. Circulation 2009, 119, 1085–1092.

[27] Blomstrom-Lundqvist C, Scheinman MM, Aliot EM et al. ACC/AHA/ESC guidelines for the management of patients with supraventricular arrhythmias–executive summary: a report of the American College of Cardiology/American Heart Association Task Force on Practice Guidelines and the European Society of Cardiology Committee for Practice Guidelines (Writing Committee to Develop Guidelines for the Management of Patients With Supraventricular Arrhythmias). Circulation 2003, 108, 1871–1909.

[28] Pelliccia A, Zipes DP, Maron BJ. Bethesda Conference #36 and the European Society of Cardiology Consensus Recommendations revisited a comparison of U.S. and European criteria for eligibility and disqualification of competitive athletes with cardiovascular abnormalities. J Am Coll Cardiol 2008, 52, 1990–1996.

[29] Fitzsimmons PJ, McWhirter PD, Peterson DW, Kruyer WB. The natural history of Wolff-Parkinson-White syndrome in 228 military aviators: a long-term follow-up of 22 years. Am Heart J 2001, 142, 530–536.

[30] Pappone C, Santinelli V, Rosanio S et al. Usefulness of invasive electrophysiologic testing to stratify the risk of arrhythmic events in asymptomatic patients with Wolff-Parkinson-White pattern: results from a large prospective long-term follow-up study. J Am Coll Cardiol 2003, 41, 239–244.

[31] Obeyesekere MN, Leong-Sit P, Massel D et al. Risk of arrhythmia and sudden death in patients with asymptomatic preexcitation: a meta-analysis. Circulation 2012, 125, 2308–2315.

[32] Calvo N, Ramos P, Montserrat S et al. Emerging risk factors and the dose-response relationship between physical activity and lone atrial fibrillation: a prospective case-control study. Europace: European pacing, arrhythmias, and cardiac electrophysiology: journal of the working groups on cardiac pacing, arrhythmias, and cardiac cellular electrophysiology of the European Society of Cardiology 2016, 18, 57–63.

[33] Ofman P, Khawaja O, Rahilly-Tierney CR et al. Regular physical activity and risk of atrial fibrillation: a systematic review and meta-analysis. Circ Arrhythm Electrophysiol 2013, 6, 252–256.

[34] Ozcan C, Battaglia E, Young R, Suzuki G. LKB1 knockout mouse develops spontaneous atrial fibrillation and provides mechanistic insights into human disease process. J Am Heart Assoc 2015, 4, e001733.

[35] Aschar-Sobbi R, Izaddoustdar F, Korogyi AS et al. Increased atrial arrhythmia susceptibility induced by intense endurance exercise in mice requires TNFalpha. Nature communications 2015, 6, 6018.

[36] Guasch E, Benito B, Qi X et al. Atrial fibrillation promotion by endurance exercise: demonstration and mechanistic exploration in an animal model. J Am Coll Cardiol 2013, 62, 68–77.

[37] Karjalainen J, Kujala UM, Kaprio J, Sarna S, Viitasalo M. Lone atrial fibrillation in vigorously exercising middle aged men: case-control study. BMJ 1998, 316, 1784–1785.

[38] Grundvold I, Skretteberg PT, Liestol K et al. Low heart rates predict incident atrial fibrillation in healthy middle-aged men. Circ Arrhythm Electrophysiol 2013, 6, 726–731.

[39] Grimsmo J, Grundvold I, Maehlum S, Arnesen H. High prevalence of atrial fibrillation in long-term endurance cross-country skiers: echocardiographic findings and possible predictors–a 28–30 years follow-up study. European journal of cardiovascular prevention and rehabilitation: official journal of the European Society of Cardiology, Working Groups on Epidemiology & Prevention and Cardiac Rehabilitation and Exercise Physiology 2010, 17, 100–105.

[40] Andersen K, Farahmand B, Ahlbom A et al. Risk of arrhythmias in 52 755 long-distance cross-country skiers: a cohort study. Eur Heart J 2013, 34, 3624–3631.

[41] Mont L, Tamborero D, Elosua R et al. Physical activity, height, and left atrial size are independent risk factors for lone atrial fibrillation in middle-aged healthy individuals. Europace: European pacing, arrhythmias, and cardiac electrophysiology: journal of the working groups on cardiac pacing, arrhythmias, and cardiac cellular electrophysiology of the European Society of Cardiology 2008, 10, 15–20.

[42] Frost L, Hune LJ, Vestergaard P. Overweight and obesity as risk factors for atrial fibrillation or flutter: the Danish diet, cancer, and health study. Am J Med 2005, 118, 489–495.

[43] Heidbuchel H, Verhamme P, Alings M et al. EHRA practical guide on the use of new oral anticoagulants in patients with non-valvular atrial fibrillation: executive summary. Eur Heart J 2013, 34, 2094–2106.

[44] Lewalter T, Ibrahim R, Albers B, Camm AJ. An update and current expert opinions on percutaneous left atrial appendage occlusion for stroke prevention in atrial fibrillation. Europace: European pacing, arrhythmias, and cardiac electrophysiology: journal of the working groups on cardiac pacing, arrhythmias, and cardiac cellular electrophysiology of the European Society of Cardiology 2013, 15, 652–656.

[45] Furlanello F, Bertoldi A, Dallago M et al. Atrial fibrillation in elite athletes. J Cardiovasc Electrophysiol 1998, 9, S63–68.

[46] Haissaguerre M, Jais P, Shah DC et al. Spontaneous initiation of atrial fibrillation by ectopic beats originating in the pulmonary veins. N Engl J Med 1998, 339, 659–666.

[47] Pappone C, Rosanio S, Oreto G et al. Circumferential radiofrequency ablation of pulmonary vein ostia: A new anatomic approach for curing atrial fibrillation. Circulation 2000, 102, 2619–2628.

[48] Furlanello F, Lupo P, Pittalis M et al. Radiofrequency catheter ablation of atrial fibrillation in athletes referred for disabling symptoms preventing usual training schedule and sport competition. J Cardiovasc Electrophysiol 2008, 19, 457–462.

[49] Osbak PS, Mourier M, Kjaer A, Henriksen JH, Kofoed KF, Jensen GB. A randomized study of the effects of exercise training on patients with atrial fibrillation. Am Heart J 2011, 162, 1080–1087.

[50] Hegbom F, Stavem K, Sire S, Heldal M, Orning OM, Gjesdal K. Effects of short-term exercise training on symptoms and quality of life in patients with chronic atrial fibrillation. Int J Cardiol 2007, 116, 86–92.

[51] Claessen G, Colyn E, La Gerche A et al. Long-term endurance sport is a risk factor for development of lone atrial flutter. Heart 2011, 97, 918–922.

[52] Pelliccia A, Fagard R, Bjornstad HH et al. Recommendations for competitive sports participation in athletes with cardiovascular disease: a consensus document from the Study Group of Sports Cardiology of the Working Group of Cardiac Rehabilitation and Exercise Physiology and the Working Group of Myocardial and Pericardial Diseases of the European Society of Cardiology. Eur Heart J 2005, 26, 1422–1445.

[53] Heidbuchel H, Anne W, Willems R, Adriaenssens B, Van de Werf F, Ector H. Endurance sports is a risk factor for atrial fibrillation after ablation for atrial flutter. Int J Cardiol 2006, 107, 67–72.

[54] Bjornstad H, Storstein L, Meen HD, Hals O. Ambulatory electrocardiographic findings in top athletes, athletic students and control subjects. Cardiology 1994, 84, 42–50.

[55] Gaita F, Giustetto C, Di Donna P et al. Long-term follow-up of right ventricular monomorphic extrasystoles. J Am Coll Cardiol 2001, 38, 364–370.

[56] Biffi A, Pelliccia A, Verdile L et al. Long-term clinical significance of frequent and complex ventricular tachyarrhythmias in trained athletes. J Am Coll Cardiol 2002, 40, 446–452.

[57] Partington S, Myers J, Cho S, Froelicher V, Chun S. Prevalence and prognostic value of exercise-induced ventricular arrhythmias. Am Heart J 2003, 145, 139–146.

[58] Solberg EE, Borjesson M, Sharma S et al. Sudden cardiac arrest in sports – need for uniform registration: A position paper from the Sport Cardiology Section of the European Association for Cardiovascular Prevention and Rehabilitation. Eur J Prev Cardiol 2016, 23, 657–667.

[59] Bohm P, Scharhag J, Meyer T. Data from a nationwide registry on sports-related sudden cardiac deaths in Germany. Eur J Prev Cardiol 2016, 23, 649–656.

[60] Zipes DP, Camm AJ, Borggrefe M et al. ACC/AHA/ESC 2006 guidelines for management of patients with ventricular arrhythmias and the prevention of sudden cardiac death–executive summary: A report of the American College of Cardiology/American Heart Association Task Force and the European Society of Cardiology Committee for Practice Guidelines (Writing Committee to Develop Guidelines for Management of Patients with Ventricular Arrhythmias and the Prevention of Sudden Cardiac Death) Developed in collaboration with the European Heart Rhythm Association and the Heart Rhythm Society. Eur Heart J 2006, 27, 2099–2140.

[61] Haqqani HM, Morton JB, Kalman JM. Using the 12-lead ECG to localize the origin of atrial and ventricular tachycardias: part 2–ventricular tachycardia. J Cardiovasc Electrophysiol 2009, 20, 825–832.

[62] Heidbuchel H, Hoogsteen J, Fagard R et al. High prevalence of right ventricular involvement in endurance athletes with ventricular arrhythmias. Role of an electrophysiologic study in risk stratification. Eur Heart J 2003, 24, 1473–1480.

[63] La Gerche A, Claessen G, Dymarkowski S et al. Exercise-induced right ventricular dysfunction is associated with ventricular arrhythmias in endurance athletes. Eur Heart J 2015, 36, 1998–2010.

[64] Biffi A, Maron BJ, Verdile L et al. Impact of physical deconditioning on ventricular tachyarrhythmias in trained athletes. J Am Coll Cardiol 2004, 44, 1053–1058.

[65] Biffi A, Maron BJ, Culasso F et al. Patterns of ventricular tachyarrhythmias associated with training, deconditioning and retraining in elite athletes without cardiovascular abnormalities. Am J Cardiol 2011, 107, 697–703.

[66] Bardy GH, Smith WM, Hood MA et al. An entirely subcutaneous implantable cardioverter-defibrillator. N Engl J Med 2010, 363, 36–44.

[67] Gasparini M, Proclemer A, Klersy C et al. Effect of long-detection interval vs standard-detection interval for implantable cardioverter-defibrillators on antitachycardia pacing and shock delivery: the ADVANCE III randomized clinical trial. JAMA 2013, 309, 1903–1911.

[68] Moss AJ, Schuger C, Beck CA et al. Reduction in inappropriate therapy and mortality through ICD programming. N Engl J Med 2012, 367, 2275–2283.

[69] Lampert R, Olshansky B. Sports participation in patients with implantable cardioverter-defibrillators. Herzschrittmachertherapie & Elektrophysiologie 2012, 23, 87–93.

[70] Lampert R, Cannom D, Olshansky B. Safety of sports participation in patients with implantable cardioverter defibrillators: a survey of heart rhythm society members. J Cardiovasc Electrophysiol 2006, 17, 11–15.

[71] Lampert R, Olshansky B, Heidbuchel H et al. Safety of sports for athletes with implantable cardioverter-defibrillators: results of a prospective, multinational registry. Circulation 2013, 127, 2021–2030.

[72] Heidbuchel H, Carre F. Exercise and competitive sports in patients with an implantable cardioverter-defibrillator. Eur Heart J 2014, 35, 3097–3102.

[73] Mont L, Pelliccia A, et al. Pre-participation cardiovascular evaluation for athletic participants to prevent sudden death: Position paper from the EHRA and the EACPR, branches of the ESC. Endorsed by APHRS, HRS, and SOLAECE. Europace 2017, 19(1), 139–163.

[74] Möbius-Winkler S, Uhlemann M, Adams V, et al. Coronary collateral growth induced by physical exercise: Results of the impact of intensive exercise training on coronary collateral circulation in patients with stable coronary artery disease (EXCITE) trial. Circulation 2016, 133(15), 1438–1448.

[75] Müssigbrodt A, Weber A, Mandrola J, et al. Excess of exercise increases the risk of atrial fibrillation. Scand J Med Sci Sports 2017, doi: 10.1111/sms.12830, .

Jakob Ledwoch und Holger Thiele

15 Akutes Koronarsyndrom

15.1 Einleitung

In Medien und von der Allgemeinbevölkerung hört man immer wieder von Sport als
möglichen Verursacher für kardiovaskuläre Ereignisse, da natürlich insbesondere Todesfälle während Sportevents besonders medienwirksam berichtet werden. In der Pu-
blikumspresse wird allerdings oft nicht zwischen plötzlichen kardialen Todesfällen
(„sudden cardiac death") aufgrund eines akuten Koronarsyndroms oder anderweiti-
ger Ursachen differenziert. Tatsächlich findet sich aber auch in der Fachliteratur ein
Zusammenhang zwischen sportlicher Aktivität und einer erhöhten Rate an akuten Ko-
ronarsyndromen und auch „sudden cardiac death (SCD). Dabei ist es jedoch wichtig,
die Gefahr und den Nutzen von Sport in Relation zu setzen. Ein SCD, der die fatale
Komplikation eines akuten Koronarsyndroms darstellt, tritt in Assoziation mit Sport
in 0,1 bis 1,7 pro 100.000 Einwohnern pro Jahr in westlichen Ländern auf [1–3].

15.2 Pathophysiologie

Zunächst muss betont werden, dass Sport nicht selbst zu einem akuten Koronarsyndrom führen kann, sondern nur einen Trigger dafür darstellt. Bei einer aber bereits bestehenden koronaren Herzerkrankung oder aber auch bei einer subklinischen Atherosklerose mit Plaques kann durch diesen Trigger eine Plaqueruptur provoziert werden.
Dementsprechend stellt in pathologischen Untersuchungen die koronare Herzerkrankung die häufigste Ursache für einen während körperlicher Belastung auftretenden
Tod dar [4]. In der Population von unter 35-Jährigen dominieren hingegen insbesondere die hypertrophe Kardiomyopathie und Koronaranomalien [5–7].

Ein Zusammenspiel aus verschiedenen Mechanismen wird bei der Triggerung eines akuten Koronarsyndroms durch Sport diskutiert (Abbildung 15.1). Wahrscheinlich kommt es als Folge der veränderten Hämodynamik während der körperlichen
Anstrengung zu erhöhten Scherkräften innerhalb der Koronarien mit konsekutiv erhöhtem Risiko einer Plaqueruptur. In einer pathologischen Untersuchung ließ sich
feststellen, dass eine Plaqueruptur deutlich häufiger als Ursache von Myokardinfarkten während körperlicher Belastung auftritt als bei Myokardinfarkten, die unabhängig von Sport auftreten (68% vs. 23%; $p < 0,001$). Ferner entsteht während sportlicher Betätigung eine erhöhte Thrombozytenaktivität (wahrscheinlich durch erhöhte
Katecholaminausschüttung). Dieses Phänomen ist insbesondere bei sonst inaktiven
Menschen sehr ausgeprägt [8]. Jene hyperkoagulative Situation zusammen mit einer
Vasokonstriktion begünstigt schließlich die Bildung eines okkludierenden Throm-

DOI 10.1515/9783110456783-015

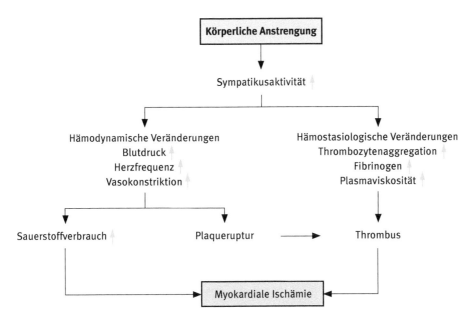

Abb. 15.1: Pathophysiologie bei Sport als Trigger für ein akutes Koronarsyndrom.

bus. Tatsächlich kommt es bei sport-assoziierten Myokardinfarkten zu einer höheren Thrombuslast als bei Myokardinfarkten, die unabhängig von körperlicher Betätigung entstehen [9]. Darüber hinaus führt eine erhöhte Herzfrequenz zu einer Verkürzung der Diastole und dadurch zu einer Abnahme der Koronarperfusion.

Man konnte zudem beobachten, dass Sport möglicherweise langfristig zu einer stärkeren Verkalkung der Koronarien führt. In einer Untersuchung von über 50-jährigen Marathonläufern in Deutschland konnten Möhlenkamp et al. zeigen, dass Koronarkalk deutlich häufiger bei Marathonläufern auftritt als in einer nach „Framingham risk score" gematchten Population, die nicht Marathon läuft [10]. In aktuellen Studien wird die Dichte der Koronarverkalkung wiederum immer häufiger mit einer Stabilisierung von Koronarplaques in Verbindung gebracht. In über 3.000 Patienten mit einem Beobachtungszeitraum von über sieben Jahren stellte man eine inverse Assoziation zwischen Kalkdichte und kardiovaskulären Ereignissen fest (Abbildung 15.2) [11]. Eine erst kürzlich publizierte Metaanalyse zeigte einen deutlichen Anstieg des mithilfe IVUS gemessenen Kalk-indexes bei Patienten mit hochdosierter Statin-Therapie [12]. Die Autoren der Studie spekulierten, dass die Plaque stabilisierende und damit kardiovaskuläre Morbidität und Mortalität senkende Wirkung von Statinen vermutlich durch eine erhöhte Kalzifizierung von Plaques mitverursacht wird. Ähnlich der Wirkung von Statinen könnte die mögliche Plaque-Stabilisierung durch körperliche Aktivität das geringere Myokardinfarktrisiko bei Sportlern erklären, auf welches noch eingegangen wird.

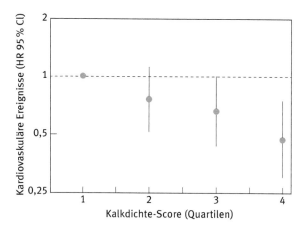

Abb. 15.2: Kardiovaskuläre Events in Abhängigkeit von der Dichte des Koronarkalks (adaptiert nach Criqui et al. [11]).

Da die Bestimmung kardialer Enzyme einen zentralen Bestandteil der Diagnostik beim akuten Koronarsyndrom darstellt, muss bei deren Messung die mögliche physiologische Erhöhung durch sportliche Aktivität beachtet werden. Sowohl bei Hochleistungssportarten wie Marathon [13] oder Triathlon [14] als auch bei durchschnittlicher, körperlicher Belastung in der Allgemeinbevölkerung [15, 16] kann es nach der Aktivität zu erhöhten Troponin-Spiegeln im Blut kommen. Jedoch unterscheidet sich die Kinetik zwischen Troponin-Erhöhungen, die durch Sport ausgelöst werden, von jenen, die im Rahmen eines Myokardinfarktes auftreten. Erstere zeichnen sich durch einen nur leicht erhöhten Wert aus, der sich innerhalb von drei Tagen wieder normalisiert (Abbildung 15.3) [17, 18]. Zudem konnte man in einer Magnetresonanztomografie- (MRT) Studie bei Marathonteilnehmern trotz erhöhter Troponin-Werte keinen Untergang von Kardiomyozyten im MRT-Scan nachweisen [19]. Daher ist der durch Sport verursachte Troponin-Anstieg eher durch eine Freisetzung von freiem Troponin aus dem Zytosol als durch echte Zellnekrose erklärt [19]. Es ist wichtig, dass die durch Sport verursachten Troponin-Erhöhungen nicht mit einem erhöhten Risiko für kardiovaskuläre Ereignisse assoziiert sind [20].

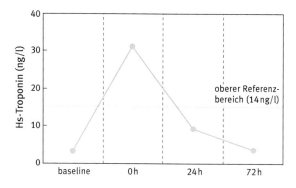

Abb. 15.3: High-sensitive Troponin-Spiegel im Blut in zeitlichem Verlauf vor und nach einem Marathon. Nach einem steilen Anstieg über den oberen Referenzbereich unmittelbar nach der körperli chen Aktivität kommt es innerhalb von 72 Stunden wieder zu einem Abfall auf das Ausgangsniveau (adaptiert nach Scherr at al. [17]).

15.3 Risiko bei unbekannter koronarer Herzerkrankung

Zahlreiche Studien konnten aufdecken, dass das Risiko für einen Myokardinfarkt bei Menschen ohne bisher bekannte koronare Herzerkrankung während oder kurz nach einer sportlichen Aktivität höher ist als während Phasen geringer oder keiner körperlicher Aktivität [21–24]. Insbesondere scheint die Intensität der physischen Anstrengung ein ausschlaggebender Faktor zu sein. So zeigte die „Determinants of Myocardial Infarction Onset Study" eine deutlich erhöhte Rate an Myokardinfarkten während intensiver, sportlicher Betätigung [22]. Das Risiko, während oder kurz nach der sportlichen Aktivität einen Myokardinfarkt zu erleiden, war etwa sechsfach höher als in Ruhephasen oder bei geringer Belastung. Am höchsten war die Rate an Myokardinfarkten bei jenen, die sonst am wenigsten Sport betrieben [22]. Dieser Zusammenhang wird durch gleiche Ergebnisse in einer Reihe anderer Studien bestätigt (Tabelle 15.1). Die Forschergruppe um Giri et al. konnte zudem aufdecken, dass Patienten mit einem sport-assoziierten Myokardinfarkt deutlich inaktiver waren als Patienten mit einem unabhängig von Sport aufgetretenen Myokardinfarkt [9]. Dies unterstützt die These, dass starke körperliche Anstrengung insbesondere für den Untrainierten gefährlich sein kann. Darüber hinaus stellte sich ein durch Sport ausgelöster Myokardinfarkt im Vergleich zu einem gewöhnlichen Myokardinfarkt schwerer dar (Abbildung 15.4) [9]. Zu Recht empfehlen daher die Richtlinien der amerikanischen und europäischen kardiologischen Fachgesellschaften bei Menschen mit gewissem Risiko einen Belastungstest vor Beginn eines Sportprogramms durchzuführen (Tabelle 15.2).

Die jeweiligen Fachgesellschaften geben keine expliziten Empfehlungen zu EKG und Echokardiografie in Ruhe. Nach Ansicht der Autoren sind dies aber natürlich Untersuchungen, die vor einer Belastungstestung erwogen werden sollten.

Tab. 15.1: Relatives Risiko für einen Myokardinfarkt in Abhängigkeit vom Aktivitätsgrad.

Studie	Aktivitätsgrad[a]			
	Sehr niedrig	Niedrig	Moderat	Hoch
	(Relatives Risiko mit 95% Konfidenzintervall)			
Willrich et al. [24]	6,9 (4,1–12,2)	1,3 (0,8–2,2)		
Giri et al. [9]	30,5 (4,4–209.9)	20,9 (3,1–142,1)	2,9 (0,5–15,9)	1,2 (0,3–5,2)
Hallqvist et al. [21]	100,7 (52,7–192,4)	6,9 (2,5–18,5)	3,7 (0,9–14,9)	3,3 (1,9–6,2)
Mittleman et al. [22]	107 (67–171)	19,4 (9,9–38,1)	8,6 (3,6–20,5)	2,4 (1,5–3,7)

[a] Definition des Aktivitätsgrads bei Willrich et al.: Hoch = Sport > 4-mal/Woche; sehr niedrig – moderat = Sport < 1-mal/Woche – 4-mal/Woche. Definition des Aktivitätsgrads bei Giri et al.: Hoch = > 6 metabolische Äquivalente (METS)/Woche; moderat = 4–6 METS/Woche; niedrig = 2–4 METS/Woche; sehr niedrig = < 2 METS/Woche. Definition des Aktivitätsgrads bei Hallqvist et al. und Mittleman et al.: Hoch = Sport > 4-mal/Woche; moderat = Sport 3–4-mal/Woche; niedrig = Sport 1–2-mal/Woche; sehr niedrig Sport < 1-mal/Woche.

Tab. 15.2: Empfehlung zur Belastungstestung vor Beginn eines Sportprogramms.

American Heart Association [41]	European Society of Cardiology [42]
Ein Belastungstest ist bei asymptomatischen Patienten mit Diabetes mellitus vor Beginn eines Sportprogramms empfohlen (Empfehlung Klasse IIa)	Patienten mit niedrigem Aktivitätsgrad sollten mit einem leichten Sportprogramm nach vorheriger adäquater Risikostratifizierung beginnen (Empfehlung Klasse I)
Ein Belastungstest ist bei asymptomatischen Männern älter als 45 Jahre oder Frauen älter als 55 Jahre vor Beginn eines Sportprogramms empfohlen (Empfehlung Klasse IIb)	Bei Patienten mit niedrigem Aktivitätsgrad kann ein Belastungs-EKG vor Beginn eines Sportprogramms erwogen werden (Empfehlung Klasse IIb)

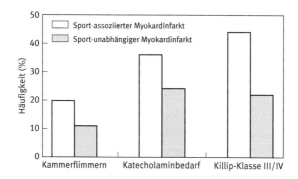

Abb. 15.4: Die Schwere des Myokardinfarkts in Abhängigkeit von Sport als Auslöser (adaptiert nach Giri et al. [9]).

Insgesamt überwiegt aber natürlich deutlich die langfristige Reduktion des Myokardinfarktrisikos durch Sport trotz einer vorrübergehend erhöhten Gefahr während der Aktivität [25]. Abbildung 15.5 verdeutlicht, dass Menschen mit regelmäßiger sportlicher Betätigung ein niedrigeres Grundrisiko für kardiovaskuläre Ereignisse haben. Außerdem sind sie zwar häufiger der temporär leicht erhöhten Gefahr während der sportlichen Aktivität ausgesetzt, das Risiko während einer Aktivität ist aber aufgrund ihres Fitnesszustands um ein vielfaches niedriger als das von inaktiven Menschen. Passend dazu stellte sich in der Arbeit von Giri et al. heraus, dass ein geringer (2–4

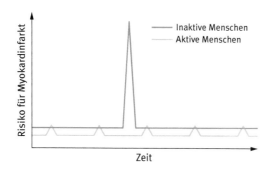

Abb. 15.5: Schematische Darstellung des Myokardinfarktrisikos bei aktiven und inaktiven Menschen. Die Peaks stellen jeweils die Risikoerhöhung während sportlicher Betätigung dar (adaptiert nach Mittleman et al. [44]).

metabolische Äquivalente [METS]/Woche) oder sehr geringer Aktivitätsgrad (< 2 METS/Woche) der stärkste Prädiktor für einen Myokardinfarkt war (Odds Ratio 3,35 [95%CI 1,58–7,10]) [9]. Den eindeutigen Nutzen von Sport als Primärprävention vor kardiovaskulären Ereignissen konnte eine Kohortenstudie mit über 5.000 Teilnehmern zeigen: Die Inzidenz von koronarer Herzerkrankung ließ sich durch sportliche Aktivität – trotz erhöhten Risikos während der Aktivität – um 41% reduzieren (Hazard Ratio 0,59 [95%CI 0,37–0,95]) [26].

15.4 Sudden cardiac death

SCD stellt natürlich die gravierende Komplikation beim akuten Koronarsyndrom dar. Definiert ist er als unerwarteter, natürlicher Tod, der innerhalb von einer Stunde nach Symptombeginn auftritt. Wie bereits beschrieben tritt SCD in Verbindung mit Sport in 0,1–1,7 pro 100.000 Einwohnern pro Jahr auf [2]. Insgesamt liegt die Inzidenz von SCD allgemein mit 51 bis 59 pro 100.000 pro Jahr deutlich höher [27, 28]. Dies zeigt, dass sport-assoziierter SCD eine Rarität darstellt.

Die Ursachen für SCD unterscheiden sich insbesondere hinsichtlich des Alters der Betroffenen. Die führende Ursache für SCD bei Sportlern > 35 Jahren ist eine koronare Herzerkrankung [4]. Im Gegensatz dazu findet man bei < 35-jährigen Sportlern am häufigsten eine hypertrophe Kardiomyopathie und Koronararterien-Anomalien (Abbildung 15.6) [5–7, 29]. Eine koronare Herzerkrankung mit einem konsekutiven akuten Koronarsyndrom als Ursache des SCD existiert auch bei jungen Menschen, spielt in dieser Altersgruppe aber eher eine untergeordnete Rolle, da die koronare Herzerkrankung bekanntermaßen eine Erkrankung des alternden Menschen ist.

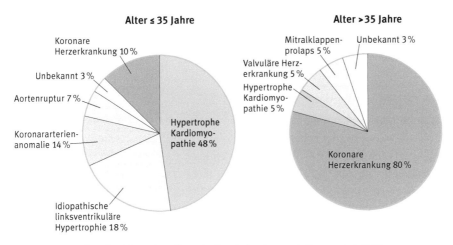

Abb. 15.6: Ursachen für SCD aufgeteilt nach Alter (adaptiert nach Maron et al. [45]).

Bemerkenswerterweise scheint ein sport-assoziierter Herzkreislaufstillstand eine bessere Prognose aufzuweisen als ein von Sport unabhängiger [30, 31]. Soholm et al. konnten verschiedene mögliche Ursachen für dieses Phänomen finden: In der Gruppe der sport-assoziierten Herzkreislaufstillstände wurde öfter das Ereignis von Dritten beobachtet (94% vs. 86%; $p = 0,02$), häufiger eine Laienreanimation durchgeführt (88% vs. 54%; $p < 0,001$) und öfter ein schockbarer Rhythmus festgestellt (91% vs. 49%; $p < 0,001$). Dadurch konnte die Zeit zur Wiederherstellung eines Kreislaufs deutlich reduziert werden (12 min [Interquartilenrange: 5–19] vs. 15 min [Interquartilenrange: 9–22]; $p = 0,007$) [30].

Eine besondere Gruppe stellen Marathonläufer dar. Die bereits erwähnte Berichterstattung über SCD bei Marathonveranstaltungen suggeriert eine Häufung kardiovaskulärer Ereignisse in Verbindung mit sehr intensiven Ausdauersportarten. Durch die stark steigende Popularität von Ausdauersport gewinnt diese Thematik immer größere Bedeutung. Innerhalb der letzten 15 Jahre stieg die Anzahl der Marathonteilnehmer in den USA von 5 Millionen auf 20 Millionen, 54% davon waren über 65 Jahre alt [32]. Nach systematischer Auswertung von Marathonveranstaltungen in den USA zwischen 2000 und 2010 ist das Risiko für einen SCD während eines Marathons mit einer Inzidenz von 0,05 pro 100.000 pro Jahr aber in Wirklichkeit sehr niedrig [33]. Das durchschnittliche Alter von Menschen mit SCD während eines Marathons liegt bei 42 Jahren [33, 34]. Bei über 45-Jährigen konnte in einer großen Beobachtungsstudie mit fast 4 Millionen Teilnehmern als häufigste Todesursache ein Myokardinfarkt festgestellt werden (93% der SCD) [34].

In Anbetracht der geringen Inzidenz und der verhältnismäßig besseren Prognose von SCD in Verbindung mit Sport besteht bei objektiver Bewertung kein erhöhtes Risiko für SCD durch körperliche Betätigung. Wie bereits beim akuten Koronarsyndrom beobachtet, führt Sport sogar langfristig zu einer Reduktion des SCD-Risikos (Risk Ratio 0,40 [95% CI 0,23–0,67]) [35].

15.5 Risiko nach überlebtem Myokardinfarkt

Weniger Daten existieren über das Risiko für ein akutes Koronarsyndrom durch Sport bei Menschen, die bereits einen Myokardinfarkt erlitten haben. In einer großen Studie mit 2.377 Teilnehmern zeigte sich bei Patienten mit sehr intensivem Sportprogramm eine erhöhte kardiovaskuläre Mortalität im Vergleich zu jenen mit einem moderaten Sportprogramm. Der Anstieg der Mortalität beruhte in erster Linie auf einer Häufung tödlicher Myokardinfarkte. Im Vergleich zum optimalen Trainingsbereich mit 38–50 MET-h/Woche war in der Gruppe mit der höchsten Intensität (> 50 MET-h/Woche) die kardiovaskuläre Mortalität 3,2-fach höher [36]. Daher scheint eine Dosis-Wirkung-Beziehung zu existieren, die im moderaten Trainingsbereich eine deutliche Reduktion der Mortalität aufweist, aber bei sehr starker sportlicher Betätigung durch ein mit Untrainierten verglichen nur gering reduziertes kardiovaskuläres Risiko charakterisiert ist (Abbildung 15.7). Das Risiko eines akuten Koronarsyndroms durch Sport ist aber selbstverständlich genauso wie in der Primärprävention sehr gering. Die Sicherheit von Sportprogrammen ist insbesondere innerhalb einer Rehabilitation, in der eine fachliche Leitung und Aufsicht gewährleistet ist, sehr hoch. Eine Auswertung von 4.500 Patienten an 142 Rehabilitationseinrichtungen ergab eine Inzidenz von einem Myokardinfarkt pro 294.000 Trainingsstunden. Durch die engmaschige Beobachtung konnten zudem 17 von 21 Herzkreislaufstillständen erfolgreich reanimiert werden [37]. Auch Krafttraining, welches zusätzlich zu Ausdauertraining verglichen mit Ausdauertraining alleine zu einer stärkeren Reduktion von Körperfett, Erhöhung der kardiopulmonalen Fitness und Verbesserung der Lebensqualität führt [38], ist nicht mit einer Erhöhung von kardiovaskulären Ereignissen assoziiert: In einer Metaanalyse kam es in 275 Patienten mit Krafttraining zusätzlich zu Ausdauertraining bei lediglich einem Patienten zu einer kardiovaskulären Komplikation (nicht näher bezeichnete Arrhythmie), ein akutes Koronarsyndrom ereignete sich nicht [38].

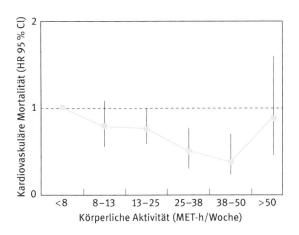

Abb. 15.7: Abhängigkeit von kardiovaskulärer Mortalität und Intensität der körperlichen Anstrengung bei Menschen mit überlebtem Myokardinfarkt (adaptiert nach Williams et al. [36]).

Auf Dauer senkt körperliches Training bei Menschen nach Myokardinfarkt die Mortalität deutlich. In einer großen Metaanalyse zeigte sich eine Reduktion der Mortalität um 28% (Risk Ratio 0,72 [95% Konfidenzintervall 0,54–0,95]) und der Re-Myokardinfarktrate um 24% (0,76 [Konfidenzintervall 0,57–1,01]) [39]. Daher existiert eine Klasse-I-Empfehlung für Patienten nach überlebtem Myokardinfarkt, Lebensstilveränderungen inklusive Sportprogramm zu unternehmen [40]. In Tabelle 15.3 sind die Richtlinien der Europäischen Gesellschaft für Kardiologie (ESC) zu Sport als Sekundärprophylaxe zu sehen. Diese Empfehlungen basieren aber vor allem auf Beobachtungsstudien, sodass in Zukunft prospektive Studien notwendig sind, um die optimale Intensität eines Sportprogramms als Sekundärprophylaxe herauszuarbeiten.

Tab. 15.3: Empfehlung der European Society of Cardiology zu sportlicher Betätigung als kardiovaskuläre Prävention [42].

Primärprävention	Gesunde Erwachsene aller Altersklassen sollten durchführen: 2,5–5 h/Woche körperliche Betätigung oder aerobes Training mit moderater Intensität oder 1–2,5 h/Woche mit hoher Intensität. Inaktive Menschen sollten mit leichter Intensität beginnen. (Empfehlung Klasse I)
	Das Training sollte in mindestens 10-minütigen Intervallen gleichmäßig auf die Woche verteilt durchgeführt werden. (Empfehlung Klasse IIa)
Sekundärprävention	Patienten nach akutem Koronarsyndrom sollten mit moderater bis intensiver Intensität ≥ 3-mal/Woche (eine Einheit ≥ 30 min) trainieren. (Empfehlung Klasse I)
	Inaktive Menschen sollten mit leichter Intensität nach vorheriger adäquater Risikostratifizierung beginnen. (Empfehlung Klasse I)

Moderate Intensität: 40–59% der maximalen Sauerstoffaufnahme bzw. der Herzfrequenzreserve oder 5–6 auf der Borg-Skala entsprechend 4,8–7,1 METs im jungen, 4,0–5,9 METs im mittleren, 3,2–4,7 im hohen und 2,0–2,9 im sehr hohen Alter. Intensive Intensität: 60–85% der maximalen Sauerstoffaufnahme bzw. der Herzfrequenzreserve oder 7–8 auf der Borg-Skala entsprechend 7,2–10,1 METs im jungen, 6,0–8,4 METs im mittleren, 4,8–6,7 im hohen und 3,0–4,2 im sehr hohen Alter [43].

Literatur

[1]   Bohm P, Scharhag J, Meyer T. Data from a nationwide registry on sports-related sudden cardiac deaths in Germany. Eur J Prev Cardiol 2015, 23, 649–656.

[2]   Marijon E, Tafflet M, Celermajer DS et al. Sports-related sudden death in the general population. Circulation 2011, 124, 672–681.

[3]   Holst AG, Winkel BG, Theilade J et al. Incidence and etiology of sports-related sudden cardiac death in Denmark–implications for preparticipation screening. Heart rhythm: the official journal of the Heart Rhythm Society 2010, 7, 1365–1371.

[4]   Thompson PD, Funk EJ, Carleton RA, Sturner WQ. Incidence of death during jogging in Rhode Island from 1975 through 1980. JAMA 1982, 247, 2535–2538.

[5]   Maron BJ, Thompson PD, Puffer JC et al. Cardiovascular preparticipation screening of competitive athletes: addendum: an addendum to a statement for health professionals from the Sudden Death Committee (Council on Clinical Cardiology) and the Congenital Cardiac Defects Committee (Council on Cardiovascular Disease in the Young), American Heart Association. Circulation 1998, 97, 2294.

[6]   Zipes DP, Wellens HJ. Sudden cardiac death. Circulation 1998, 98, 2334–2351.

[7]   Smallman DP, Webber BJ, Mazuchowski EL, Scher AI, Jones SO, Cantrell JA. Sudden cardiac death associated with physical exertion in the US military, 2005–2010. Br J Sports Med 2016, 50, 118–123.

[8]   Kestin AS, Ellis PA, Barnard MR, Errichetti A, Rosner BA, Michelson AD. Effect of strenuous exercise on platelet activation state and reactivity. Circulation 1993, 88, 1502–1511.

[9]   Giri S, Thompson PD, Kiernan FJ et al. Clinical and angiographic characteristics of exertion-related acute myocardial infarction. JAMA 1999, 282, 1731–1736.

[10] Mohlenkamp S, Lehmann N, Breuckmann F et al. Running: the risk of coronary events: Prevalence and prognostic relevance of coronary atherosclerosis in marathon runners. Eur Heart J 2008, 29, 1903–1910.

[11] Criqui MH, Denenberg JO, Ix JH et al. Calcium density of coronary artery plaque and risk of incident cardiovascular events. JAMA 2014, 311, 271–278.

[12] Puri R, Nicholls SJ, Shao M et al. Impact of statins on serial coronary calcification during atheroma progression and regression. J Am Coll Cardiol 2015, 65, 1273–1282.

[13] Siegel AJ, Lewandrowski EL, Chun KY, Sholar MB, Fischman AJ, Lewandrowski KB. Changes in cardiac markers including B-natriuretic peptide in runners after the Boston marathon. Am J Cardiol 2001, 88, 920–923.

[14] Tulloh L, Robinson D, Patel A et al. Raised troponin T and echocardiographic abnormalities after prolonged strenuous exercise – the Australian Ironman Triathlon. Br J Sports Med 2006, 40, 605–609.

[15] Eijsvogels T, George K, Shave R et al. Effect of prolonged walking on cardiac troponin levels. Am J Cardiol 2010, 105, 267–272.

[16] Benda NM, Hopman MT, van Dijk AP et al. Impact of prolonged walking exercise on cardiac structure and function in cardiac patients versus healthy controls. Eur J Prev Cardiol 2016, 23, 1252–1260.

[17] Scherr J, Braun S, Schuster T et al. 72-h kinetics of high-sensitive troponin T and inflammatory markers after marathon. Med Sci Sports Exerc 2011, 43, 1819–1827.

[18] Trivax JE, Franklin BA, Goldstein JA et al. Acute cardiac effects of marathon running. J Appl Physiol 2010, 108, 1148–1153.

[19] Mousavi N, Czarnecki A, Kumar K et al. Relation of biomarkers and cardiac magnetic resonance imaging after marathon running. Am J Cardiol 2009, 103, 1467–1472.

[20] Mohlenkamp S, Leineweber K, Lehmann N et al. Coronary atherosclerosis burden, but not transient troponin elevation, predicts long-term outcome in recreational marathon runners. Basic Res Cardiol 2014, 109, 391.

[21] Hallqvist J, Moller J, Ahlbom A, Diderichsen F, Reuterwall C, de Faire U. Does heavy physical exertion trigger myocardial infarction? A case-crossover analysis nested in a population-based case-referent study. Am J Epidemiol 2000, 151, 459–467.

[22] Mittleman MA, Maclure M, Tofler GH, Sherwood JB, Goldberg RJ, Muller JE. Triggering of acute myocardial infarction by heavy physical exertion. Protection against triggering by regular exertion. Determinants of myocardial infarction onset study investigators. N Engl J Med 1993, 329, 1677–1683.

[23] von Klot S, Mittleman MA, Dockery DW et al. Intensity of physical exertion and triggering of myocardial infarction: a case-crossover study. Eur Heart J 2008, 29, 1881–1888.

[24] Willich SN, Lewis M, Lowel H, Arntz HR, Schubert F, Schroder R. Physical exertion as a trigger of acute myocardial infarction. Triggers and mechanisms of myocardial infarction study group. N Engl J Med 1993, 329, 1684–1690.

[25] Eijsvogels TM, Molossi S, Lee DC, Emery MS, Thompson PD. Exercise at the extremes: the amount of exercise to reduce cardiovascular events. J Am Coll Cardiol 2016, 67, 316–329.

[26] Sundquist K, Qvist J, Johansson SE, Sundquist J. The long-term effect of physical activity on incidence of coronary heart disease: a 12-year follow-up study. Prev Med 2005, 41, 219–225.

[27] Chugh SS, Jui J, Gunson K et al. Current burden of sudden cardiac death: multiple source surveillance versus retrospective death certificate-based review in a large U.S. community. J Am Coll Cardiol 2004, 44, 1268–1275.

[28] Vaillancourt C, Stiell IG, Canadian Cardiovascular Outcomes Research T. Cardiac arrest care and emergency medical services in Canada. Can J Cardiol 2004, 20, 1081–1090.

[29]   Maron BJ, Doerer JJ, Haas TS, Tierney DM, Mueller FO. Sudden deaths in young competitive athletes: analysis of 1866 deaths in the United States, 1980–2006. Circulation 2009, 119, 1085–1092.

[30]   Soholm H, Kjaergaard J, Thomsen JH et al. Myocardial infarction is a frequent cause of exercise-related resuscitated out-of-hospital cardiac arrest in a general non-athletic population. Resuscitation 2014, 85, 1612–1618.

[31]   Marijon E, Uy-Evanado A, Reinier K et al. Sudden cardiac arrest during sports activity in middle age. Circulation 2015, 131, 1384–1391.

[32]   Patil H, Magalski A. Sudden Cardiac Arrest During Sports Activity in Middle Age. 2015 (www.acc.org/latest-in-cardiology/articles/2015/09/29/11/34/sudden-cardiac-arrest-during-sports-activity-in-middle-age), Zugang 26.01.2017.

[33]   Kim JH, Malhotra R, Chiampas G et al. Cardiac arrest during long-distance running races. N Engl J Med 2012, 366, 130–140.

[34]   Mathews SC, Narotsky DL, Bernholt DL et al. Mortality among marathon runners in the United States, 2000–2009. Am J Sports Med 2012, 40, 1495–1500.

[35]   Siscovick DS, Weiss NS, Fletcher RH, Lasky T. The incidence of primary cardiac arrest during vigorous exercise. N Engl J Med 1984, 311, 874–877.

[36]   Williams PT, Thompson PD. Increased cardiovascular disease mortality associated with excessive exercise in heart attack survivors. Mayo Clin Proc 2014, 89, 1187–1194.

[37]   U.S. Department of Health and Human Services. Clinical practice guidelines, no. 17. Cardiac rehabilitation. AHCPR publication no. 96–0672. Rockville (MD), U.S. Department of Health and Human Services, 1995.

[38]   Marzolini S, Oh PI, Brooks D. Effect of combined aerobic and resistance training versus aerobic training alone in individuals with coronary artery disease: a meta-analysis. Eur J Prev Cardiol 2012, 19, 81–94.

[39]   Clark AM, Hartling L, Vandermeer B, McAlister FA. Meta-analysis: secondary prevention programs for patients with coronary artery disease. Ann Intern Med 2005, 143, 659–672.

[40]   Roffi M, Patrono C, Collet JP et al 2015 ESC Guidelines for the management of acute coronary syndromes in patients presenting without persistent ST-segment elevation: Task Force for the Management of Acute Coronary Syndromes in Patients Presenting without Persistent ST-Segment Elevation of the European Society of Cardiology (ESC). Eur Heart J 2016, 37, 267–315.

[41]   Fletcher GF, Ades PA, Kligfield P et al. Exercise standards for testing and training: a scientific statement from the American Heart Association. Circulation 2013, 128, 873–934.

[42]   Perk J, De Backer G, Gohlke H et al. European Guidelines on cardiovascular disease prevention in clinical practice (version 2012). The Fifth Joint Task Force of the European Society of Cardiology and Other Societies on Cardiovascular Disease Prevention in Clinical Practice (constituted by representatives of nine societies and by invited experts). Eur Heart J 2012, 33, 1635–1701.

[43]   Kodama S, Saito K, Tanaka S et al. Cardiorespiratory fitness as a quantitative predictor of all-cause mortality and cardiovascular events in healthy men and women: a meta-analysis. JAMA 2009, 301, 2024–2035.

[44]   Mittleman MA, Mostofsky E. Physical, psychological and chemical triggers of acute cardiovascular events: preventive strategies. Circulation 2011, 124, 346–354.

[45]   Maron BJ, Epstein SE, Roberts WC. Causes of sudden death in competitive athletes. J Am Coll Cardiol 1986, 7, 204–214.

Helmut Gohlke

16   Venöse Thromboembolie

Der Begriff venöse Thromboembolie (VTE) umfasst sowohl die venösen Thrombosen als auch die Lungenembolie; sie wird als Folge des Zusammenwirkens patientenbezogener, meist permanenter und als Folge situationsbezogener, meist temporärer Risikofaktoren angesehen [1, 2]. Venöse Thrombosen und arterielle Atherosklerose sind mit ähnlichen Risikofaktoren assoziiert und kommen häufig gemeinsam vor. Atherosklerose ist mit einer Aktivierung von Thrombozyten, der plasmatischen Gerinnung und mit einem erhöhten Umsatz von Fibrin verbunden, was thrombotische Komplikationen begünstigt [3].

Personen mit gesicherten, spontanen venösen Thrombosen hatten in fast der Hälfte der Fälle atherosklerotische Veränderungen der Gefäße [4]. Patienten mit tiefer Venenthrombose hatten im Vergleich zu einer Gruppe ohne Thrombose ein deutlich erhöhtes Risiko, im Verlauf des nachfolgenden Jahres einen Herzinfarkt (+60%) oder einen Schlaganfall (+119%) zu erleiden. Für Patienten nach Lungenembolie lagen diese Zahlen noch höher, nämlich entsprechend bei +160% für Herzinfarkt und +190% für Schlaganfall [5]. Ob die Atherosklerose die Thrombose begünstigt oder ob beide Krankheitsbilder gemeinsame Risikofaktoren haben, die beide Krankheitsbilder begünstigen, ist unklar [4]; in einer bevölkerungsweiten Beobachtungsstudie über mehrere Jahrzehnte in Dänemark waren starkes Übergewicht und Tabak-Rauchen mit einem erhöhten Thromboembolierisiko verbunden, aber nicht erhöhte LDL-Cholesterin- oder Triglycerid-Werte [6]. Auch das Risiko für eine erneute Lungenembolie war mehr von thrombose-bezogenen Faktoren bestimmt [7]. Andererseits konnte in der randomisierten Jupiterstudie gezeigt werden, dass die Gabe eines Statins bei Personen mit gering erhöhtem kardiovaskulärem Risiko das Lungenembolie-Risiko deutlich verminderte [8], und in einer bevölkerungsweiten Beobachtungsstudie in den Niederlanden konnte gezeigt werden, dass Patienten, die nach einer Lungenembolie ein Statin einnahmen, eine um 50% hochsignifikant geringere Rezidivrate hatten [9].

Bis in die 90er-Jahre wurde die VTE primär als Komplikation eines Krankenhausaufenthaltes nach größeren Operationen oder im Zusammenhang mit dem Endstadium einer chronischen Erkrankung gesehen [1]. Neuere Untersuchungen haben jedoch gezeigt, dass zwischen 25% und 50% aller klinischen VTE bei Personen auftreten, die weder hospitalisiert sind noch sich von einer Erkrankung erholen [10, 11].

Bei nicht bettlägerigen Personen sind die typischen Risikofaktoren für venöse Thromboembolien und Lungenembolien Alter, geringe körperliche Aktivität, Tabakkonsum, sitzende Tätigkeit, Übergewicht und bei jungen Frauen hormonale Contraceptiva. Auch maligne Erkrankungen erhöhen das Risiko, ebenso erworbene Anomalien des Gerinnungssystems wie das Antiphospholipid-Antikörper-Syndrom oder

DOI 10.1515/9783110456783-016

erbliche Anomalien wie Antithrombin-Mangel, Protein-C- oder Protein-S-Mangel; eine APC-Resistenz ist in Europa meistens mit der Faktor-V-Leiden-Mutation assoziiert [1]. Etwa 4–6% der Allgemeinbevölkerung sind heterozygot für dieses autosomal dominante Merkmal.

Eine VTE wird als „provoziert" betrachtet, wenn ein temporärer oder reversibler Risikofaktor innerhalb von sechs Wochen bis drei Monate vor Diagnosestellung identifiziert werden kann, wie z. B. Operation, Trauma, Immobilisierung, Schwangerschaft, Einnahme oraler Kontrazeptiva oder Hormonersatztherapie. Sie gilt als „unprovoziert" bei Fehlen dieser Risikofaktoren [1, 2]. Eine Lungenembolie kann ebenfalls ohne jegliche bekannte Risikofaktoren auftreten [12].

16.1 Körperliche Aktivität und kardiovaskuläres Risiko

Anamnestisch angegebene regelmäßige moderate körperliche Aktivität wie fünf bis zehn Minuten tägliches Laufen mit einer mittleren Geschwindigkeit unter 9 km/h ist im Vergleich zu Personen, die nicht laufen, mit einem erheblich verminderten Risiko für Tod jeglicher Ursache (– 30%) und besonders für kardiovaskuläre Ursachen verbunden (– 50%) [13]. Eine günstige thrombose-mindernde Beeinflussung des Gerinnungssystems könnte hier eine Rolle spielen [14].

Auch die ergometrisch gemessene körperliche Leistungsfähigkeit zeigte in einer Studie über 6,2 Jahre eine inverse Beziehung zum relativen Sterberisiko innerhalb verschiedener Diagnosegruppen: Dies galt für Personen ohne bekannte Gefäßerkrankung ebenso wie für Diabetiker, Personen mit chronisch obstruktiver Lungenerkrankung und auch für Patienten mit kardiovaskulärer Erkrankung [15]. Auch in einer älteren Personengruppe (73 ± 6 Jahre) wurde dies bestätigt [16]. In der „Harvard Alumni Study" hatten ehemalige Absolventen der Harvard University im Alter von knapp 58 Jahren, die mehr als 1.000 kcal (4.200 J) pro Woche durch mäßige oder intensive körperliche Aktivität verbrannten (was etwa 2 Stunden Laufen bei mittlerer Geschwindigkeit entspricht), über 16 Jahre Nachbeobachtungszeit eine geringere Ereignisrate als Personen, die weniger aktiv waren [17]. Im hohen Leistungsbereich über 2.000 kcal oder 8.400 kJ pro Woche zeigte sich bei moderater und intensiver Aktivität jedoch eine (nicht signifikante) leichte Zunahme der koronaren Ereignisse, jedenfalls kein weiterer Abfall der Ereignisrate mit zunehmendem Aktivitätsumfang. Die Autoren beschreiben einen „L-förmigen" Verlauf der Ereignisrate [17].

Daraus ergab sich die Frage, ob es ein Limit für den Umfang der körperlichen Aktivitäten gibt, jenseits dessen kein zusätzlicher präventiver Nutzen, eine Abschwächung des präventiven Effektes der körperlichen Aktivität oder sogar bei sehr intensiver körperlicher Aktivität ein schädlicher Effekt zu erwarten ist. In Bezug auf das Herz konnte in mehreren Untersuchungen nachgewiesen werden, dass z. B. nach einem Marathonlauf bei einem Boston Marathon über 60% der untersuchten Teilnehmer nach dem Lauf erhöhte Troponin-T-Spiegel hatten, 40% sogar in einem Bereich, der myokardiale Zellnekrose anzeigt. Ebenfalls konnten pathologische echokardiografische Befunde wie diastolische Füllungsstörungen und verminderte rechtsventrikuläre Funktionen dokumentiert werden [18]. Bei ehemaligen britischen Spitzen-Athleten, die über viele Jahre besonders intensiv für den Marathonlauf trainiert hatten, waren in etwa der Hälfte der Fälle Myokardfibrosen beträchtlichen Ausmaßes nachzuweisen [19] als Hinweis auf langfristige Schäden am Herzen.

16.2 Körperliche Aktivität und VTE-Risiko

Akute Fallstudien in diesem Umfang liegen für das belastungsabhängige Lungenembolie-Risiko nicht vor. Ob der Sport oder sehr intensive körperliche Aktivität eine eigenständige Rolle für das Auftreten von venösen Thromboembolien spielen können, war bisher unklar; so wurde intensive körperliche Aktivität bisher nicht als Risikofaktor für VTE beschrieben und auch in den letzten Leitlinien der ESC nicht erwähnt [2]. Bei der überwiegenden Mehrzahl der körperlich aktiven Personen stehen die günstigen Wirkungen der körperlichen Aktivität ganz im Vordergrund.

Es gab bisher einige Fallberichte, in denen junge Sportler eine Lungenembolie erlitten, wobei jedoch bei Frauen orale Contraceptiva [20, 21] als möglicher Risikofaktor, bei Männern muskuläre Sportverletzungen als Ausgangspunkt für eine Thrombose eine Rolle spielen konnten [22, 23]. Mehrere Einzelfälle von unprovozierten VTE bei Ausdauerathleten sind kürzlich zusammengefasst und mögliche Ursachen für Lungenembolien bei Marathonläufern diskutiert worden [12].

16.3 Mögliche Pathomechanismen für VTE bei intensivem Sport

Die von Virchow für die Entstehung von Thrombosen geforderte Trias aus Endothelschäden, gesteigerter Gerinnung und Blutstase tritt bei Ausdauerathleten nach extremer Belastung nur in Ausnahmefällen zusammen auf: Endothelschäden kommen durch Mikrotraumen oder Verletzungen zustande, gesteigerte Gerinnung durch Entzündungsreaktionen, Dehydrierung oder durch extreme körperliche Belastung, bei Frauen auch durch Östrogentherapie; eine Blutstase wird durch trainingsbedingte Bradykardie, variköse Venen und niedrigen Blutdruck begünstigt [24–26]. Die Kombination dieser Mechanismen könnte auch bei einer gesunden, aktiven Person zu einer venösen Thromboembolie führen.

16.4 Epidemiologie der VTE in Beziehung zu körperlicher Aktivität

In der „Million-Women Study" wurde dieser Fragenkomplex über den Zusammenhang zwischen Umfang und Intensität der körperlichen Aktivitäten und dem Risiko für Thromboembolien (und auch dem Risiko für kardiovaskuläre Ereignisse) in einer groß angelegten Beobachtungsstudie untersucht [27]. Über 1,1 Millionen Frauen, die zu Beginn 55,9 (± 4,9) Jahre alt waren, wurden wiederholt nach ihren Lebensgewohnheiten wie Ernährung, Rauchen und Intensität und Dauer ihrer körperlichen Aktivitäten pro Woche befragt. Das Risiko für Thromboembolien war erwartungsgemäß bei ganz inaktiven Frauen am höchsten.

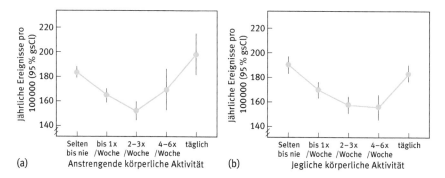

Abb. 16.1: Absolute Risiken und 95% gruppenspezifische Konfidenzintervalle für die Inzidenz venöser Thromboembolien in Abhängigkeit von (a) anstrengender oder (b) jeglicher körperlicher Aktivität bei Ausschluss der Ereignisse innerhalb der ersten vier Nachbeobachtungsjahre (modifiziert nach Armstrong et al. 2015 [27]).

Die Studie zeigte aber auch, dass es keine progressive Verminderung des Thromboembolie-Risikos mit zunehmender Häufigkeit von intensiver, körperlicher Aktivität pro Woche gab: Bei Frauen, die angaben, täglich körperlich aktiv zu sein, war das Risiko sogar signifikant erhöht ($P < 0,001$) im Vergleich zu denen, die nur zwei- bis dreimal pro Woche aktiv waren. Dies war unabhängig vom Raucherstatus, Body-Mass-Index oder dem Sozialstatus und galt für Lungenembolien ebenso wie für venöse Thrombosen ohne Embolien; ähnliche Beziehungen ergaben sich auch für koronare Ereignisse und Schlaganfälle [27].

16.5 Prävention von VTE für Athleten

VTE bleibt weiterhin ein relativ seltenes Ereignis bei Ausdauerathleten, und die präventiven Maßnahmen unterscheiden sich nicht prinzipiell von präventiven Maßnahmen bei nicht im Leistungssport engagierten Personen, haben aber doch einen Schwerpunkt, der die besonderen Aspekte des Leistungssportes berücksichtigt [26].

Ausdauer-Athleten sollten deshalb besonders auf die in Tabelle 16.1 aufgeführten Aspekte achten.

Tab. 16.1: Präventive Maßnahmen für Ausdauerathleten.

- Angeborene Gerinnungsdefekte mit Thromboseneigung durch Konsultation mit dem Hausarzt ausschließen bzw. identifizieren.
- Auf das Durstgefühl als Indikator für beginnende Dehydration achten.
- Übermäßigen Genuss von koffeinhaltigen Getränken und Alkohol vermeiden.
- Wasser und Elektrolyte während und nach dem Training ersetzen.
- Bei längeren Auto- und Bus-Reisen: Pausen einlegen und Beine und Oberkörper dehnen und bewegen.
- Bei längeren Flugreisen: Kompressionsstrümpfe tragen, zwischendurch aufstehen und bewegen; aufgrund des niedrigen Luftdruckes und niedriger Luftfeuchtigkeit besteht ein verstärktes Dehydrationsrisiko; auf regelmäßigen Flüssigkeitskonsum achten, Alkoholkonsum vermeiden.
- Beengte Sitzpositionen sowie Sitzen mit übergeschlagenen Beinen vermeiden.
- Besonders wichtig: Auf Körpersignale achten: Schmerz ist nicht eine Hürde, die durch größere Ausdauer überwunden werden muss, sondern ein Hinweis auf ein zugrunde liegendes Problem.
- Bei unbestimmtem Unwohlsein und auch leichten Infekten: Das Training pausieren und den Arzt konsultieren.

Fazit. Obwohl körperliche Aktivität eine günstige Wirkung auf das venöse Thromboembolie-Risiko hat, können sehr intensive Trainings- und Wettkampfaktivitäten mit einer Erhöhung des venösen Thromboembolie-Risikos verbunden sein. Die Beachtung einiger präventiver Maßnahmen kann helfen, das Risiko zu minimieren.

Literatur

[1]   Anderson FA Jr, Spencer FA. Risk factors for venous thromboembolism. Circulation 2003, 107, I-9–I-16.
[2]   Konstantinides SV, Torbicki A, Agnelli G et al. 2014 ESC guidelines on the diagnosis and management of acute pulmonary embolism. Eur Heart J 2014, 35, 3033–3080.
[3]   Libby P. Mechanisms of acute coronary syndromes and their implications for therapy. N Engl J Med 2013, 368, 2004–2013.
[4]   Prandoni P, Bilora F, Marchiori A et al. An association between atherosclerosis and venous thrombosis. N Engl J Med 2003, 348, 1435–1441.
[5]   Sørensen HT, Horvath-Puho E, Pedersen L, Baron JA, Prandoni P. Venous thromboembolism and subsequent hospitalization due to acute arterial cardiovascular events: a 20-year cohort study. Lancet 2007, 370, 1773–1779.
[6]   Holst AG, Jensen G, Prescott E. Risk factors for venous thromboembolism – results from the Copenhagen city heart study. Circulation 2010, 121, 1896–1903.
[7]   Eichinger S, Heinze G, Jandeck LM, Kyrle PA. Risk assessment of recurrence in patients with unprovoked deep vein thrombosis or pulmonary embolism the Vienna prediction model. Circulation 2010, 121, 1630–1636.
[8]   Glynn RJ, Danielson E, Fonseca FAH et al. A randomized trial of rosuvastatin in the prevention of venous thromboembolism. N Engl J Med 2009, 360, 1851–1861.
[9]   Biere-Rafi S, Hutten BA, Squizzato A et al. Statin treatment and the risk of recurrent pulmonary embolism. Eur Heart J 2013, 34, 1800–1806.

[10] White RH, Zhou H, Romano PS. Incidence of idiopathic deep venous thrombosis and secondary thromboembolism among ethnic groups in California. Ann Intern Med 1998, 128, 737–7406.

[11] Heit JA, O'Fallon WM, Petterson TM et al. Relative impact of risk factors for deep vein thrombosis and pulmonary embolism: a population-based study. Arch Intern Med 2002, 162, 1245–1248.

[12] Hull CM, Hopkins CL, Purdy NJ, Lloyd RC, Harris JA. A case of unprovoked venous thromboembolism in a marathon athlete presenting atypical sequelae: What are the chances? Scand J Med Sci Sports 2015, 25(5), 699–705.

[13] Lee D-C, Pate RR, Lavie CJ, Sui X, Church TS, Blair SN. Leisure-time running reduces all-cause and CV mortality risk. J Am Coll Cardiol 2014, 64, 472–481.

[14] Stratton JR, Chandler WL, Schwartz RS et al. Effects of physical conditioning on fibrinolytic variables and fibrinogen in young and old healthy adults. Circulation 1991, 83, 1692–1697.

[15] Myers J, Prakash M, Froelicher V, Do D, Partington S, Atwood JE. Exercise capacity and mortality among men referred for exercise testing. N Engl J Med 2002, 346, 793–801.

[16] Soares-Miranda L, Siscovick DS, Psaty BM, Longstreth WT Jr, Mozaffarian D. Physical activity and risk of coronary heart disease and stroke in older adults – the cardiovascular health study. Circulation 2016, 133, 147–155.

[17] Sesso HD, Paffenbarger RS, Lee I-M. Physical activity and coronary heart disease in men – the Harvard alumni health study. Circulation 2000, 102, 975–980.

[18] Neilan TG, Januzzi JL, Lee-Lewandrowski E et al. Myocardial injury and ventricular dysfunction related to training levels among nonelite participants in the Boston marathon. Circulation 2006, 114, 2325–2333.

[19] Wilson MG, O'Hanlon R, Prasad S et al. Diverse patterns of myocardial fibrosis in lifelong, veteran endurance athletes. J Appl Physiol 2011, 110, 1622–1626.

[20] Kahanov L, Daly T. Bilateral pulmonary emboli in a collegiate gymnast: a case report. J Athletic Training 2009, 44(6), 666–671.

[21] Larsen TR, Ball TC. Chronic pulmonary embolism in a young athletic woman. Proc (Bayl Univ Med Cent) 2015, 28(3), 371–374.

[22] Croyle PH, Place RA, Hilgenberg AD. Massive pulmonary embolism in a high school wrestler. JAMA 1979, 241(8), 827–828.

[23] Moffatt K, Silberberg PJ, Gnarra DJ. Pulmonary embolism in an adolescent soccer player: a case report. Med Sci Sports Exerc 2007, 39(6), 899–902.

[24] Kestin AS, Ellis PA, Barnard MR, Errichetti A, Rosner BA, Michelson AD. Effect of strenuous exercise on platelet activation state and reactivity. Circulation 1993, 88, 1502–1511.

[25] Blanco-Molina A, Rota LL, Di Micco P et al. Venous thromboembolism during pregnancy, postpartum or during contraceptive use. Thromb Haemost 2010, 103(2), 306–311.

[26] Hull CM, Harris JA. Venous thromboembolism and marathon athletes cardiology patient page. Circulation 2013, 128, e469–e471, http://circ.ahajournals.org/content/128/25/e469.full.pdf+html.

[27] Armstrong MEG, Green J, Reeves GK, Beral V, Cairns BJ (on behalf of the Million Women Study Collaborators). Frequent Physical Activity May Not Reduce Vascular Disease Risk as Much as Moderate Activity – Large Prospective Study of Women in the UK. Circulation 2015, 131, 721–729.

Stephan Blazek und Philipp Lurz

17 Myokarditis

17.1 Einleitung

Die Myokarditis ist eine entzündliche Erkrankung des Myokards, welche durch das Vorhandensein von Leukozyteninfiltraten gekennzeichnet ist [1]. Die Inflammation ist hierbei durch infektiöse oder nicht-infektiöse Ursachen bedingt. In der westlichen Welt vermutet man virale Infektionen als Hauptverursacher der Myokarditis. Im Gegensatz dazu stehen rheumatische Erkrankungen, Morbus Chagas und Komplikationen der fortgeschrittenen HIV-Infektion als Hauptverursacher von Myokarditis in Entwicklungsländern [1, 2].

Ebenso wie die Erkrankungsursache variiert die Symptomatik beträchtlich – von asymptomatischen Verläufen über mittelmäßige spontan gebesserte Dyspnoe bis zu malignen Rhythmusstörungen, kardiogenem Schock und plötzlichem Herztod [1].

Der Goldstandard der Diagnostik ist, nach wie vor, die histologische Aufarbeitung von Endomyokard-Biopsien (EMB), jedoch hat in den letzten Jahren die kardiale Magnetresonanztomografie (cMRT) zunehmend an Bedeutung gewonnen [1, 3, 4].

17.2 Inzidenz

Die genaue Inzidenz von Myokarditiden in der Bevölkerung ist unbekannt. Autopsiestudien bei plötzlichem Herztod zeigten eine Inzidenz von 2% bei Kleinkindern, 5% bei Kindern und 5–12% bei jungen Athleten [5, 6].

Bei 1.230 Patienten mit ungeklärter Herzinsuffizienz konnte in 9% der Fälle eine Myokarditis nachgewiesen werden [7].

17.3 Ätiologie

Die klare Ätiologie der Myokarditis ist unbekannt, es gibt zahlreiche Infektionen, systemische Erkrankungen, Medikamente oder Giftstoffe, die diese Erkrankung auslösen können (Tabelle 17.1). In Europa und Nord-Amerika scheinen virale Infektionen (Enterovirus, Adenovirus, Influenza-Viren, Parvovirus B19, Cytomegalievirus, humanes Herpesvirus 6, Hepatitis-C-Virus, Epstein-Barr-Virus) die häufigsten Verursacher der Myokarditis zu sein. Durch molekulare Aufarbeitung mittels Polymerase-Kettenreaktion kann das Genom von Viren bei Patienten mit einer dilatativen Kardiomyopathie und Myokarditis nachgewiesen werden [1].

DOI 10.1515/9783110456783-017

Tab. 17.1: Ätiologie der humanen infektiösen und nicht-infektiösen entzündlichen Kardiomyopathien (nach [1]).

Infektiöse Myokarditis	
Bakterien	Mykobakterien, Chlamydien, Streptokokken, Mykoplasmen, Legionellen, Salmonellen, Rickettsien, Corynebakterien, Borrelien
Pilze	Aspergillus, Candida, Cryptococcus, Histoplasmodien
Protozoen	Trypanosoma cruzi, Toxoplasma gondii, Leishmaniose, Entamoeba
Parasiten	Echinococcus granulosus, Taenia solium, Trichinella spiralis
Viren	RNA: Coxsackie A/B, Echovirus, Poliovirus, Influenza A + B, Mumps, Masern, HIV, Hepatitis C, Dengue-Virus, Lassa-Virus, Gelbfieber-Virus
	DNA: Adenoviren, Parvovirus B19, Cytomegalievirus, humanes Herpesvirus 6, Epstein-Barr-Virus, Varicella-Zoster-Virus, Herpes-Simplex-Virus, Vaccinia-Virus
Immunaktivierte Myokarditis	
Allergene	Impfungen, Medikamente Penicillin, Cefaclor, Colchizin, Furosemid, Isoniazid, Lidocain, Tetrazykline, Sulfonamide, Phenytoin, Phenylbutazone, Methyldopa, Thiazide, Amitryptilin
Alloantigene	Herztransplantatabstoßung
Autoantigene	Systemischer Lupus Erythematodes, rheumatoide Arthritis, Churg-Strauss-Syndrom, Riesenzellmyokarditis, Sarkoidise, Sjögren-Syndrom, Wegener-Granulomatose, Takayasu-Arteriitis, entzündliche Darmerkrankungen, Myasthenia Gravis, Polymyositis
Toxische Myokarditis	
Medikamente	Katecholamine, Anthrazykline, Kokain, Amphetamine, Cyclophosphamide, Ethanol, Fluoruracil, Interleukin-2, Trastuzumab, Clozapin
Schwermetalle	Kupfer, Eisen, Blei
Hormone	Phaechromozytom
Physikalische Noxen	Bestrahlung, Stromschlag

Man vermutet bei lymphozytischer oder Riesenzellmyokarditis eine idiopathische oder autoimmune Genese, bei fehlendem Erregernachweis in der EMB und wenn andere Ursachen ausgeschlossen worden sind.

Die autoimmune Myokarditis kann sowohl als Erstmanifestation als auch als kardiale Mitbeteiligung bei Systemerkrankungen, wie systemischer Lupus Erythematodes, Sklerodermie oder hypereosinophiles Syndrom, auftreten [1].

17.4 Pathogenese

Die Erkrankung scheint in drei Phasen abzulaufen. In der Akutphase (Phase 1) führen die infektiösen Erreger bzw. Noxe direkt oder die aktivierte Immunreaktion indirekt zu einem Untergang von Kardiomyozyten. Im weiteren Verlauf kann es zu einer Ausheilung oder zu einer Chronifizierung (Phase 2) kommen.

In der weiteren Entwicklung der infektiös und nicht-infektiös bedingten Myokarditis spielen zusätzliche Prozesse des Immunsystems eine zentrale Rolle. Kann ein Patient, womöglich auf dem Boden seiner genetischen Prädisposition oder durch eine unzureichende Aktivierung des Immunsystems, den infektiösen Erreger oder Noxe nicht eliminieren, kann sowohl der Erreger als auch die Inflammation persistieren. Bei einem viralen Erreger spricht man in diesem Fall von einer chronischen viralen Myokarditis. Wird der Erreger eliminiert, die Inflammation persistiert jedoch, führt dies zu einer chronischen Autoimmun-Myokarditis oder inflammatorischen Kardiomyopathie. Auch in der chronischen Phase ist jedoch eine Ausheilung noch möglich.

Die dilatative Kardiomyopathie kann als Endstadium einer späten Eliminierung des Erregers und Rückgang der Inflammation ohne Erholung des Myokards angesehen werden (Phase 3) (Abbildung 17.1) [1, 8].

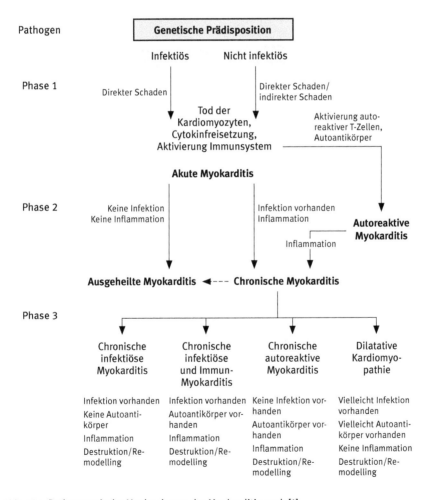

Abb. 17.1: Pathogenetische Mechanismen der Myokarditis nach [1].

17.5 Klinisches Erscheinungsbild

Die klinischen Symptome der Myokarditis sind nicht spezifisch und somit entsprechend heterogen. Virale Prodromi wie Fieber, Schüttelfrost oder Myalgien treten bei 20–80% der Patienten auf. Die Vorstellung der Mehrzahl der Patienten erfolgt jedoch mit Allgemeinsymptomatik (Müdigkeit, Schwäche (82%)) und Herzinsuffizienz, die in der Bandbreite von geringer Belastungsdyspnoe (81%) bis zum kardiogenen Schock (10%), schwanken kann. Eine perimyokardiale Mitbeteiligung kann ein akutes Koronarsyndrom vortäuschen. Arrhythmien (55%) wie Sinustachykardie oder Extrasystolen werden häufiger als bradykarde Rhythmusstörungen oder Blockbilder beobachtet. Der plötzliche Herztod kann, je nach Altersgruppe, in bis zu 20% durch eine Myokarditis bedingt sein [9–12].

Eine grobe Einteilung des klinischen Erscheinungsbildes kann in folgende Gruppen erfolgen:
– Infarkt-ähnliche Myokarditis
– Arrhythmien-betonte Myokarditis
– Herzinsuffizienz-ähnliche Myokarditis

Diese grobe Einteilung erlaubt bereits eine Abschätzung der Prognose der Patienten, wie im Folgenden kurz ausgeführt wird [13].

17.6 Prognose nach Inflammations-Status

Akute Myokarditis

In den meisten Fällen heilt eine Myokarditis bei geringer myokardialer Dysfunktion ohne Langzeitfolgen aus. Patienten mit einer ausgeprägten Herzinsuffizienz erholen sich jedoch nur in 2/3 der Fälle. Die restlichen Patienten leben mit einer Herzinsuffizienz, 25% versterben oder benötigen eine Herztransplantation. Eine Studie konnte zeigen, dass Patienten mit einem um 5 mmHg erhöhten pulmonalen Mitteldruck, im Vergleich zu Patienten ohne Druckerhöhung, eine deutlich höhere Sterblichkeit aufweisen (Hazard Ratio 1,85) [7, 14].

Fulminante Myokarditis

Patienten mit einer fulminanten Myokarditis scheinen eine sehr gute Langzeit-Prognose mit einem transplantatfreien Überleben von 93% nach 11 Jahren zu haben [11].

Riesenzellmyokarditis

Die Prognose der Riesenzellmyokarditis ohne immunsuppressive Therapie ist mit einer kombinierten Todes-/Transplantationsrate von 89% und einem medianen Überleben von 5,5 Monaten seit Symptombeginn sehr schlecht. Durch eine immunsuppressive Therapie steigert sich das transplantationsfreie Überleben auf 52% über einen Zeitraum von 5 Jahren [15, 16].

Chronisch aktive Myokarditis

Patienten mit einer chronisch aktiven Myokarditis zeigen ebenfalls eine schlechte Prognose mit einer Mortalität von 20% nach einem Jahr und 56% nach 4,3 Jahren [17].

17.7 Prognose nach Klinik

Infarkt-ähnliche Myokarditis

Die Prognose für Patienten mit einer Infarkt-ähnlichen Myokarditis (27% bei Vorstellung) ist mit einer geringen Transplantationsrate/Todesrate im Langzeitverlauf sehr gut [13].

Arrhythmien-betonte Myokarditis

Die Prognose für Patienten, die sich mit einer Arrhythmie oder Synkope vorstellen (19%), ist mit einer recht geringen Transplantationsrate/Todesrate im Langzeitverlauf gut [13].

Herzinsuffizienz-ähnliche Myokarditis

Die schlechteste Prognose hinsichtlich Langzeitüberleben/Transplantationsrate haben Patienten mit einer eingeschränkten links- oder rechtsventrikulären Pumpfunktion (bei Präsentation 54% der Patienten), unabhängig von der Symptomatik [13].

17.8 Basis-Diagnostik

Elektrokardiogramm (EKG)

Das EKG zeigt weder spezifische noch sensitive Veränderungen bei Patienten mit Myokarditis [1].

Herzenzyme

Initial zeigt sich bei 30–50% der Patienten eine Erhöhung von Troponin T oder Troponin I im Vergleich zu 2–6% der Creatin-Kinase MB. Eine über Wochen andauernde Enzymerhöhung spricht für eine persistierende Nekrose der Kardiomyozyten [18, 19].

17.9 Bildgebende Diagnostik

17.9.1 Echokardiografie

In der konventionellen 2D-Echokardiografie können eine eingeschränkte biventrikuläre Funktion, Wandbewegungsstörungen, LV-Dilatation und Veränderungen der Ventrikelgeometrie beobachten werden. Häufig ist ein Perikarderguss, auch bei subklinischer Myokarditis, darstellbar. Die European Society of Cardiology [1] empfiehlt engmaschige echokardiografische Kontrollen sowie Kontrollen bei Verschlechterung der Hämodynamik.

Jedoch ist keine der echokardiografischen Veränderungen für die Myokarditis spezifisch, und bei Fehlen einer LV-Dysfunktion oder eines Perikardergusses kann die Diagnose nicht gestellt werden [1, 20–22].

2D-Speckle-Tracking

Die Technik des Speckle-Trackings erlaubt die objektive Beurteilung von regionaler myokardialer Kontraktilität sowie Deformation durch die automatische computergestützte Verfolgung von Speckles (in der Myokardstruktur gleich verteilte natürlich vorkommende akustische Marker) Bild für Bild über den kompletten Herzzyklus hinfort [23]. Anhaltend reduzierte Werte des longitudinalen Strains weisen auf eine persistierende Inflammation hin [20].

17.9.2 Kardiale Magnetresonanztomografie (cMRT)

Das cMRT zur Diagnostik der Myokarditis hat in den letzten Jahrzehnten zunehmend an Bedeutung gewonnen.

Durch die Darstellung der Myokardstruktur kann das MRT zahlreiche Myokarditis-bedingte Veränderungen wie Entzündung durch Ödem und Hyperämie, Nekrose und Vernarbung der Kardiomyozyten, Veränderungen in Ventrikel-Größe, Geometrie und Wandbewegungsstörungen sowie einen begleitenden Perikarderguss in einem Untersuchungsgang quantifizieren [3, 24].

Um die Untersuchungsmethoden zu standardisieren und um die gesehenen myokardialen Veränderungen vergleichen und einordnen zu können, hat man sich auf „Lake-Louise-Kriterien" geeinigt (Tabelle 17.2). Es erfolgte die semiquantitative Beurteilung des Myokards nach früher und späterer Kontrastmittelaufnahme sowie anhand von T2-gewichteten Ödem-Sequenzen. Bei einer Myokarditis zeigen sich typische, keinem koronaren Versorgungsgebiet zuteilbare, über das Myokard verteilte, fleckige Veränderungen, die den fokalen Entzündungen entsprechen. Die diagnostische Treffsicherheit (Sensitivität 67%, Spezifität 91%) dieser Methode ist jedoch bei Patienten mit einer akuten Troponin-positiven Myokarditis (Sensitivität 76%, Spezifität 96%)

Tab. 17.2: Lake-Louise-Kriterien zur Beurteilung einer Myokarditis im MRT nach [3].

Anhalt auf eine myokardiale Inflammation, wenn zumindest zwei der folgenden Kriterien erfüllt sind:
– Regional oder global erhöhte Ödem-Ratio in der T2-Gewichtung
– Globale erhöhte frühe myokardiale Kontrastmittelaufnahme
– Eine nicht Ischämie-typische fokale Läsion in der späten Kontrastmittelaufnahme
Ein Perikarderguss oder eine eingeschränkte LV-Funktion bestätigen den Befund.

wesentlich höher als bei Patienten mit einer chronischen Myokarditis und Symptomen der Herzinsuffizienz [3, 25–27].

Neue quantitative myokardiale T1- und T2-Mapping-Techniken, mit der Möglichkeit, das extrazelluläre Volumen zu bestimmen, zeigen vielversprechende Resultate und geben Hoffnung, zukünftig die diagnostische Genauigkeit des cMRTs weiter zu steigern [28–31]. In der bis dato größten Studie mit neuen Mapping-Methoden zeigte sich, dass, im Vergleich zu den Lake-Louise-Kriterien, die Bestimmung von T2-Maps,

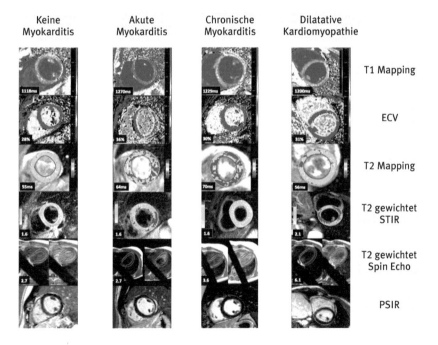

Abb. 17.2: Beispiele der kardialen Magnetresonanztomografie bei Verdacht auf Myokarditis. Werte innerhalb der Bildausschnitte geben (von oben nach unten) die T1-Zeiten, extrazelluläre Volumen, T2-Zeiten, das Ödemverhältnis in der T2-gewichteten short-tau-inversion-recovery (STIR) und die frühe relative Kontrastmittelaufnahme in den T1-gewichteten Echo-Spin-Aufnahmen an. Späte Kontrastmittelaufnahmen wurden mit der phase-sensitive-inversion-recovery- (PSIR) Sequenz aufgenommen.

T1-Maps und vom extrazellulären Volumen eine wesentlich höhere diagnostische Genauigkeit besitzt, sowohl bei der akuten als auch der chronischen Myokarditis [4] (Abbildung 17.2).

17.10 Invasive Diagnostik

17.10.1 Koronarangiografie

Sowohl bei Patienten mit akuten Koronarsyndrom ähnlichen Beschwerden als auch ohne sollte eine Koronarangiografie zum Ausschluss von relevanten Stenosen durchgeführt werden [1].

17.10.2 Endomyokardiale Biopsie (EMB)

Die European Society of Cardiology [1] empfiehlt zur Diagnosesicherung eine Myokardbiopsie, unter der Voraussetzung, dass keine relevanten Koronarstenosen bestehen und keine andere vorbestehende kardiovaskuläre Erkrankung das Syndrom hinreichend erklären könnte, wenn bei symptomatischen Patienten je ein klinisches und diagnostisches Kriterium oder bei asymptomatischen Patienten je ein klinisches und zwei diagnostische Kriterien erfüllt sind.

Klinische Kriterien:
- Akute Brustschmerzen (perikarditisch oder pseudo-ischämisch)
- Neuaufgetretene (Tage – drei Monate) oder Verschlechterung von Belastungsdyspnoe, Ruhedyspnoe mit und ohne rechts-/linksventrikulären Herzinsuffizienzzeichen
- Subakute/chronische (> 3 Monate) Verschlechterung von Belastungsdyspnoe, Ruhedyspnoe mit und ohne rechts-/linksventrikulären Herzinsuffizienzzeichen
- Palpitationen, Arrhythmien, Synkopen oder plötzlicher Herztod

Diagnostische Kriterien:
- EKG/LZ-EKG/Belastungs-EKG: Neue aufgetretene Blockbilder, Vorhofflimmern, Vorhofflattern, verbreiterte QRS-Komplexe oder ST-Strecken oder T-Wellen-Veränderungen, gehäufte Extrasystolen
- Erhöhte Herzenzyme
- Echokardiografie/cMRT: Neu aufgetretene rechts-/linksventrikuläre Dysfunktion, Wandbewegungsstörungen, Perikarderguss
- cMRT: Erfüllte Lake-Louise-Kriterien [1]

Die Myokardbiopsie bestätigt die Diagnose einer Myokarditis und ermöglicht die Bestimmung der zugrunde liegenden Ätiologie und Inflammation (Riesenzellmyokarditis, eosinophile Myokarditis, Sarkoidose) mit den entsprechenden therapeutischen Konsequenzen (Immunsuppression oder antivirale Behandlung). Zur Steigerung der diagnostischen Genauigkeit sollten multiple sowohl rechtsventrikuläre als auch linksventrikuläre Biopsien entnommen werden. In spezialisierten Zentren ist die Komplikationsrate sehr gering (0–0,8%) [1, 32, 33].

Für valide Resultate sollte die Aufarbeitung der Proben in einem spezialisierten Referenzzentrum erfolgen, das eine histologische und vollständige immunhistochemische Aufarbeitung durchführen kann (Abbildung 17.3) [1].

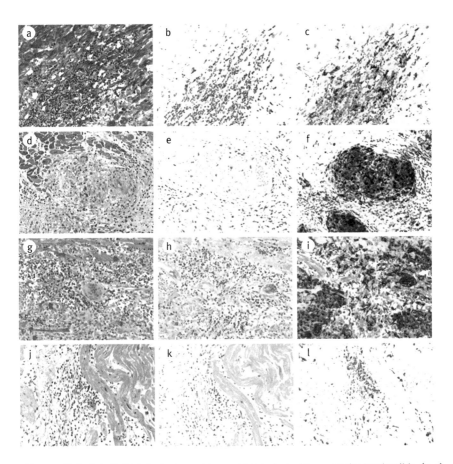

Abb. 17.3: Beispiele für histologische und immunhistologische Diagnose der Myokarditis. (a–c) Akute lymphatische Myokarditis, (d–f) Sarkoidose, (g–i) Riesenzellmyokarditis, (j–l) eosinophile Myokarditis. (a, d, g, j) Masson-Trichrom-Färbung, (h, k) Giemsa-Färbung, (b, e) CD3+ T-Zellen, (c, f, i, l) CD68+ Makrophagen. Mit freundlicher Genehmigung von Prof. Dr. med. Karin Klingel, Abteilung für Molekulare Pathologie des Instituts für Pathologie an der Universitätsklinik Tübingen.

17.11 Konventionelle Therapie

Hämodynamisch instabile Patienten

Hämodynamisch instabile Patienten mit Herzinsuffizienz oder kardiogenem Schock sollten so schnell wie möglich an ein Zentrum der Maximalversorgung verlegt werden. Linksventrikuläre „Assist Devices" oder extrakorporale Membranoxygenierung können die Zeit bis zu einer Erholung oder einer Herztransplantation überbrücken. In einer Fallserie scheinen Patienten mit einer rapiden Verschlechterung der LV-Funktion bessere Erholungschancen zu haben als Patienten mit einer langsameren EF-Verschlechterung [1, 34].

Hämodynamisch stabile Patienten

Patienten mit Verdacht auf Myokarditis und mit geringen Symptomen sollten stationär aufgenommen werden, bis die Diagnose gesichert worden ist, da maligne Rhythmusstörungen, auch bei erhaltener LV-Funktion, plötzlich auftreten können. Die European Society of Cardiology rät zu einer medikamentösen Herzinsuffizienz-Therapie. Auf nicht-steroidale Antirheumatika wie ASS sollte verzichtet werden, da es in tierexperimentellen Studien zu einer erhöhten Mortalität kam [1].

Arrhythmien

Sowohl Tachy- als auch Bradyarrhythmien können sich im Rahmen der akuten Myokarditis entwickeln. Da die Rhythmusstörungen sich meist nach der akuten Entzündungsphase zurückbilden, sollte in erster Linie eine supportive Therapie ggf. mit Anlage eines passageren Schrittmachers bei Bradykardien erfolgen [1].

17.12 Immunmodulatorische Therapie

Antivirale Therapie

Der Stellenwert der antiviralen Therapie ist nach wie vor unklar. Eine Behandlung mit Interferon Beta scheint vor allem bei Adenoviren und Enteroviren zu einer Verbesserung der alltäglichen Belastung zu führen [1].

Intravenöse Immunglobuline

Immunglobuline besitzen antivirale und immunmodulatorische Effekte. Die Datenlage hinsichtlich einer Effektivität ist jedoch sehr schwach, sodass die European Society of Cardiology derzeit keine allgemeinen Therapieempfehlungen gibt [1].

Immunoadsorption

Myokardiale Autoantikörper lassen sich sowohl bei der Myokarditis als auch bei einer dilatativen Kardiomyopathie nachweisen. Einige Studien mit geringer Fallzahl konnten bei Patienten mit einer dilatativen Kardiomyopathie, nach Reduzierung der Autoantikörper, eine Verbesserung der LV-Funktion und Reduktion der Inflammation zeigen, jedoch ist der Stellenwert bei Myokarditis-Patienten nach wie vor unklar [1].

17.13 Immunsuppressive Therapie

Eine immunsuppressive Therapie sollt erst nach dem Ausschluss mittels EMB einer infektiösen Ursache der Myokarditis eingeleitet werden. In erster Linie profitieren Patienten mit einer Riesenzellmyokarditis, kardialen Sarkoidose oder anderen autoimmun assoziierten kardialen Erkrankungen von der immunsuppressiven Therapie [1].

17.14 Verlaufskontrollen

Myokarditis-Patienten können eine teilweise oder vollständige Heilung haben. Bei einigen Patienten kann es nach Jahren zu einem neuerlichen Aufflammen der Myokarditis kommen. Dieses Rezidiv sollte nach demselben Schema wie eine erstmalig aufgetretene Myokarditis behandelt werden. Bei Patienten ohne Erholung führt die subklinische Entzündung über Jahre zu einer dilatativen Kardiomyopathie.

Bei über Wochen oder Monate hinweg erhöhten kardialen Biomarkern oder progredienter Verschlechterung der ventrikulären Funktion sollte eine stationäre Aufnahme und eine neuerliche EMB erfolgen [1].

17.15 Körperliche Betätigung bei akuter Myokarditis

In experimentellen Modellen zeigte sich, dass vor allem in der akuten Phase einer Myokarditis körperliche Belastung zu einer deutlich gesteigerten viralen Replikation von verschiedenen Coxsackie-Virenstämmen innerhalb der Kardiomyozyten führt. Die daraus resultierende gesteigerte Immunantwort und Zytolyse führt zur Verstärkung der Entzündung und Beschleunigung des nekrotischen Umbaus. Man vermutet, dass diese Theorie für andere Viren ebenfalls zutrifft [35–38]. Abbildung 17.4 illustriert in einem Mäusemodell eindrucksvoll den Effekt von Training während einer Myokarditis. Die Mortalität war am höchsten bei Mäusen mit Myokarditis und körperlicher Belastung [37].

Ein plötzlicher Herztod infolge einer malignen ventrikulären Rhythmusstörung tritt häufiger in der akuten Phase der Myokarditis auf. Das Substrat hierfür ist die intramyokardiale Entzündung, Ödem, Nekrose und Fibrose. Diese Veränderungen in

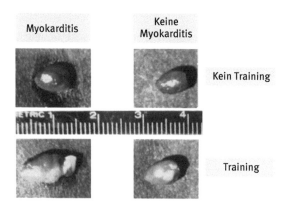

Abb. 17.4: Relative Herzgröße von 39 Tage alten Mäusen am 25. Tag einer Coxsackie-B3-Virusinfektion mit und ohne Training (Schwimmen in einem Wasserbecken) im Vergleich zu nicht erkrankten Mäusen. Von oben nach unten und links nach rechts: Myokarditis im Vergleich zu nicht vorhandener Myokarditis ohne Training und Myokarditis im Vergleich zu nicht vorhandener Myokarditis mit Training. Nach [37].

Kombination mit dem fleckigen Entzündungsmuster, das auch die intrakardialen Leitungsbahnen betreffen kann, wirken hoch arrythmogen [39].

Eine Vielzahl der plötzlichen Herztode bei Patienten ohne kardiale Vorerkrankungen konnte in verschiedenen Studien auf eine Myokarditis zurückgeführt werden. Eine Autopsiestudie konnte bei 22% der unter 30-jährigen und 11% der über 30-jährigen Verstorbenen eine Myokarditis nachweisen. In einer Beobachtungsstudie bei Leistungssportlern in den USA von 1980 bis 2006 zeigte sich, dass eine Myokarditis für 6% der plötzlichen Herztode verantwortlich war [5, 9, 40].

Sowohl die European Society of Cardiology [41] als auch die American Heart Association [42] empfiehlt während der akuten Phase der Myokarditis körperliche Schonung. Es sollte in diesem Zeitraum unabhängig von körperlicher Fitness, Geschlecht, Alter, Schweregrad der Symptome oder der eingeleiteten Therapie von jeglicher sportlichen Aktivität (Freizeit und Leistungssport) Abstand genommen werden.

Nach einem Zeitraum von drei bzw. sechs Monaten seit Beginn der Myokarditis (Empfehlung der American Heart Association bzw. European Society of Cardiology) sollte, bevor Sport betrieben wird, eine Kontrolle mit EKG, Echokardiografie, LZ-EKG und Belastungs-EKG stattfinden. Bei unauffälligen Ergebnissen der Diagnostik und negativen Troponin-Werten darf die körperliche Belastung wieder aufgenommen werden. Es sollten jedoch halbjährliche kardiologische Kontrollen und sportärztliche Vorsorgeuntersuchungen stattfinden [39, 41, 42].

Insgesamt muss festgehalten werden, dass die Datenlage hinsichtlich aktiver Myokarditis und sportlicher Betätigung limitiert ist. Empfehlungen stützen sich in erster Linie auf tierexperimentelle Modelle und Beobachtungsstudien. Auch der Stellenwert von im cMRT gesehenen zurückgebliebenen größeren Fibrosearealen nach einer ausgeheilten Myokarditis ist unklar, sodass keine generellen Empfehlungen gegeben werden können. Bei kompetitiven Athleten sollte es sich immer um Einzelfallentscheidungen handeln, da Empfehlungen über Fortsetzen oder Beenden des Trainings massiven Einfluss auf die weitere Karriere haben [43].

17.16 Körperliche Betätigung bei chronischer Myokarditis

Kommt es im weiteren Verlauf zu einer anhaltenden myokardialen Inflammation, mit oder ohne Viruspersistenz, führt dies zu einem Remodeling des linken Ventrikels und zu einer Ausbildung einer dilatativen Kardiomyopathie mit eingeschränkter linksventrikulärer Pumpfunktion. Somit gleichen sich die klinischen Phänotypen der chronischen inflammatorischen Myokarditis und der dilatativen Kardiomyopathie. Bezüglich der Empfehlung für oder gegen Sport ist allerdings eine Unterscheidung essenziell.

Die positiven Effekte von körperlicher Belastung und Training bei nicht-inflammatorischer dilatativer Kardiomyopathie sind in Studien gut belegt. Es kommt zu einer Verbesserung der Symptomatik, der alltäglichen Belastbarkeit und somit auch zu einer gesteigerten Lebensqualität. Dies beruht auf multifaktoriellen Effekten, wie Verbesserung der endothelialen Dysfunktion, Insulinsensitivität oder gesteigerte muskuläre oxidative Kapazität, die sowohl die Kardiomyozyten als auch die periphere Muskulatur beeinflussen. Die genauen Funktionsmechanismen im Detail sind jedoch nicht vollends entschlüsselt [44–48].

Aufgrund dieser positiven Effekte empfehlen die Fachgesellschaften körperliches Ausdauertraining bei Patienten mit dilatativer Kardiomyopathie [49, 50]. Demgegenüber ist jedoch im Falle einer inflammatorischen Kardiomyopathie weiterhin eine körperliche Schonung einzuhalten. Ein Beispiel für einen am plötzlichen Herztod verstorbenen 21-jährigen Athleten bei asymptomatischer chronischer Myokarditis zeigt Abbildung 17.5.

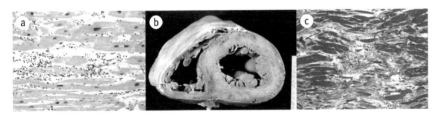

Abb. 17.5: Plötzlicher Herztod bei einem 21-jährigen Athleten bei asymptomatischer chronischer Myokarditis. (a) Histologischer Schnitt mit Hämatoxylin-Eosin-Färbung zeigt eine lymphozytische Infiltration mit Nekrose der Kardiomyozyten, (b) Querschnitt durch das Herz nach Autopsie zeigt eine exzentrische Hypertrophie mit biventrikulärer Dilatation, (c) histologischer Schnitt mit Heidenhain-Azan-Färbung stellt Areale mit Ersatzfibrose blau dar. Nach [39].

Die Differenzierung zwischen inflammatorischer und dilatativer Kardiomyopathie anderer Ursache ist herausfordernd. Wegweisend sind die bisherige Krankengeschichte und die, in den voranstehenden Abschnitten geschilderte, erweiterte Diagnostik. Sowohl die American Heart Association als auch die European Society of Cardiology raten bei neu aufgetretener Herzinsuffizienz oder fehlender Verbesserung der linksventrikulären Pumpfunktion unter Herzinsuffizienz-Medikation zu einer EMB, falls der daraus resultierende Befund therapeutische Konsequenzen hat. Dies schließt Empfehlungen für und gegen körperliche Betätigung ein [49, 50]. Grundsätzlich sollte eine Reevaluation nach sechs Monaten oder bei Zeichen einer progredienten Herzinsuffizienz und klinischer Verschlechterung erfolgen [1].

Ob die Diagnostik bei grenzgradigen Befunden durch modernere bildgebende Verfahren wie Strain-Analysen oder kardiale Magnetresonanztomografie weiter verfeinert werden kann, ist aktuell noch unklar [41, 42, 51, 52].

Bei Athleten ist eine fehlende Verbesserung der linksventrikulären Ejektionsfraktion unter Spitzenbelastung ein klarer Hinweis auf eine Pathologie, die weiter abgeklärt werden sollte. Bei einer Bestätigung einer dilatativen Kardiomyopathie sollte nur mehr kompetitiver Sport mit geringer Intensität durchgeführt werden [39, 41].

Bei der Beurteilung des linksventrikulären Remodelings sollte beachtet werden, dass die linksventrikuläre Dilatation bei Leistungssportlern mit aerober Ausdauerbelastung (z. B. Radfahrer, Ruderer, Langläufer und Marathonläufer) eine physiologische Anpassung darstellt. Durch die Vergrößerung des linken Ventrikels kommt es zu einem Anstieg der Schlagvolumina, sodass in Ruhe die linksventrikuläre Ejektionsfraktion sogar mittelgradig eingeschränkt sein kann. Eine echokardiografische Studie konnte bei 15% der Spitzensportler eine deutliche Dilatation des linken Ventrikels (Frauen 66 mm, Männer 70 mm) und eine reduzierte linksventrikuläre Funktion mit einer Ejektionsfraktion um 45% zeigen [51, 52].

Die Interpretation von einem Virusnachweis in der EMB ohne Anhalt auf Inflammation und ohne Klinik ist herausfordernd. In einer Analyse von 498 Myokardbiopsien bei Parvovirus B19 positiven Patienten mit einer aktiven Myokarditis, chronischen Myokarditis oder dilatativen Kardiomyopathie zeigte sich im Vergleich zu einer gesunden Kontrollgruppe, dass sowohl die aktive als auch chronische Myokarditis wesentlich höhere Viruslast besitzen als Patienten mit einer dilatativen Kardiomyopathie oder der Kontrollgruppe (Abbildung 17.6) [53].

Die Beurteilung, ob ein Virusnachweis bei fehlender Klinik für eine Myokarditis oder bei niedriger Viruslast eher für einen Zufallsbefund ohne Krankheitswert spricht, sollte unbedingt gemeinsam mit einem Referenzzentrum für immunhistologische Auswertungen erfolgen. Die Konsequenzen aus den daraus resultierenden Ergebnissen sind jedoch im Zusammenhang mit den restlichen Befunden zu sehen und wiederum eine Einzelfallentscheidung.

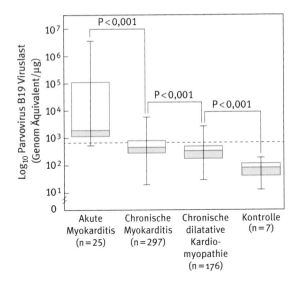

Abb. 17.6: Hier wird die Parvovirus-B19-Viruslast von 498 Patienten mit akuter Myokarditis, chronischer Myokarditis oder chronisch dilatativer Kardiomyopathie im Vergleich zu einer Kontrollgruppe in einem Boxplot dargestellt. Die Trennlinie (gepunktet) liegt bei 500 Genom-Äquivalenten pro Mikrogramm. Die horizontalen Linien innerhalb der Boxen repräsentieren den Median, die unteren und oberen Grenzen das erste bzw. dritte Quartil und die Whisker den absoluten Minimal- bzw. Maximal-Wert. Nach [53].

17.17 Zusammenfassung

Die Myokarditis ist ein heterogenes Krankheitsbild, das in den meisten Fällen ohne bleibende Symptome ausheilt. Um jedoch maligne Verläufe rechtzeitig erkennen zu können, ist eine umfassende und auch invasive Diagnostik mit der Entnahme von Endomyokardbiopsien notwendig.

Nach Beginn einer akuten Myokarditis sollte eine zumindest dreimonatige körperliche Schonung mit anschließender fachärztlicher Kontrolle strikt eingehalten werden. Bei weiterhin bestehender Herzinsuffizienz ohne Verbesserung der linksventrikulären Funktion sollte eine Myokardbiopsie zur Erfolgskontrolle der Therapie durchgeführt werden.

Literatur

[1]   Caforio AL, Pankuweit S, Arbustini E et al. Current state of knowledge on aetiology, diagnosis, management, and therapy of myocarditis: a position statement of the European Society of Cardiology Working Group on Myocardial and Pericardial Diseases. Eur Heart J 2013, 34, 2636–2648, 2648a–2648d.

[2]   Mahrholdt H, Wagner A, Deluigi CC et al. Presentation, patterns of myocardial damage, and clinical course of viral myocarditis. Circulation 2006, 114, 1581–1590.

[3]   Friedrich MG, Sechtem U, Schulz-Menger J et al. Cardiovascular magnetic resonance in myocarditis: a JACC white paper. J Am Coll Cardiol 2009, 53, 1475–1487.

[4]   Lurz P, Luecke C, Eitel I et al. Comprehensive cardiac magnetic resonance imaging in patients with suspected myocarditis: the MyoRacer-trial. J Am Coll Cardiol 2016, 67, 1800–1811.

[5]   Maron BJ, Doerer JJ, Haas TS, Tierney DM, Mueller FO. Sudden deaths in young competitive athletes: analysis of 1866 deaths in the United States, 1980–2006. Circulation 2009, 119, 1085–1092.

[6]   Weber MA, Ashworth MT, Risdon RA, Malone M, Burch M, Sebire NJ. Clinicopathological features of paediatric deaths due to myocarditis: an autopsy series. Arch Dis Child 2008, 93, 594–598.

[7]   Felker GM, Thompson RE, Hare JM et al. Underlying causes and long-term survival in patients with initially unexplained cardiomyopathy. N Engl J Med 2000, 342, 1077–1084.

[8]   Caforio AL, Baboonian C, McKenna WJ. Postviral autoimmune heart disease–fact or fiction? Eur Heart J 1997, 18, 1051–1055.

[9]   Drory Y, Turetz Y, Hiss Y et al. Sudden unexpected death in persons less than 40 years of age. Am J Cardiol 1991, 68, 1388–1392.

[10] Kuhl U, Pauschinger M, Noutsias M et al. High prevalence of viral genomes and multiple viral infections in the myocardium of adults with „idiopathic" left ventricular dysfunction. Circulation 2005, 111, 887–893.

[11] McCarthy RE 3rd, Boehmer JP, Hruban RH et al. Long-term outcome of fulminant myocarditis as compared with acute (nonfulminant) myocarditis. N Engl J Med 2000, 342, 690–695.

[12] Sarda L, Colin P, Boccara F et al. Myocarditis in patients with clinical presentation of myocardial infarction and normal coronary angiograms. J Am Coll Cardiol 2001, 37, 786–792.

[13] Caforio AL, Calabrese F, Angelini A et al. A prospective study of biopsy-proven myocarditis: prognostic relevance of clinical and aetiopathogenetic features at diagnosis. Eur Heart J 2007, 28, 1326–1333.

[14] Cappola TP, Felker GM, Kao WH, Hare JM, Baughman KL, Kasper EK. Pulmonary hypertension and risk of death in cardiomyopathy: patients with myocarditis are at higher risk. Circulation 2002, 105, 1663–1668.

[15] Cooper LT Jr, Berry GJ, Shabetai R. Idiopathic giant-cell myocarditis–natural history and treatment. multicenter giant cell myocarditis study group investigators. N Engl J Med 1997, 336, 1860–1866.

[16] Kandolin R, Lehtonen J, Salmenkivi K, Raisanen-Sokolowski A, Lommi J, Kupari M. Diagnosis, treatment, and outcome of giant-cell myocarditis in the era of combined immunosuppression. Circ Heart Fail 2013, 6, 15–22.

[17] Mason JW, O'Connell JB, Herskowitz A et al. A clinical trial of immunosuppressive therapy for myocarditis. The Myocarditis Treatment Trial Investigators. N Engl J Med 1995, 333, 269–275.

[18] Lauer B, Niederau C, Kuhl U et al. Cardiac troponin T in patients with clinically suspected myocarditis. J Am Coll Cardiol 1997, 30, 1354–1359.

[19] Smith SC, Ladenson JH, Mason JW, Jaffe AS. Elevations of cardiac troponin I associated with myocarditis. Experimental and clinical correlates. Circulation 1997, 95, 163–168.

[20] Escher F, Kasner M, Kuhl U et al. New echocardiographic findings correlate with intramyocardial inflammation in endomyocardial biopsies of patients with acute myocarditis and inflammatory cardiomyopathy. Mediators Inflamm 2013, 2013, 875420.

[21] Felker GM, Boehmer JP, Hruban RH et al. Echocardiographic findings in fulminant and acute myocarditis. J Am Coll Cardiol 2000, 36, 227–232.

[22] Pinamonti B, Alberti E, Cigalotto A et al. Echocardiographic findings in myocarditis. Am J Cardiol 1988, 62, 285–291.

[23] Gorcsan J 3rd, Tanaka H. Echocardiographic assessment of myocardial strain. J Am Coll Cardiol 2011, 58, 1401–1413.

[24] Friedrich MG, Marcotte F. Cardiac magnetic resonance assessment of myocarditis. Circ Cardiovasc Imaging 2013, 6, 833–839.

[25] Francone M, Chimenti C, Galea N et al. CMR sensitivity varies with clinical presentation and extent of cell necrosis in biopsy-proven acute myocarditis. JACC Cardiovasc Imaging 2014, 7, 254–263.

[26] Lurz P, Eitel I, Adam J et al. Diagnostic performance of CMR imaging compared with EMB in patients with suspected myocarditis. JACC Cardiovasc Imaging 2012, 5, 513–524.

[27] Radunski UK, Lund GK, Stehning C et al. CMR in patients with severe myocarditis: diagnostic value of quantitative tissue markers including extracellular volume imaging. JACC Cardiovasc Imaging 2014, 7, 667–675.

[28] Bohnen S, Radunski UK, Lund GK et al. Performance of t1 and t2 mapping cardiovascular magnetic resonance to detect active myocarditis in patients with recent-onset heart failure. Circ Cardiovasc Imaging 2015, 8, e003073–e003080.

[29] Ferreira VM, Piechnik SK, Dall'Armellina E et al. T(1) mapping for the diagnosis of acute myocarditis using CMR: comparison to T2-weighted and late gadolinium enhanced imaging. JACC Cardiovasc Imaging 2013, 6, 1048–1058.

[30] Ferreira VM, Piechnik SK, Dall'Armellina E et al. Native T1-mapping detects the location, extent and patterns of acute myocarditis without the need for gadolinium contrast agents. J Cardiovasc Magn Reson 2014, 16, 36.

[31] Hinojar R, Foote L, Arroyo Ucar E et al. Native T1 in discrimination of acute and convalescent stages in patients with clinical diagnosis of myocarditis: a proposed diagnostic algorithm using CMR. JACC Cardiovasc Imaging 2015, 8, 37–46.

[32] Chimenti C, Frustaci A. Contribution and risks of left ventricular endomyocardial biopsy in patients with cardiomyopathies: a retrospective study over a 28-year period. Circulation 2013, 128, 1531–1541.

[33] Yilmaz A, Kindermann I, Kindermann M et al. Comparative evaluation of left and right ventricular endomyocardial biopsy: differences in complication rate and diagnostic performance. Circulation 2010, 122, 900–909.

[34] Atluri P, Ullery BW, MacArthur JW et al. Rapid onset of fulminant myocarditis portends a favourable prognosis and the ability to bridge mechanical circulatory support to recovery. Eur J Cardiothorac Surg 2013, 43, 379–382.

[35] Tilles JG, Elson SH, Shaka JA, Abelmann WH, Lerner AM, Finland M. Effects of exercise on Coxsackie A9 myocarditis in adult mice. Proc Soc Exp Biol Med 1964, 117, 777–782.

[36] Friman G, Wesslen L. Special feature for the Olympics: effects of exercise on the immune system: infections and exercise in high-performance athletes. Immunol Cell Biol 2000, 78, 510–522.

[37] Gatmaitan BG, Chason JL, Lerner AM. Augmentation of the virulence of murine coxsackie-virus B-3 myocardiopathy by exercise. J Exp Med 1970, 131, 1121–1136.

[38] Ilback NG, Fohlman J, Friman G. Exercise in coxsackie B3 myocarditis: effects on heart lymphocyte subpopulations and the inflammatory reaction. Am Heart J 1989, 117, 1298–1302.

[39] Basso C, Carturan E, Corrado D, Thiene G. Myocarditis and dilated cardiomyopathy in athletes: diagnosis, management, and recommendations for sport activity. Cardiol Clin 2007, 25, 423–429, vi.

[40] Eckart RE, Scoville SL, Campbell CL et al. Sudden death in young adults: a 25-year review of autopsies in military recruits. Ann Intern Med 2004, 141, 829–834.

[41] Pelliccia A, Fagard R, Bjornstad HH et al. Recommendations for competitive sports participation in athletes with cardiovascular disease: a consensus document from the Study Group of Sports Cardiology of the Working Group of Cardiac Rehabilitation and Exercise Physiology and the Working Group of Myocardial and Pericardial Diseases of the European Society of Cardiology. Eur Heart J 2005, 26, 1422–1445.

[42] Maron BJ, Udelson JE, Bonow RO et al. Eligibility and disqualification recommendations for competitive athletes with cardiovascular abnormalities: Task Force 3: Hypertrophic cardiomyopathy, arrhythmogenic right ventricular cardiomyopathy and other cardiomyopathies, and myocarditis: a scientific statement from the American Heart Association and American College of Cardiology. Circulation 2015, 132, e273–280.

[43] Schnell F, Claessen G, La Gerche A et al. Subepicardial delayed gadolinium enhancement in asymptomatic athletes: let sleeping dogs lie? Br J Sports Med 2016, 50, 111–117.

[44] Beer M, Wagner D, Myers J et al. Effects of exercise training on myocardial energy metabolism and ventricular function assessed by quantitative phosphorus-31 magnetic resonance spectroscopy and magnetic resonance imaging in dilated cardiomyopathy. J Am Coll Cardiol 2008, 51, 1883–1891.

[45] Belardinelli R, Georgiou D, Cianci G, Purcaro A. Randomized, controlled trial of long-term moderate exercise training in chronic heart failure: effects on functional capacity, quality of life, and clinical outcome. Circulation 1999, 99, 1173–1182.

[46] Holloway CJ, Dass S, Suttie JJ et al. Exercise training in dilated cardiomyopathy improves rest and stress cardiac function without changes in cardiac high energy phosphate metabolism. Heart 2012, 98, 1083–1090.

[47] Kemppainen J, Stolen K, Kalliokoski KK et al. Exercise training improves insulin stimulated skeletal muscle glucose uptake independent of changes in perfusion in patients with dilated cardiomyopathy. J Card Fail 2003, 9, 286–295.

[48] Stolen KQ, Kemppainen J, Ukkonen H et al. Exercise training improves biventricular oxidative metabolism and left ventricular efficiency in patients with dilated cardiomyopathy. J Am Coll Cardiol 2003, 41, 460–467.

[49] Ponikowski P, Voors AA, Anker SD et al. 2016 ESC Guidelines for the diagnosis and treatment of acute and chronic heart failure: The Task Force for the diagnosis and treatment of acute and chronic heart failure of the European Society of Cardiology (ESC)Developed with the special contribution of the Heart Failure Association (HFA) of the ESC. Eur Heart J 2016, 37(27), 2129–2200.

[50] Writing Committee M, Yancy CW, Jessup M et al. 2013 ACCF/AHA guideline for the management of heart failure: a report of the American College of Cardiology Foundation/American Heart Association Task Force on practice guidelines. Circulation 2013, 128, e240–327.

[51] Pelliccia A, Culasso F, Di Paolo FM, Maron BJ. Physiologic left ventricular cavity dilatation in elite athletes. Ann Intern Med 1999, 130, 23–31.

[52] Pelliccia A, Maron BJ, Culasso F, Spataro A, Caselli G. Athlete's heart in women. Echocardiographic characterization of highly trained elite female athletes. JAMA 1996, 276, 211–215.

[53] Bock CT, Klingel K, Kandolf R. Human parvovirus B19-associated myocarditis. N Engl J Med 2010, 362, 1248–1249.

Gerhard Schuler

Die senile, kalzifizierte Aortenstenose ist bei weitem die häufigste Herzklappenerkrankung, sie tritt in Abhängigkeit vom Lebensalter auf und wird deshalb auch als „altersabhängige Aortenstenose" bezeichnet. Jenseits des 65. Lebensjahres nimmt die Prävalenz steil zu, sodass in dieser Altersklasse bis zu 3% der Bevölkerung davon betroffen sind. Als Konsequenz der ungünstigen Struktur der Bevölkerungspyramide muss befürchtet werden, dass sich dieser Prozentsatz in den nächsten Jahren noch verdoppeln wird. Unter 60 Jahren tritt dieser Herzklappenfehler eher selten in Erscheinung; meist handelt es sich dann um eine bikuspide Aortenstenose, die schon früh klinisch in Erscheinung tritt.

Bis in die 50er-Jahre war das rheumatische Fieber für einen hohen Anteil von erworbenen Herzklappenfehlern verantwortlich. Durch die erfolgreiche Prävention der Streptokokken-Tonsillitis und durch die allgemeine Verbesserung der hygienischen Standards konnten in den Industriestaaten neue Fälle von akutem rheumatischem Fieber so gut wie eliminiert werden; in den Entwicklungsländern ist das rheumatische Fieber jedoch vielerorts immer noch endemisch. In unseren Breiten ist deshalb die Aortenstenose im Wesentlichen nur noch auf eine Ursache zurückzuführen, nämlich auf einen degenerativen Prozess, der aktiv in verschiedenen Stufen abläuft: Schädigung des Endothels, Lipidpenetration, Fibrose, Verdickung der Klappensegel und zuletzt Kalzifizierung [1]. Dieser Prozess kann sich an einer normal strukturierten dreizipfeligen Klappe abspielen, befällt jedoch mit einer gewissen Präferenz auch bikuspid angelegte Klappen, wobei eine familiäre Häufung auf eine genetische Komponente hindeutet. Nach der Geburt ist die bikuspide Klappe zunächst voll funktionsfähig, im Erwachsenenalter kann sich jedoch eine schwere Aorteninsuffizienz, oder häufiger, eine hochgradige Aortenstenose entwickeln [2, 3]. Eine Besonderheit dieses Vitiums besteht darin, dass es bisweilen mit verschiedenen anderen Missbildungen vergesellschaftet ist: Aortenisthmusstenose, Medianekrose der Aorta ascendens.

Die Aortenstenose zeigt in ihrem natürlichen Verlauf eine deutliche Neigung zur Progression, d. h. zu einer weiteren Kalzifizierung, Reduktion der Klappenöffnungsfläche und einer Zunahme des transvalvulären Gradienten (Abbildung 18.1). In einer Studie, die 170 Patienten umfasste, betrug die mittlere Progressionsrate $0,10 \pm 0,27$ cm^2/Jahr,

DOI 10.1515/9783110456783-018

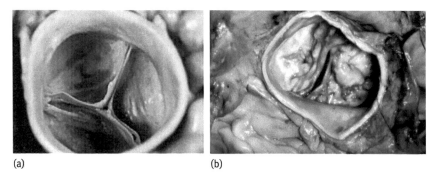

(a)   (b)

Abb. 18.1: Trikuspide, bikuspide Aortenklappe: (a) Normale trikuspide Aortenklappe, (b) stark ver-
kalkte bikuspide Aortenklappe.

sie konnte jedoch im Einzelfall bis zu 43% ihres initialen Wertes erreichen und war
deshalb im individuellen Fall unkalkulierbar [4, 5].

Die pathophysiologischen Vorgänge, die diesem Prozess zugrunde liegen, sind
auch heute noch nicht völlig aufgeklärt. In mehreren Untersuchungen wurden gemeinsame Komponenten zwischen koronarer Herzerkrankung und der Aortenstenose
identifiziert; insbesondere Hyperliproteinämie, Rauchen, Hypertonie, Alter und männliches Geschlecht spielen bei beiden Krankheiten eine zentrale Rolle. In mehreren
retrospektiven Studien fanden sich auch beeindruckende Effekte einer Therapie mit
Lipidsenkern hinsichtlich der transvalvulären Flussgeschwindigkeit und des Verkal-
kungsgrades [6, 7]. Es war deshalb nur konsequent, randomisierte Studien mit po-
tenten Statinen aufzulegen, um diese Befunde zu validieren [8, 9]. Die Therapie mit
Ezetimibe und Simvastatin hatte eine signifikante Reduktion ischämischer kardiovaskulärer Ereignisse zur Folge, ein Einfluss auf die Progressionsrate der Aortenstenose
konnte jedoch nicht nachgewiesen werden. Trotz der gemeinsamen pathophysiologischen Mechanismen sprechen diese Erkrankungen offenbar völlig unterschiedlich
auf ein und dieselbe Behandlungsstrategie an.

18.3 Klinische Präsentation

Die ersten 80% des natürlichen Krankheitsverlaufes zeichnen sich durch weitgehen-
de Beschwerdefreiheit und uneingeschränkte Leistungsfähigkeit aus. Dieses Stadium kann über Jahrzehnte anhalten, solange die linksventrikuläre Muskelhypertrophie
als wichtigster Kompensationsmechanismus in der Lage ist, die Wandspannung im
Normbereich zu halten. Sie erreicht dies durch Addition und Parallelschaltung kon-
traktiler Elemente im Herzmuskel, der dadurch an Dicke zunimmt. Erst wenn die stän-
dig zunehmende Wandspannung die kompensatorische Kapazität der Hypertrophie
überschreitet, kommt es zu einer Dilatation des linken Ventrikels begleitet von einer

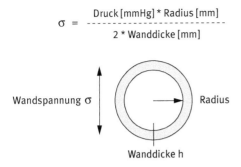

$$\sigma = \frac{\text{Druck [mmHg]} * \text{Radius [mmm]}}{2 * \text{Wanddicke [mm]}}$$

Wandspannung σ   Radius

Wanddicke h

Abb. 18.2: Laplacesches Gesetz: Die Wandspannung ∂ ist abhängig vom intraventrikulären Druck, Radius und von der Wanddicke. Eine Steigerung des Ventrikeldrucks (z. B. durch eine AS) kann durch eine Zunahme der Wanddicke (Hypertrophie) kompensiert werden. Die Wandspannung des linken Ventrikels errechnet sich nach dem Laplace-Gesetz aus Radius r, Wanddicke h und intrakavitärem Druck.

Ausdünnung der Wanddicke; beide Faktoren beschleunigen die Dekompensation (Abbildung 18.2).

Die ersten Symptome äußern sich in einer zunehmenden Belastungsdyspnoe, Angina pectoris und Zeichen der Herzinsuffizienz. In einzelnen Fällen macht sich die Erkrankung dramatisch durch eine Synkope bemerkbar, die jedoch nur selten zum Tode führt. Die weitere Entwicklung steht in krassem Gegensatz zu dem bisherigen benignen Verlauf der Erkrankung. Die Intensität der Symptome verschlimmert sich bei den meisten Patienten rapide, die Zeichen der Herzinsuffizienz nehmen zu und die körperliche Belastbarkeit ab. Die pectanginösen Beschwerden werden meist nicht durch eine koronare Herzkrankheit verursacht, sondern sind Ausdruck eines Ungleichgewichtes; trotz großlumiger Koronararterien ohne stenotische Einengungen überschreitet der Sauerstoffbedarf des Herzmuskels die Kapazität der Koronararterien [10]. Nach Eintritt der ersten Symptome steigt auch die Mortalität sprunghaft an, die maximale Überlebensdauer liegt bei fünf Jahren, bei eingeschränkter linksventrikulärer Pumpfunktion nur bei zwei Jahren.

Die klinische Diagnose bereitet in der Regel keine Probleme; bei der Auskultation findet sich ein lautes, niederfrequentes, spindelförmiges Systolikum über dem Aortenareal. Solange die linksventrikuläre Pumpfunktion erhalten ist, korreliert die Lautstärke des Geräusches gut mit dem Schweregrad des Vitiums. Bei einem fortgeschrittenen Vitium mit Nachlassen der kontraktilen Funktion und Abnahme des Schlagvolumens verliert das Geräusch an Lautstärke und führt deshalb nicht selten zu Fehldiagnosen.

Der Krankheitsverlauf der Aortenstenose wird in vier Stadien eingeteilt [11]:
- Stadium A: Bikuspide Klappe oder Sklerose einer trikuspid angelegten Klappe
- Stadium B (progressive Aortenstenose): Echokardiografisch nachgewiesene leichte oder mäßige Aortenstenose
- Stadium C: Hämodynamisch schwere Aortenstenose ohne Symptome
- Stadium D: Hämodynamisch schwere Aortenstenose mit Symptomen

Die hämodynamisch schwere Aortenstenose wird wie folgt definiert:
- Maximale Jet-Geschwindigkeit ≥ 4 m/s oder mittlerer transvalvulärer Gradient ≥ 40 mmHg, oder
- Klappenöffnungsfläche $\leq 1{,}0$ cm^2

18.4 Echokardiografie

Die Echokardiografie erlaubt eine exakte Beurteilung des Vitiums; die Morphologie der Klappensegel, der Verkalkungsgrad und die Klappenöffnungsfläche lassen sich mit hoher Auflösung darstellen. Die Klappensegel weisen verschiedene Stadien der Verkalkung auf, die zu einer Reduktion der Klappenöffnungsfläche führen. Die funktionelle Beurteilung der Aortenklappe erfolgt durch die dopplersonografische Messung der Flussgeschwindigkeit (Abbildung 18.3). Höhergradige Vitien gehen in der Regel mit einer konzentrischen Muskelhypertrophie einher, die meist für eine deutliche Compliance-Störung verantwortlich ist. Die linksventrikuläre Pumpfunktion ist zunächst über weite Strecken des Krankheitsverlaufes normal bis hyperkontraktil, erst im Endstadium der Erkrankung ist eine Reduktion der kontraktilen Funktion erkennbar.

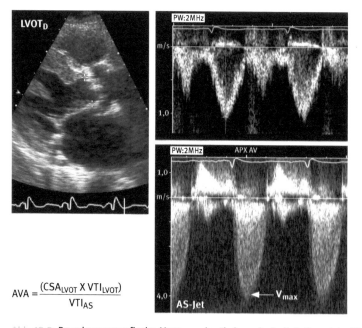

$$AVA = \frac{(CSA_{LVOT} \times VTI_{LVOT})}{VTI_{AS}}$$

Abb. 18.3: Dopplersonografische Messung der Flußgeschwindigkeit und der Klappenöffnungsfläche nach der Kontinuitätsgleichung. Das Produkt aus Flußgeschwindigkeit und Gefäßquerschnitt ist in einem geschlossenen System konstant. Kennt man den Durchmesser des Ausflußtraktes und die Flußgeschwindigkeit im Ausflußtrakt und auf der Klappenebene, lässt sich daraus die Klappenöffnungsfläche errechnen: Links oben: Parasternaler Längsschnitt: hochgradige, konzentrische Muskelhypertrophie, deutliche Verkalkung der Aortenklappe, Messung des Querschnitts CSA_{LVOT} im Ausflußtrakt. Rechts oben: geschwindigkeit im Ausflußtrakt VTI_{LVOT}, Rechts unten: Flußgeschwindigkeit an der Aortenklappe VTI_{AS}.

18.5 Invasive Diagnostik

Die ausgezeichnete Bildqualität der modernen Echokardiografiegeräte hat die invasive Diagnostik der unkomplizierten Aortenstenose weitgehend überflüssig gemacht. Durch die Einführung des interventionellen Klappenersatzes (TAVI) wurde das Interesse an hämodynamischer Messung jedoch wiederbelebt. Heute geht jeder Operation an den Herzklappen eine Herzkatheteruntersuchung voraus; sie dient in erster Linie der Koronardiagnostik, um höhergradige Koronar-stenosen auszuschließen oder interventionell zu behandeln; gleichzeitig werden die echokardiografisch erhobenen Messwerte durch eine invasive Messung validiert und das Herzminutenvolumen wird errechnet. Die Bestimmung des transvalvulären Gradienten erfolgt nur noch ausnahmsweise durch eine transseptale Punktion mit simultaner Messung des linksventrikulären Druckes und des Aortendruckes. Die retrograde Passage der Aortenklappe bereitet in der Regel keine Schwierigkeiten und ermöglicht ebenfalls eine simultane Druckmessung. Durch Planimetrie der Kurvenflächen wird der mittlere Gradient exakt bestimmt (Abbildung 18.4). In der täglichen Routine wird die Bestimmung des Gradienten auch oft durch Rückzug der Sonde aus dem linken Ventrikel in die Aorta durchgeführt, ein Verfahren, das mit deutlichen Fehlermöglichkeiten behaftet ist, wie z. B. bei Herzrhythmusstörungen.

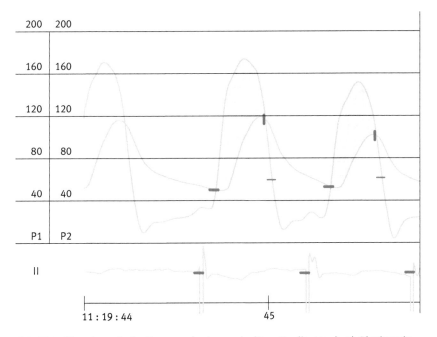

Abb. 18.4: Hämodynamische Messung des transvalvulären Gradienten durch Planimetrie.

Aus der Fläche zwischen den beiden Druckkurven wird der mittlere Gradient (P$_{mean}$) errechnet.

$$P_{mean} = \frac{\text{Fläche zwischen den Kurven}}{\text{Ejektionszeit}} \tag{18.1}$$

18.6 Paradoxe „Low-Flow/Low-Gradient"-Aortenstenose

Neben der einfachen, unkomplizierten Aortenstenose, die sich weitgehend nicht-invasiv abklären lässt, stößt man in der täglichen Routine oft auf komplexe Krankheitsbilder, deren Abklärung höchste Ansprüche an die diagnostischen Techniken stellen. Oft ist die myokardiale Kontraktilität nicht nur allein als Folge der jahrelangen Drucküberlastung eingeschränkt, sondern andere Krankheitsprozesse können sich überlagern und zu Mischbildern führen, wie z. B. eine arterielle Hypertonie, eine koronare Herzerkrankung oder eine dilatative Kardiomyopathie. Da sich grundlegende therapeutische Konsequenzen daraus ergeben, ist eine präzise Erfassung aller relevanten Messdaten erforderlich. Eine kleine Anzahl von Patienten mit symptomatischer Aortenstenose fällt in der Klinik dadurch auf, dass sie trotz ausgeprägter Beeinträchtigung der körperlichen Leistungsfähigkeit nur einen geringen transvalvulären Gradienten aufweisen (< 40 mmHg). Im Echokardiogramm findet sich regelmäßig eine hochgradig eingeschränkte Pumpfunktion mit niedrigem Herzminutenvolumen. Das diagnostische Problem besteht in diesen Fällen darin, dass aufgrund der erhobenen Messungen nicht unterschieden werden kann, ob es sich um eine kritische, „ausgebrannte" Aortenstenose oder eine Pseudostenose bei dilatativer Kardiomyopathie handelt. Bei der letzteren Gruppe geht der chirurgische Klappenersatz mit einer hohen Mortalität einher; diese Patienten profitieren am ehesten von einer leitliniengerechten Herzinsuffizienztherapie. Die „low-flow/low-gradient"-Aortenstenose wird definiert als schwer kalzifizierte Aortenstenose mit eingeschränkter Beweglichkeit der Klappensegel in Kombination mit einer maximalen Flussgeschwindigkeit < 4 m/s, oder einem mittleren Gradienten von < 40 mmHg. Die Diskriminierung zwischen diesen beiden Patientengruppen erfolgt durch eine Stressechokardiografie mit Dobutamin. Durch die katecholamin-bedingte Zunahme des Schlagvolumens kommt es bei der fixierten Aortenstenose zu einer Zunahme des transvalvulären Gradienten bei konstanter effektiver Klappenöffnungsfläche (Effective Orifice Area), während bei der Pseudostenose nur eine minimale Zunahme des transvalvulären Gradienten bei einer Größenzunahme von EOA nachweisbar ist.

18.7 Aortenstenose: Prädiktoren für klinische Ereignisse

Typischerweise ist die klinische Präsentation bis ins Spätstadium hinein diskret oder gänzlich unauffällig. Trotz hoher transvalvulärer Gradienten liegen die linksventrikuläre Pumpfunktion, der enddiastolische Druck und die Ejektionsfraktion im Normbereich. Diese bemerkenswerte Adaptation des Herzens an die hohe Nachlast wird, wie oben beschrieben, durch die linksventrikuläre Muskelhypertrophie erreicht. Dieser Reservemechanismus ist auch unter körperlicher Belastung wirksam und verleiht dem Patienten eine weitgehend normale Leistungsfähigkeit. Diese Reservekapazität des linken Ventrikels kann durch eine kontrollierte Belastung ausgelotet werden. Aus Sicherheitsgründen wird stets nur eine submaximale Belastung durchgeführt; bleibt der Patient unter dieser Belastung asymptomatisch und frei von Ischämiezeichen im EKG, kann von einer ausreichenden Reservekapazität ausgegangen werden. Treten unter der Belastung Zeichen der Herzinsuffizienz auf, wie überproportionale Atemnot, Blutdruckabfall mit Schwindelgefühl oder Ischämiezeichen im EKG, ist dies als Hinweis auf eine Erschöpfung des Reservemechanismus zu werten. Amato beobachtete 66 Patienten mit schwerer, asymptomatischer Stenose. Alle Patienten absolvierten ein Belastungs-EKG, das dann als positiv eingestuft wurde, wenn komplexe ventrikuläre Arrhythmien auftraten, bei fehlendem Blutdruckanstieg oder bei horizontalen ST-Strecken-Senkungen. Die 2-Jahre-Überlebenszeit betrug nur 19% bei Patienten mit einem positiven Belastungs-EKG im Vergleich zu 85% bei einem negativen Test [12] (Abbildung 18.5).

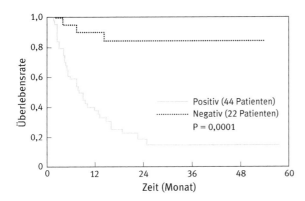

Abb. 18.5: 5-Jahre-Überlebensrate bei Patienten mit schwerer Aortenstenose mit positivem und negativem Belastungs-EKG [13].

Ein weiterer wichtiger Indikator für kardiale Ereignisse ist der Grad der Klappenverkalkung. Rosenhek folgte 106 Patienten mit hochgradiger, asymptomatischer Aortenstenose für 27 Monate. Die 4-Jahres-Überlebenszeit betrug 75 ± 9% für Patienten mit geringer Klappenverkalkung, dagegen nur 20 ± 5% bei Patienten mit schwerer Klappenverkalkung [14] (Abbildung 18.6).

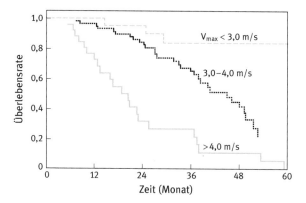

Abb. 18.6: Mortalität bei schwerer Aortenstenose in Abhängigkeit von der transvalvulären Flussgeschwindigkeit. Eine Flussgeschwindigkeit von > 4 m/s deutet auf eine kritische Aortenstenose hin, die mit einer deutlichen Reduktion der mittleren Überlebenszeit einhergeht [15].

18.8 Aortenstenose und „plötzlicher Herztod"

Jedes Jahr versterben junge Athletinnen und Athleten meist unter dramatischen Umständen bei der Teilnahme an kompetitiven Wettkämpfen. In der Mehrzahl sind es junge Männer, die bis zu diesem Zeitpunkt asymptomatisch und leistungsfähig waren. Bei einzelnen Patienten konnte die Ursache durch eine Obduktion nachgewiesen werden, häufig blieb sie jedoch im Dunkeln. In einem Register, das von Barry Maron über 27 Jahre geführt wurde, stehen 1.049 Patienten, die auf diese Weise verstarben. Die häufigste Ursache war die hypertrophe Kardiomyopathie (36%), gefolgt von Koronaranomalien (17%). Weitere Diagnosen, die jedoch alle unter 6% lagen, lauteten Myokarditis, arrhythmogene rechtsventrikuläre Kardiomyopathie, Brugada-Syndrom und Langes QT-Syndrom; die Aortenstenose war mit unter 6% relativ selten vertreten [16].

Synkopen sind ein typisches Symptom einer fortgeschrittenen Aortenstenose; sie werden stets durch körperliche Belastung ausgelöst und führen nur sehr selten zum Tode des Patienten. In der Vergangenheit wurde über verschiedene Mechanismen spekuliert, wie z. B. über einen gestörten Barorezeptoren-Mechanismus oder eine Überfunktion der Vasodepressoren, ein klarer Beweis wurde jedoch nie geführt.

Abbildung 18.7 zeigt das Belastungs-EKG eines Patienten mit schwerer Aortenstenose, das fälschlicherweise unter Missachtung der schon bestehenden Symptome durchgeführt wurde. Die ST-Strecken-Senkungen, die erst diskret, dann aber immer massiver in Erscheinung traten, wurden nicht berücksichtigt; auch die typischen pectanginösen Beschwerden wurden missachtet, am Ende der Belastung verlor der Patient das Bewusstsein, stürzte vom Fahrradergometer und wurde reanimiert. Er erlangte jedoch schnell das Bewusstsein wieder, ohne dass eine Elektrokonversion erforderlich gewesen wäre.

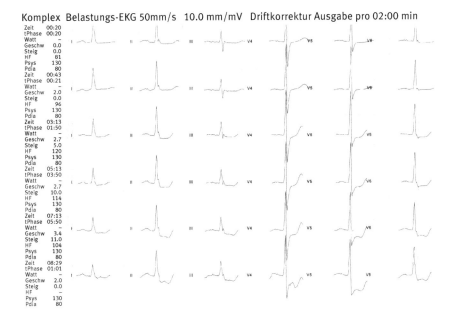

Komplex Belastungs-EKG 50mm/s   10.0 mm/mV   Driftkorrektur Ausgabe pro 02:00 min

Abb. 18.7: Belastungs-EKG bei schwerer Aortenstenose. Unter der Belastung kommt es zu ausgeprägten ST-Strecken-Senkungen als Hinweis auf eine globale Ischämie. Am Ende der Belastung erleidet der Patient eine Synkope (nicht aufgezeichnet).

Yano berichtete einen ähnlichen Fall, der ebenfalls bei einer Belastungsuntersuchung eine Synkope erlitt. Interessanterweise wurden während dieser Episode das EKG und der arterielle Blutdruck invasiv registriert. Auch bei diesem Patienten kam es zu ausgeprägten ST-Strecken-Senkungen, die von Angina pectoris begleitet wurden. Der arterielle Blutdruck fiel rasch auf 49/30 mmHg und der Patient verlor das Bewusstsein, das er schon nach kurzer Zeit ohne weitere Maßnahmen wiedererlangte. Abgesehen von einer Bradykardie traten keine relevanten Herzrhythmusstörungen auf [17]. Diese Befunde deuten darauf hin, dass folgende kausale Sequenz für die Synkope verantwortlich sein könnte: Durch die körperliche Belastung mit steilem Anstieg des Blutdrucks und der Herzfrequenz wurde eine globale Myokardischämie, die ihrerseits zu einem Verlust an myokardialer Kontraktiliät geführt hat; die Hypotension mit Synkope war Folge der akuten Herzinsuffizienz. Nach Abklingen der Myokardischämie kam es zu einer spontanen Erholung, ohne dass maligne Herzrhythmusstörungen aufgetreten sind. Diese kausale Kette wurde durch zwei bemerkenswerte klinische Experimente bestätigt:

In einer älteren Studie wurden vier Patienten mit symptomatischer Aortenstenose mit Druckaufnehmern im Pulmonalishauptstamm und der a. brachialis sowie mit EKG-Ableitungen instrumentiert. Unter kontinuierlicher Aufzeichnung dieser Parameter wurden die Patienten bis zum Auftreten präsynkopaler Symptome belastet.

Bei allen Patienten kam es am Ende der Belastung zu einem schnellen Abfall des systemischen arteriellen Druckes und des Pulmonalarteriendruckes, während die Herzfrequenz langsam abnahm. Alle Patienten erholten sich spontan ohne Auftreten von Herzrhythmusstörungen [18].

In einer weiteren Studie wurden neun Patienten, die in der Vergangenheit eine Synkope erlitten hatten, einer kontrollierten Belastung ausgesetzt in der Absicht, den zugrunde liegenden Mechanismus reproduzieren zu können. Bei sieben Patienten konnte die Synkope durch körperliche Belastung ausgelöst werden. Im EKG fanden sich maligne ventrikuläre Rhythmusstörungen (Tachykardie, Flattern und Flimmern); diese sistierten jedoch spontan und wurden von einem stabilen Sinusrhythmus abgelöst [19] (Abbildung 18.8). Da im EKG gleichzeitig Ischämiezeichen auftraten, wurde als Mechanismus eine akute Herzinsuffizienz ausgelöst, durch eine globale Minderperfusion postuliert.

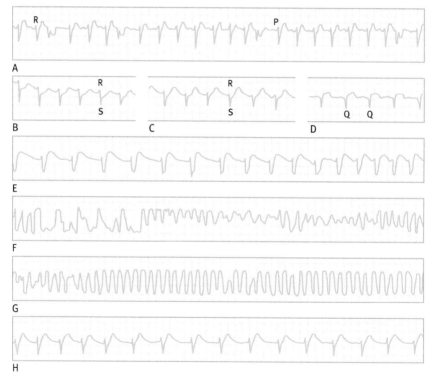

Abb. 18.8: Herzrhythmusstörungen unter körperlicher Belastung bei hochgradiger Aortenstenose, welche nach Beendigung der Belastung spontan sistierten [19].

Zusammenfassend ergibt sich aus diesen Befunden folgendes Bild:

1. Synkopen treten in der Regel nur bei hochgradiger Aortenstenose auf; sie werden ausgelöst durch eine Belastungs-induzierte globale Myokardischämie, die in einer akuten Herzinsuffizienz mit Blutdruckabfall und Bradykardie resultiert.
2. Der plötzliche Herztod bei Patienten mit Aortenstenose ist selten und liegt mit < 1% am unteren Ende der bekannten Ursachen.
3. In seltenen Fällen wurden im Verlauf der Synkope maligne Herzrhythmusstörungen (VT, Vfib) dokumentiert, die jedoch spontan sistierten.

18.9 Therapie

Asymptomatische Patienten mit Aortenstenose bedürfen keiner besonderen Therapie, da schwere klinische Ereignisse äußerst selten eintreten. Bei fortgeschrittener Aortenstenose ist eine regelmäßige Überwachung mit sorgfältiger Anamnese und Untersuchung erforderlich, da bei vielen Patienten innerhalb kurzer Zeit eine invasive Therapie notwendig wird. Eine konservative medikamentöse Therapie ist zu keinem Zeitpunkt indiziert.

Neben den typischen Beschwerden sind die oben beschriebenen Prädiktoren (maximale Flussgeschwindigkeit, Verkalkungsgrad, Belastungs-EKG [13, 15]) ausschlaggebend für die Indikationsstellung zur invasiven Behandlung. Die Einführung des interventionellen, perkutanen Aortenklappenersatzes in die Klinik hat zu einem grundlegenden Umdenken geführt [20]. Ältere Patienten (> 85 Jahre), die bisher aufgrund ihres hohen Risikoscores als inoperabel galten, können heute bei vertretbarer Mortalität mit einer perkutanen Klappe versorgt werden [21, 22]. Auch für Patienten mit einem hohen oder nur mittleren OP-Risiko wurde eine Überlegenheit der TAVI gegenüber dem konventionellen chirurgischen Klappenersatz festgestellt [23–25]. Noch unklar ist die Haltung gegenüber Patienten mit einem niedrigen OP-Risiko, aufgrund der bisherigen Konsistenz der Daten wird man auch bei dieser Gruppe mit einer Überlegenheit der TAVI gegenüber der konventionellen Chirurgie rechnen können.

18.9.1 TAVI

Die Grundlage für die interventionelle Behandlung der Aortenstenose besteht in dem kalzifizierten Annulus oder einem metallenen Klappenring, der von vorausgegangenem Herzklappenersatz herrührt. Diese Strukturen dienen als Fundament für die Implantation der interventionellen Klappe, ohne diese Strukturen wäre eine solide Verankerung nicht möglich. Die Klappe selbst besteht aus einem Grundgerüst (Stent) aus Edelstahl (ballonexpandierbar, z. B. Edwards Sapien) oder Nitinol (selbstexpandierend, z. B. Corevalve) (Abbildung 18.9). In diesem Metallgerüst befindet sich die biologische Klappe aus Rinder- oder Schweineperikard. Für die Implantation wird der Stent auf einen Implantationskatheter montiert. Bei der selbstexpandierenden Klappe erfolgt die Freisetzung der Prothese durch Zurückziehen einer Schutzmembran, wodurch der Stent seine ursprüngliche, expandierte Form wieder annimmt und die Klappe im Aortenannulus verankert. Bei der ballonexpandierbaren Klappe wird durch Inflation eines Ballons der Stent expandiert und in den Klappenring hineingepresst. Eine wichtige Voraussetzung für diese Behandlungsform ist die Durchgängigkeit der Becken- und Beingefäße mit einem minimalen Diameter von 6–8 mm. Bekannte Komplikationen sind eine Ruptur des Annulus bei ballonexpandierbaren Klappen, ein schweres paravalvuläres Leck mit höhergradiger Aorteninsuffizienz, eine Klappenembolie in den linksventrikulären Ausflusstrakt oder in die Aortenwurzel, eine Hirnembolie, ein Myokardinfarkt, AV-Block III°, Niereninsuffizienz und eine Klappeninfektion. Das Risiko dieser Behandlungsform ist abhängig vom Alter der Patienten, den Begleiterkrankungen und der Erfahrung des interventionellen Kardiologen; die 30-Tage-Mortalität liegt unter günstigen Voraussetzungen bei 2% und ist damit den chirurgischen Ergebnissen mindestens ebenbürtig oder gar überlegen.

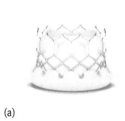

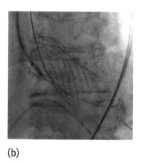

Abb. 18.9: TAVI: Edwards Sapien 3 ballonexpandierbare Klappe (a) und selbstexpandierbare Corevalve Prothese (b).

(a)   (b)

18.10 Empfehlungen für die körperliche Aktivität bei Aortenstenose

Regelmäßige körperliche Aktivität nimmt eine fundamentale Rolle beim Erhalt der Leistungsfähigkeit, bei der primären Prävention chronischer Erkrankungen und bei der Bewahrung der psychischen Integrität ein. Vielen Patienten wird sportliches Engagement aus einem oberflächlichen Sicherheitsstreben heraus verboten, ohne die weitreichenden Konsequenzen und den Verlust an Lebensqualität zu berücksichtigen. Auch objektiv gibt es kein schwerwiegendes Argument gegen eine regelmäßige körperliche Aktivität bei asymptomatischen Patienten; die Häufigkeit des plötzlichen Herztodes liegt bei < 1%. Beim erstmaligen Auftreten von Symptomen sollte das Stadium der Erkrankung durch eine sorgfältige Untersuchung festgestellt werden; von diesem Zeitpunkt an muss in der Regel mit einem baldigen Klappenersatz gerechnet werden; höhere körperliche Belastungen sind von nun an kontraindiziert.

Um Komplikationen und irreversiblen Schaden von dem Patienten abzuwehren, sollten folgende Grundregeln beachtet werden:

- Nur asymptomatische Patienten sollten sportlich aktiv sein
- Keine Teilnahme an kompetitiven Sportarten, nur submaximale Belastungen
- Regelmäßige Kontrolluntersuchungen, um eine rasche Progression des Gradienten festzustellen (Echo, Belastungs-EKG)
- Symptomatische Patienten benötigen in der Regel einen baldigen Herzklappenersatz und sollten deshalb nicht mehr sportlich aktiv sein
- Patienten, die folgende Kriterien erfüllen, sollten strikt von jeder sportlichen Betätigung ausgeschlossen werden:
  - Maximale Flussgeschwindigkeit über die Aortenklappe > 4 m/s
  - Schwere Verkalkung der Aortenklappe
  - Positives Belastungs-EKG
  - Klappenöffnungsfläche < 1 cm²

Literatur

[1] Saikrishnan N, Kumar G, Sawaya FJ, Lerakis S, Yoganathan AP. Accurate assessment of aortic stenosis: a review of diagnostic modalities and hemodynamics. Circulation 2014, 129(2), 244–253.

[2] Roberts WC, Janning KG, Ko JM, Filardo G, Matter GJ. Frequency of congenitally bicuspid aortic valves in patients ≥ 80 years of age undergoing aortic valve replacement for aortic stenosis (with or without aortic regurgitation) and implications for transcatheter aortic valve implantation. Am J Cardiol 2012, 109(11), 1632–1636.

[3] Roberts WC, Ko JM. Frequency by decades of unicuspid, bicuspid, and tricuspid aortic valves in adults having isolated aortic valve replacement for aortic stenosis, with or without associated aortic regurgitation. Circulation 2005, 111(7), 920–925.

[4] Palta S, Pai AM, Gill KS, Pai RG. New insights into the progression of aortic stenosis: implications for secondary prevention. Circulation 2000, 101(21), 2497–2502.

[5] Cosmi JE, Kort S, Tunick PA et al. The risk of the development of aortic stenosis in patients with „benign" aortic valve thickening. Arch Intern Med 2002, 162(20), 2345–2347.

[6] Cowell SJ, Newby DE, Prescott RJ et al. A randomized trial of intensive lipid-lowering therapy in calcific aortic stenosis. N Engl J Med 2005, 352(23), 2389–2397.

[7] Houslay ES, Cowell SJ, Prescott RJ et al. Progressive coronary calcification despite intensive lipid-lowering treatment: a randomised controlled trial. Heart 2006, 92(9), 1207–1212.

[8] Rossebo AB, Pedersen TR, Boman K et al. Intensive lipid lowering with simvastatin and ezetimibe in aortic stenosis. N Engl J Med 2008, 359(13), 1343–1356.

[9] Rossebo AB, Pedersen TR, Allen C et al. Design and baseline characteristics of the simvastatin and ezetimibe in aortic stenosis (SEAS) study. Am J Cardiol 2007, 99(7), 970–973.

[10] Garcia D, Camici PG, Durand LG et al. Impairment of coronary flow reserve in aortic stenosis. J Appl Physiol (1985) 2009, 106(1), 113–121.

[11] Nishimura RA, Otto CM, Bonow RO et al. 2014 AHA/ACC guideline for the management of patients with valvular heart disease: executive summary: a report of the American College of Car-

diology/American Heart Association Task Force on Practice Guidelines. J Am Coll Cardiol 2014, 63(22), 2438–2488.

[12] Bhattacharyya S, Hayward C, Pepper J, Senior R. Risk stratification in asymptomatic severe aortic stenosis: a critical appraisal. Eur Heart J 2012, 33(19), 2377–2387.

[13] Amato MC, Moffa PJ, Werner KE, Ramires JA. Treatment decision in asymptomatic aortic valve stenosis: role of exercise testing. Heart 2001, 86(4), 381–386.

[14] Rosenhek R, Binder T, Porenta G et al. Predictors of outcome in severe, asymptomatic aortic stenosis. N Engl J Med 2000, 343(9), 611–617.

[15] Otto CM, Burwash IG, Legget ME et al. Prospective study of asymptomatic valvular aortic stenosis: clinical, echocardiographic, and exercise predictors of outcome. Circulation 1997, 95(9), 2262–2270.

[16] Maron BJ, Doerer JJ, Haas TS, Tierney DM, Mueller FO. Sudden deaths in young competitive athletes: analysis of 1866 deaths in the United States, 1980–2006. Circulation 2009, 119(8), 1085–1092.

[17] Yano K, Kuriya T, Hashiba K. Simultaneous monitoring of electrocardiogram and arterial blood pressure during exercise-induced syncope in a patient with severe aortic stenosis – a case report. Angiology 1989, 40(2), 143–148.

[18] Richards AM, Nicholls MG, Ikram H, Hamilton EJ, Richards RD. Syncope in aortic valvular stenosis. Lancet 1984, 2(8412), 1113–1116.

[19] Schwartz LS, Goldfischer J, Sprague GJ, Schwartz SP. Syncope and sudden death in aortic stenosis. Am J Cardiol 1969, 23(5), 647–658.

[20] Reinohl J, Kaier K, Reinecke H et al. Effect of availability of transcatheter aortic-valve replacement on clinical practice. N Engl J Med 2015, 373(25), 2438–2447.

[21] Leon MB, Smith CR, Mack M et al. Transcatheter aortic-valve implantation for aortic stenosis in patients who cannot undergo surgery. N Engl J Med 2010, 363(17), 1597–1607.

[22] Makkar RR, Fontana GP, Jilaihawi H et al. Transcatheter aortic-valve replacement for inoperable severe aortic stenosis. N Engl J Med 2012, 366(18), 1696–1704.

[23] Kodali SK, Williams MR, Smith CR et al. Two-year outcomes after transcatheter or surgical aortic-valve replacement. N Engl J Med 2012, 366(18), 1686–1695.

[24] Kodali SK, Williams MR, Smith CR et al. Two-year outcomes after transcatheter or surgical aortic-valve replacement. N Engl J Med 2012, 366(18), 1686–1695.

[25] Mack MJ, Leon MB, Smith CR et al. 5-year outcomes of transcatheter aortic valve replacement or surgical aortic valve replacement for high surgical risk patients with aortic stenosis (PARTNER 1): a randomised controlled trial. Lancet 2015, 385(9986), 2477–2484.

Gerhard Schuler

19 Hypertrophe Kardiomyopathie

19.1 Epidemiologie und genetische Grundlagen

Bei der hypertrophen Kardiomyopathie (HCM) handelt es sich um eine Erkrankung, die erst vor ca. 60 Jahren zum ersten Mal beschrieben wurde [1, 2]. Schon früh fiel auf, dass diese Erkrankung eine genetische Disposition aufwies, mit Vorliebe junge Männer befiel und nicht selten mit einer katastrophalen Komplikation endete, nämlich dem plötzlichen Herztod. In den folgenden Jahren erschienen dann mehrere Review-Artikel, die der Krankheit ein klares Profil gaben und die bisherigen Vermutungen auf eine wissenschaftliche Grundlage stellten. Bei der HCM gelang es zum ersten Mal in der medizinischen Forschung, eine Genmutation auf der Sarcomer-Ebene eindeutig nachzuweisen; sie wird autosomal dominant vererbt, zeigt jedoch eine variable Expressivität und eine altersabhängige Penetranz [3–5]. Die Mutationen können in 11 Genen auftreten, die den genetischen Code für das dicke und dünne kontraktile Myofilament enthalten. Was zuerst einfach und übersichtlich aussah, wurde durch die Entdeckung von mehr als 1.500 individuellen Mutationen, welche sich meist auf individuelle Familien beschränken, sehr kompliziert. Diese große Heterogenität hat die Möglichkeiten der prognostischen Vorhersage stark relativiert. Es ist wenig wahrscheinlich, dass durch die Identifikation einer einzelnen Sarcomer-Mutation prognostische Schlüsse gezogen werden können.

Die differenzialdiagnostische Unterscheidung von Patienten mit Speichererkrankung (Morbus Fabry, LAMP2 – Kardiomyopathie) bereitet in der Regel keine besonderen Schwierigkeiten, da diese Patienten die typischen Zeichen einer Muskelhypertrophie, wie z. B. hohe Voltage im EKG und hyperkontraktile Performance des linken Ventrikels, vermissen lassen. Dies führt zu der charakteristischen Diskrepanz zwischen der bisweilen beträchtlichen Muskeldicke im Echokardiogramm und der Niedervoltage im EKG, da die gespeicherte Substanz (z. B. Amyloid) keinen elektrischen Vektor erzeugt. Aufgrund der genetischen Identifikation ergeben sich wichtige therapeutische Konsequenzen, wie z. B. die Enzymsubstitution beim Morbus Fabry und die Herztransplantation bei der LAMP2-Kardiomyopathie.

Nach der Erstbeschreibung der HCM entstand zunächst der Eindruck, dass es sich um eine seltene Erkrankung mit einer hohen jährlichen Mortalität > 6% handelt [6–9]. Dieses Bild wurde dadurch gefördert, dass es sich im Wesentlichen um Beobachtungen spezialisierter Zentren mit negativer Patientenauswahl handelte; inzwischen wurde es deutlich korrigiert; die jährliche Mortalität dürfte den neueren Daten zufolge bei ca. 1,5% liegen [10]. Eine weitere Korrektur der Mortalität nach unten wurde durch die zunehmende Implantationsrate von Defibrillatoren erreicht [11].

DOI 10.1515/9783110456783-019

19.2 Klinische Präsentation

Patienten mit hypertropher CMP sind in der frühen Phase der Erkrankung weitgehend beschwerdefrei. Sie haben eine normale Lebenserwartung, oft sind sie sportlich aktiv und tauchen sogar als professionelle Spieler auf den Mannschaftslisten erstrangiger Teams auf. Die ersten Verdachtsmomente ergeben sich aus den klinischen Beschwerden in Form von Atemnot, Schwindelgefühl oder pectanginösen Beschwerden. Oft sind es auch nur Zufallsbefunde, die bei einer Routineuntersuchung erhoben werden, wie z. B ein Systolikum, das bei einem Valsalva-Manöver an Lautstärke zunimmt oder ein auffälliges EKG mit einer hohen R-Zackenamplitude. Eine harte Diagnose ergibt sich dann schnell durch ein zweidimensionales Echokardiogramm oder ein MRT. Der charakteristische Befund ist eine linksventrikuläre Muskelhypertrophie, die sich zwischen 13 mm und 50 mm bewegen kann und für die es keine plausible Erklärung gibt, wie z. B. eine Aortenstenose oder eine hypertensive Herzerkrankung. Bei ungefähr der Hälfte der Patienten ist die Muskelhypertrophie generalisiert und gleichmäßig auf den gesamten Ventrikel verteilt, bei der anderen Hälfte kann sie sich auf spezielle Areale konzentrieren, wie z. B. das Kammerseptum oder die Herzspitze (Abbildung 19.1).

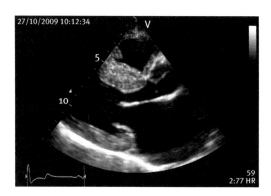

Abb. 19.1: Hypertrophe Kardiomyopathie mit konzentrischer Muskelhypertrophie und einem deutlichen septalen Wulst.

19.2.1 Pathophysiologie der linksventrikulären Ausflusstrakt-Obstruktion [12]

Bei ca. 30% der Patienten mit einer HypCMP kann ein Ruhegradient im linksventrikulären Ausflusstrakt nachgewiesen werden, durch Provokation steigt die Häufigkeit auf ca. 70% an. Ein solcher Gradient geht mit einer deutlich erhöhten Mortalität, einer höheren Apoplexrate und Belastungsdyspnoe einher. Die pathophysiologische Grundlage für diesen Gradienten ist komplex und uneinheitlich. MRT-Untersuchungen bei diesen Patienten konnten ein deutlich verlängertes vorderes Mitralsegel identifizieren; der Koaptationspunkt liegt nicht an der Klappenspitze, sondern ungefähr in der Mitte des vorderen Mitralsegels, wodurch ein freies Areal entsteht, das für die gestörten weiteren Abläufe verantwortlich gemacht wird. Als Folge der Einengung des links-ventrikulären Ausflusstraktes treten Venturi-Effekte auf, welche den Mitralklappen-apparat nach vorne in Richtung Septum ziehen (SAM, „systolic anterior motion"). In ausgeprägten Fällen kommt es zum Kontakt zwischen Septum und vorderem Mitral-segel, wodurch dieser Effekt in einer positiven Rückkopplung weiter verstärkt wird. Je länger das vordere Mitralsegel in Kontakt mit dem Septum ist, desto stärker wird die Flussbehinderung und der daraus resultierende Gradient. Weitere negative Effek-te sind eine schwere Mitralinsuffizienz, eine Reduktion des Schlagvolumens und eine diastolische Dysfunktion. In seltenen Fällen kommt es sogar zu einer Unterbrechung des Flusses durch die Aortenklappe („midsystolic closure"). Durch die endsystolische Flussbeschleunigung nimmt die Dopplerkurve typischerweise die Form einer Säbel-scheide an.

19.2.2 Plötzlicher Herztod („Sudden death")

Bei einer kleinen Untergruppe von Patienten nimmt die Entwicklung jedoch einen an-deren Verlauf, der gekennzeichnet ist von schweren Komplikationen wie plötzlicher Herztod, zunehmende Herzinsuffizienz und chronischem Vorhofflimmern. Diese Er-eignisse treten zwar sehr viel seltener ein als ursprünglich angenommen, dennoch erfordern sie wegen ihrer Unberechenbarkeit erhöhte Wachsamkeit und schnelle Re-aktionen. Gerade der plötzliche Herztod ist auf ein relativ kleines Patientenkollektiv beschränkt, das vorwiegend aus jüngeren Patienten mit einer männlichen Dominanz von 90% besteht. Selten kündigt sich der plötzliche Herztod durch Beschwerden oder Symptome an und tritt oftmals im Zusammenhang mit oder nach [11, 13, 14] hohen körperlichen Belastungen auf, wobei sich Fußball oder Basketball besonders negativ abheben [11]. In den USA ist die HyCMP die häufigste Ursache für einen plötzlichen Herztod bei kompetitiven Athleten, sie wird in 36% der Todesfälle dafür verantwort-lich gemacht [3]. Auch in einer italienischen Studie lag die Häufigkeit des plötzlichen Herztodes bei Athleten 2,5-mal höher als bei einer Kontrollgruppe, die nicht an Wett-kämpfen teilnahm [15, 16].

Schon vor längerer Zeit konnte nachgewiesen werden, dass sich der Mechanis-mus des plötzlichen Herztodes meist in einer schnellen ventrikulären Tachykardie oder Kammerflimmern manifestiert. Wahrscheinlich ist die gestörte Architektur der Myocyten maßgeblich daran beteiligt; in der Myocardbiopsie findet sich in der Regel ein sogenanntes „celluläres Disarray" [17–19], verbunden mit einer ausgedehnten Fi-brose, die durch repetitive Myokardischämie verursacht wird [20]. Eine große Studie an 1.902 Patienten mit hypertropher CMP zeigte, dass in der jüngeren Altersgruppe bis 30 Jahre die Grunderkrankung (HypCMP) als Todesursache vorherrschte, im hö-heren Lebensalter jedoch andere Ursachen an der Spitze lagen (z. B. koronare Herz-erkrankung), die keinen direkten kausalen Zusammenhang mit der HypCMP hatten.

Tab. 19.1: Risikofaktoren für den plötzlichen Herztod [21, 22].

Hauptrisikofaktoren	Nebenfaktoren
Nicht anhaltende VT	Jugendliches Alter
Positive Familienanamnese	LV-Ausflusstrakt-Obstruktion
Pathologisches Blutdruckprofil unter Belastung	Vorhofflimmern
Synkope	Vergrößerung des linken Vorhofs
Linksventrikuläre Muskelhypertrophie > 30 mm	Fraktioniertes Schrittmacher-Elektrogramm
	Myokardischämie
	Positive Genetik
	LV-Spitzenaneurysma

Die wichtigsten Risikofaktoren für den plötzlichen Herztod sind in der Tabelle 19.1 zusammengefasst.

19.2.3 Klinische Präsentation

Die klinische Untersuchung ist in der Regel weitgehend unauffällig bis auf ein Systolikum mit Punctum maximum über dem Erbschen Punkt bei Patienten mit einer Obstruktion. Die Lautstärke kann zwischen „kaum hörbar" bis zum Grad IV (Schwirren) schwanken. Charakteristisch ist die deutliche Zunahme der Lautstärke bei der dynamischen Auskultation (Valsalva-Manöver). Dieses Phänomen kommt dadurch zustande, dass der venöse Rückstrom unter dem Valsalva-Manöver deutlich abnimmt und damit eine Zunahme der Obstruktion zur Folge hat.

Im EKG finden sich regelmäßig Zeichen der linksventrikulären Muskelhypertrophie, bisweilen begleitet von riesigen negativen T-Wellen. Eine normale oder geringe R-Zacken-Amplitude lässt den V. a. eine Speicherkrankheit aufkommen.

Mit großer Zuverlässigkeit wird die Diagnose durch das Echokardiogramm oder MRT gestellt. Es findet sich eine globale oder regionale Muskelverdickung zwischen 13 mm und 50 mm. Bei der obstruktiven Form besteht in der Regel eine regionale Verdickung im oberen bis mittleren Drittel des Septums; gleichzeitig kommt eine SAM-Bewegung des vorderen Mitralsegels zur Darstellung (Abbildung 19.2 und 19.3).

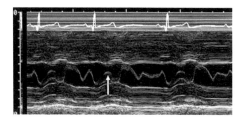

Abb. 19.2: Ausgeprägte septale Hypertrophie und „Systolic Anterior Motion" des anterioren Mitralsegels.

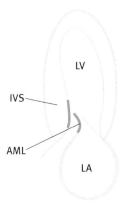

Abb. 19.3: Schema Mitralsegel bei HOCM.

Üblicherweise wird bei den symptomatischen Patienten, bei denen eine invasive Behandlung geplant ist (Myektomie, TASH), eine Herzkatheteruntersuchung durchgeführt. Sie dient dem Ausschluss einer koronaren Herzerkrankung, der Identifikation eines geeigneten Septalastes und der Verifizierung der nicht-invasiv erhobenen Messwerte. Der Gradient in der Ausflussbahn (LVOT) wird durch simultane Druckmessung in der Aortenwurzel und in der Herzspitze gemessen. Technisch anspruchsvoll ist die genaue Lokalisierung des Drucksprunges im LVOT (Abbildung 19.4). Eine Aortenstenose oder eine subvalvuläre Membran muss mit hoher Präzision ausgeschlossen werden.

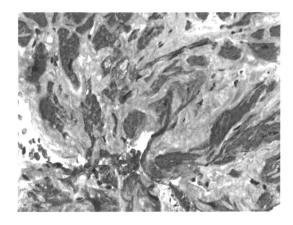

Abb. 19.4: „Fiber Disarray" bei hypertropher CMP.

Der Gradient im Ausflusstrakt ist in vielen Fällen nicht konstant nachweisbar, sondern wird erst durch eine Provokation demaskiert. Infrage dafür kommen der Valsalva-Test, die positiv inotrope Intervention mit Dopamin oder die Gabe von Nitro-Spray oder Amylnitrit. Die Aussagekraft dieser Tests wird dadurch relativiert, dass sie wenig mit der menschlichen Physiologie gemeinsam haben. Die Echokardiografie unter körperlicher Belastung kommt der physiologischen Realität noch am nächsten und sollte deshalb bevorzugt als dynamische Untersuchungsmethode eingesetzt werden. Es muss auch berücksichtigt werden, dass durch Dobutamininfusion bei 20% der Patienten auch ohne HOCM ein Gradient im Ausflusstrakt provoziert werden kann. Falls alle anderen Charakteristika einer HOCM fehlen, sollte allein aufgrund des Gradienten keine Diagnose einer HOCM gestellt werden.

19.2.4 Genetische Untersuchungen

Die labortechnischen Fortschritte, die in den letzten Jahren gemacht wurden, ermöglichen eine schnelle Sequenzierung des genetischen Codes mit vertretbarem zeitlichem und finanziellem Aufwand. Dennoch haben sich die Hoffnungen auf eine zuverlässige Diagnostik in Verbindung mit einer prognostischen Beurteilung nicht realisiert. Bei weniger als 50% der erkrankten Patienten kann eine pathogenetisch relevante Mutation nachgewiesen werden. Andererseits werden bei der Sequenzierung neue DNA-Varianten zutage gefördert, deren Bedeutung und pathogenetische Relevanz unklar ist. Eine tragfähige Vorhersage des klinischen Verlaufes lässt sich deshalb auf dieser Basis nicht etablieren; allenfalls kann bei Patienten mit mehreren Mutationen vermutet werden, dass eine besonders schwere Erkrankung vorliegt, die auch ohne konventionelle Risikofaktoren zum plötzlichen Herztod neigt. Andererseits kann die Situation in einer Familie, in der ein Mitglied erkrankt ist, durch eine genetische Umfeldanalyse geklärt werden. Wird in den anderen Familienmitgliedern dieser Gendefekt nicht nachgewiesen, ist eine Manifestierung dieser Erkrankung sehr unwahrscheinlich [3]. Mitglieder einer Familie, bei denen eine pathogene Mutation entdeckt wurde, jedoch kein Nachweis für eine manifeste Erkrankung erbracht werden konnte, werden als genotyp-positiv phänotyp-negativ bezeichnet. Bei diesen Patienten findet sich keine linksventrikuläre Muskelhypertrophie, andere Zeichen einer gestörten Muskelmorphologie können jedoch bisweilen nachgewiesen werden. Für diese Patienten ist es von großer Bedeutung, dass die genetische Disposition zwar auf eine Erkrankung hinweist, bei fehlender Muskelhypertrophie aber keine erhöhte Gefährdung für einen plötzlichen Herztod vorliegt. Aus diesen Gründen wurden diese Patienten auf der 36. Bethesda-Konferenz, die sich mit der Gefährdung durch den plötzlichen Herztod befasste, nicht von der Teilnahme an kompetitiven Sportarten ausgeschlossen [23].

19.2.5 Belastungsuntersuchungen

Nur 30% aller Patienten mit einer nachgewiesenen HypCMP weisen einen Ruhegradienten auf; sehr viel häufiger ist ein Gradient unter den Belastungen des täglichen Lebens nachweisbar, in verschiedenen Studien konnte eine Zunahme des Gradienten unter körperlicher Belastung dokumentiert werden [6, 24–26] (Abbildung 19.5).

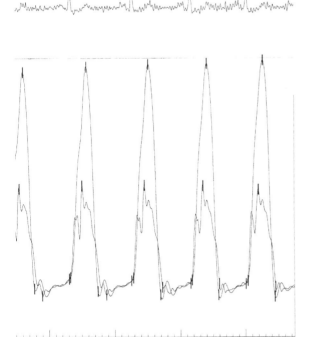

Abb. 19.5: Intraventrikulärer Gradient bei HOCM; beide Druckkurven weisen auf den ventrikulären Messort hin.

Zur vollständigen Diagnostik der HypCMP wird deshalb in den Leitlinien neben dem Valsalva-Manöver und Stehen eine Belastungs-Echokardiografie empfohlen [24–26]. Auch das Blutdruckprofil unter körperlicher Belastung ist von hoher diagnostischer Relevanz; mindestens 20% aller Patienten zeigen ein auffälliges Blutdruckprofil mit fehlendem Anstieg oder Abfall unter Belastung [27–30]. Der plötzliche Herztod und andere Komplikationen treten in dieser Gruppe überdurchschnittlich häufig auf. Viele Patienten mit HypCMP klagen über typische pectanginöse Beschwerden unter körperlicher Belastung. Das Myokardszintigramm, das daraufhin veranlasst wird, zeigt in der Regel auch einen oder multiple Perfusionsdefekte, bei der Koronarangiografie können meist keine signifikanten Koronarläsionen nachgewiesen werden, die als Erklärung für diese Beschwerden verantwortlich gemacht werden können [25, 26, 31]. Als Erklärung werden verschiedene Mechanismen in Betracht gezogen wie eine mikrovaskuläre Erkrankung der Koronararterien, eine pathologische Vasodilatation der Widerstandsgefäße und myokardiales Bridging, [32–35] ein direkter kausaler Zusammenhang konnte bisher jedoch nicht nachgewiesen werden. Auch die Interpretation dieser Befunde ist uneinheitlich, eine routinemäßige Belastungsuntersuchung zum Nachweis von Perfusionsdefekten wird deshalb in den Leitlinien nicht empfohlen [36].

19.3 Therapie

19.3.1 Medikamentöse Behandlung

Durch hochdosierte Behandlung mit β-Rezeptorenblocker oder durch Verapamil lässt sich die Kontraktilität des Myokards negativ beeinflussen. Bei der Mehrheit der Patienten kommt es dadurch zu einer Abnahme des Gradienten im Ausflusstrakt und zu einer weitgehenden Beschwerdefreiheit im täglichen Leben. Deshalb sollte die konservative, medikamentöse Behandlung jedem invasiven Eingriff vorgeschaltet werden. Eine medikamentöse Behandlung mit Dysopyramid wurde weitgehend wegen störender Nebenwirkungen verlassen [30].

19.3.2 Transkoronare Ablation der Septum Hypertrophie (TASH) und direkte Myektomie

Die von Sigwart und Kuhn entwickelte Methode erlaubt die interventionelle Behandlung der HOCM. Voraussetzung ist das Vorhandensein eines geeigneten septalen Koronarastes, der genau den Muskelwulst im LVOT versorgt, der für die Obstruktion verantwortlich ist. Zur Durchführung der Alkoholablation wird ein OTW-Ballon im ersten, geeigneten Septalast positioniert. Durch Injektion von Echokontrastmittel über das zentrale Lumen des Ballons kann das Myokardareal angefärbt werden, das durch diesen Septalast versorgt wird. Liegt das angefärbte Myokardareal außerhalb des Septalwulstes, muss eine andere Septalarterie gesucht werden. Entspricht die Kontrastierung jedoch dem Muskelwulst, kann nun 99%iger Alkohol in den Septalast injiziert werden. Durch Blockade des Ballons muss sichergestellt werden, dass kein Alkohol in die LAD gelangt. Während der Injektion kommt es regelmäßig zu AV-Blockierungen, die durch den prophylaktisch gelegten Schrittmacher beherrscht werden. Durch den Alkohol wird ein Myokardinfarkt in dem betroffenen Stromgebiet verursacht, wodurch es zu einer Massenreduktion des Kammerseptums kommt und gleichzeitig die myokardiale Kontraktilität vermindert wird. Im Endeffekt wird die Einengung des linksventrikulären Ausflusstraktes vermindert und der Gradient reduziert; dieser Effekt kann sich auch nach Tagen und Wochen fortsetzen und zu einer Verbesserung des Ergebnisses führen. Am effektivsten ist diese Therapie bei Patienten mit einem Ruhegradient von > 50 mmHg (Abbildung 19.6).

Bestand bei dem Patienten ein Ruhegradient, wird dieser teilweise oder vollständig beseitigt. Bei der direkten Myektomie wird aus dem hypertrophierten Septum ein Muskelkeil entnommen, der zu einer Reduktion der Muskelmasse in diesem Bereich führt. Ein randomisierter Vergleich zwischen den beiden Behandlungsmethoden wurde aufgrund der geringen Fallzahl und der fehlenden Power nie durchgeführt [37].

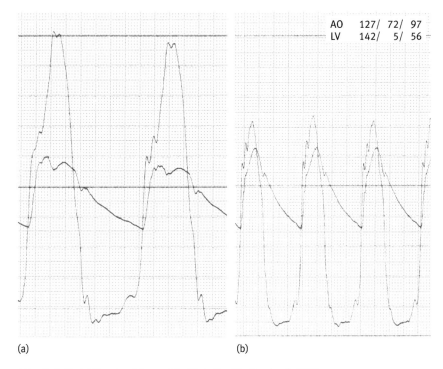

AO	127/ 72/	97
LV	142/ 5/	56

(a)   (b)

Abb. 19.6: Reduktion des intraventrikulären Gradienten durch TASH.

19.3.3 Prophylaxe durch ICD

Eine der effektivsten Maßnahmen zur Verhinderung des plötzlichen Herztodes besteht in der Implantation eines Defibrillators. Mehr als die Hälfte aller Patienten, die am plötzlichen Herztod verstarben, waren symptomatisch oder hatten eine positive Familienanamnese, nachstehende Risikofaktoren wurden identifiziert und als Indikation zur Implantation eines Defibrillators deklariert [38].

Indikationen zur Implantation eines Defibrillators:
- Vorausgegangener Herzstillstand
- Anhaltende VT
- Nicht-anhaltende VT
- Positive Familienanamnese
- Synkope
- Linksventrikuläre Muskelhypertrophie > 30 mmHg
- Pathologisches Blutdruckverhalten unter Belastung

Das Risiko eines plötzlichen Herztodes ist schon bei Gegenwart eines einzigen Risikofaktors deutlich erhöht. In einer Kohorte von 506 Patienten mit HCM, die einen Defibrillator bekommen haben, erhielten mehr als 1/3 eine adäquate Schockabgabe [39, 40].

Auch wenn die absolute Anzahl an Todesfällen durch den plötzlichen Herztod niedrig ist, führt doch jeder einzelne Fall zu einer tiefgreifenden Verunsicherung, da es in der Regel junge Männer im Zenit ihrer Leistungsfähigkeit trifft. In verschiedenen Leitlinien wird zu diesem Problem detailliert Stellung bezogen [23, 41]. Grundsätzlich werden alle Athleten von der Teilnahme an kompetitiven Sportarten ausgeschlossen, bei denen ein Verdacht oder eine sichere Diagnose einer HypCMP besteht. Dies betrifft alle Personen unabhängig von Alter, Geschlecht, Schweregrad der Obstruktion oder durchgeführten Behandlungen wie Myektomie oder TASH. Dies gilt auch für Patienten, die einen Defibrillator zur primären Prävention erhalten haben. Erlaubt ist die Teilnahme an Sportarten mit geringer Intensität wie Golf oder Kegeln. In einer Empfehlung der AHA werden die gängigen Sportarten entsprechend ihrer Intensität mit einem Score versehen (Tabelle 19.2). Alle Sportarten mit einem Score ≥ 4 sind erlaubt, solche mit einem Score ≤ 3 verboten, wobei die psychische Struktur des Patienten in Betracht gezogen werden muss; eingefleischte Athleten werden auch bei ungefährlichen Sportarten hohe Belastungen erreichen.

Tab. 19.2: Training bei hypertropher Kardiomyopathie [4, 5].

Hohe Intensität	Score	Moderate Intensität	Score	Niedrige Intensität	Score
Basketball	0	Softball	2	Bowlen	5
Bodybuilding	0	Radfahren	4	Golf	5
Eishockey	0	Wandern	4	Reiten	3
Squash	0	Motorrad fahren	3	Skaten	5
Bergsteigen	1	Joggen	3	Schnorcheln	5
Laufen (Sprint)	0	Segeln	3	Gewichte heben	4
Skifahren	2	Schwimmen	5	Nordic Walking	5
Fußball	0	Tennis (Doppel)	4		
Tennis (Einzel)	0				
Windsurfen	1				

Obwohl sich die Leitlinien auf eine klare Kontraindikation gegen Belastungsuntersuchungen festlegen, wurde in einer Reihe von Studien die relative Sicherheit dieser Untersuchungsmethode demonstriert [42–44]. Die Ergebnisse können für die Empfehlung eines Sportprogrammes herangezogen werden. Über 50 % der Patienten ohne Ruhegradient entwickeln unter Belastung Gradienten > 30 mmHg. Ein pathologisches Blutdruckprofil unter Belastung ist mit einer schlechten Prognose und einem erhöhten Risiko für den plötzlichen Herztod verbunden. Bei vielen Patienten ist die maximale Sauerstoffaufnahme eingeschränkt und geht mit einer eingeschränkten Belastungskapazität einher. Für die Auswirkungen eines Trainingsprogrammes gibt es keine publizierten Daten; auch sind randomisierte Mortalitätsstudien für diese Fragestellungen nicht zu erwarten, da die niedrige Prävalenz dieser Erkrankung eine adäquate Power nicht zulässt.

Für Patienten, bei denen eine HypCMP nur genetisch nachgewiesen wurde, ohne dass es zur Manifestation einer Hypertrophie gekommen wäre, gibt es keine verbindlichen Zahlen. Wahrscheinlich sind diese Individuen nicht gefährdet und brauchen deshalb nicht von Wettkampfsportarten ausgeschlossen werden.

Literatur

[1]   Teare D. Asymmetrical hypertrophy of the heart in young adults. Br Heart J 1958, 20(1), 1.

[2]   Braunwald E, Lambrew CT, Rockoff SD, Ross J Jr, Morrow AG. Idiopathic hypertrophic subaortic stenosis. I. A description of the disease based upon an analysis of 64 patients. Circulation 1964, 30, Suppl-119.

[3]   Maron BJ, Maron MS. Hypertrophic cardiomyopathy. Lancet 2013, 381(9862), 242–255.

[4]   Maron BJ. Hypertrophic cardiomyopathy. Lancet 1997, 350(9071), 127–133.

[5]   Spirito P, Seidman CE, McKenna WJ, Maron BJ. The management of hypertrophic cardiomyopathy. N Engl J Med 1997, 336(11), 775–785.

[6]   Shah PM, Adelman AG, Wigle ED et al. The natural (and unnatural) history of hypertrophic obstructive cardiomyopathy. Circ Res 1974, 35(2), suppl-95.

[7]   Hardarson T. Subclinical hypertrophic cardiomyopathy–the inconspicuous rump of the iceberg. Acta Med Scand 1984, 216(1), 1–2.

[8]   Hardarson T, De la Calzada CS, Curiel R, Goodwin JF. Prognosis and mortality of hypertrophic obstructive cardiomyopathy. Lancet 1973, 2(7844), 1462–1467.

[9]   McKenna WJ, Deanfield JE. Hypertrophic cardiomyopathy: an important cause of sudden death. Arch Dis Child 1984, 59(10), 971–975.

[10] Maron BJ, Casey SA, Poliac LC, Gohman TE, Almquist AK, Aeppli DM. Clinical course of hypertrophic cardiomyopathy in a regional United States cohort. JAMA 1999, 281(7), 650–655.

[11] Maron BJ, Rowin EJ, Casey SA et al. Risk stratification and outcome of patients with hypertrophic cardiomyopathy ≥ 60 years of age. Circulation 2013, 127(5), 585–593.

[12] Cooper RM, Shahzad A, Stables RH. Intervention in HCM: patient selection, procedural approach and emerging techniques in alcohol septal ablation. Echo Res Practice 2015, 2(1), R25–R35.

[13] Maron BJ. Sudden death in young athletes. N Engl J Med 2003, 349(11), 1064–1075.

[14] Maron BJ, Zipes DP, Kovacs RJ. Eligibility and disqualification recommendations for competitive athletes with cardiovascular abnormalities: preamble, principles, and general considerations: a scientific statement from the American Heart Association and American College of Cardiology. Circulation 2015, 132(22), e256–e261.

[15] Corrado D, Basso C, Thiene G. Pros and cons of screening for sudden cardiac death in sports. Heart 2013, 99(18), 1365–1373.

[16] Corrado D, Pelliccia A, Bjornstad HH et al. Cardiovascular pre-participation screening of young competitive athletes for prevention of sudden death: proposal for a common European protocol. Consensus Statement of the Study Group of Sport Cardiology of the Working Group of Cardiac Rehabilitation and Exercise Physiology and the Working Group of Myocardial and Pericardial Diseases of the European Society of Cardiology. Eur Heart J 2005, 26(5), 516–524.

[17] Basso C, Thiene G, Corrado D, Buja G, Melacini P, Nava A. Hypertrophic cardiomyopathy and sudden death in the young: pathologic evidence of myocardial ischemia. Hum Pathol 2000, 31(8), 988–998.

[18] Maron BJ, Wolfson JK, Roberts WC. Relation between extent of cardiac muscle cell disorganization and left ventricular wall thickness in hypertrophic cardiomyopathy. Am J Cardiol 1992, 70(7), 785–790.

[19] Maron BJ, Wolfson JK, Epstein SE, Roberts WC. Morphologic evidence for „small vessel disease" in patients with hypertrophic cardiomyopathy. Z Kardiol 1987, 76(Suppl 3), 91–100.

[20] Shirani J, Pick R, Roberts WC, Maron BJ. Morphology and significance of the left ventricular collagen network in young patients with hypertrophic cardiomyopathy and sudden cardiac death. J Am Coll Cardiol 2000, 35(1), 36–44.

[21] O'Mahony C, Elliott PM. Prevention of sudden cardiac death in hypertrophic cardiomyopathy. Heart 2014, 100(3), 254–260.

[22] O'Mahony C, Elliott P, McKenna W. Sudden cardiac death in hypertrophic cardiomyopathy. Circ Arrhythm Electrophysiol 2013, 6(2), 443–451.

[23] Pelliccia A, Zipes DP, Maron BJ. Bethesda Conference #36 and the European Society of Cardiology Consensus Recommendations revisited – a comparison of U.S. and European criteria for eligibility and disqualification of competitive athletes with cardiovascular abnormalities. J Am Coll Cardiol 2008, 52(24), 1990–1996.

[24] Maron MS, Olivotto I, Zenovich AG et al. Hypertrophic cardiomyopathy is predominantly a disease of left ventricular outflow tract obstruction. Circulation 2006, 114(21), 2232–2239.

[25] Elliott PM, Poloniecki J, Dickie S et al. Sudden death in hypertrophic cardiomyopathy: identification of high risk patients. J Am Coll Cardiol 2000, 36(7), 2212–2218.

[26] Sadoul N, Prasad K, Elliott PM, Bannerjee S, Frenneaux MP, McKenna WJ. Prospective prognostic assessment of blood pressure response during exercise in patients with hypertrophic cardiomyopathy. Circulation 1997, 96(9), 2987–2991.

[27] Olivotto I, Maron BJ, Montereggi A, Mazzuoli F, Dolara A, Cecchi F. Prognostic value of systemic blood pressure response during exercise in a community-based patient population with hypertrophic cardiomyopathy. J Am Coll Cardiol 1999, 33(7), 2044–2051.

[28] Ciampi Q, Betocchi S, Lombardi R et al. Hemodynamic determinants of exercise-induced abnormal blood pressure response in hypertrophic cardiomyopathy. J Am Coll Cardiol 2002, 40(2), 278–284.

[29] Frenneaux MP, Counihan PJ, Caforio AL, Chikamori T, McKenna WJ. Abnormal blood pressure response during exercise in hypertrophic cardiomyopathy. Circulation 1990, 82(6), 1995–2002.

[30] Sherrid MV, Arabadjian M. A primer of disopyramide treatment of obstructive hypertrophic cardiomyopathy. Prog Cardiovasc Dis 2012, 54(6), 483–492.

[31] Sorajja P, Chareonthaitawee P, Ommen SR, Miller TD, Hodge DO, Gibbons RJ. Prognostic utility of single-photon emission computed tomography in adult patients with hypertrophic cardiomyopathy. Am Heart J 2006, 151(2), 426–435.

[32] Dissmann R, Schultheiss HP. Ischaemia in patients with hypertrophic cardiomyopathy–various causes and symptoms and the difficulties of ischaemia screening tests. Eur Heart J 1996, 17(7), 982–984.

[33] Pasternac A, Noble J, Streulens Y, Elie R, Henschke C, Bourassa MG. Pathophysiology of chest pain in patients with cardiomyopathies and normal coronary arteries. Circulation 1982, 65(4), 778–789.

[34] Cecchi F, Sgalambro A, Baldi M et al. Microvascular dysfunction, myocardial ischemia, and progression to heart failure in patients with hypertrophic cardiomyopathy. J Cardiovasc Transl Res 2009, 2(4), 452–461.

[35] Cannon RO III, Rosing DR, Maron BJ et al. Myocardial ischemia in patients with hypertrophic cardiomyopathy: contribution of inadequate vasodilator reserve and elevated left ventricular filling pressures. Circulation 1985, 71(2), 234–243.

[36] Gersh BJ, Maron BJ, Bonow RO et al. 2011 ACCF/AHA guideline for the diagnosis and treatment of hypertrophic cardiomyopathy: executive summary: a report of the American College of Cardiology Foundation/American Heart Association Task Force on Practice Guidelines. J Am Coll Cardiol 2011, 58(25), 2703–2738.

[37] Olivotto I, Ommen SR, Maron MS, Cecchi F, Maron BJ. Surgical myectomy versus alcohol septal ablation for obstructive hypertrophic cardiomyopathy. Will there ever be a randomized trial? J Am Coll Cardiol 2007, 50(9), 831–834.

[38] Tracy CM, Epstein AE, Darbar D et al. 2012 ACCF/AHA/HRS focused update of the 2008 guidelines for device-based therapy of cardiac rhythm abnormalities: a report of the American College of Cardiology Foundation/American Heart Association Task Force on Practice Guidelines and the Heart Rhythm Society. [corrected]. Circulation 2012, 126(14), 1784–1800.

[39] Harmon KG, Drezner JA, Maleszewski JJ et al. Pathogeneses of sudden cardiac death in national collegiate athletic association athletes. Circ Arrhythm Electrophysiol 2014, 7(2), 198–204.

[40] Harmon KG, Asif IM, Maleszewski JJ et al. Incidence, cause, and comparative frequency of sudden cardiac death in National Collegiate Athletic Association athletes: a decade in review. Circulation 2015, 132(1), 10–19.

[41] Maron BJ, Chaitman BR, Ackerman MJ et al. Recommendations for physical activity and recreational sports participation for young patients with genetic cardiovascular diseases. Circulation 2004, 109(22), 2807–2816.

[42] Sadoul N, Prasad K, Elliott PM, Bannerjee S, Frenneaux MP, McKenna WJ. Prospective prognostic assessment of blood pressure response during exercise in patients with hypertrophic cardiomyopathy. Circulation 1997, 96(9), 2987–2991.

[43] Drinko JK, Nash PJ, Lever HM, Asher CR. Safety of stress testing in patients with hypertrophic cardiomyopathy. Am J Cardiol 2004, 93(11), 1443–1444, A12.

[44] Bunch TJ, Chandrasekaran K, Ehrsam JE et al. Prognostic significance of exercise induced arrhythmias and echocardiographic variables in hypertrophic cardiomyopathy. Am J Cardiol 2007, 99(6), 835–838.

[45] Day SM. Exercise in hypertrophic cardiomyopathy. J Cardiovasc Transl Res 2009, 2(4), 407–414.

Josef Niebauer

20 Das Sportherz

20.1 Einleitung

Bereits 1899 stellte Henschen [1] bei einem Skilangläufer mittels Perkussion und Auskultation ein vergrößertes Herz fest und schloss daraus, dass ein solches Herz leis-
tungsfähiger sein muss und somit eine Adaptation an die vorausgehende Trainingsbelastung darstellt. Im selben Jahr fand Darling [2] bei Ruderern ebenfalls mittels Perkussion und Auskultation eine Vergrößerung des Herzens, welches er ebenfalls auf das
langjährige Training zurückführte, was ihm plausibel erschien, da eine solche Adaptation eine größere Leistung ermöglichen würde. Hierzu passten auch Untersuchungs-
ergebnisse von White, der bei Marathonläufern einen auffallend niedrigen Ruhepuls
beobachtete [3, 4]. Als Röntgen-Thorax-Untersuchungen möglich wurden, konnte bei
Ausdauersportlern bestätigt werden, dass bei diesen eine Vergrößerung aller Herzhöhlen bestand [5–7]. Durch die dann folgenden Entwicklungen von EKG, Echokardiografie und Magnetresonanztomografie konnten weitere bestätigende Erkenntnisse
gewonnen werden, und diese haben unser Verständnis von Ursache, aber auch von
funktionellen Eigenschaften erweitert [8]. Dass alles durch Perkussion und Auskultation seinen Anfang nahm, kann selbst Kardiologen nur zum Staunen bringen.

20.2 Allgemeine physiologische Adaptationen

Unter Sportherz versteht man die harmonische Dilatation und exzentrische Hypertrophie aller Herzhöhlen im Rahmen einer physiologischen Adaptation an ein erhöhtes Herzzeitvolumen, welches durch hohe Trainingsumfänge und Trainingsintensitäten im Rahmen von langjährigem Training in Sportarten wie dem Langstreckenlauf
oder Schwimmen, in denen dynamisch, isotone Trainingselemente überwiegen, entsteht [9–12]. Diese Veränderungen ermöglichen bei intensiven Belastungen eine Zunahme des enddiastolischen und aufgrund einer verbesserten Kontraktilität eine Abnahme des endsystolischen Volumens, was in Summe zu einer Steigerung des Schlag-
und des Herzzeitvolumens führt. Bei ehemaligen Radprofis wie Jan Ulrich und Lance
Armstrong wurde ein Herzvolumen von bis zu 1.200 ml gemessen, was mehr als das
Doppelte von Durchschnittspersonen beträgt.

Sollten bei Sportlern die Wandstärken 12 mm bei Männern und 11 mm bei Frau-
en übersteigen, so wäre dies für ein Sportherz außergewöhnlich selten [13]. Solche
Veränderungen treten dann vorwiegend bei Ruderern und Kanuten auf und liegen
auch im Extremfall nicht über 16 mm, wobei dann auch ein vergrößerter linker
Ventrikel beobachtet wird [13]. Das Größenverhältnis von linkem Vorhof zu linkem

DOI 10.1515/9783110456783-020

Ventrikel bleibt dabei unverändert. Der linksventrikuläre, enddiastolische Diameter liegt meist im oberen Bereich der Norm von ≤ 56 mm und nur bei wenigen zwischen 57–65 mm [13–17]. Die Körpergröße sollte hier berücksichtigt werden, da sich in größeren Athleten auch größere Herzen finden. Die Myokardmasse ist beim Sportherz erhöht, doch bleibt diese unter 7 g/kg Körpergewicht [15, 18, 19].

Sollten o. g. Werte überschritten werden, so sind diese auf Plausibilität mit Blick auf die Sportart und Trainingsanamnese zu hinterfragen und ggf. an pathologische Differenzialdiagnosen zu denken.

Da es bei gleichen Trainingsumfängen und Trainingsintensitäten zu sehr unterschiedlichen kardialen Anpassungen bei den jeweiligen Sportlern derselben Sportart kommt, ist offensichtlich, da Alter, Geschlecht, Ethnie, aber auch weitere genetische Faktoren einen großen Einfluss darauf haben. Insgesamt findet sich ein kardiales Remodeling bei ca. 50% der langjährigen und viel trainierenden Ausdauersportler [20], welches sich jeweils durchschnittlich in einer Zunahme des linksventrikulären Diameters um 10%, der linksventrikulären Wand um 15% und der linksventrikulären Masse um 45% äußert [21–24]. Ein relatives Herzvolumen von 20 ml/kg bzw. 7 g/kg Körpergewicht wird selten überschritten. Mit solchen Veränderungen ist jedoch nur dann zu rechnen, wenn ein Minimum von 60–70 km pro Woche gelaufen oder mindestens fünf Stunden intensiver Ausdauersport betrieben wird.

Aufgrund der Dilatation der Vorhöfe und Ventrikel kann es auch zur Ausbildung von Klappeninsuffizienzen kommen, welche auf die Dehnung der AV-Klappenringe zurückgeführt werden. Sofern diese im Rahmen des Physiologischen bleiben, bilden sich diese folgenlos zurück.

Auch ist eine Größenzunahme des linken Vorhofs über die Normgrenze von 40 mm hinaus bei 20% der italienischen Spitzensportler anzutreffen, wobei nur selten die kritischen 45 mm überschritten wurden [13]. Eine solche Vorhofdilatation korrelierte mit der linksventrikulären Dilatation und war v. a. bei Ruderern, Kanuten und Radfahrern anzutreffen. Inwiefern dies langfristig zu einer erhöhten Gefahr für das Auftreten von Vorhofflimmern führt, ist derzeit ungewiss, da es nach Beendigung einer Sportlerkarriere und einer damit einhergehenden Reduzierung der Trainingsumfänge und Trainingsintensitäten auch zu einer Normalisierung der Diameter der Herzhöhlen kommt.

Aufgrund der Dilatation und Hypertrophie kommt es auch zu einem größeren Sauerstoffbedarf des Myokards, sodass oftmals eine Vergrößerung der Blut zuführenden und abführenden Gefäße einschließlich der Koronargefäße gefunden werden kann [25, 26]. Eine kleine und sehr invasive Studie an acht Kardiologen konnte nach einem Trainingsprogramm von mindestens fünf und durchschnittlich neun Monaten eine Korrelation des Durchmessers der linken Koronararterie mit der linksventrikulären Masse und der maximalen Sauerstoffaufnahme sowie der koronaren Flussreserve mit der maximalen Leistungsfähigkeit nachweisen [27].

Bei Sportarten mit einem hohen Trainingsanteil von isometrischen, statischen Elementen kommt es mangels Volumenbelastung zu keiner Dilatation der Herzhöhlen, sondern am ehesten zu einer konzentrischen Hypertrophie bei unverändertem Ventrikeldurchmesser. Als ursächlich wird die erhöhte Nachlast gesehen, die aufgrund des isometrischen Trainings und somit des erhöhten peripheren Widerstands vorherrscht und die systolische Pumpfunktion beeinflusst. Urhausen et al. [28] konnten allerdings zeigen, dass eine konzentrische Hypertrophie nur bei Kraftsportlern nachzuweisen war, die zusätzlich anabole Steroide zu sich nahmen. Somit handelte es sich nicht um einen Trainings-, sondern einen Dopingeffekt [28]. Dieser war auch 1–10 Jahre nach Absetzen der anabolen Steroide nachweisbar, was Hinweis auf eine kardiale Schädigung gibt [29]. Baggish et al. [30] fanden hingegen bei American-Football-Spielern, die über 90 Tage hinweg neben ihrem sportspezifischen Training 3–4-mal/Woche Krafttraining absolvierten, sehr wohl eine isolierte konzentrische linksventrikuläre Hypertrophie sowie eine eingeschränkte diastolische Relaxation, wobei letztere auch schon Urhausen [28] und Krieg [31] beschrieben haben. So wie die Studienkollektive von Baggish et al. [30] und Urhausen [28] bzw. Krieg et al. [31] nur schwer zu vergleichen sind, so sind auch die Ergebnisse unterschiedlich, und weitere Studien werden die Zusammenhänge klären müssen.

Bei den meisten Sportarten findet sich im Übrigen eine Mischung der dynamischen und statischen Trainingselemente, sodass es in unterschiedlichem Ausmaß zu den oben genannten myokardialen Veränderungen kommt [32].

Über den Einfluss des körperlichen Trainings auf den rechten Ventrikel ist nur wenig bekannt, was am ehesten darauf zurückzuführen ist, dass echokardiografische Studien durch eine nicht immer optimale Zugänglichkeit des rechten Ventrikels und dessen ausgeprägte Trabekulisierung erschwert werden. Eine Metaanalyse echokardiografischer Studien fand für den rechten Ventrikel eine durchschnittliche Größenzunahme von 24% und für den linken Ventrikel um 10% [22]. Neuere Studien, die einen Vergleich mittels Magnetresonanztomografie bei Langstreckenläufern, Radfahrern, Triathleten und auch Fußballern durchführten, fanden eine vergleichbare Größenzunahme und Hypertrophie beider Ventrikel [33, 34].

Ähnlich wie bei den Ventrikeln gibt es auch bei den Vorhöfen mehr Daten zum linken als zum rechten Vorhof. Die meisten Studien weisen auf eine Größenzunahme beider Vorhöfe hin, wenngleich für den linken Vorhof die Zunahme betonter ist, jedoch meist die 45 mm nicht überschreitet und diese Vergrößerung mit einer Dilatation des linken Ventrikels korreliert [35].

20.3 Pathologien

Es ist die heutige Lehrmeinung, dass das Sportherz eine physiologische und somit gesunde Adaptation darstellt und es sich im Wesentlichen um eine Leistungsreserve handelt. Somit liegt nicht die Gefahr im Sportherz als solches, sondern darin, dass pathologische Veränderungen fälschlich als Sport-induziert interpretiert und nicht konsequent abgeklärt werden.

Da es sich beim Sportherz um eine physiologische Adaptation handelt, bildet sich ein Sportherz durch Reduzierung von Trainingsumfang und -intensität bzw. durch Pausieren oder Beenden der Sportkarriere folgenlos zurück. Wenn dann bei einem Sportler Jahre oder Jahrzehnte nach Beendigung des Leistungssports ein vergrößertes Herz festgestellt wird, so handelt es sich nicht um ein Sportherz, sondern um eine Pathologie, wie z. B. eine dilatative Kardiomyopathie, hypertensive Kardiomyopathie oder hypertrophe Kardiomyopathie. Da nur in den wenigsten Sportarten konsequent jährliche sportmedizinische Untersuchungen durchgeführt werden, kann auch nicht davon ausgegangen werden, dass solche oder andere Pathologien bereits während der sportlichen Karriere ausgeschlossen wurden oder aufgefallen wären. Ganz im Gegenteil muss davon ausgegangen werden, dass man so gut wie gar nichts über den ehemaligen Sportler weiß und er nun erstmalig sportkardiologisch untersucht wird. Nur so lassen sich die nicht wenigen Todesfälle z. B. durch eine hypertrophe Kardiomyopathie erklären, wo die Grunderkrankung bereits zuvor in EKGs hätte auffallen müssen. Tatsächlich hätte bei Athleten mit plötzlichem Herztod ein zuvor geschriebenes EKG bei bis zu 66% der Verstorbenen Hinweise auf eine Grunderkrankung geben können [36]. Es sollten daher unbedingt die Empfehlungen der Europäischen Gesellschaft für Kardiologie befolgt und neben der Anamnese und der körperlichen Untersuchung ein Ruhe-EKG geschrieben werden [37]. Hilfreiche Anweisungen für die Interpretation der EKGs beim Sportler wurden bereits publiziert [38–40]; die Seattle-Kriterien [39] werden in diesem Jahr in einer aktualisierten Version erscheinen. Eine hilfreiche Abbildung zur Interpretation von Sportler-EKGs ist einer Publikation von Sheikh et al. entnommen [40] (Abbildung 20.1).

Typische EKG-Veränderungen umfassen eine Sinusbradykardie, bei der es formal zu Pausen kommen kann, die definitionsgemäß als > 2,5 s gewertet werden, was bei einer Sinusbradykardie von z. B. 40/min und einer respiratorischen Sinusarrhythmie regelmäßig vorkommen kann, ohne pathologisch zu sein. Während solcher Phasen, aber auch während z. B. nächtlicher Bradykardien von z. B. 30/min, kann es auch zu ventrikulären Ersatzrhythmen, atrioventrikulären Blöcken I°und II°Typ Mobitz I kommen, ohne dass dies pathologisch wäre. Diese Veränderungen normalisieren sich, sobald ein äußerer Stimulus wie Wachwerden, Erschrecken, Schmerz oder körperliche Belastung hinzukommt, und sind somit als physiologisch zu werten.

Die linksventrikuläre Hypertrophie imponiert oft, aber nicht immer durch einen positiven Sokolow-Lyon-Index von > 3,5 mV. Auch kann es zu Kammerendteilveränderungen kommen, die als Hinweis auf eine Myokardischämie fehlgedeutet werden können.

Da es mehrere kardiale Krankheitsbilder gibt, die mit einer Dilatation und/oder Hypertrophie einhergehen, muss auch beim Sportler bis zum Beweis des Gegenteils zunächst davon ausgegangen werden, dass die beobachteten Veränderungen nicht sport-, sondern krankheitsbedingt sind.

Zu den Haupttodesursachen v. a. der Sportler unter 35 Jahren gehört die hypertrophe Kardiomyopathie, die differenzialdiagnostisch immer in Betracht gezogen werden

(a)

Refined Criteria Training Related Normal Variants	**Refined Criteria Borderline Variants**	**Refined Criteria Training Unrelated Changes**
Not Warranting Further Investigation*	Potentially Warranting Further Investigation	Warranting Further Investigation

- Sinus bradycardia
- First-degree AV block
- Incomplete RBBB
- Early repolarisation
- Isolated QRS voltage criteria for LVH

- Left atrial enlargement
- Right atrial enlargement
- Left axis deviation
- Right axis deviation
- Right ventricular hypertrophy
- TWI up to V4 in BAs**

- ST-segment depression
- Pathological Q-waves
- Ventricular pre-excitation
- TWI beyond V1 in WAs beyond V4 in BAs
- Complete LBBB or RBBB
- QTc ≥ 470 ms in males ≥ 480 ms in females
- Brugada-like ER
- Atrial or vent. arrhythmias
- ≥ 2 PVCs per 10 sec tracing

(b)

If present in ISOLATION*   If TWO OR MORE present

ESC Group 1 Training Related Changes	**ESC Group 2 Training Unrelated Changes**	
- Sinus bradycardia - First degree AV block - Incomplete RBBB - Early repolarisation - Isolated QRS voltage criteria for LVH	- T-wave inversion - ST-segment depression - Pathological Q-waves - Left or right atrial enlargement - Left axis deviation/left anterior hemiblock - Right axis deviation/left posterior hemiblock - Right ventricular hypertrophy	- Ventricular pre-excitation - Complete LBBB or RBBB - Lont QT >440 ms in males - Long QT >460 ms in females - Short QT interval <380 ms - Brugada-like ER - Atrial/ventricular arrhythmias

(c)

Seattle Criteria Abnormal Findings in Athletes		
- T-wave inversion beyont V2 in WAs and V4 in BAs** - ST-segment depression - Pathological Q-waves - Complete left bundle branch block - Intraventricular conduction delay (any QRS ≥ 140 ms) - Left axis deviation	- Left atrial enlargement - Right atrial enlargement - Right ventricular hypertrophy pattern - Ventricular pre-excitation - Lont QT interval ≥ 470 ms in males - Long QT interval ≥ 480 ms in females	- Short-QT interval ≤ 320 ms - Brugada-like ECG pattern - Profound sinus bradycardia (<30 bpm) - Atrial tachyarrhythmias - Premature ventricular contractions - Ventricular arrhythmias

Key

AV: Atrioventricular	LBBB: Left bundle branch block	Sec: Second
BAs: Black athletes	LVH: Left ventricular hypertrophy	TWI: T-wave inversion
ER: Early repolarisation	PVCs: Premature ventricular complexes	Vent.: Ventricular
ESC: European Society of Cardiology	RBBB: Right bundle branch block	WAs: White athletes

* In otherwise asymptomatic athletes with no family history or abnormal examination findings.
** When preceded by characteristic convex ST-segment elevation.

Abb. 20.1: Interpretation von Sportler-EKGs (Quelle: [40]).

muss. Auch darf eine arterielle Hypertonie oder die Einnahme leistungssteigernder Mittel nicht übersehen werden. Die Haupttodesursachen der unter und über 35-Jährigen sind in den Tortendiagrammen in Abbildung 20.2 (a) und (b) dargestellt.

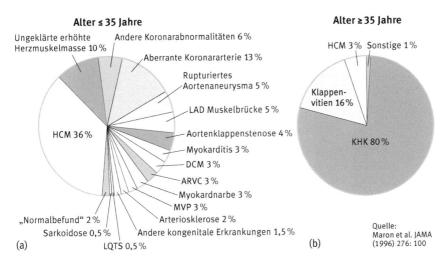

Abb. 20.2: Haupttodesursachen der unter (a) und über (b) 35-Jährigen mit einer kardialen Erkrankung (Quelle: [41]).

Wie bereits erwähnt können Krankheitsbilder wie die hypertrophe Kardiomyopathie mit dem Sportherz verwechselt werden, bzw. ist eine Differenzierung nicht immer trivial. Wenngleich es nicht Ziel dieses Kapitels ist, ausführlich auf Differenzialdiagnosen einzugehen, so seien dennoch zwei Abbildungen (Abbildungen 20.3 und 20.4) eingefügt, welche zur Abgrenzung des Sportherzens von der hypertrophen Kardiomyopathie hilfreich sind und weitere Differenzialdiagnosen aufzeigen [41, 42].

Oftmals fallen Sportherzen bei Routine-Röntgenuntersuchungen bzw. beim Röntgen aufgrund anderer Fragestellung auf und werden dann ggf. als dilatative Herzinsuffizienz gewertet. Umgekehrt und wesentlich häufiger werden aber auch tatsächliche dilatative Kardiomyopathien fälschlich nur deshalb als Sportherz gedeutet, weil oftmals nicht bekannt ist, wie hoch hier die Trainingsumfänge sein müssen und dass sich dies Jahre nach dem Ende einer Sportkarriere schon längst zurückgebildet hat.

Im Röntgenthorax kann ein Sportherz durchaus ein Herz-zu-Thorax-Breitenverhältnis von 0,5–0,6 erreichen, was im Zweifel mittels Echokardiografie weiter abgeklärt werden muss und danach bei passender Trainingsanamnese und sportlicher Leistung als physiologisch gewertet werden kann.

In der Echokardiografie gehört zur Differenzialdiagnose des Sportherzens die hypertrophe Kardiomyopathie, die zu den Haupttodesursachen des plötzlichen Herztods beim Sport zählt. Hierbei kann es zu einer konzentrischen, aber auch zu einer septum-

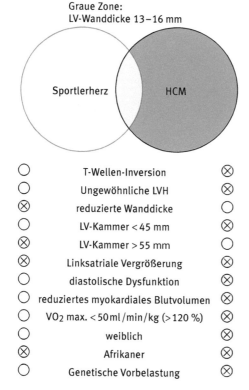

Graue Zone:
LV-Wanddicke 13–16 mm

Sportlerherz   HCM

	T-Wellen-Inversion	⊗
○	Ungewöhnliche LVH	⊗
○	reduzierte Wanddicke	○
⊗	LV-Kammer < 45 mm	⊗
○	LV-Kammer > 55 mm	○
⊗	Linksatriale Vergrößerung	⊗
⊗	diastolische Dysfunktion	⊗
○	reduziertes myokardiales Blutvolumen	⊗
○	VO$_2$ max. < 50 ml/min/kg (> 120 %)	⊗
○	weiblich	⊗
○	Afrikaner	⊗
⊗	Genetische Vorbelastung	⊗
○		⊗

Abb. 20.3: Abgrenzung des Sportherzens von der hypertrophen Cardiomyopathie (Quelle: [20]).

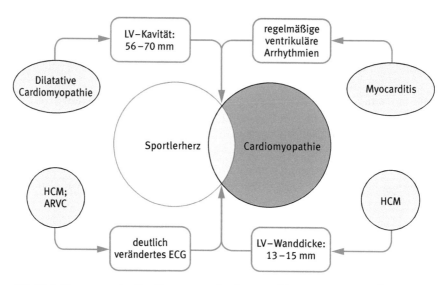

Abb. 20.4: Abgrenzung des Sportherzens von Cardiomyopathien. Grauer Bereich: Überschneidung von Sportherz und Cardiomyopathien. Modifiziert nach [42].

bzw. ventrikel-betonten linksventrikulären Hypertrophie kommen, bei der eine Wanddicke von 13 mm überschritten wird, was im Physiologischen selbst von Kraftausdauersportlern wie Radrennfahrern oder Ruderern nur selten übertroffen wird. Je nach Verdacht und Familienanamnese kann ein Familienscreening mittels Anamnese, körperlicher Untersuchung und Ruhe-EKG zweckdienlich sein. Auch kann bei Ungewissheit eine Trainingspause mit dem Ziel des Abtrainierens indiziert sein. Eine solche Pause muss meist nicht länger als sechs Wochen sein, da sich bereits dann eine Rückbildung der Sport-induzierten Hypertrophie zeigen sollte. Verständlicherweise sind solche Pausen oftmals nicht sehr beliebt, da diese zu einem teilweise langen und nicht immer erfolgreichen Aufholprozess führen und je nach Konkurrenzsituation das Ende der Karriere bedeuten können.

Wenngleich von Beginn an davon ausgegangen wurde, dass es zum Sportherz im Rahmen einer physiologischen Adaptation kommt und diese sich nach Reduzierung des Trainingsumfangs wieder normalisiert, so gab und gibt es auch heute warnende Stimmen, die diese Veränderungen als pathologische und ggf. präklinische Veränderungen einer später folgenden Erkrankung sahen und sehen [20, 43]. Wiederholt wird von Hinweisen auf Fibrosierungen der Vorhöfe [44], aber auch einer Sport-induzierten arrhythmogenen ventrikulären Kardiomyopathie/Dysplasie (ARVC/D) berichtet [45, 46]. Postuliert werden solche Schädigungen nur für Sportler, die in den entsprechenden Sportarten über Jahre hinweg auf höchstem Niveau trainieren (Abbildung 20.5). Diese und ähnliche Hypothesen bedürfen weiterer Untersuchungen.

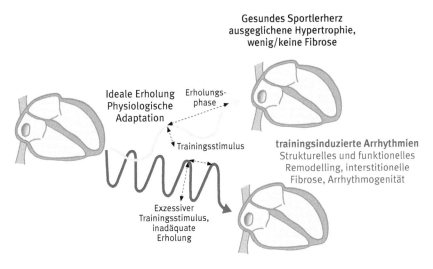

Abb. 20.5: Die Sport-induzierte arrhythmogene ventrikuläre Kardiomyopathie/Dysplasie (ARVC/D) (Quelle: [46]).

Sicher gelten diese Befürchtungen nicht für den Präventiv-, Breiten- und Gesundheitssport, auch nicht für die Trainingstherapie in der Rehabilitation, da hier Trainingsumfang und Trainingsintensität viel zu gering sind. Hier überwiegt eindeutig der Nutzen und es konnte ebenso eindeutig belegt werden, dass körperliche Aktivität und Training zu einer Verbesserung von Symptomen, Ischämien und Endothelfunktion [47–50], zu einer Verlangsamung der Progression der koronaren Herzkrankheit bis hin zur Regression [51–54], zu einer Abnahme der Krankenhauseinweisungen, Morbidität und Mortalität führen [55–59], was auch in den aktuellen Leitlinien der führenden Fachgesellschaften nachzulesen ist [59–63].

Selbstverständlich kommen auch beim Sportler Erkrankungen wie in der Normalbevölkerung vor. Da Ausdauersportler mittlerweile im Alter > 30 und oftmals gar erst mit fast 40 Jahren ihren sportlichen Höhepunkt erreichen, so lassen sich bei einigen auch Hinweise auf eine koronare Herzkrankheit, abgelaufene Myokarditiden etc. nachweisen. Daher kommt auch die Fehldeutung, dass diese Veränderungen Sport-induziert seien. Tatsächlich sprechen epidemiologische Untersuchungen für einen eindeutigen gesundheitlichen Nutzen von Ausdauersport. Auch konnte bei französischen Tour-de-France-Teilnehmern der Jahre 1947–2012 gezeigt werden, dass deren Mortalität um 41% geringer war als die eines männlichen Vergleichskollektivs. Für die 109 Radfahrer, die in den Jahren 1947 bis 1951 an der Tour de France teilnahmen, bedeutete dies einen Gewinn von 6,3 zusätzlichen Lebensjahren [64].

In einer Untersuchung an 114 italienischen Weltklassesportlern fand sich kein Hinweis auf eine Verschlechterung der linksventrikulären Pumpfunktion oder eine Häufung von kardiovaskulären Ereignissen [65].

Vergessen darf man auch nicht, dass nicht alle Sportler per se gesund sind oder einen gesunden Lebensstil führen. So finden sich auch unter Hochleistungssportlern Raucher, schwere familiäre Stoffwechselstörungen, u. v. a. m., die per se zu einer schlechten Lebenserwartung führen können. Wenn dann ein Sportler infolgedessen Endorganschäden erleidet, so darf dies nicht als Sport-induziert gewertet werden. Ganz im Gegenteil muss hinterfragt werden, ob diese Schäden nicht viel früher aufgetreten wären, wenn kein Sport getrieben worden wäre. Hier sollte ausgewogen beurteilt werden.

Befunde zu möglichen Sport-induzierten pathologischen Veränderungen sollten nicht davon ablenken, dass diese wenn überhaupt bei einem nur sehr kleinen Teil der Sportler vorkommen und der Sporttreibende dennoch einen so großen Überlebensvorteil hat, dass dieses Risiko sehenden Auges und mit gutem Gewissen eingegangen werden kann. Gesellschaftlich bleibt sowieso nichts anderes übrig, da die gegenwertigen Epidemien der Bequemlichkeitssucht und der körperlichen Inaktivität, des Übergewichts und des Diabetes mellitus Typ II nur durch körperliches Training aufgehalten werden können. Auch braucht der Hobby- und Gesundheitssportler keine Sorge zu haben, dass durch sein Training ein kardialer Schaden entstehen würde. Tatsächlich empfehlen europäische und amerikanische Leitlinien lediglich 150 Minuten Ausdauertraining mit submaximaler Intensität, was zu gering ist, um zu kardialen

Adaptationen zu führen. Auch folgt höchstens 1/3 der deutschsprachigen Bevölkerung diesen moderaten Empfehlungen. Wenn wir vor einem Phänomen keine Sorge haben müssen, dann ist es das Übertraining der Durchschnittsbevölkerung.

Wenngleich die Anzahl der Sporttreibenden rückläufig zu sein scheint, so sind diejenigen, die sportlich aktiv sind, immer länger aktiv, laufen und radeln längere Strecken, sodass ein absolvierter Halbmarathon oder Marathon zum guten Ton gehört. Adäquates Training vorausgesetzt können dann auch im Hobby- und Gesundheitssport Trainingsumfänge und Trainingsintensitäten erreicht werden, die zu Veränderungen im Sinne eines Sportherzens führen können, sodass es gut ist, dieses Thema zu beleuchten und auch Kollegen dafür zu sensibilisieren, dass dies auch bei genannten Personen vorkommen kann, und welche Veränderungen als physiologisch und welche als pathologisch zu werten sind.

Literatur

[1] Henschen S. Skilanglauf und Skiwettlauf: Eine medizinische Sportstudie. Mitt Med Klin Upsala (Jena) 1899, 2, 15–18.
[2] Darling EA. The effects of training: a study of the Harvard University crews. Boston Med Surg J 1899, 161, 229–233.
[3] White PD. The pulse after a marathon race. JAMA 1918, 71, 1047–1048.
[4] White PD. Bradycardia in athletes, especially long distance runners. JAMA 1942, 120, 642.
[5] Roskamm H, Reindell H, Musshoff K, Koenig K. Relations between heart size and physical efficiency in male and female athletes in comparison with normal male and female subjects. Arch Kreislaufforsch 1961, 35, 67–102.
[6] Reindell H, Roskamm H, Steim H. The heart and blood circulation in athletes. Med Welt 1960, 31, 1557–1563.
[7] Bulychev VV, Khmelevskii VA, Rutman IV. Roentgenological and instrumental examination of the heart in athletes. Klin Med 1965, 43, 108–114.
[8] La Gerche A, Taylor AJ, Prior DL. Athlete's heart: the potential for multimodality imaging to address the critical remaining questions. JACC Cardiovasc Imaging 2009, 2(3), 350–363.
[9] Rost R. The athlete's heart. Eur Heart J 1982, 3, 193–198.
[10] Dickhuth HH, Reindell H, Lehmann M, Keul J. Capacity for regression of the athletic heart. Z Kardiol 1985, 74, 135–143.
[11] Kindermann. Standard der Sportmedizin: Das Sportherz. Dtsch Z Sportmed 2000, 9, 307–308.
[12] Kindermann W, Urhausen A, Dickhuth HH. Can left ventricular pathological hypertrophy in arterial hypertension be distinguished from physiological hypertrophy due to sports? Dtsch Med Wochenschr 2002, 127, 224.
[13] Pelliccia A, Maron BJ, Spataro A, Proschan MA, Spirito P. The upper limit of physiologic cardiac hypertrophy in highly trained elite athletes. N Engl J Med 1991, 324, 295–301.
[14] Cohen JL, Segal KR. Left ventricular hypertrophy in athletes: an exercise echocardiographic study. Med Sci Sports Exec 1985, 17, 695–700.
[15] Dickhuth HH, Simon G, Kindermann W. Echocardiographic studies on athletes of various sporttypes and non-athletic persons. Z Kardiol 1979, 68, 449–453.
[16] Keul J, Dickhuth HH, Lehmann M. The athlete's heart – hemodynamics and structure. Int J Sports Med 1982, 2, S33–S43.

[17] Sharma S. Physiologic limits of left ventricular hypertrophy in elite junior athletes: Relevance to differential diagnosis of athlete's heart and hypertrophic cardiomyopathy. J Am Coll Cardiol 2002, 40, 1431–1436.

[18] Dickhuth HH, Lehmann M, Auch-Schwelk W, Meinertz T, Keul J. Physical training, vegetative regulation and cardiac hypertrophy. J Cardiovasc Pharmacol 1987, 10, 571–578.

[19] Dickhuth HH, Röcker K, Niess A, Hipp A, Heitkamp HC. The echocardiographic determinant of volume and muscle mass of the heart. Int J Sports Med 1996, 17, S132–S139.

[20] Maron BJ, Pelliccia A. The heart of trained athletes: cardiac remodeling and the risks of sports, including sudden death. Circulation 2006, 114(15), 1633–1644.

[21] Wilhelm M, Seiler C. The athlete's heart: different training responses. Cardiovasc Med 2012, 15, 69–78.

[22] Maron BJ. Structural features of the athlete heart as defined by echocardiography. J Am Coll Cardiol 1986, 7, 190–203.

[23] Pelliccia A, Maron BJ, Culasso F, Spataro A, Caselli G. Athlete's heart in women. Echocardiographic characterization of highly trained elite female athletes. JAMA 1996, 276, 211–215.

[24] Pluim BM, Zwinderman AH, van der Laarse A, van der Wall EE. The athlete's heart. A meta-analysis of cardiac structure and function. Circulation 2000, 101, 336–344.

[25] Currens JH, White PD. Half a century of running. Clinical, physiologic and autopsy findings in the case of Clarence DeMar („Mr. Marathon"). N Engl J Med 1961, 265, 988–993.

[26] Mann GV, Spoerry A, Gray M, Jarashow D. Atherosclerosis in the Masai. Am J Epidemiol 1972, 95, 26–37.

[27] Windecker S, Allemann Y, Billinger M et al. Effect of endurance training on coronary artery size and function in healthy men: an invasive followup study. Am J Physiol Heart Circ Physiol 2002, 282, H2216–2223.

[28] Urhausen A, Hölpes R, Kindermann W. One- and two-dimensional echocardiography in bodybuilders using anabolic steroids. Eur J Appl Physiol Occup Physiol 1989, 58(6), 633–640.

[29] Urhausen A, Albers T, Kindermann W. Are the cardiac effects of anabolic steroid abuse in strength athletes reversible? Heart 2004, 90, 496–501.

[30] Baggish AL, Wood MJ. Athlete's heart and cardiovascular care of the athlete: scientific and clinical update. Circulation 2011, 123, 2723–2735.

[31] Krieg A, Scharhag J, Albers T, Kindermann W, Urhausen A. Cardiac tissue Doppler in steroid users. Int J Sports Med 2007, 28, 638–643.

[32] Mitchell JH, Haskell W, Snell P, Van Camp SP. Task Force 8: classification of sports. J Am Coll Cardiol 2005, 45(8), 1364–1367.

[33] Scharhag J, Schneider G, Urhausen A, Rochette V, Kramann B, Kindermann W. Athlete's heart: right and left ventricular mass and function in male endurance athletes and untrained individuals determined by magnetic resonance imaging. J Am Coll Cardiol 2002, 40, 1856–1863.

[34] Scharf M, Brem MH, Wilhelm M, Schoepf UJ, Uder M, Lell MM. Cardiac magnetic resonance assessment of left and right ventricular morphologic and functional adaptations in professional soccer players. Am Heart J 2010, 159(5), 911–918.

[35] Pelliccia A, Maron BJ, Di Paolo FM et al. Prevalence and clinical significance of left atrial remodeling in competitive athletes. J Am Coll Cardiol 2005, 46(4), 690–696.

[36] Hirzinger C, Froelicher V, Niebauer J. Pre-participation examination of competitive athletes: role of the ECG. Trends Cardiovasc Med 2011, 20, 195–199.

[37] Corrado D, Pelliccia A, Bjørnstad HH et al. Cardiovascular preparticipation screening of young competitive athletes for prevention of sudden death: proposal for a common European protocol. Eur Heart J 2005, 26, 516–524.

[38] Uberoi A, Stein R, Freeman J et al. Interpretation of the electrocardiogram of young athletes. Circulation 2011, 124, 746–757.

[39] Drezner JA, Ackerman MJ, Anderson J et al. Electrocardiographic interpretation in athletes: the ‚Seattle criteria'. Br J Sports Med 2013, 47, 122–124.

[40] Sheikh N, Papadakis M, Ghani S et al. Comparison of electrocardiographic criteria for the detection of cardiac abnormalities in elite black and white athletes. Circulation 2014, 129, 1637–1649.

[41] Maron BJ, Shirani J, Poliac LC, Mathenge R, Roberts WC, Mueller FO. Sudden death in young competitive athletes. Clinical, demographic, and pathological profiles. JAMA 1996, 276(3), 199–204.

[42] Maron BJ, Douglas PS, Graham TP, Nishimura RA, Thompson PD. Task Force 1: Preparticipation screening and diagnosis of cardiovascular disease in athletes. J Am Coll Cardiol 2005, 45, 1322–1326.

[43] Huston TP, Puffer JC, Rodney WM. The athletic heart syndrome. N Engl J Med 1985, 313(1), 24–32.

[44] Müssigbrodt A, Richter S, Hindricks G, Bollmann A. Vorhofflimmern bei Ausdauersportlern. Dtsch Z Sportmed 2010, 61, 190–200.

[45] La Gerche A, Heidbüchel H. Can intensive exercise harm the heart? you can get too much of a good thing. Circulation 2014, 130, 992–1002.

[46] Heidbüchel H, Prior DL, La Gerche A. Ventricular arrhythmias associated with long-term endurance sports: what is the evidence? Br J Sports Med 2012, 46(Suppl 1), i44–i50.

[47] Sixt S, Rastan A, Desch S et al. Exercise training but not rosiglitazone improves endothelial function in prediabetic patients with coronary disease. Eur J Cardiovasc Prev Rehabil 2008, 15, 473–478.

[48] Sixt S, Beer S, Bluher M et al. Long- but not short-term multifactorial intervention with focus on exercise training improves coronary endothelial dysfunction in diabetes mellitus type 2 and coronary artery disease. Eur Heart J 2010, 31, 112–119.

[49] Desch S, Sonnabend M, Niebauer J et al. Effects of physical exercise versus rosiglitazone on endothelial function in coronary artery disease patients with prediabetes. Diabetes Obes Metab 2010, 12, 825–828.

[50] Niebauer J, Cooke JP. Cardiovascular effects of exercise: role of endothelial shear stress. J Am Coll Cardiol 1996, 28, 1652–1660.

[51] Niebauer J, Hambrecht R, Velich T et al. Attenuated progression of coronary artery disease after 6 years of multifactorial risk intervention: Role of physical exercise. Circulation 1997, 96, 2534–2541.

[52] Ornish D, Brown SE, Scherwitz LW et al. Can lifestyle changes reverse coronary heart disease? The lifestyle heart trial. Lancet 1990, 336, 129–133.

[53] Haskell WL, Alderman EL, Fair JM et al. Effects of intensive multiple risk factor reduction on coronary atherosclerosis and clinical cardiac events in men and women with coronary artery disease. The Stanford coronary risk intervention project (scrip). Circulation 1994, 89, 975–990.

[54] Schuler G, Hambrecht R, Schlierf G et al. Regular physical exercise and low-fat diet. Effects on progression of coronary artery disease. Circulation 1992, 86, 1–11.

[55] Jolliffe JA, Rees K, Taylor RS, Thompson D, Oldridge N, Ebrahim S. Exercise-based rehabilitation for coronary heart disease. Cochrane Database Syst Rev 2001, 1, CD001800.

[56] O'Connor GT, Buring JE, Yusuf S et al. An overview of randomized trials of rehabilitation with exercise after myocardial infarction. Circulation 1989, 80, 234–244.

[57] Oldridge NB, Guyatt GH, Fischer ME, Rimm AA. Cardiac rehabilitation after myocardial infarction. Combined experience of randomized clinical trials. JAMA 1988, 260, 945–950.

[58] Taylor RS, Brown A, Ebrahim S et al. Exercise-based rehabilitation for patients with coronary heart disease: Systematic review and meta-analysis of randomized controlled trials. Am J Med 2004, 116, 682–692.

[59] Anderson L, Thompson DR, Oldridge N et al. Exercise-based cardiac rehabilitation for coronary heart disease. Cochrane Database Syst Rev 2016, (1), CD001800.

[60] Perk J, De Backer G, Gohlke H et al. European guidelines on cardiovascular disease prevention in clinical practice (version 2012): The fifth joint task force of the european society of cardiology and other societies on cardiovascular disease prevention in clinical practice (constituted by representatives of nine societies and by invited experts). Int J Behav Med 2012, 19, 403–488.

[61] Piepoli MF, Corra U, Adamopoulos S et al. Secondary prevention in the clinical management of patients with cardiovascular diseases. Core components, standards and outcome measures for referral and delivery: A policy statement from the cardiac rehabilitation section of the european association for cardiovascular prevention & rehabilitation. Endorsed by the committee for practice guidelines of the european society of cardiology. Eur J Prev Cardiol 2014, 21, 664–681.

[62] Niebauer J, Mayr K, Tschentscher M, Pokan R, Benzer W. Outpatient cardiac rehabilitation: The austrian model. Eur J Prev Cardiol 2013, 20, 468–479.

[63] Smith SC Jr, Benjamin EJ, Bonow RO et al. Aha/accf secondary prevention and risk reduction therapy for patients with coronary and other atherosclerotic vascular disease: 2011 update: A guideline from the american heart association and american college of cardiology foundation. Circulation 2011, 124, 2458–2473.

[64] Marijon E, Tafflet M, Antero-Jacquemin J et al. Mortality of French participants in the Tour de France (1947–2012). Eur Heart J 2013;34(40):3145–3150.

[65] Pelliccia A, Kinoshita N, Pisicchio C et al. Long-term clinical consequences of intense, uninterrupted endurance training in Olympic athletes. J Am Coll Cardiol 2010, 55, 1619–1625.